陕西省二级及以上公立医院
总药师制度工作规范及标准

主　编：文爱东　刘　岭
副主编：王婧雯　刘振国　张建平　李　杨　吴丰产　李元奎
编　委：（以姓氏笔画为序）
马　瑛　王婧雯　文爱东　甘雪峰　左　燕
考玉萍　刘　岭　刘振国　李　杨　李元奎
李韦韦　李友佳　杨　燕　杨效宇　吴丰产
何卫才　张　伟　张　琰　张抗怀　张建平
周　楠　封卫毅　赵　先　赵　华　赵培西
胡　斌　曹　舫　常　瑛　窦　芳

人民卫生出版社

图书在版编目(CIP)数据

陕西省二级及以上公立医院总药师制度工作规范及标准 / 文爱东，刘岭主编. —北京：人民卫生出版社，2020

ISBN 978-7-117-30088-9

Ⅰ.①陕… Ⅱ.①文… ②刘… Ⅲ.①药剂师 - 工作制度 - 标准 - 陕西 Ⅳ.①R192.8-65

中国版本图书馆 CIP 数据核字（2020）第 112111 号

人卫智网	www.ipmph.com	医学教育、学术、考试、健康，购书智慧智能综合服务平台
人卫官网	www.pmph.com	人卫官方资讯发布平台

陕西省二级及以上公立医院总药师制度工作规范及标准

主　　编：文爱东　刘　岭
出版发行：人民卫生出版社（中继线 010-59780011）
地　　址：北京市朝阳区潘家园南里 19 号
邮　　编：100021
E - mail：pmph @ pmph.com
购书热线：010-59787592　010-59787584　010-65264830
印　　刷：北京盛通商印快线网络科技有限公司
经　　销：新华书店
开　　本：787 × 1092　1/16　**印张**：23　**插页**：4
字　　数：531 千字
版　　次：2020 年 5 月第 1 版　2022 年 3 月第 1 版第 2 次印刷
标准书号：ISBN 978-7-117-30088-9
定　　价：88.00 元
打击盗版举报电话：**010-59787491**　**E-mail**：**WQ @ pmph.com**
质量问题联系电话：**010-59787234**　**E-mail**：**zhiliang @ pmph.com**

主编简介

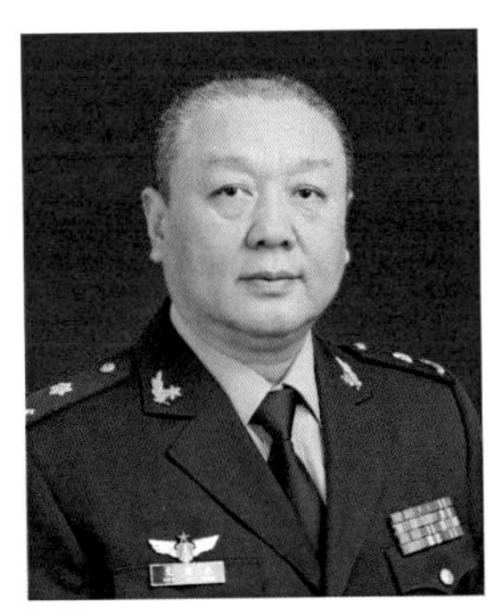

文爱东，中共党员，主任药师，博士生导师，空军军医大学西京医院国家临床药学重点学科带头人，空军军医大学优博导师，获空军军医大学育才银奖。陕西省临床用药质控中心主任、国际药学联合会军事药学委员会（FIP）委员、中国药学会军事药学专业委员会副主任委员、中国药学会医院药学专业委员会副主任委员；中华系列杂志《药物不良反应杂志》等5种专业核心期刊副主编。国家和军队科技奖评审专家，主持国家重大新药创制计划、国家自然科学基金等课题20余项，以第一作者或通讯作者发表SCI论文176篇，获国家发明专利12项；2001年获国家科技进步二等奖（3），2012年获陕西省科技进步一等奖（1），2015年获陕西省科技进步一等奖（1），2019年获军队科技进步一等奖（1）。

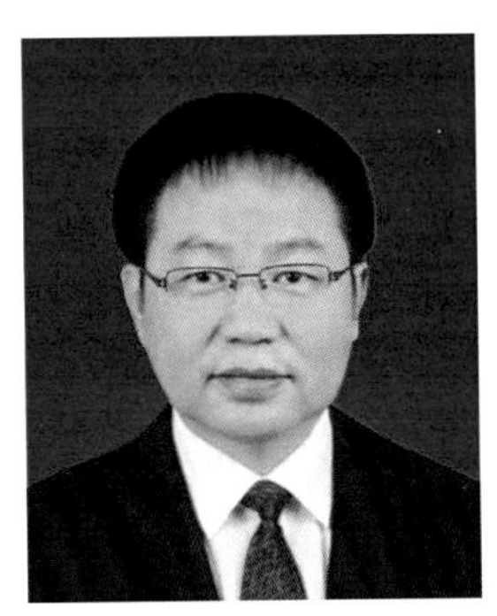

刘岭，中共党员，主任技师，医学博士，硕士生导师。现任陕西省卫生健康委员会党组成员、副主任，陕西省医改领导小组秘书处副主任。刘岭是陕西省医改的制度设计者、各项措施的推动者之一，曾荣获2018年度全国“推进医改，服务百姓健康十大新闻人物”。他从陕西省医改的谋篇布局入手，提出并不断强化“坚持中央政策与陕西实际相结合，坚持理论创新与基层实践相结合，坚持制度建设与重点突破相结合”的“三结合”方法论，秉持把基本医疗卫生作为公共产品由政府向全民提供的理念，形成了具有陕西特色的医改思路和基本医疗卫生制度体系，让人民群众从医改中有了更多的获得感。

药师誓言

我是药师，我郑重宣誓：

我将凭良知、尊严及专业素养献身药学事业。

友爱同仁，尊崇感戴师长；

尽心尽责，服务病患大众；

倾我所能，保障用药安全；

追求新知，提升执业能力；

崇尚科学，不断开拓创新。

我将以国家荣誉、病患健康为首要职责。

全心全意，造福祖国人民；

进德修行，坚守职业节操；

廉洁自律，恪遵法律法规；

诚实守信，弘扬传统美德；

关爱病患，尊重个人隐私。

我是药师，我庄严承诺：

誓言所系，生命相托；

自愿立誓，永不背弃！

前　言

“为人民群众提供安全、有效、经济的治疗药物”是党和政府义不容辞的责任，也是医疗改革的总体目标之一。随着人民群众生活质量的提高，目前我国用药现状远不能满足当前社会需求，老百姓“看病难”“看病贵”的问题，以及临床用药不合理的现象依然存在。因此，国家卫生健康委员会、国家发展与改革委员会、国家医疗保障局、国家药品监督管理局等卫生行政部门高度重视，不断探索，改革创新，为提高合理用药水平，颁布了大量药事管理法规政策，但这些法规政策在各医疗机构执行力度参差不齐、落实程度差异大。如何让药事管理法规政策落实在医师行动上、体现在患者治疗结果上，无疑是当前最紧迫和急需解决的问题。

医疗机构药事管理是指导医师合理用药和药品科学管理、医－技－护－药－患全参与的系统工程，仅凭药学部门难以全面落实。然而目前大部分医疗机构药学部门负责人并不是院党委常委成员，顶层认知和技术决策存在不足。在此背景下，从2017年起，陕西省推行了二级及以上公立医院总药师制度试点工作，尝试提升医院药学服务能力建设。总药师直接对院长负责，开展药事管理和药学服务工作，并履行相应的领导和管理职能，参与医院重大药学事项的决策部署并对执行情况进行监督，真正在医院顶层建设上具有知情权和决策权。总药师制度为进一步提高总药师在医院管理中的话语权，推动医院药学工作顺利进行，促进药学服务高质量发展提供了强有力的保障。

目前，总药师制度已在陕西、北京、山东、广东、新疆等地的部分医院先后试点运行。试点结果显示，总药师制度有助于补齐医院运行管理结构短板，提高医院药事管理精细化水平，强化药品成本控制，提高医院运营效益；有助于促进医院药学部门职能转变，带动药师队伍发展，促进医师药师紧密结合，完善医疗团队，提升医疗质量；有助于为人民提供全方位、全周期健康服务，确保用药费用合理，疗效安全可靠，增强人民群众药学服务获得感，更好地服务于“实施健康中国战略”。

为加快建立健全陕西省总药师制度体系，细化工作标准和规范，在陕西省卫健委药政处和医政医管局的关怀指导下，以陕西省临床用药质量控制中心以及陕西省各医疗机构药学部门为核心技术力量，我们组织全省公立医院总药师专家咨询指导组编写了《陕西省二级及以上公立医院总药师制度工作规范及标准》，解析医改政策、药品管理和操作要点，将国家近年来关于医院药学管理的法规政策和规范要求等归纳凝练成简单易懂、可操作性强、可量化考核的工作标准，明确了医院总药师在合理用药、药品管理、药学人才规划、学科转型与发展方面的重要工作内涵及职责，提升了总药师开展医院药学管理工作的高度和责任，不但可供医院总药师参考，还可作为医疗机构所有药学工作岗位的技术指导，具有较强的指导性、科学性和实用性。它的出版将成为总药师和广大医院药学工作者依法执业、规范行为的重要依据，成为医疗机构药学工作科学化、标准化、精细化、信息化的指南。

随着医药技术的飞速发展和人民生活水平的不断提高，医院药学管理需要与时俱进，不断完善。希望本书在广大医院药学工作者的共同努力下，以及日益广泛的实践应用中，为促进全国医院药学建设发挥重大作用。

编者语

2020 年 3 月

目　录

第一章 绪言

第一节 总药师的概念

目前我国各医疗机构不合理用药情况普遍存在，临床常见疾病药物治疗还存在尝试化和经验化，老百姓看病用药贵、用药安全问题多等亟待解决的问题仍十分突出。国家卫生行政管理部门下发的有关药事管理和药学服务等政策法规约60%在医疗机构得不到充分落实。究其原因，主要在于医疗机构药事管理工作开展难、执行难、落实难。

医疗机构药事管理组织可分为药事管理与药物治疗学委员会（简称“药事会”）、药学部门两大部分。药事会一般由院长担任主任委员，以院领导为中心，制定药事管理规章制度、目标，持续改进计划、实施方案并组织实施。而药学部门仍以“药品供应保障”为主，在院内地位并不高，未得到重视，且存在人才缺乏、管理模式老套等严重问题。而且，近几年随着医改政策的推进，国家对药事质量管理的要求更多、更高，而院领导作为药事管理决策者，同时也是整个医院的管理者，事务繁杂，若非药学专业，对国家下发的药事管理政策很难快速理解并做出决策，落实到位。同时药事管理作为一种十分复杂的工作，在缺乏明确监督以及责任划分的情况下，也很容易出现执行不到位、相互推诿的情况。因此，能够带领药学部门并协调医疗管理、护理、医院感染管理、财务、信息等多部门做好全院与药事相关的管理工作，引领医院药学学科发展及团队建设计划，提高医院合理用药和精准用药水平的总药师，就随着公立医院改革发展应运而生。

总药师制度是现代医院管理制度的探索性创新，是助力医改的一个重要举措，也是创新药事管理的重要手段。实施总药师制度的目的在于补齐医院运行管理结构短板；提高医院药事管理精细化水平，强化药品成本控制，提高医院运营效益；促进医院药学部门职能转变，带动药师队伍发展，促进医师药师紧密结合，完善医疗团队，提升医疗质量；为人民提供全方位、全周期健康服务，确保用药费用合理，疗效安全可靠，增强人民群众对药学服务的获得感，更好地服务于“实施健康中国战略”。当前，国内已有多个省市进行医改创新，设置了医疗机构总药师岗位，通过竞聘考评和追责医疗机构总药师工作绩效，逐步将国家药事管理政策法规落实在医师行动上、体现在患者治疗结果上。

一、总药师的定义

总药师是医院药事管理和药学服务的组织者和领导者，作为药学技术权威和专业（家）行政管理者，协助院长管理药事和药学服务工作，主持医疗机构药学学科布局与发展、合理用药与用药安全管理、药品预算及控费指标制定管理、医院合理用药绩效指标体系并组织考核、药学服务标准化建设、药师人才培养及梯队建设等工作，协助提升医疗机构医疗质量管理水平，促进药事工作的整体化、专业化和规范化发展。

目前我国公立医院内部药事管理存在多头、空头、交叉管理等职责不清等问题。通过设立总药师岗位，统筹整合分设的药学（事）部门，由总药师统一管理，直接向院长负责。根据工作需要，总药师可兼任药学（事）部主任，设常务副主任主持药学（事）部日常工作，具备调剂和药品供应功能的药剂部门作为药学（事）部的二级科室。总药师与传统药学部门管理者相比不同之处在于：

1. 站位高　传统的药学管理是以药品为中心，关注药品保障和使用过程管理。而总药师制度要体现以患者为中心、以管理为中心的理念。

2. 学科定位高　药剂科主任带领的药剂科在医疗机构定位是医技科室，而由总药师牵头的药事部门，其本质是职能科室加技术科室。

3. 工作目标更高　总药师制度的工作目标是在满足医疗需求、满足患者治疗基本需求，以及学科发展的前提之下，通过合理的控制药费、精准用药来减少药费，产生经济效益，使绩效管理体系更加合理。

二、总药师的任免

（一）为确保总药师制度的实施，发挥总药师在医院药事管理、药品成本控制、药品年度预算、合理用药垂直化管理及学科建设方面的作用，要求总药师一般应当具有大学本科以上文化程度，同时须具备以下任职条件。

1. 政治素质及思想道德要求　①拥护中国共产党领导，拥护社会主义制度；热爱祖国，坚持为人民服务，为“健康中国”服务。②坚持原则，遵纪守法，廉洁自律，业务素质过硬，无违法违纪违规行为；作风正派，办事公道，具有良好的职业操守和大局意识。③身体健康，能胜任本职工作，具有较强的事业心和责任感，求实创新，具备团队协作的奉献精神。

2. 专业能力及工作年限要求　①各级医疗机构总药师须具备扎实的药学和医学知识，熟悉药事管理工作和药学相关政策法规。②三级公立医院总药师应具备高级药学专业技术职称或药学专业硕士及以上学位，从事药事管理工作 5 年以上，或在药学专业内有一定声誉和影响力，或在省级以上的学会、协会担任重要职务。二级公立医院总药师应具备中级药学专业及以上技术职称，从事药事管理工作 2 年以上。③个人及所带领团队在药事管理和药学服务方面获得国家、省、市级相关部门表彰，或参与突发公共事件卫生救援的可优先选拔。

3. 综合管理能力要求　①熟悉国家卫生健康事业方针和政策，熟悉行业情况。掌握现代化医院管理的有关知识，具备独立、全面组织、领导医院药事管理的工作能力。②具备全面扎实的药学及医学卫生业务理论知识，以及较强的组织领导能力、协调能力、决策能力、创新能力和药事管理能力。

（二）总药师的选拔任用，由医院党委在院内按照任职条件、标准、程序研究确定。按照公开、公正、择优的原则，通过单位推选、社会招聘或特殊人才引进等方式，选拔任用具有扎实专业知识，丰富理论和实际管理经验，熟悉药事管理法规，在行业内具有一定技术权威性、学术影响力和领军作用的优秀管理人才担任，并按照干部管理权限任用或者委派。

（三）总药师的选拔任用实行任命制或聘任制，任期一般不超过 5 年。不具备总药师任选资格的公立医院，由同级卫生行政管理部门实行委派，任期年限协商确定，一般不超过 5 年。

（四）医院根据有关规定和总药师职责，制订年度考核方案，考核结果作为绩效薪酬兑现以及留任奖惩的依据；工作成绩突出的，给予奖励；未能勤勉尽责，工作有失职、渎职行为或以权谋私等违法违纪行为的，将区别情节，按照有关法律法规给予严肃查处。总药师按照医院干部管理权限，每年向医院党委提交述职述廉报告。

三、总药师的职责

总药师协助院长管理医院药事工作，并履行相应的领导和管理职能，根据国家法律法规，负责组织开展医院的药师管理和药学服务工作，参与医院重大药学事项的决策部署并对执行情况进行监督。具体职责包括以下几方面：

（一）负责医院药事管理与药物治疗学委员会的组织、协调与日常管理工作

在医院药事管理与药物治疗学委员会（以下简称“药事会”）中担任副主任委员，协助院长全面落实医院药事管理与药物治疗学委员会工作，对医院药事管理工作的重大事项，在院领导集体研究、科学决策的基础上，负责抓好落实。负责制订医疗机构合理用药管理方案，报药事会批准；在新药遴选方面，负责审核遴选原则、工作流程及药学评估指标的制定；有关医院药品、药事方面的重大决策需经总药师审核后报药事会集体讨论。

（二）全面负责医院合理用药工作

构建以合理用药为目标的多学科专家管理团队，组织协调临床药学、医务、护理、财务、信息、纪检、感染控制等多部门合作，共同完成以提高医疗质量为前提的药事管理工作目标，对临床科室用药进行管理、监督、考核，制定合理用药指标考核体系，并实施具有奖惩手段的绩效考核。对于医院内跨科室用药、多科室叠加用药等产生的用药纠纷具有决定权，保障患者的用药安全。同时健全医院药学部门和药师的岗位绩效考核标准，对考核结果的运用提出建议，负责落实奖惩。

（三）全面负责医院药品目录管理工作

负责医院药品采购目录和重点监控药品目录的制定、调整和监管。定期召开药事管理与药物治疗学委员会分析通报全院合理用药情况，结合国家政策和医院实际情况，及时更新调整本院药品目录，或采取相应改进措施。

（四）负责医院药品采购预算

从医疗及医院运营角度掌握全院实际用药品种和结构，在药品结构组成上从增加收入

向确保治疗安全与提升疗效、降低费用转变，从而制定更加合理的药品采购预算。定期汇总分析药品使用等方面的数据和信息，推动药品临床综合评价结果在药品遴选中的应用，在保证医疗质量的前提下，合理控制药品费用。

（五）全面负责医院药品安全管理工作

负责药品出入库质量把关和安全储存，落实毒、麻、精、放等特殊药品管理措施，严格执行有关法规制度。负责全院药品不良反应监测和宣传，及时评估、处理和上报药品不良反应，为有效管控药品不良反应风险提供信息。

（六）负责指导建立医院的药物治疗指导原则或临床路径

负责全院和临床科室的药品使用监测及临床综合评价工作，落实国家基本药物制度，规范药物治疗临床路径管理，针对出现的问题提出干预和改进措施，以患者安全为中心，以循证药学和临床应用指南为依据，以合理用药为核心，形成信息收集、治疗评估、计划方案、组织实施和监测反馈的工作闭环，提升药学服务能力和水平，为患者提供更加安全有效、经济适宜的药物治疗服务。

（七）负责指导制订学科发展规划及药学人才发展培训计划

建立以改善疾病药物治疗水平及提高药物治疗个体化技术为目标的学科发展方向和人才储备规划，负责向医院行政领导沟通协商按现代化医院发展规划建立药师的配备指标，并引导医院药师由单纯保障型向“以患者为中心”的临床服务型转变。负责药学相关新理论、新技术的引进和使用，指导建立科学的绩效考核和分配机制，用优厚条件吸引、留住、用好优秀药学人才。

第二节 建立总药师制度的重要性与必要性

总药师制度的探索和建立是适应公立医院改革需要的医院管理制度创新。医药分开后，药品费用成为医院运营的成本，经济运营的压力要求医院药事管理从保障医疗、增加收入为导向转变为保障医疗、降低费用为导向，根据实际调整药品结构、编制更加合理的药品采购预算，控制药品采购支出，降低医院运营成本，只有具有药学相关专业背景的药师和药事部门能够胜任这项工作。在医疗机构设立总药师岗位，明确其权利与职责，有利于总药师充分行使职权，发挥其在合理用药、安全用药、药事管理等方面的重要作用。

一、建立总药师制度的重要性

（一）明确总药师权利与职责，促进医院合理用药管理精细化。

随着医改的不断深入，医院对药事部门的管理职能和医院药学的学科发展都提出更高需求，需要能全面参与医院医疗质量、经济运营管理，主动融入临床医疗服务、提高医院合理用药、精准用药水平、完善医疗服务团队的医院药学专业团队。而传统的医疗机构药事管理工作普遍存在管理混乱，分工不明，职责不清，国家药事法规落实不到位等问题。建立总药师制度，统筹整合分设的药学（事）部门，由总药师统一管理，直接向院长负责，全面管理与协调医院药事相关的工作，引领医院药学学科发展及团队建设计划，提高医院合理用药和精准用药水平。总药师建立起权、责、利分工明确的医院合理用药绩效考评制度，有利于推动公立医院药事管理更加规范化、精益化、专业化。

（二）补齐临床药学短板，推动药师向临床服务模式转型

长期以来药师的基本定位均在药品的供应保障方面，为患者用药安全把关、监管的职责，指导临床和患者合理用药的职能被逐渐淡化。医药分开后，保障患者用药安全、控制医疗成本成为药学服务的主要任务。实施以处方医嘱点评为代表的对医师不合理用药的监管是必要的，但被动监管只能防范不合理用药，并不能主动提升医疗服务中合理用药的水平。随着我国步入老龄化社会，同时患有多种疾病的慢性病患者日益增多，迫切需要精通药学知识的药师参与临床，与专科医师一起确定合理用药方案，为患者提供科学精准的药学服务。总药师指导药学部门大力推动药师工作临床化，使药师具备为患者提供全程化、专业化药学服务的能力，充分发挥药师作为合理用药“引领者”、安全用药“保障者”、经济效益“创造者”的重要作用。在帮助医院合理控制药品成本的同时，逐步提高临床药物的整体治疗水平，规范医师用药行为，使医疗质量和患者安全得到保障。

（三）完善奖惩制度，优化药师指标考核体系

为充分调动药师积极性，激活药师团队高效运行，总药师应从科室管理的核心环节入手，与财务、医疗、绩效等多部门沟通，推动建立新的量化绩效考核与奖金分配标准，从经济效率、服务质量、工作量和服务满意度等维度对药事管理和药学服务工作进行考评，按参与考核内容的比重与贡献获得绩效，奖金分配向一线工作人员倾斜。实施“多劳多得、优劳优酬”的绩效方案，更加体现药师的工作价值。同时总药师指导药学部门内部建立创新能力、服务质量、工作贡献为导向的药学人才评估体系，实现岗位分级、绩效分级。

（四）加强人才培养，促进医院药学学科建设

合理用药的需求使医院药学人员的专业知识和能力的价值得到凸显，医院药学服务模式的转型使药师在医疗服务中的地位和作用日益受到重视。为快速适应这一转变，为患者提供优质的药学服务，总药师制度的建立对提高药师队伍发展，促进医师药师紧密结合，完善医疗团队、提升医疗质量起着关键作用。总药师指导科室按照新定位新格局和新观念，加快医院药学学科建设，形成以解决临床实际为目标的科学研究体系，注重基础与临床结合，推动成果转化，服务于患者。

二、建立总药师制度的必要性

新形势下医院药学工作模式由供应保障型转为“以患者为中心”的药学技术服务型。医疗机构对药事部门的管理职能和药学学科发展都提出更高需求，需要药事部门的管理者在管理上既懂医疗、药学相关政策法规，又掌握现代化医院管理的有关知识，具备组织、协调、领导医院药事管理的工作能力；在学术学科上，既有扎实全面的药学专业理论功底、药物治疗选择的决策能力，又有较强的临床、基础药学研究能力，在行业内具有一定技术权威性和学术影响力。医院对药事部门管理者在医院管理和学科建设上的要求，远非以往药学部主任所能胜任。在公立医院设立总药师岗位，赋予其行政管理职责，使其能够带领药学部门并协调多部门做好全院与药事相关的管理工作，引领医院药学学科发展及团队建设计划，提高医院合理用药和精准用药水平就显得尤为重要。总药师制度是新医改的重大创新，是确保患者用药费用合理，疗效安全可靠的有力保障。

第三节 总药师制度的工作内容

落实总药师制度是深化综合医改、建立现代化医院管理体系，推进药学服务转型发展的重要举措，也是增强医院综合竞争能力、提高医疗服务水平、维护人民群众健康的基础保障。

总药师制度的工作内容主要包括制订及监督实施全院科室合理用药目标；根据国家及区域政策变动、医院经营目标、诊疗患者结构等因素指导确定机构药品品种结构；建立药品保障供应机制；确定优质高效的药学服务管理目标及模式、药学人才规划、学科发展方向等。具体体现在以下几个方面：

（一）药学部门管理

医院药学部门是指医疗机构以患者为中心，负责医院的药品调剂、药品供应、药事管理、临床用药、药学科研和药学教学于一体的职能科室。保证药品的质量，首先要有一支依法经过资格认定的药学技术人员队伍，具有良好的职业道德和精湛的业务技术水平以及优良的药学服务能力。因此，制定药学部门相关岗位职责是非常必要的。

（二）调剂部门管理

调剂部门是医院药学工作的重要组成部分，保障临床患者用药，该部门岗位多，日常医疗任务重，调剂岗位的工作地位更加突出。因此要明确各岗位药学技术人员的岗位职责和工作制度，提高调剂部门临床服务管理水平。

（三）医院药事管理与药物治疗学委员会

医院药事管理与药物治疗学委员会是指医疗机构以临床用药为中心，保障临床用药。制定新药遴选制度，审核遴选原则、特殊药品管理制度，推动药品临床综合评价结果在药品遴选工作中的应用。医院药事管理与药物治疗学委员会要运用科学的理论，分析、比较、设计和建立完善的组织机构及制度，优化职能配备，提高管理水平。

（四）药品供应保障管理

运用管理科学的原理和方法，对药品供应保障进行管理，制定管理规范，有效控制药品质量、药品采购、药品储存与养护以及药品效期。药品供应保障应依据制定的规章制度进行管理，进行药品采购预算，控制药品采购支出，降低医院运行成本，提高医院运营效益。

（五）医院药事管理

医疗机构药事管理是指医疗机构以患者为中心，以临床药学为基础，对临床用药全过程进行有效的组织实施与管理，促进临床科学、合理用药的药学技术服务和相关的药品管理工作，涉及医疗机构药事管理组织机构、调剂和处方管理、制剂管理、药物临床应用管理、特殊药品管理等。

（六）医疗机构制剂管理

医疗机构制剂在医院临床用药中尤为重要，可充分补充临床药品品种的不足。保证医疗机构制剂的质量，首先要有经过资格认定的药学技术人员队伍，同时制定组织机构及人员职责、工作制度和标准操作流程。应围绕医疗机构制剂的特性进行管理。

（七）临床药学管理

临床药学工作是以患者为中心，以保障临床合理用药为目的，参与临床药物治疗，进行治疗药物监测和基因检测，为临床医师和患者提供优化药物治疗的信息和咨询。在帮助医院合理管控药品成本的同时，逐步提高临床药物的整体治疗水平，规范医师用药行为，使医疗质量和患者安全得到保障。

（八）静脉用药调配中心管理

静脉用药调配中心（室）在临床工作中占有特殊地位。目前我国住院患者静脉输液使用量高于西方发达国家，不合理用药严重。药物的合理使用是医疗质量的核心，而药学部门和药师所学的专业及其基本职责就是保障患者药物治疗的安全、有效、经济、适当，防范用药错误，降低医保支出。应围绕静脉用药调配中心的特性制定人员管理、人员培训和工作制度，提高合理用药水平，降低药费支出，降低输液反应，加强医务人员职业防护水平和药学部门药品管理。

（九）药物临床试验管理

药物临床试验是新药研发过程中非常重要的环节。在药物整个临床试验过程中，保障受试者的权益和安全，保证药物临床试验设计科学、过程规范、结果可信是药监部门、临床试验机构、研究者和申办者共同追求的目标。药物临床试验管理工作对保证药物临床试验质量有举足轻重的作用。

（十）药学教学管理

药学教学在药学学科发展中尤为重要。保证药学教学的质量，要有经过资格认定的药学专业人员队伍，他们要有良好的职业道德和精湛的业务技术水平以及优良的药学教学能力。因此，要制定药学教学岗位职责、药学教学管理工作制度，并且不断提升药学教学质量。

（十一）药学科研管理

药学科研工作是运用科学的原理和方法，解决临床药物治疗中的实际问题，以推动药学学科发展。做好药学科研管理工作要制定药学科研岗位职责、药学科研管理工作制度，保证药学科研的顺利开展，保障科研经费的合理使用，促进药学科研成果的积极交流，以及确保药学科研原始记录的完整真实，从而不断提高药学科研能力。

（十二）医院药学信息化管理

医院药学信息化管理包括对药品信息活动的管理和国家对药品信息的监督管理。从药事管理的角度来讲，主要讨论国家对药品信息的监督管理，以保证药品信息的真实性、准确性、全面性，以完成保障人们用药安全有效、维护人民健康的基本任务。国家对药品信息的监督管理包括药品说明书和标签的管理、互联网药品信息服务管理、药品管理的计算机信息化。

附：陕西省总药师试点工作特点

宝鸡市作为国家首批公立医院综合改革示范市和陕西省综合医改示范市，充分发挥总药师在医院用药指导和诊疗监督的作用，不断提升医院药事管理水平。宝鸡市卫生健康委员会经过深入调研，结合本地工作实际情况，制定了《宝鸡市公立医院设立总药师实施方案（试行）》，同时成立了宝鸡市二级以上公立医院总药师试点工作领导小组，协调推进试点工作。作为现代医院药事管理制度的创新探索，陕西省宝鸡市在二级以上综合公立医院设立总药师，具有整建制、广覆盖和强基层的特点，下面将陕西省推行医院总药师制度试点的工作特色总结如下。

（一）先行试点，逐步推广

经过综合考量、统筹安排，宝鸡市首批确定 10 所市县公立医院开展总药师试点，按照先试点、后推广的步骤，在全市二级以上公立医院实行总药师制度。充分发挥总药师在学科建设、药学服务、人才培养、合理用药、经济运营等方面职能作用，整合院内药学职能，进一步明确总药师的权利与责任，细化总药师工作职责，不断完善总药师试点实施方案，做到边试点、边改进、边落实，确保试点工作不走过程，取得实效，为全市药学服务转型积累可借鉴学习的经验。

（二）严格标准，慎重任用

在总药师的任用人选上，注重专业水平和综合管理能力，严格选人标准。要求熟悉药事管理工作，三级公立医院应具备副高及以上药学专业技术任职资格，药学本科以上学历，从事药事工作经历在 5 年以上，参与单位药事管理工作不少于 3 年；二级公立医院应具备主管药师及以上任职资格，药学大专以上学历，5 年以上药事工作经历，参与单位药事管理 2 年以上。同时，要具备扎实的药学及医学等专业知识，较强的组织协调能力、决策能力、创新能力和药事管理能力，熟悉行业情况。

按照院内产生和委派相结合的原则，经过层层推荐考核，选拔出具有扎实专业知识，丰富的理论和实际工作经验，熟悉药事管理法规，在行业内具有一定技术权威性和领军作用的 10 名优秀管理人才担任总药师。总药师绩效薪酬待遇按照医院副院职领导平均待遇的 90% 执行。任用前，宝鸡市卫生健康委员会按程序与全市二级以上公立医院新任 10 名总药师进行集体谈话，强调总药师肩负着医院安全合理用药的责任，要求总药师要自觉抵制药品购销领域的不正之风，严肃查处有问题的医师和药物，确保用药安全、合理。

（三）细化职责，强化考核

《宝鸡市公立医院设立总药师实施方案（试行）》规定，总药师在医院院长的领导下履行医院药物治疗与药事委员会主任职责，全面负责医院的药事服务管理和药品供应保障改革政策的落实，负责医院合理用药的监督管理和有效实施。在具体实践工作中，总药师把工作的着力点放在对医院合理用药的管理上，指导和监督医护和患者正确用药、合理用药，加强重点药品监控，做好合理用药动态监测预警、处方审核点评、用药咨询、临床会诊、病例讨论、精准用药等。总药师管理由市卫生健康委员会负责，并制定具体考核办法，每年组织不少于 2 次考核，考核结果作为绩效薪酬兑现以及留任奖惩的依据。总药师严格按照相关标准和规定要求，认真组织抓好落实试点工作，勇于创新总药师工作机制，紧抓医改机遇，围绕药学服务转型关键点，找准切入点，把握关键环节，试点工作取得显著突破。

宝鸡市除总药师制度试点工作在全省率先开展外，近年来宝鸡市医改成绩斐然，各项工作都取得了丰硕成果。先后被评为国家首批公立医院改革试点市和陕西综合医改示范市，被国务院表彰为公立医院综合改革真抓实干成效明显先进市，多次在全国公立医院综合改革现场会等国家级医改会议上交流经验。医改“宝鸡模式”入选国务院医改办的全国深化医改 100 个典型案例，连续七年蝉联陕西省医改工作先进市，多次被媒体报道、推广。总药师试点的部分典型案例分享见附录。

第二章

药学部门管理

医院药学部门是医院专业技术科室，负责药事管理和药学专业服务工作，并承担监督与推进相关药事法规落实的职责。药事管理和药学专业服务工作主要包括本院药品保障供应与管理；处方适宜性审核、药品调配以及安全用药指导；实施临床药师制，直接参与临床药物治疗；药学教育、与医院药学相关的药学研究等。因此，药学部门最终将发展成集药品采购供应、制剂生产、特药管理、临床应用、科学科研、药学教学于一体的综合科室，而学科发展的核心就是人才。只有合理地设置药学部门人员岗位，配备药学人员，才能保障药学专业技术人员发挥职能，确保药师完成工作职责及任务。而根据工作需要，总药师一般兼任药学部门主任，主持药学部门管理工作。本章将对药学部门各类人员的岗位职责和工作制度加以详细叙述，为医疗机构总药师管理药学部门提供借鉴和参考。

第一节　药学部门岗位职责

一、药学部门总药师兼主任职责

1. 在院长领导下，遵照《中华人民共和国药品管理法》《医疗机构药事管理规定》等法律法规，全面管理、领导、监督药学部门药品的采购、供应、制剂生产、临床药学服务和教学、科研、行政管理工作。制订药学部门工作计划，并组织实施。

2. 重点要抓学科发展和药学服务质量，其职责为：研究、制订并组织实施药学部门的发展计划，采用新技术和提高科学管理水平；组织临床药师到临床，研究合理用药；重点抓临床药学、临床药理和科研工作的开展及其水平的提高，逐步实施药学保健；重视人才培养，做好药学教学工作，以及医院药师规范化教育和继续药学教育工作，提高技术素质；进行药学道德、组织纪律和医院药学人员责任心、事业心的教育，提高技术人员的药学服务质量。

3. 制订学科发展远期规划，组织修订本科室工作制度、工作流程、岗位职责；组织实施各项规章、制度的落实，定期监督检查有关药品法规在本院的贯彻执行情况，向院领导总结汇报。

4. 负责监督药品采购计划及经济核算工作。

5. 组织指派人员经常深入临床科室，了解需求，征求意见，保障供应，抢救危重伤病员时，组织人员积极参加、主动配合。

6. 组织科室人员进行业务学习、技术考核，提出升、调、奖、惩的意见。

7. 负责执导临床药学研究工作，促进个体化用药，提高临床合理用药水平。

8. 开展科研和技术革新，组织开展新剂型、新制剂研究和各项科研任务。

9. 组织研究生培养、院校实习学员、药剂人员进修的教学工作。

10. 指定各室组长。

11. 定期组织检查全院各科室麻醉药品、毒性药品、精神药品等的使用和管理，定期进行安全教育，严防差错事故。

12. 对科室人员进行医德医风的教育。

二、药学部门副主任职责

在药学部门主任的领带下开展工作，履行分工相应的工作职责（调剂、制剂、教学、科研），按分工履行副主任职责的相应部分，积极配合科主任做好科室工作。

1. 分管药库副主任职责

（1）负责制订本部门的工作计划、规划，定期进行工作评估和工作总结并向科主任汇报和提出建议。

（2）负责全院的药品采购和供应，严格执行《中华人民共和国药品管理法》，保证常用和主要药品供应，保证配发的药品质量。

（3）经常了解调剂室情况，征求意见，做好药库与各调剂室的协调管理工作。

（4）了解和熟悉本单位药品使用范围，临床医师的用药习惯，制定出本单位的基本用药目录，经常听取临床用药的反馈意见。

（5）审阅药品采购计划，审核购药渠道、药品价格等，提请科主任审批。杜绝“三无”药品及非医疗使用的物品进入药品库，确保使用药品“安全、有效、经济”。

（6）定期检查药品储备、保管情况，组织药品换发。审核报损药品出现的原因，提出改进意见，并及时监督销毁。

（7）严格监督检查毒、麻、精神、贵重药品的使用和管理情况。

（8）协助主任做好安全保卫工作，定期检查督促安全情况。特别要重视防火、防盗，保证安全。

（9）监督检查所属工作人员执行工作程序和规章制度情况。组织本科室人员业务学习和参加继续教育，不断提高本科室人员的业务素质和库房工作质量。组织政策法规、规章制度的学习，做到有法必依，违法必究。

2. 分管药房副主任职责

（1）在药学部门主任领导下，遵守《中华人民共和国药品管理法》等药事法律法规，执行《处方管理办法》《医院处方点评管理规范（试行）》《医疗机构处方审核规范》，负责组织中、西药调剂工作的实施，提供药学服务、药品咨询和本科室的行政管理。

（2）规划药房的设施、设备；负责本药房药学技术人员、工人的工作调配。

（3）制定本部门确保药品质量的措施和指标，杜绝假药、劣药进入临床；避免差错、事故，确保调剂工作质量。

（4）定期进行处方用药分析，根据评估、调查分析的结果，就药品使用的科学性、合理性写出调查分析报告，及时向临床进行通报和反馈，提高用药水平。

（5）提供优质服务的具体措施包括：提升窗口人员的素质，规定候药时间，对患者进行用药交待，药价公示，提供咨询服务等。

（6）监督和指导医师对患者安全、有效、合理、经济地使用药品。

（7）熟悉新药、新知识在药学工作中的应用，提高本部门工作人员的专业技术水平，使本部门由药品供应（保障）服务型向技术服务型转化。

（8）保证常规药品的供应，积极筹划抢救危重患者的用药，严格把握特殊药品的使用和管理、近效期药品管理、生物制品的使用和管理，推动药物治疗效果及医疗水平的提高。

（9）经常听取临床科室对药品供应的意见，密切医、药、护之间的联系和协调。

（10）检查督促本部门的工作，要达到：处方合格率 100%；发药复核率 100%；出门差错率小于 2/ 万；药品报损率小于 0.2%（金额）；周转库药品质量合格率 100%；每季度盘点药品，符合率 100%。

（11）安排好值班工作，检查值班人员履行职责情况。

（12）检查煎剂工作的质量和有关要求的执行情况，确保煎剂的治疗效果。

（13）组织本部门人员业务学习和经验交流，探讨工作中的疑难问题，提出解决措施。

（14）安排好实习生、进修生的带教工作。

（15）负责本部门的考勤、安全和卫生工作，每月向上级领导汇报工作。

3. 分管制剂副主任职责

（1）积极配合上级领导做好科室各项工作。

（2）负责提出、起草制剂发展方向的建议和具体方案。

（3）坚决执行校、院、部、科室支委关于制剂相关的各项决定和发展规划。

（4）负责制定制剂相关各项规章制度和岗位职责，并监督实施。

（5）负责完成制剂质量监督负责人的各项职责，在质量管理组织（副）组长授权下执行相应职责。

（6）负责检查制剂入库的验收、登记、票据来往、库存药品的保管等情况，库存药品管理力争做到账物相符，定期起草制剂返款计划。

（7）负责制剂相关部门的人员考核工作。

（8）国家发生重大灾情、疫情或者其他突发事件时，负责组织紧急调用制剂品种的储备、保管和换发。

（9）在保证制剂质量和临床供应的基础上，争取创造更高的经济效益。

（10）经常了解制剂室情况，征求意见，做好制剂库与各调剂室的协调管理工作。

（11）协助主任做好安全保卫工作，定期检查督促安全情况，特别要重视防火、防盗，保证安全。

4. 分管临床药师副主任职责

（1）由本科毕业、主管药师以上的人员担任。具有较丰富的医学、药学知识，掌握仪器设备和电子计算机的操作技术，有一定的组织领导能力，具有开拓、进取精神。能熟练地阅读国外科技资料和专业文献。

（2）在科主任的领导下，负责治疗药物监测（TDM）、药物不良反应（ADR）、情报资料、药物咨询、临床药师、档案管理等工作，协调好本部门内外的工作关系。

（3）定期召开会议，学习相关的方针、政策、法律和法规，单位和科室的规章制度；学习新理论、新知识、新技术和新方法，提高本室工作人员的业务水平，提高工作质量；制订工作计划、实行办法等。

（4）与TDM室的工作人员及临床药师深入临床，听取病历会诊、病例分析、参与查房，了解医师的用药习惯，共同制订合理用药方案，并随时观察患者的疗效，对重点患者要做好药历；总结经验，逐步提高临床药学的工作水平。

（5）组织制定、申报省级、国家级继续教育课题，并办好每批学习班。

（6）每月应进行工作小结，汇总后上报给科主任，每年年底进行年度总结，制订下一年工作计划。

（7）制订实习生、进修生学习计划，定期检查，并对其个人小结进行鉴定。

（8）做好新工作人员上岗培训工作，制定考核指标和上岗要求。

5. 分管科研副主任职责

（1）分管本科室的科研、教学日常工作。

（2）作为药学部门党支部副书记，协助支部书记组织支部建设和管理工作。

（3）及时了解国内外临床药学和药学研究的动态及发展方向，及时推广应用新技术、新方法和先进经验，组织和监督科室工作人员完成各项科研课题以及上级交办的科研任务。

（4）协助组织完成新药研发中心的新药研发任务。

（5）协助组织临床药学研究工作，促进个体化用药，提高临床合理用药水平。

（6）协助组织科室工作人员的业务学习，进行技术考核；协助组织和选派科室工作人员在国内外的培训学习和进修提高；组织和指导进修、实习人员的业务技术训练与考核。

（7）定期检查工作、课题进展情况，各种原始记录，工作质量，安全防范情况，仪器设备的工作状态等。对疑难问题及时解决或提出指导性意见，征求工作人员对科室的建议，定期对所属人员进行业务考核。

（8）组织本科室硕士点（博士点）的建设，组织和指导研究生的培养和教学工作。

（9）组织临床药学和药事管理学教研室的药学本科生教学工作。

（10）完成校院和科主任交办的各项工作任务。

三、主任药师职责

1. 在药学部门主任领导下参与制定本院药品管理制度。
2. 组织实施药品、制剂的储备、调剂、质检工作，指导临床合理用药。
3. 参与临床疑难病例会诊及死亡病例讨论，解决复杂、疑难病例药品使用的技术问题。
4. 参与临床教学、合理用药研究和业务训练工作。
5. 组织开展药学新业务、新技术。
6. 完成上级赋予的其他职责。

四、副主任药师职责

1. 在药学部门主任领导下参与制定本院药品管理制度。
2. 组织实施药品、制剂的储备、调剂、质检工作，指导临床合理用药。
3. 参与临床疑难病例会诊及死亡病例讨论，解决复杂、疑难病例药品使用的技术问题。
4. 参与临床教学、合理用药研究和业务训练工作。
5. 组织开展药学新业务、新技术。
6. 完成上级赋予的其他职责。

五、主管药师职责

1. 在药学部门主任药师和副主任药师指导下，参与药品、制剂的调剂，承担药材的请领、分发、保管、报销、登记、统计工作。
2. 参与制剂的配制、送检、入库工作。
3. 负责特殊药品的管理。
4. 参与临床科室药品使用管理的监督检查。
5. 承担本科室仪器、设备的维护、保养。
6. 检查、送检药品的计量器具。
7. 参与本科室临床药学教学、合理用药研究和业务训练工作。
8. 参与解决复杂、疑难病例药品使用的技术问题，指导下级药师的业务工作。
9. 参与本科室开展药学新业务、新技术。
10. 完成上级赋予的其他职责。

六、药师职责

1. 在药学部门主任药师、副主任药师和主管药师指导下，参与药品、制剂的调剂，承担药材的请领、分发、保管、报销、登记、统计工作。
2. 负责特殊药品的管理。
3. 参与制剂的配制、送检、入库工作。
4. 参与临床科室药品使用管理的监督检查。
5. 承担本科室仪器、设备的维护、保养。
6. 检查、送检药品的计量器具。
7. 参与本科室临床药学教学、合理用药研究和业务训练工作。
8. 参与本科室开展药学新业务、新技术。
9. 完成上级赋予的其他职责。

七、药士职责

1. 在药学部门主任和上级药师指导下，参与药品、制剂的调剂，承担药材的请领、分发、保管、报销、登记、统计工作。

2. 参与制剂的配制、送检、入库工作。

3. 参与临床科室药品使用管理的监督检查。

4. 承担本科室仪器、设备的维护、保养。

5. 检查、送检药品的计量器具。

八、药工职责

1. 在药学部门主任和上级药师指导下进行工作。

2. 按照分工，担任药品保管、分发、登记、统计工作。

3. 认真执行科室各项规章制度和技术操作规程，严格管理麻醉药品、精神药品、毒性药品、贵重药品，严防差错事故。

4. 参与本科室值班。

第二节　药学部门的工作制度

1. 严格遵守国家和卫生行政主管部门各项法规、政策和本院规章制度。

2. 在院长领导下，科学管理全院药品，为医疗需要及时准确地调配处方，供应质量合格的药物，配合医疗需要积极开展医院药学及其研究工作。

3. 制定本院药学发展规划、管理制度，并组织实施，对所属各室有检查、指导、监督、考核、奖惩权。

4. 认真贯彻执行《中华人民共和国药品管理法》《医疗机构麻醉药品、第一类精神药品管理规定》及《处方管理办法》等有关法律法规。

5. 根据本院医疗和科研需要，负责全院药品的预算、采购，做好药品保管、供应等工作。建立健全药品检查和验收制度，以及紧急处理措施。

6. 根据医院医师处方或医嘱单，认真审核，及时、准确地调配处方或摆发药品。

7. 定期组织本科室人员开展法律法规及业务知识的学习或讲座，并积极开展全院医护人员合理用药培训。

8. 为保证临床合理用药，建立临床药师制，积极开展临床药师下临床工作。积极向全院医务人员宣传用药知识，定期向临床介绍新药知识和最新药事法规，监督合理用药、科学用药，并协助临床医师做好新药临床试验研究和上市药品的疗效评价工作；负责收集药品不良反应信息，定期上报药品不良反应。

9. 加速临床药师人才队伍建设，推动临床药学健康发展，不断提高临床药师教学水平。同时负责接收院内外各类药学专业毕业生实习及基层医疗单位药学人员进修工作，积极参与学校、医院各层次药学学员教学任务。

10. 按照国家相关政策法规，负责全院药物临床试验的管理运行和协调。

11. 从本科室实际出发，密切配合临床科室需要，积极开展药学科研工作。

12. 审核科室工作人员的资格准入，年度考核科室工作人员德、勤、能综合水平为医院管理提供参考。

第三章 调剂部门管理

调剂部门是医院药学工作的重要组成部分，随着医院药学事业的发展和药学工作内容的变化，调剂工作的地位将更加突出，它是医药护结合的桥梁，也是医院药学工作为患者服务的前线，应予以高度重视。本章依据《中华人民共和国药品管理法》等法规文件要求，重点介绍调剂部门的岗位职责和工作制度，为医疗机构总药师熟悉调剂部门管理工作，提高医疗机构临床服务管理水平，提供借鉴和参考。

第一节 调剂部门岗位职责

一、审方、调剂药师的岗位职责

按照国家有关规定，调剂部门工作人员需具有全国药学专业技术资格证书；应届毕业生允许在有资格证书的上级药师的指导下，进行临床实习和工作，一般要求在两年内通过学习、考核，并获得全国药学专业技术资格证书。

（一）审方

审方是指药师收到医师开具的处方 / 医嘱后，采用审方软件和人工审核相结合的形式，对处方 / 医嘱进行的审查、核对工作。

1. 审方药师负责审核医院审方系统不能审核的、未通过审核的，或者系统已提示但医师未修改的不合理处方 / 医嘱。包括纸质处方、电子处方和用药医嘱单。

2. 处方审核依据：《中华人民共和国药品管理法》《处方管理办法》《医疗机构药事管理规定》《医疗机构处方审核规范》等国家药品管理相关法律法规，以及临床诊疗规范、指南、临床路径、药品说明书、国家处方集等。

3. 审方工作按照《医疗机构处方审核规范》细则，认真执行各项管理制度及操作规程，围绕用药安全、有效、经济，审查处方的合法性、规范性和适宜性，保证患者用药安全。

4. 对于审方系统未通过审核的，或已提示但医师未修改的不合理处方 / 医嘱，审方药师应及时进行人工审方，并与医师沟通修改；不同意修改时，按照相关规定要求医师签字确认，然后进行调剂。对于严重不合理用药或者用药错误时，应当拒绝调剂。

5. 特殊管理药品的处方由审方药师人工审核。审核中严格执行麻醉药品、精神药品、医疗用毒性药品的有关规定。

6. 急诊处方优先审核，审核无误后做标记提示及时调剂。

7. 审方中本班次未处理完成的工作应进行交接并登记。

8. 审方药师负责在“不合理处方 / 医嘱登记表”上记录不合理处方 / 医嘱信息，并且每月对不合理处方 / 医嘱进行汇总、分析和点评。

9. 所有处方 / 医嘱均须经审核通过并签名或签章后方可进入调剂环节。

（二）调剂

调剂是指药师依照经审核通过后的医师处方 / 医嘱内容要求，按照操作规程取、配药品的过程。

1. 调剂药师收到审核通过的处方 / 医嘱后，结合患者年龄、性别、诊断等信息，遵循“四查十对”原则，对处方各项内容，包括药名、规格、剂量、数量、用药次数、配伍禁忌等，逐一进行审核。

2. 核对无误后，准确、及时地调配处方，并签名或签章。

3. 调剂拆零药品时，调剂药师必须在药袋上注明药名、剂型、规格、数量、批号、效期，以及用法、用量。调配时禁止直接用手接触药品。

4. 调剂药品时应检查药品效期，按照《药品效期管理制度》，遵循“近期先出”的原则，保证药品质量和用药安全。

（三）发药

发药是指药师对处方 / 医嘱和药品进行复核，确认无误后，将药品发给患者或病区护工，并进行用药交代，完成药品调剂的最后环节。

1. 发药药师收到调剂好的药品后，应再次进行审核，核对无误后，确认患者信息，详细交代用法和注意事项，发出药品，同时请患者或护工核对。发药结束后签名或签章。

2. 内服、外用药品应按规定使用相应的药袋分开包装。

3. 发药药师核对过程中若发现调剂有误，应及时纠正并在“调剂差错登记表”上登记。

4. 当天调剂工作结束后，药品清点对账，如账物不符，应追溯处理，保证药品调剂的准确性和安全性。

5. 审方、调剂药师在工作中应注意收集药品不良反应信息，发现药品不良反应及时上报部门主管和不良反应监测小组，并填写不良反应报表。

（四）中药审方、调配

1. 审方

（1）审核患者姓名、性别、年龄、处方日期、医师签名 / 盖章等各项内容，不符合规定的处方拒绝调配。

（2）审阅中药处方书写规范性、配伍合理性（是否存在“十八反”“十九畏”），如有疑问立即与处方医师联系，更改处需医师再次签名并注明更改时间。

（3）审阅处方中所列药味如有“脚注”，要遵照医嘱要求办理。

（4）中药处方中存在剂量超量的药物时，特别是毒剧药如生川乌、生草乌、生附子、生马前子等，应与处方医师联系纠正或双签字后方可调配。

（5）对处方中药味短缺的品种，应请处方医师更换品种，调剂人员不得擅自更换。

2. 调配

（1）调配前再次审查中药处方的书写格式、配伍，确认中药处方规范、合理。如处方存在“十八反”“十九畏”应由医师双签字方可调配。

（2）根据药物不同体积重量选用适当的戥子，一般用克戥。称取贵重或毒性药时，克以下的要用毫克戥，保证剂量准确。调配前对戥，检查定盘星准否，保持药戥完整、清洁。

（3）调配人员应严肃认真、集中精神，准确称取量。为了便于调剂，要按处方药味顺序调配，顺序间隔平放，不能混为一堆。

（4）处方中需要先煎、后下、包煎、烊化、另煎、冲服等品种，均应依照煎药常规单包并注明。处方中如有应捣碎的坚硬药品，需捣碎后方可放调剂。

（5）一方多剂可用分戥法，每味药应逐剂减量进行复戥。调配完毕应自己详细查对无误后，调剂者签名以示负责。

（6）不得将变质、发霉、虫蛀等不符合标准的中药饮片调配入药。

（7）如医疗机构采用小包装饮片，应注意饮片的特点，调剂时注意检查中药饮片的名称和剂量。

3. 复核发药

（1）复核处方的药味、剂数、中药饮片质量、特殊煎法等是否合格。

（2）要求每剂重量差异不超过 ±5%，贵重药和毒性药不超过 ±1%。

（3）细料药品和毒性药品是否处理得当。

（4）复核合格后，发药人员仔细核对处方和患者信息，确认无误，方可发药。

二、门诊西药房岗位职责

（一）门诊西药房组长岗位职责

1. 在总药师或科主任领导下，负责西药房的各项工作。

2. 负责督促本组人员认真执行各项药品管理法规、工作制度、岗位职责、技术操作规程以及医院有关规定，并经常检查执行情况。及时纠正违章行为，严防差错事故发生，确保患者用药安全。

3. 根据医院和科室的总体工作任务，制订本组的工作计划，并组织实施；经常性检查计划的完成或推进情况，定期总结汇报。

4. 根据药品使用、消耗量，周密制订药品请领计划，保证门诊用药的持续、平稳供应；做好抢救用药的及时供应。

5. 负责协调与临床及患者的沟通工作。经常了解用药需求和意见，妥善处理临床及患者反馈的问题，重大问题应向科主任汇报，及时向临床及患者传递药品与用药管理信息，做好药学服务。负责协调本组与科内其他班组的工作。

6. 严格按照国家有关规定，负责麻醉药品、精神药品、医疗用毒性药品等的规范管理，做好贵重药品的逐日清点统计。

7. 负责库存药品的养护，定期处置药品的滞用问题，严格管理药品的效期，确保患者用药质量安全。

8. 做好门诊患者用药咨询服务工作，定期做好处方用药合理性分析和处方书写质量分析，记录并通报发现的问题。负责收集药物不良反应（ADR）信息。

9. 负责组织每月的药品盘点工作，做到账物相符，按时上报各类报表，严格控制药品报损率在规定的范围内。

10. 负责组织本组人员的业务学习，开展科研和技术创新；组织并参与毕业实习生、进修生的带教工作。

11. 负责本组人员的工作岗位安排、值班安排、日常考勤和绩效考核。认真进行差错事故分析、总结并登记。

（二）门诊西药房二级库库管人员岗位职责

1. 在西药房负责人的领导下，严格遵守、执行科室的规章制度。

2. 根据药库管理制度，定期向药库请领所需药品和临时补充急需的药品，确保临床用药需求；做好药品入库与入账管理工作，药品账目入、出库需做到每日清，每周清，每月清。

3. 毒、麻、精神药品必须做到“五专”管理，包括专人负责、专柜加锁、专用账册、专用处方、专册登记，做到每日清点，确保账物相符。

4. 药品入库时，库管员须根据入库单逐一验收核对，如药品名称、规格、厂家、数量、效期、批号、储存条件等，确认无误后，再将药品遵循“发陈储新”的原则，按规定地点摆放，并在入库单上签字；若发现有药品名称规格或是数量与入库单不符的，应及时与库房联系解决；若发现有药品质量问题的，应及时汇报并退回库房。

5. 库管员应按药品的药理作用分类或英文字母顺序将药品合理摆放，必要时可在每个货架上建立一张药品清单卡，内容包括药品的名称、规格、厂家、价格，还可将药品根据其发放的快慢进行个别调整。

6. 在全组人员配合下，定期对库存药品进行一次盘点。

7. 加强药品效期管理。每月对全部库存药品进行效期检查，若有近效期药品应及时与库房取得联系，防止药品过期失效。

8. 负责药房药品的维护、保养工作，定期检查，防止药品变质，做好防虫、防鼠、防盗工作。未经允许，他人不得随意进入药房。

9. 库管员调动岗位，需本着对工作认真负责的态度交接好各项工作细节。

10. 积极参加科室组织的继续教育和考核，不断提高自己的业务水平。

三、中药房组长岗位职责

1. 在总药师或科主任领导下，负责中药房的各项工作。

2. 负责督促本组人员认真执行各项药品管理法规、工作制度、岗位职责、技术操作规程以及医院有关规定，并经常检查执行情况。及时纠正违章行为，严防差错事故发生，确保患者用药安全。

3. 根据医院和科室的总体工作任务，制订本组的工作计划，并组织实施；经常性检查计划的完成或推进情况，定期总结汇报。

4. 负责协调与临床及患者的沟通工作。经常了解用药需求和意见，妥善处理临床及患者反馈的问题，重大问题应向科主任汇报，及时向临床及患者传递药品与用药管理信息，做好药学服务。负责协调本组与科内其他班组的工作。

5. 严格按照国家有关规定，负责麻醉中药、毒性中药等特殊中药的规范管理，做好贵重药品的逐日清点统计。

6. 做好门诊患者用药咨询服务工作，定期做好中药处方用药合理性分析和中药处方书写质量分析，记录并通报发现的问题。负责收集药物不良反应（ADR）信息。

7. 规范调配、发药工作程序，保证准确及时调配并发出药品，防止差错事故。

8. 合理人员分工，优化人力配置，确保各项工作及时、准确、有效进行。指定专人负责中药申领、库存管理和中药质量，组织落实中药计划请领、清点核对、入账登记、库存管理工作，保持合理的库存量，保证发出中药饮片的质量。

9. 定期了解临床科室中药饮片使用管理情况、征求科室意见要求，做好中药服务工作。对临床急需和特殊品种及时与库房联系解决。

10. 负责监督中药房清斗工作，并做好清斗记录。

11. 负责定期组织中药的盘点工作，做到账物相符，按时上报各类报表，严格控制中药的报损率在规定的范围内。

12. 负责组织中药房人员的业务学习，提升专业技能；组织并参与毕业、进修生的带教工作。

13. 负责本组人员的工作岗位安排、值班安排、日常考勤和绩效考核。认真进行差错事故的分析、总结并登记。

14. 保持调剂室内外清洁卫生，创建整洁的工作环境。

四、急诊药房岗位职责

（一）调剂组长岗位职责

1. 在总药师或科主任领导下，负责急诊药房的各项工作。

2. 负责督促本组人员认真执行各项药品管理法规、工作制度、岗位职责、技术操作规程以及医院有关规定，并经常检查执行情况。及时纠正违章行为，严防差错事故发生，确保患者用药安全。

3. 根据医院和科室的总体工作任务，制订急诊药房的工作计划，并组织实施；经常性检查计划的完成或推进情况，定期总结汇报。

4. 根据药品使用、消耗量，周密制订药品请领计划，保证急诊用药的持续、平稳供应；做好抢救用药的及时供应。

5. 负责协调与临床及患者的沟通工作。定期了解急诊科药品使用管理情况及用药需求和意见，妥善处理临床及患者反馈的问题，重大问题应向科主任汇报，及时向临床及患者传递药品与用药管理信息，做好药学服务。负责协调本组与科内其他班组的工作。负责和加强与急诊科科室的业务联系，征求意见要求，友好地处理与急诊科室的关系，做好药学服务工作，对临床和患者提出的要求和问题，耐心解释，积极协商解决，不断改进工作。

6. 严格按照国家有关规定，负责麻醉药品、精神药品、医疗用毒性药品等的规范管理，做好贵重药品的逐日清点统计。

7. 负责库存药品的养护，定期处置药品的滞用问题，严格管理药品的效期，确保患者用药质量安全。

8. 做好急诊患者用药咨询服务工作，定期做好处方用药合理性分析和处方书写质量分析，记录并通报发现的问题。负责收集药物不良反应（ADR）信息。

9. 负责组织每月的药品盘点工作，做到账物相符，按时上报各类报表，严格控制药品报损率在规定的范围内。

10. 负责对差错事故的管理，对差错采取有效的纠正或补救措施，加强人员对差错的重视。

11. 负责组织本组人员的业务学习，组织并参与毕业实习生、进修生的带教工作。

12. 负责本组人员的工作岗位安排、值班安排、日常考勤和绩效考核。认真进行差错事故分析、总结并登记。

（二）库管员岗位职责

1. 在急诊药房负责人的领导下，严格遵守、执行科室的各项规章制度。

2. 根据药库管理制度，严格按照临床药品需求量和药房药品日常消耗量向库房提报计划、请领药品和临时补充急需药品，确保不断药、不压存药品，确保临床用药。

3. 做好药品入库与入账管理工作。

4. 药品入库时，库管员根据入库单逐一验收核对，如药品名称、厂家、规格、数量、效期、批号、储存条件等。确认无误后，将药品遵循“发陈储新”原则按规定地点摆放，并在入库单上签字。若发现有药品名称、规格或是数量与入库单不符的，应及时与库房联系解决；若发现有药品质量问题的，应及时汇报并退回库房。

5. 库管员应按药品的药理作用分类或英文字母顺序将药品合理摆放，必要时可在每个货架上建立一张药品清单卡，内容包括药品的名称、规格、厂家、价格，还可将药品根据其发放的快慢进行个别调整。

6. 严格执行《中华人民共和国药品管理法》，实行麻醉药品、精神药品、医疗用毒性药品、贵重药品、效期药品、高警示药品及普通药品分级管理制度。

7. 每月末定期盘点药品库存，盘点表上盘点人员分别签名留底备查，核对账目，以确保账物相符，如出现较大盈亏，要及时查找原因、上报科室并积极采取针对性措施。

8. 加强药品效期管理，建立药品效期登记本。效期药品到期前 3 个月及时与库房联系，做退、换货处理；滞销药品及时退库，以免失效。

9. 毒、麻、精神药品必须做到“五专”管理，包括：专人负责、专柜加锁、专用账册、专用处方、专册登记。做到每日清点，确保账物相符。

10. 建立借药登记本，认真填写借药人、药品名称、规格、数量及借药日期和联系方式等，规定时间内清还药品。

11. 负责库房药品的维护保养工作，定期检查，防止药品变质，做好防虫、防鼠、防盗工作。未经允许，无关人员不得随意进入二级库货架。

12. 库管员调动岗位，需本着对药品认真负责的态度，交接好各项工作细节。

13. 积极参加科室组织的继续教育和考核，不断提高自己的业务水平。

五、住院药房组长岗位职责

1. 在总药师或科主任领导下，负责本室行政业务管理工作。严格遵守医院、本科室各项管理和工作的规章制度。

2. 熟悉本组各项业务工作，科学规范摆药工作流程，保证准确及时调配并发出药品，防止差错事故。

3. 优化人力配置，人员合理分工，确保各项工作及时、准确、有效进行。

4. 加强药品各项管理，做好药品的申领、入库、贮存、保管、养护等工作；指定专人负责药品申领、库存管理和质量效期管理；及时了解和掌握药品用量，保持合理的库存量，尽量避免断药和药品积压。

5. 严格监督执行麻醉药品、精神药品管理的各项法律法规，按规定进行麻、精药品管理，处方审核，药品调配，核对发药，处方管理。参加临床科室麻、精药品使用管理检查工作。

6. 树立安全第一的观念，加强安全管理，落实各项安全制度，严防各类安全事故发生。

7. 定期检查临床科室药品使用管理情况，征求意见和建议，做好药学服务工作。对临床急需和特殊药品按照规定程序，及时联系解决。

8. 组织本室人员业务学习，按计划完成进修生、实习生的带教工作。

六、煎药室人员岗位职责

（一）煎药室组长岗位职责

1. 在总药师或科主任的领导下，负责煎药室中药煎药、代煎药发放等各项行政管理及业务技术工作。

2. 负责煎药室合理分工，负责考勤，安排值班、休假等工作。

3. 督促组织全组认真执行医院科室各项规章制度，并有计划地接受相关专业知识和操作技能的岗位培训。

4. 保证代煎药品质量，严防差错事故。

5. 负责协调和处理发生在本组的医患纠纷。

（二）煎药室人员岗位职责

1. 煎药人员应经过中药煎药相关培训并考核合格后方可在煎药室负责人领导下工作。

2. 应当注意个人卫生。煎药前要进行手的清洁，工作时应当穿戴专用的工作服。

3. 熟练掌握煎药操作规程，按照操作规程进行煎药。

4. 掌握特殊中药的煎法、煎药机的使用及保养方法。

5. 遇急煎处方，必须优先煎制，避免因拖延影响临床疗效。

6. 建立煎药、送药登记。认真做好处方核对、药品收发及记录工作。

7. 每天煎药工作完毕后清除积水、擦拭台面、处理好药渣。检查水、电、气开关是否处于关闭状态。

第二节 调剂部门工作制度

一、门诊西药房工作制度

1. 在药学部门主任领导下，严格按照国家法规及各种规章制度负责门诊处方调配发药工作，并为患者提供药学服务。

2. 按照国家规定，工作人员必须取得药学专业资格，方可上岗。

3. 在本组负责人领导下，工作人员按时到岗，坚守工作岗，不得擅离职守。必须离开时，应经负责人批准并安排人员代班；无特殊原因不得自行换班和无故缺勤，对违反者按有关规定处理。

4. 工作时保持工作服整洁，佩戴胸牌上岗服务。对待患者应该主动热情、细致耐心，要能够体会和理解患者的病痛现状和急迫心理，不允许和患者发生争执或肢体冲突。下班前清点药品，认真做好交接班工作。麻醉药品、精神药品、医疗用毒性药品要当面点清。如遇到自己不能解决的问题应及时向药房负责人请示汇报。

5. 严格执行双人核对、"四查十对" 制度，防止差错事故。

6. 麻醉药品、精神药品严格执行特殊药品管理制度。

7. 药品按剂型、药理作用分类放置，并有醒目标示，严格执行效期管理制度。

8. 配方要求准确、迅速，尽量减少患者排队取药等候时间；对于审查合格的处方，后台调配药师应及时调配并盖章；调配中，应注意药品外包装的完整、清洁，遇到标签模糊、标识不清的药品应及时更换。

9. 前台核对发药药师必须使用自己的用户名进入计算机操作系统，离开时应及时关闭；发药时需对调配好的药品进行复核，确认无误后才可发放给患者，并在处方上签名。发药药师要耐心地交代患者药品的用法用量及注意事项，如避光、冷藏等，对路途遥远的患者还应提醒注意冷链的维持。

10. 每月配合库管员对全部库存药品进行盘点，并检查效期，负责在各自的盘点表及效期表上签名留底。专人负责账目管理，做到账物相符。

11. 禁止所有工作人员将药品销售信息透露给医药代表，拒绝接受商业贿赂；工作人员更不得兼职参与药品营销等事宜；不允许私自取用药品，私自换药、送人情药等。

12. 坚持差错、事故登记报告制度，根据具体情况逐级上报。

13. 认真做好安全管理工作，每日下班前进行安全检查并做好记录，防止安全事故发生。

14. 保持室内卫生整洁，仪器无尘，营造舒适的工作环境。非本室人员不得入内；禁止吸烟、喧哗、打闹。

15. 积极参加科室组织的继续教育学习，提高药学服务水平。

16. 做好实习生、进修生的带教工作。

二、中药房工作制度

1. 在总药师或科主任领导下，严格遵守《中华人民共和国药品管理法》《医疗机构药事管理规定》，严格执行《医务人员职业道德行为规范及行为准则》，树立良好的医德医风，全心全意为患者服务，做好中药调剂工作。

2. 调剂室的药斗等储存中药饮片的容器应当排列合理，有规范的品名标签。标签和药品要相符。

3. 调剂人员应衣帽整洁，保持工作场地、操作台面清洁卫生。

4. 医院调剂用计量器具应当按照质量技术监督部门的规定定期校验，不合格的不得使用。

5. 中药饮片装斗时要清斗，认真核对，装量适当，不得错斗、串斗。

6. 中药饮片调剂人员在调配处方时，应当按照《处方管理办法》进行审方、调配、复核、发药。查对中药剂数、用法与处方内容是否相符，查对姓名、性别、年龄，正确书写药袋或粘贴好标签，注明用法、用量，向患者交付中药时，应按相关要求或处方医嘱，向患者或家属进行相应的用药交代与指导，包括用法、用量及注意事项。调剂者与核对者均应在处方上签名或盖章，以示负责。对存在“十八反”、“十九畏”、妊娠禁忌、超过常用剂量等可能引起用药安全问题的处方，应当由处方医师确认（“双签字”）或重新开具处方后方可调配。

7. 中药饮片调配后，必须经复核后方可发出。二级以上医院应当由主管中药师以上专业技术人员负责调剂复核工作，复核率应当达到 100%。

8. 中药饮片调配每剂重量误差应当在 ±5% 以内，贵重药和毒性药不超过 ±1%。医院应当定期对中药饮片调剂质量进行抽查并记录检查结果。

9. 对毒麻、贵重中药饮片，要严格按照国家有关规定，实行专人专账、专柜加锁管理，做到逐人登记处方、逐日消耗统计，账物、账账相符。

10. 及时领取补充中药饮片，保证饮片供应。定期清理检查药斗，并做好清斗记录。

11. 定期盘存中药饮片，特殊、贵重、毒麻药品每日盘点，并逐日统计消耗量，做到“药账相符、入出相符”。

12. 中药房应有专人负责安全工作。

13. 中药房应建立差错、事故登记记录。

14. 按照医院规定执行考勤，不得迟到早退。

三、急诊药房工作制度

（一）急诊药房交接班管理制度

1. 急诊药房实行 24 小时全天制。

2. 白班早上 7:50 接班，负责交接、清点夜班交的每日盘点药品（麻、精、贵重品），清点库存数并核对计算机，做到账物相符。白天窗口发药仔细认真，下午下班之前清点每日盘点药品（麻、精、贵重），交于夜班值班人员。

3. 夜班值班由 1 人担任调配、发药，需仔细认真核对发药。认真负责填写交接班记录本，早上 7：50 交班之前清点每日盘点药物（麻、精、贵重药品），交接遗留问题。

（二）急诊药房调剂工作制度

1. 严格遵守医院各项规章制度，坚守工作岗位，不迟到早退，有事外出要请假，工作时衣帽整齐，佩戴胸卡。

2. 严格执行《中华人民共和国药品管理法》，实行麻醉药品、精神药品、医疗用毒性药品、贵重药品、效期药品及普通药品、高警示药品分级管理制度。

3. 认真审查处方各项内容，做到“四查十对”（查处方，对科别、姓名、年龄；查药品，对药名、剂型、规格、数量；查配伍禁忌，对药品性状、用法用量；查用药合理性，对临床诊断），并交代药品用法、用量、注意事项等。调配处方时，所有核对人员均应在处方上签字以示负责。

4. 值班人员应做到急患者之所急，遇到处方不完整、剂量不准确或有配伍禁忌的，应主动与处方医师联系，减少患者盲目奔走；遇到治疗药物（尤其抢救药品）缺货时主动向医师推荐替代用品或迅速与库房联系，以保证患者能及时、有效地得到治疗。

5. 调配麻醉药品、精神药品等特殊药品时，严格按《处方管理办法》有关规定操作，审查处方中各项内容的完整性，是否超过处方限量，并审查处方医师资格，在处方上签全名。

6. 麻醉药品、贵重药品每日当面清点，精神药品、医疗用毒性药品处方每日单独存放，按规定进行登记。

7. 严禁对外换药、借药，若发生问题和纠纷，后果自负。

8. 与本室无关人员不得进入药房。

（三）急诊药房特殊药品管理制度

急诊药房特殊药品管理必须做到日耗日消，及时清点保证账物相符，做好记录。特殊药品仅限本院医疗和科研使用，不得转让、借出或移做他用，严格按规定控制使用范围和用量。

1. 麻醉药品、第一类精神药品管理

（1）麻醉药品保管应严格做到专人负责、专柜加锁、专用处方、专用账册、专册登记，即“五专”管理。麻醉药品注射剂处方不得超过一次常用量，控缓释制剂每张处方不超过 7 日常用量，其他剂型每张处方不得超过 3 日常用量，处方保存 3 年备查。

（2）第一类精神药品注射剂每张处方为一次常用量，控缓释制剂每张处方不得超过 7 日常用量，其他剂型每张处方不得超过 3 日常用量，处方保存 3 年备查。

2. 第二类精神药品管理　第二类精神药品处方每次不超过 7 日常用量，处方保存 2 年备查。

（四）急诊药房处方管理制度

1. 处方的含义　处方是医师为患者防治疾病而用药的书面文件，它是调配、发药的书面依据，也是统计调剂工作量、药品消耗量及经济金额等的原始资料；发生医疗事故或经济问题时，又是追究医疗责任、承担法律责任的依据。因此处方具有法律上、技术上和经济上的意义，必须认真调配、仔细核对，防止差错并加以妥善保管，并进行分类统计，登记数量。

2. 处方的内容　处方包括前记、正文和后记三部分。处方前记包含医院全称、门急诊病历号或住院号、处方编号、处方日期、科别、患者姓名、年龄、性别等内容；正文包括药品名称、剂型、规格、数量、用量用法以及划价收费金额和收费章；后记包含处方医师、配方人和核对发药人签名。

3. 处方的权限　凡医院注册的执业医师（含注册助理执业医师）才有处方权，进修医师及临床研究生经有关科室考核并经相关部门批准后才有处方权。

4. 处方的书写　处方应用钢笔或签字笔书写，或由医师本人输入计算机并打印，要求字迹清晰、内容完整、剂量准确。开具处方时，中药应按君、臣、佐、使的顺序依次书写。一般不得涂改，如有涂改，应由处方医师在修改处签名。调配处方时如发现书写不符合要求或有差错，药剂人员应与医师联系，更改后再调配，不得擅自修改处方。处方中所用的药名一般以《中华人民共和国药典》为准，上述资料未收载者，可参照其他有关资料，写通用名称，不写商品名。处方数量一律采用阿拉伯数字书写，用量以法定计量单位表示，如克（g）、毫克（mg）、毫升（ml）等。处方使用剂量应为常用量，如因治疗需要必须超量时，医师需在剂量旁另加签字后方可调配。处方应写实足年龄，1 岁以内小儿要写日、月龄，必要时注明体重。

5. 处方的限量

（1）每张处方西药、中成药品种不超过 5 个，处方一般不得超过 7 日用量，急诊处方一般不得超过 3 日用量；对于某些慢性疾病或特殊情况按有关规定限量为 1 个月（以上均包括中药煎方），但医师必须注明理由。

（2）为门（急）诊患者开具的麻醉药品、第一类精神药品注射剂，每张处方为一次常用量；控缓释制剂，每张处方不得超过 7 日常用量；其他剂型，每张处方不得超过 3 日常用量。

（3）为住院患者开具的麻醉药品和第一类精神药品处方应当逐日开具，每张处方为 1 日常用量。

（4）为门（急）诊癌症疼痛患者和中、重度慢性疼痛患者开具的麻醉药品、第一类精神药品注射剂，每张处方不得超过 3 日常用量；控缓释制剂，每张处方不得超过 15 日常用量；其他剂型，每张处方不得超过 7 日常用量。

6. 处方的有效时间　为避免病情变化，急诊处方当日有效，门诊处方原则上当日有效，必要时处方可保持 1~3 日的有效时间；过期处方需经原开方医师重新签字后方可调配。

7. 处方的保管期限和处理　普通药品（包括中药）处方保存 1 年，精神药品、毒性药品及含毒性中药处方保存 2 年，麻醉药品（包括麻醉中药）处方保存 3 年。处方销毁时必须由总药师或药学部负责人提出申请，经分管院长签字后方可销毁。

8. 处方的调剂

（1）取得药学专业技术职务资格的人员方可从事处方调剂工作。

（2）药师签名或者专业签章式样应当在本机构留样备查。

（3）具有药师以上专业技术职务任职资格的人员负责处方审核、评估、核对以及安全用药指导。

（4）药师应当凭医师处方调剂处方药品，非经医师处方不得调剂。

（5）药师应当按照操作规程调剂处方药品：认真审核处方，准确调配药品，正确书写药袋或粘贴标签，注明患者姓名和药品名称、用法、用量，向患者交付药品时，按照药品说明书或者处方用法，进行用药交代与指导，包括每种药品的用法、用量、注意事项等。

（6）药师应当认真逐项检查处方前记、正文和后记书写是否清晰、完整，并确认处方的合法性。

（7）药师应当对处方用药适宜性进行审核，审核内容包括：对规定必须做皮试的药物，处方医师是否注明过敏试验及结果的判定；处方用药与临床诊断的相符性；剂量、用法的正确性；选用剂型与临床诊断的相符性；是否有重复给药现象；是否有潜在临床意义的药物相互作用和配伍禁忌。

（五）药品效期管理制度

为确保药品的安全有效，加强药品的效期管理，特制定本制度。

1. 药品的"有效期"是指药品在一定的储存条件下，能保持其质量稳定性的期限。

2. 药学部门各级人员必须根据《中华人民共和国药品管理法》规定，严格执行已过效期的药品不准再出库、再使用的规定。

3. 药品效期管理纳入计算机系统管理，各部门应经常查询效期药品的库存情况，做好预警工作和调剂工作。药库组长和保管员对药品效期每月进行检查，保证计算机管理或登记的药品效期与实物一致。

4. 药品发放、使用时应严格按照"易变先出、近期先出"的原则，严禁过期失效药品出库、再使用。

5. 认真做好过期失效药品的隔离工作。

（六）安全管理制度

1. 上班时间应随手关门，非本药房工作人员除联系工作外禁止进入；防止药品流失，保证本药房安全。

2. 夜班注意做好防火、防盗和药品安全工作，非本药房人员，严禁入内。

3. 药房严禁明火和吸烟。

4. 备有一定防火设备，并经常进行检查，工作人员应掌握一定防火常识及防火器材的使用方法。

5. 加强工作场所各种设施的检查保养，如发现故障及时报请有关部门进行检修，非专职人员不得擅自拆修，以保证各种设施处于正常状态。

6. 工作人员负责其所操作的计算机的开机及关机，在自己的权限内进行操作，随时检查计算机运行状态是否正常，如遇问题及时处理并联系信息科。

7. 每个操作人员必须使用自己的密码登录，并且不可使用他人的密码运行程序。

8. 制订计算机应急预案，将中断时间、故障损失和社会影响降低到最低程度。

（七）考勤制度

1. 全体人员必须严格遵守上下班工作时间，不得迟到早退。

2. 急诊药房实行全天 24 小时上班，全年 365 天工作制。

3. 严格考勤，考勤由组长负责。

4. 在工作允许的情况下，由组长按规定安排人员轮换调休。

（八）药学培训制度

1. 强化日常学习，定期抽时间组织药房人员学习药讯、药品说明书，特别是新药知识。

2. 熟悉药品药理作用、适应证、用法用量、个体化用法、主要不良反应、禁忌证等基本知识。

（九）急诊药房应急预案

为确保传染病、中毒抢救、水灾、地震、火灾等各种突发事件发生后，急诊药房能迅速处理，保证药学服务质量及医疗救护工作的顺利完成，特制定如下应急措施：

1. 发生突发应急事件时，根据其性质、类别及严重程度，启动应急预案。由急诊药房当班人员立即直接通知主任或副主任及药房负责人，负责协调工作，各相关部门主管负责组织协助。按照医院的部署，利用全科的资源协助完成抢救工作。

2. 整合人员，包括人员调配，临时性岗位的人员安排、排班，预留全体人员 24 小时联系电话及每人的职责并制成表格。遇有突发应急事件，药剂人员必须按照方案和岗位职责积极主动开展工作。

3. 根据需要及时从二级库（药库）调取药品。中毒、抢救、水灾、地震、火灾等抢救药品，可能不属医院常备药品，但必须掌握这些药品由哪些制药企业生产及其供应渠道。

4. 如遇抢救患者，急诊药房当班人员应准备好急救药品，积极主动地参与抢救工作。当药品短缺时，应主动与药库或其他药房联系，尽快补足，同时应运用专业知识积极寻找代用品解决问题。

5. 做好必要的生活物品保障工作，例如保证隔离区内工作人员的食品、生活用品的提供。进行工作安全保障，如制定预防措施、消毒、实施隔离等。

6. 进行切实有效的防护（考虑到有可能个别发热患者到门诊），处方应用院内网络系统传递，手工传递的处方应进行消毒并妥善保管，避免院内交叉感染。

7. 做好突发事件中药物信息、临床药学和药物安全性方面的工作，主要是及时收集整理药物信息，以适当的方式向临床传递合理用药信息；进行 ADR 监测，报表的收集和上报。

8. 保证与上级领导沟通渠道的通畅，协调解决各种临时性问题。

四、住院药房工作制度

1. 住院药房在药学部主任、分管负责人领导下，进行各项工作。

2. 住院药房主要负责下列工作：

（1）临床科室长期、临时医嘱所需药品的调配。

（2）出院带药处方的调配、发药。

（3）各护理单元常备急救药品的换发及外用消毒剂的发放。

（4）麻醉科及手术室所需药品的发放。

（5）药品的申领、入库、贮存、保管、养护、用药咨询。

3. 按照国家相关法令、法规和各种规章制度开展日常工作。上岗人员必须具有全国药学专业技术资格证书，应届毕业生应在上级药师指导下进行实习和工作。

4. 遵守考勤管理制度，不迟到、早退；坚守工作岗位，上班期间不得擅自离岗。工作时须做到衣着整洁，精力集中、态度认真。

5. 药品按剂型或药理作用等分类放置，并有醒目标示。

6. 每天按时摆药，急救药品和外用消毒剂凭科室领药单发放。

7. 严格遵守操作规程，认真核对摆药单、药品名称、药品规格、药品效期及摆药数量，确认无误后在摆药单上盖章（签名）并及时发出。药品发出后临床科室取药人员须认真核对本病区药品并签字确认。

8. 调配出院带药的药品时，药师应认真审阅处方中药品名称、规格、数量是否正确，及时准确调配药品，经核对无误后发给患者，并告知药品的用法用量。

9. 麻醉药品、精神药品管理严格执行有关规定、条例。

10. 临床病区非工作时段用药，由值班人员负责药品调配和发药工作。值班员应严格遵守规章制度，坚守值班岗位，认真履行值班员职责。

11. 指定专人负责账目管理（库管），根据药品使用情况确定申领品种、数量，保持合理库存量。

12. 严格执行药品效期管理制度，药品储存遵守“储新发陈”原则，定时检查库存药品，及时清理破损药品、清退滞用药品，杜绝药品过期浪费。

13. 及时通知临床科室断药、缺药品种。耐心解释回答患者和医护人员提出的咨询和疑问。

14. 退药应按照管理程序要求，由医师填写退药审批单。对退回的药品，药师应当场核查药品名称、批号、效期等重要信息，符合退药要求的，方可办理退药手续。

15. 建立差错事故登记本，一旦发生出门差错事故必须认真登记，找出原因，吸取教训，完善工作流程，防止同类事故再次发生。

16. 每月月末盘点，贵重药品应根据实际情况增加盘点频率。

17. 积极参加专业知识学习，不断提高业务技能和药学服务水平，做好实习生、进修生的带教工作。

18. 保持室内外清洁卫生，创建整洁的工作环境。

19. 下班前必须认真检查水、电、门窗、冰柜、计算机等，防止安全事故发生。保持室内外清洁卫生，创建整洁的工作环境。

五、中药饮片管理制度

为加强医疗机构中药饮片管理，国家相关管理部门先后出台了一些管理规范，2007 年 3 月 12 日卫生部、国家中医药管理局下发了《医院中药饮片管理规范》（国中医药发〔2007〕11 号）。2009 年 3 月 16 日卫生部、国家中医药管理局下发了《医院中药房基本标准》，同年还下发了《医疗机构中药煎药室管理规范》（国中医药发〔2009〕3 号）。2010 年 10 月 20 日，国家中医药管理局下发了《中药处方格式及书写规范》，2016 年 12 月 25 日出台了《中华人民共和国中医药法》，2017 年 7 月 5 日《关于加强药事管理转变药学服务模式的通知》（国卫办医发〔2017〕26 号）等。关于中药饮片的包装，国家中医药管理局 1998 年发布了《中药饮片包装管理办法（试行）》，根据这些法律法规建立健全医疗机构中药饮片管理。

（一）中药饮片管理基本要求

1. 医疗机构中药调剂室面积和设施应与调剂工作量相适应，配置相应的除尘设备，以保证调剂质量和工作人员的健康。

2. 直接从事中药饮片技术工作的应当是中药学专业技术人员。

3. 中药饮片的管理应贯穿于采购、验收、储存、养护、调剂、临方炮制、煎煮等各个环节，确保饮片质量及用药安全。

4. 按照麻醉药品管理的中药饮片和毒性中药饮片的采购、储存、保管、调剂等必须符合《麻醉药品和精神药品管理条例》《医疗用毒性药品管理办法》和《处方管理办法》等的有关规定。

5. 实行中药饮片外包的医疗机构应对外包服务的质量与安全进行监管。对承担外包业务企业的资质和管理能力进行考核并签订“质量保证协议”。

（二）中药配方颗粒的管理

2001年国家药品监督管理局发布了《中药配方颗粒管理暂行规定》。中药配方颗粒从2001年12月1日起纳入中药饮片管理范畴，实行批准文号管理。在未启动实施批准文号管理前仍属科学研究阶段，该阶段采取选择试点企业研究、生产，试点临床医院使用。试点生产企业、品种、临床医院的选择将在全国范围内进行。中药配方颗粒只能由被批准的试点生产企业生产，并且只能在由试点生产企业确定并报当地省药品监督管理局备案的临床医院使用，未经确认的试点生产企业及备案的临床医院不能生产和使用。

（三）特殊中药饮片管理

1. 毒性中药管理参照1988年国务院颁布国务院令《医疗用毒性药品管理办法》。

2. 对于易制毒中药材的管理，2013年最高人民法院、最高人民检察院、公安部、农业部和国家食品药品监督管理总局联合下发的《关于进一步加强麻黄草管理严厉打击非法买卖麻黄草等违法犯罪活动的通知》（公通字〔2013〕16号）。药品监管部门要督促相关药品生产企业严格按照《药品生产质量管理规范（2010年修订）》规定，建立和完善药品质量管理体系，特别是建立麻黄草收购、产品加工和销售台账，并保存2年备查。医疗机构应加强该类药品的管理。

3. 麻醉中药管理参照1998年国家药品监督管理局下发的《罂粟壳管理暂行规定》。

4. 对于野生资源保护管理，2007年11月12日林业局、卫生部、工商行政管理局、国家食品药品监督管理局、中医药管理局联合下发了《关于加强赛加羚羊、穿山甲、稀有蛇类资源保护和规范其产品入药管理的通知》、2000年6月14日《国务院关于禁止采集和销售发菜制止滥挖甘草和麻黄草有关问题的通知》、国家经贸委2001年3月20日发布《甘草麻黄草专营和许可证管理办法》等相关法规，具体管理参照《关于修改〈中华人民共和国野生动物保护法〉等15部法律的决定》第三次修正以及《中华人民共和国野生植物保护条例（2017年修正本）》。

（四）医疗机构中药饮片管理要点

1. 使用中药饮片的单位，首先熟悉并遵守国家以及相关管理部门对中药饮片管理的要求。

2. 中药饮片质量管理人员必须是中药专业人员，有一定的管理经验并经过相关的培训。

3. 中药饮片的质量管理要贯穿于中药饮片的采购、验收、养护、调剂、煎药使用的全过程。

4. 中药饮片是中药材经过中药炮制方法加工炮制后的，可直接用于中医临床的中药。目前临床应用的中药饮片形式包括传统形式的中药饮片、小包装中药饮片、中药配方颗粒。中药配方颗粒自 2001 年 12 月 1 日起纳入中药饮片管理范畴。

5. 毒性中药包括砒石（红砒、白砒）、砒霜、水银、生马前子、生川乌、生草乌、生白附子、生附子、生半夏、生南星、生巴豆、斑蝥、青娘虫、红娘虫、生甘遂、生狼毒、生藤黄、生千金子、生天仙子、闹阳花、雪上一枝蒿、红升丹、白降丹、蟾酥、洋金花、红粉、轻粉、雄黄等。管理参照《医疗用毒性药品管理办法》。

6. 调配含有毒性中药饮片的处方，每次处方剂量不得超过 2 日极量。对处方未注明“生用”的，应给付炮制品。如在审方时对处方有疑问，必须经处方医师重新审定后方可调配。处方保存 2 年备查。

7. 中药麻醉药罂粟壳。承担罂粟壳批发业务的单位直接供应乡镇卫生院以上的医疗单位和县（市、区）以上药品监督管理部门指定的中药饮片经营门市部。指定的中药饮片经营门市部应凭盖有乡镇卫生院以上医疗单位公章的医师处方零售罂粟壳（处方保存 3 年备查），不准生用，严禁单味零售。乡镇卫生院以上的医疗单位要加强对购进罂粟壳的管理，严格凭医师处方使用。罂粟壳不得单方发药，成人一次的常用量为每天 3~6g，必须凭有麻醉药处方权的执业医师签名的淡红色处方方可调配，每张处方不得超过 3 日用量，连续使用不得超过 7 天，处方需保存 3 年备查。

8. 易制毒中药麻黄的采购、加工和销售实行专营和许可证制度。

9. 受保护的野生动植物药品品种参考已发布的《国家重点保护野生动物名录》《国家重点保护野生植物名录（第 1 批）》《国家重点保护野生药材物种名录》《国家重点保护野生植物名录（第 2 批）》（讨论稿）。

（五）医疗机构中药饮片处方管理

1. 中药饮片处方必须由中医类别医师或取得省级以上教育行政部门认可的中医、中西医结合、民族医医学专业学历或学位的，或者参加省级中医药主管部门认可的 2 年以上西医学习中医培训班（总学时数不少于 850 学时）并取得相应证书的，或者按照《传统医学师承和确有专长人员医师资格考核考试办法》有关规定跟师学习中医满 3 年并取得“传统医学师承出师证书”的遵照中医临床基本的辨证施治原则开具。西医师不能开具中药饮片处方。

2. 中药处方的书写格式、规范、处方审核等依照《处方管理办法》执行。

3. 建立健全系统化、标准化和持续改进的中药饮片处方专项点评制度，定期和不定期对中药饮片处方书写的规范性、药物使用的适宜性（辨证论治、药物名称、配伍禁忌、用量用法等）、每剂味数和费用进行评价，发现存在或潜在的问题，制定并实施干预和改进措施，促进中药饮片合理应用。门急诊中药饮片处方的抽查率应不少于中药饮片总处方量的 0.5%，每月点评处方绝对数不少于 100 张，不足 100 张的全部点评；病房（区）中药饮片处方抽查率（按出院病历数计）不少于 5%，且每月点评出院病历绝对数应不少于 30 份，不足 30 份的全部点评。中药处方、病历点评应由中药临床药师完成。中药处方、病历点评工作要有完整、准确的书面记录。

（六）操作要点

1. 调剂室面积和设施。中药饮片调剂室的面积：三级医院不低于 $100m^2$，二级医院不低于 $80m^2$，具体面积应与医院的规模和业务需求相适应。应配备与业务需求相适应的设备（器具），如中药储存设备（器具）、中药饮片调剂设备（器具）、中成药调剂设备（器具）、中药煎煮设备（器具）和临方炮制设备（器具）等。

2. 人员资质。中药质量验收人员应为具有中级以上专业技术职务任职资格和中药饮片鉴别经验的人员或为具有丰富的中药饮片鉴别经验的老药工。中药饮片调剂复核人员应具有主管中药师以上专业技术职务任职资格。煎药室负责人应为具有中药师以上专业技术职务任职资格的人员，煎药人员须为中药学专业人员或经培训取得相应资格的人员。

3. 中药饮片采购验收和保管储存应遵循国家相关法律法规的规定。

六、中药煎药室工作制度

根据原卫生部、国家中医药管理局发布的《医疗机构中药煎药室管理规范》，为规范医疗机构中药煎药管理，特制定本制度。

1. 煎药室负责人应为具有中药师以上专业技术职务任职资格的人员，煎药人员须为中药学专业人员或经培训取得相应资格的人员。

2. 煎药工作人员应遵守劳动纪律，衣帽整洁，保证室内清洁，不得擅自离开岗位。

3. 煎药人员收到药品，应详细核对患者姓名、性别、年龄、科别、床号、剂数及煎法，经核对无误后，做好接收记录，如有疑问，应及时与医师、调剂人员联系。

4. 煎药前先将中药饮片用冷水浸泡 30 分钟（特殊煎法例外），再根据方剂的功能主治和药物功效确定煎煮时间。一般药物煮沸后再煮 20~30 分钟；解表类、清热类、芳香类药物不宜久煎，煮沸后再煎煮 15~20 分钟；滋补药先武火煮沸后改用文火慢煎 40~60 分钟。

5. 根据处方要求和药材质地、性质，区分先煎、后下、包煎、烊化等不同方法煎煮的药物。需灌服或外用特殊处理者，遵医嘱执行。

6. 煎药时认真执行煎药操作规程，按要求正确使用煎药机，做到准确无误。

7. 药剂煎好后，必须检查煎药机和装药袋标签上的姓名等信息是否一致，无误后签字并做好煎药记录。

8. 每煎完一剂后，应清洗煎药用具、容器。内服、外用药容器应区分。

9. 煎药室应有收、发药记录，煎药记录及差错事故记录。

10. 安全管理

（1）煎药时，不得离开煎药室，以免意外发生。

（2）煎药机发生故障立即停止使用。

（3）室内禁止放易燃易爆物品，非本煎药室人员不得停留。

（4）下班前认真检查门窗、水电是否关好，切断电源，确认无误后方能离开。

第四章 医疗机构药事管理与药物治疗学委员会

医疗机构药事管理与药物治疗学委员会是医疗机构药事管理政策和药品遴选等事项的决策和管理机构，所有涉及药事管理政策和药品遴选事项均须经过药事会集体讨论通过。根据《医疗机构药事管理规定》，医疗机构应当建立健全医疗机构药事管理与药物治疗学委员会（以下简称“药事会”）组织架构和工作制度，健全药品遴选流程，加强药物临床应用管理，保证临床合理用药、规范用药。总药师是医院药事管理和药学服务的组织者和领导者，主要负责医院药事会的组织、协调与日常管理工作。本章将对药事会及药事会下设工作小组的岗位职责和工作制度加以详细叙述。

第一节　药事会及其下设工作小组的岗位职责

一、药事会的岗位职责

根据《医疗机构药事管理规定》《关于加强卫生计生系统行风建设的意见》等有关文件的规定，二级以上医院应当设立药事会，其他医疗机构应当成立药事管理与药物治疗学组。

（一）人员组成

1. 二级以上医院药事会的委员由具有高级技术职务任职资格的药学、临床医学、护理和医院感染管理、医疗行政管理等人员组成。

2. 成立医疗机构药事管理与药物治疗学组的医疗机构由药学、医疗质量管理、护理、医院感染管理、临床科室等部门负责人和具有药师、医师以上专业技术职务任职资格人员组成。

3. 医疗机构负责人担任药事会（组）主任委员，医疗质量主管部门负责人和总药师担任药事会（组）副主任委员。

4. 药事会（组）应当建立健全相应工作制度，日常工作由药学部门负责。总药师负责制订医疗机构合理用药管理方案，报药事会批准；在新药遴选方面，负责审核遴选原则、工作流程及药学评估指标的制定，推动药品临床综合评价结果在药品遴选工作中的应用；对医院药品、药事方面的重大决策需经总药师审核后报药事会集体讨论。

5. 药事会下设办公室，原则上设在药学部门，负责日常管理工作和会议组织安排。

6. 根据各医疗机构实际需求，药事会可设立临床合理用药监测、抗菌药物临床应用管理、特殊药品管理、药品不良反应监测等工作小组，各小组开展工作均在药事会领导下开展。

（二）岗位职责

药事会应当积极发挥职能作用，保障药事管理程序公开透明、临床用药合理安全，主要履行以下职责：

1. 贯彻执行医疗卫生及药事管理等有关法律法规和技术管理规范；审核制定医院药事管理和药学工作规章制度，并监督实施。

2. 制定医院药品处方集和基本用药供应目录。

3. 推动药物治疗相关临床诊疗指南和药物临床应用指导原则的制定与实施，监测、评估医院药物使用情况，提出干预和改进措施，指导临床合理用药。对临床使用异常增量药品及时分析查找原因，制定预警干预措施并监督实施。

4. 分析、评估用药风险和药品不良反应、药害事件，并提供咨询与指导。

5. 建立药品遴选制度，审核临床科室申请购进、调整或淘汰药品品种或供应企业和申报医院制剂等事宜。

6. 监督、指导麻醉药品、精神药品、医疗用毒性药品、放射性药品、高警示药品、抗菌药物、抗肿瘤药物和重点监控药品等的临床使用与规范化管理。

7. 定期组织全院医务人员进行有关药事管理法律法规、规章制度和合理用药知识教育培训；向公众宣传安全用药知识。

二、药事会办公室职责

根据《医疗机构药事管理规定》以及药事会岗位职责要求，医疗机构药事会下设办公室。

（一）人员组成

办公室主任由总药师担任，办公室成员由药学部门分管主任以及临床药师组成，办公室秘书由医疗行政人员和临床药师组成。

（二）办公室职责

1. 在医院药事会领导下开展各项工作，负责药事会日常工作。

2. 负责起草、修订《药事管理与药物治疗学委员会章程》，并上报药事会审议。

3. 对科室药事管理与药物治疗学小组提出的新药申请，办公室应当对药品注册证、进口药品注册证、生产企业资质和配送企业资质进行形式审查，确认其合法有效。

4. 办公室应根据医院规定定期组织本院或院外相关专业专家组成会前审核小组并召开药事会会议会前会，对形式审查通过的药品引进申请以及临时采购超过 5 次的药物进行初审，并根据专家意见逐品规填写“药品引进初审意见表”（详见表 4-1），新药引进明确“建议通过”或“建议不通过”的初审意见，并注明理由，临时采购明确“建议引进”“维持临时采购”“禁止临时采购”的初审意见，并注明理由，提交药事会审议。

5. 办公室应当根据医院药事管理工作需要就会议议题、议程、列席人员提出会议建议案，报主任委员审定。

6. 办公室应当根据主任委员审定的会议议题和议程，拟制会议通知并准备会议材料，至少提前 2 个工作日将会议通知和必要的会议材料分发给药事会全体委员和列席人员。

7. 办公室应记录好各药事会成员参加药事会情况，不能参会的由办公室秘书标明原因。

8. 办公室秘书在专用会议记录本上详细、真实、完整记录药事会会议内容。

9. 办公室应当根据会议记录整理形成会议纪要，内容包括药事会时间、地点、主持人、参会人员、议题、讨论内容及决议。

10. 办公室应当妥善存档药事会各项通知文件，包括每次药事会的建议案、会议通知、会议材料、签到表、会议记录复印件、表决票、会议纪要以及院办公会相关纪要等，装订成册，连同相关电子文档存档。

11. 办公室应收集、保管各临床科室药事管理与药物治疗学小组备案表（详见表4-2），并及时根据医院人员变动督促科室更新。

12. 办公室应及时根据医院人员变动推荐更新药事会下设各小组组长及成员，并上报药事会审议。

表4-1　药品引进初审意见表

申请日期：　　年　　月　　日　　　申请科室：　　　　　　编号：

<table>
<tr><td rowspan="5">拟引进药品</td><td>中文通用名</td><td></td><td>剂型</td><td colspan="2"></td></tr>
<tr><td>商品名</td><td></td><td>规格</td><td colspan="2"></td></tr>
<tr><td>包装包材</td><td></td><td>采购单价 / 元</td><td colspan="2"></td></tr>
<tr><td>生产企业全称</td><td></td><td></td><td colspan="2"></td></tr>
<tr><td colspan="5">政府招标采购目录内□；医保□；国家基本药物□；进口药□</td></tr>
<tr><td rowspan="8">初审意见</td><td colspan="5">审核意见：</td></tr>
<tr><td colspan="5">审核结果：建议通过□；建议不通过□</td></tr>
<tr><td colspan="5">建议通过，但需同时调出药品</td></tr>
<tr><td>通用名</td><td>剂型</td><td>规格</td><td>采购单价</td><td>生产企业</td></tr>
<tr><td></td><td></td><td></td><td></td><td></td></tr>
<tr><td></td><td></td><td></td><td></td><td></td></tr>
<tr><td></td><td></td><td></td><td></td><td></td></tr>
<tr><td colspan="5">调出理由：</td></tr>
<tr><td colspan="6">初审专家签字：</td></tr>
<tr><td colspan="6">药事会办公室主任签字：</td></tr>
</table>

表 4-2　××××科药事管理与药物治疗学小组成员名单备案表

序号	姓名	职务	职称	联系电话	小组岗位	签名样
1		科室主任			组长	
2					组员	
3					组员	
4					组员	
5					秘书	
6						

三、临床合理用药监测小组岗位职责

为加强医疗机构药物临床应用的管理，推进临床合理用药，保障医疗质量和医疗安全，切实落实医疗机构处方医嘱审核点评、抗菌药物临床应用管理等相关制度，故成立临床合理用药监测小组。

（一）人员构成

临床合理用药监测小组由医疗质量管理部门、门诊办公室、临床科室及药学部门、感染管理科等人员组成，组长由医疗机构主管临床合理用药负责人担任（一般为院长），副组长由药学部门负责人和主管医疗质量负责人担任，成员为各临床科室负责人以及药学部门分管临床合理用药的主任组成。具体组成人数由各医疗机构药事会讨论自行制定。

（二）监测小组职责

1. 贯彻执行合理用药管理相关法律法规，制定本医疗机构合理用药管理制度并监督实施。

2. 为加强临床用药日常管理及制定药物合理应用相关政策提供指导，为本院改善用药行为提出意见。

3. 组织对门诊处方、住院医嘱的药物使用进行检查分析，减少药物不合理应用。

4. 收集、整理、汇总、统计分析本院的药物临床使用情况，提出质量改进建议，并书面向药事会报告。

5. 定期发布用药相关医疗损害事件预警信息，建立有针对性的预防措施，降低对患者的损害及对社会造成的不良影响。

四、抗菌药物临床管理工作组岗位职责

按照国家《关于进一步开展全国抗菌药物临床应用专项整治活动的通知》（卫办医政发〔2013〕37 号）、《抗菌药物临床应用管理办法》（卫生部令第 84 号）和 2017 年《关于进一步加强抗菌药物临床应用管理遏制细菌耐药的通知》（国卫办医发〔2017〕10 号）的要求，进一步加强医院药事管理和药物治疗工作，故成立抗菌药物临床管理工作组。

（一）工作组人员组成

1. 根据《医疗机构药事管理规定》（卫医政发〔2011〕11号）要求，二级以上的医院、妇幼保健院及专科疾病防治机构（以下简称二级以上医院）应当在药事管理与药物治疗学委员会下设立抗菌药物临床管理工作组。

2. 抗菌药物临床管理工作组由医疗质量管理、药学、临床微生物、护理、医院感染管理等部门负责人和具有相关专业高级技术职务任职资格的人员组成，医疗质量管理部门和药学部门共同负责日常管理工作。

3. 医疗机构主要负责人是本机构抗菌药物临床应用管理的第一责任人。

4. 二级以上的医院设立抗菌药物临床管理工作组，其他医疗机构设立抗菌药物管理工作小组或者指定专（兼）职人员，负责具体管理工作。

（二）岗位职责

1. 贯彻执行抗菌药物管理相关的法律法规，制定本院抗菌药物管理制度并组织实施。

2. 审议本院抗菌药物供应目录，制定抗菌药物临床应用相关技术性文件，并组织实施。

3. 对本院抗菌药物临床应用与细菌耐药情况进行监测，定期分析、评估、上报监测数据并发布相关信息，提出干预和改进措施。

4. 对本院医务人员进行抗菌药物相关法律法规和技术规范培训，组织对患者合理使用抗菌药物的宣传教育。

（三）各相关科室职责

1. 由检验科微生物室每月上报本院院内感染发生情况，病原微生物发生部位、例数、性质（球菌、杆菌、阳性、阴性、真菌等）及细菌耐药情况。

2. 由临床药师针对每季度高发、耐药严重的抗菌药物进行分析，结合抗菌药物的耐药情况，写出分析报告，上报医疗质量管理行政部门。

3. 由感控科对相关情况进行汇总，并将细菌耐药信息向全院发布。

4. 医疗质量管理行政部门对重点科室进行预警及培训。

五、特殊药品管理小组职责

1. 小组设组长一名，副组长两名，组员若干名。组长由药事会委员兼任，组员一般为临床药师，由药学部门组织开展日常工作。

2. 负责制定及修改本院麻醉药品、精神药品、医疗用毒性药品、放射性药品、抗肿瘤药物、高警示药品等管理制度；并督促落实相关管理制度的落实情况。

3. 负责定期检查临床病区麻醉药品、精神药品、医疗用毒性药品、放射性药品、抗肿瘤药物、高警示药品的使用和管理情况。

4. 定期和临床医护人员沟通，加强特殊管理药品的不良反应监测，并定期总结汇总，及时反馈给临床医护人员。

5. 定期排查本院内使用药品中与特殊管理药品的外观相似、发音相似的药品清单，并采取相应的防范措施。

6. 负责新引进的特殊管理药品的审核。

六、药品不良反应监测小组职责

1. 小组设组长一名，副组长两名，组员若干名。组长由药事会委员兼任，组员一般为临床药师，由药学部门组织开展日常工作。

2. 药品不良反应监测小组具体承办对临床上报的药品不良反应报告表进行收集整理、分析鉴别，并向临床医师提供药品不良反应处理意见。

3. 负责汇总本院药品不良反应资料，并通过网络向国家药品不良反应监测中心上报。另外负责转发上级下发的药品不良反应信息材料。

4. 对全院开展药品不良反应咨询指导，组织对药品不良反应监测工作中的问题进行分析、讨论、解答。

5. 不定期地开展药品不良反应知识宣传教育活动，推动医、药、护人员对药品不良反应报告工作的落实，减少药品不良反应危害，提高医院的医疗质量。

第二节　药事会相关工作制度

一、药事会工作制度

（一）药事会常规工作制度

1. 医院药事会应当贯彻落实国家和各省市有关医疗卫生和药事管理等法律法规，结合医院医疗服务任务需要，及时制定、审核和修订本院药事管理和药物治疗相关规章制度，并监督实施。

2. 医院药事会应当对医院的药品采购和使用进行全面的组织指导，根据《国家基本药物目录》《处方管理办法》《中国国家处方集》《药品采购供应质量管理规范》等，结合本院性质、功能和任务，制定可满足临床需要的《药品处方集》和《基本用药供应目录》，并及时做出调整和修订。

3. 医院药事会应当建立医院药品遴选制度，及时审核药品引进调出、医院《基本用药供应目录》、药品配送机构遴选变更和医院制剂配制申请等事宜，充分发挥在药品遴选、制剂配制中的辅助决策作用。

4. 医院药事会应当指导和推动医院合理用药工作，开展相关临床诊疗指南、有关药物临床应用指导原则、临床路径的制定与实施，定期评估本院药物使用情况，慢病发展趋势和用药需求，及时提出干预和改进措施。定期对医师处方、用药医嘱的适宜性进行点评与干预。点评结果及时通报反馈，发现问题及时沟通、干预解决。

5. 医院药事会应当建立医院药品使用风险评估制度，组织开展对临床药品使用过程中可能存在的药品安全风险的评估和分析，及时提出意见建议。

6. 依据《国家基本药物制度》《抗菌药物临床应用管理办法》《糖皮质激素类药物临床应用指导原则》《新型抗肿瘤药物临床应用指导原则（2019 年版）》等，制定本院药物临床应用相关管理办法和制度。

7. 医院药事会应当加强特殊管理药品的检查与督导，对麻醉药品、精神药品、医疗用毒性药品和放射性药品的采购、运输、储存、使用以及过期药品销毁等环节，按照有关法律法规的相关要求进行管理和监督使用，定期进行培训和检查，发现问题及时纠正处理，做到既保证医疗需求，又严防滥用和流失。

8. 建立药品不良反应、用药错误和药害事件监测报告制度，发现药品不良反应、用药错误和药品损害事件后，应当积极救治患者，并按照规定立即向相关部门报告，做好观察与记录。

9. 医院药事会应当加强本院医务人员的法规教育与培训，定期组织院内外专家开展合理用药相关法规和知识的宣传教育，不断提高医院依法管药、合理用药水平。

（二）药事会会议制度

1. 医院药事会至少每半年召开 1 次。会议由主任委员或者主任委员指定的副主任委员召集主持，参会人数不得少于药事会总人数的三分之二。

2. 药事会召开前，办公室根据医院药事管理工作需要和药事会委员、下设小组提议，就会议议题、议程、列席人员提出会议建议案，报主任委员审定。

3. 办公室应当根据主任委员审定的会议议题和议程，拟制会议通知并准备会议材料，至少提前 2 个工作日将会议通知和必要的会议材料分发给药事会全体委员和列席人员。

4. 药事会委员和列席参会人员应当按时到会，因故不能参加会议的应当向办公室请假，不得委托他人参会。会议应当有签到表，与会人员应当亲笔签到，未到会者由办公室秘书注明原因。列席人员可对有关议题发表意见，但不参与表决。

5. 药事会审议药品引进或调出、药品配送机构变更等涉及医院《基本用药供应目录》变动的敏感议题时，应当请医院纪检部门全程参与。未列入议题的事项不应当作为会议审议内容。

6. 下列议题通过投票或举手方式进行表决，药事会参会委员二分之一以上通过视为有效决议；国家和各省市对表决另有规定的，从其规定。

（1）药品引进或调出、《基本用药供应目录》的制定和修订、药品配送机构遴选，应当采取投票表决方式。

（2）药事管理与药物治疗学相关制度、标准、规则、计划的制定或修订、药品配送机构的变更，应当采取举手表决方式。

（3）其他重要议题，由主任委员确定表决方式。

7. 药品引进或调出医院《基本用药供应目录》应当按照品规逐一进行记名投票表决，涂改处应当签名，否则视为无效。举手表决议题，应当如实清点记录并当场公布表决结果；投票表决议题，应当进行计票统计，现场或 2 个工作日内告知药事会全体委员。

8. 药事会应当由办公室秘书在专用会议记录本上进行详细、真实、完整的记录，记录本应当连续不间断，用完后及时存档。

9. 办公室应当根据会议记录整理形成会议纪要，内容包括药事会时间、地点、主持人、参会人员、议题、讨论内容及决议。会议纪要经主任委员审批后印发全体委员。

10. 药事会形成的决议经院办公会审批后，及时以公文形式印发医院有关科室执行。

11. 每次药事会的建议案、会议通知、会议材料、签到表、会议记录复印件、表决票、会议纪要以及院办公会相关纪要等应当装订成册，连同相关电子文档由办公室存档。

12. 严格保密。会议未做出决定前，对会议的议题及内容不外传、正确履行职责。

（三）药事会会议文件管理

1. 医院药事会办公室应当建立医院药事管理文件体系，对文件的制定、批准、颁布、分发、变更等做出具体规定，防止使用无效、过期、作废文件，确保文件持续使用和满足使用要求。

2. 办公室负责药事管理文件的整理、保存、分发、收回和版本控制等工作，应当做到如下要求：

（1）对文件进行唯一性标识管理，按照一定的规则授予文件版本。

（2）确保在医院药事管理各环节和作业场所，都能得到相应文件的有效版本；及时回收所有无效或作废的文件，防止误用。

（3）出于资料保存目的而保留的无效或作废文件应当有适当的标记。

（4）定期收集和评估文件执行中存在的问题，及时对不适应文件进行修订。

（5）对需要保密的文件，按保密规定确定适当密级进行管理。

3. 经医院药事会审定的医院《基本用药供应目录》，应当按照生效日期以“年月日（YYYYMMDD）”作为版本编号。执行期间对《基本用药供应目录》进行品种调整或配送机构变更等后，增补版本以“年月日 - 修订次数（YYYYMMDD-XX）”做为增补版本编号，与原版本一并执行。

4. 医院药事会材料按每次会议装订 1 册，其他归档资料按类别每年装订 1 册，由办公室存档不少于 5 年。

二、临床合理用药监测小组工作制度

1. 合理用药监测小组根据相关法律法规的要求开展工作。

2. 在合理用药监测小组领导下，各临床科室、药学部门、信息科等多部门共同参与，负责合理用药监测日常管理工作。

3. 医疗质量主管部门负责牵头，组织合理用药监测小组成员召开会议，并组织合理用药相关培训。

4. 药学部门工作内容

（1）协助医疗质量主管部门组织实施对全院临床药师合理用药培训相关事宜，以及统一考核。

（2）负责收集药物临床使用、用药相关医疗损害事件信息，分析存在问题，为改善用药行为提出干预措施，上报医疗质量主管部门。

（3）组织对门诊处方、住院医嘱的药物使用进行点评分析，分析结果上报医疗质量主管部门，作为科室和医务人员绩效考核的重要依据。

（4）按照卫健委要求报送合理用药监测相关数据信息。

5. 信息科积极完善信息化建设，完成相关数据统计支撑工作。

三、抗菌药物临床管理工作组工作制度

1. 加强抗菌药物临床应用和细菌耐药监测与评价

（1）微生物室和临床药师及时了解本院抗菌药物临床应用和细菌耐药情况，定期对抗菌药物临床应用管理工作和细菌耐药形势进行评价。根据监测结果，向全院医务人员通报细菌耐药进展。

（2）主要目标细菌耐药率超过30%的抗菌药物，应当及时将预警信息通报全院医务人员。

（3）主要目标细菌耐药率超过40%的抗菌药物，临床医师应当慎重经验用药。

（4）主要目标细菌耐药率超过50%的抗菌药物，临床医师应当参照药敏试验结果选用。

（5）主要目标细菌耐药率超过75%的抗菌药物，临床医师应当暂停针对此目标细菌的临床应用。根据追踪细菌耐药监测结果，再决定是否恢复临床应用。

（6）除抗菌药物使用指标和细菌耐药控制情况外，临床药师对抗菌药物管理效果的评估还应当充分考量疾病转归和患者预后等有关指标，如感染性疾病治愈率和归因病死率、医院感染发生率、药物不良事件发生率、艰难梭菌感染发生率等。重点加强对脓毒症（包括败血症）、脓毒性休克等患者初始抗菌药物合理使用的评估。

2. 加强抗菌药物临床应用重点环节管理

（1）加强预防使用、联合使用和静脉输注抗菌药物管理。加强Ⅰ类和Ⅱ类切口围手术期预防使用抗菌药物的管理，改变过度依赖抗菌药物预防手术感染的状况。根据抗菌药物使用监测结果，采取针对性措施，减少不合理的预防性使用和静脉输注抗菌药物。

（2）特殊使用级抗菌药物必须经具有相应处方权的医师开具处方，并经具有抗感染临床经验的临床药师或多学科会诊同意后，方可使用。紧急情况下未经会诊同意或确需越处方权限使用的，处方量不得超过1日用量，并做好相关病历记录。门诊不得使用特殊使用级抗菌药物。

（3）接受特殊使用级抗菌药物治疗的住院患者，抗菌药物使用前微生物送检率不低于80%。

（4）对碳青霉烯类及替加环素等特殊使用级抗菌药物要实行专档管理。专档管理要覆盖处方开具、处方审核、临床使用和处方点评等各环节。对耐药率较高的含酶抑制剂复合制剂等抗菌药物进行重点监控，纳入专档管理。

（5）根据临床实际需求，综合考量新药和新技术应用情况，对抗菌药物供应目录进行科学合理的动态调整，将耐药率高、不良反应多、循证医学证据不足、违规使用突出的药品，清退出供应目录，避免长时间不调整供应目录。

四、药品遴选制度

为加强医疗机构药品遴选管理，确保用药安全，满足临床治疗需求，保证药品采购做到公平、公正、公开，充分尊重临床科室的用药意见，根据《中华人民共和国药品管理法》《处方管理办法》《医疗机构药事管理规定》《抗菌药物临床应用管理办法》等相关规定制定本制度。

1. 药事管理与药物治疗学委员会负责药品遴选的组织、指导工作，药学部门负责具体实施。抗菌药物管理工作组参与抗菌药物审议。

2. 遴选原则　应遵循集体决策、实名投票、利益回避等原则，广泛征求意见，做到客观、全面、公正。经药事管理与药物治疗学委员会至少超过三分之二委员同意后方能批准实施。

(1)以临床科室用药意见为主体，公开、公平、公正遴选。

(2)从中标的目录中遴选。

(3)选择信誉好的公司生产的高质量药品。

(4)选择价格合理、性价比高，属于《国家基本药物处方集》收录或《医保目录》范围的品种。

(5)贯彻落实国家《处方管理办法》药品"一品双规"制度的规定。

(6)根据《三级综合医院评审标准实施细则(2011年版)》和《二级综合医院评审标准实施细则(2012年版)》，确定本院药品品规数。

(7)根据国家卫生健康委员会颁布的《抗菌药物临床应用管理办法》及《全国抗菌药物临床应用专项整治活动方案》，结合《三级综合医院评审标准实施细则(2011年版)》和《二级综合医院评审标准实施细则(2012年版)》，以及医院实际需求，遴选抗菌药物。

(8)只选择本科室常用药品，专科用药以专科意见为主，例如：滴眼液应由眼科决定。

3. 遴选要求

(1)口服与注射剂型各不得超过两种，否则视为无效票。

(2)对涉及本科室临床常用药品进行遴选。

(3)科室主任需在每页目录上方签字认可。

4. 遴选步骤

(1)院办公会议通过遴选方案。

(2)将遴选目录发给各临床科室。

(3)召开药事会的扩大会议，所有临床科主任参加，实名制投票。

(4)当场监票、唱票。

(5)药事会当场确认遴选结果的有效性。

(6)宣布遴选结果，公示执行。

五、药品临时采购制度

为规范药品采购程序，保障临床药物治疗，防止医疗纠纷，参照相关法律法规，制定药品临时采购制度。

1. 临时采购药品是指因为个别患者或特殊诊疗需要而临时采购本院基本用药供应目录以外的药品。采购要求：

（1）个别患者疾病诊疗需要时，按照特定患者使用、单人份、单疗程、一次性采购保障使用。

（2）临时采购量为一个疗程用量，具体根据患者实际诊疗需要申请，一般不超过30日用量。

（3）特殊诊疗需要不能按照单人份申请临时采购的药品，科室以批件的形式上报医院审批通过后，药学部门组织实施临时采购，下一次药事会讨论是否正式纳入本院药品供应目录。

2. 临时采购原则

（1）对于国家新出台的药物使用政策，以响应国家政策、保障临床诊疗为首要原则，当临床确有使用需求时及时启动临时采购保障供应。

（2）对于国家谈判、带量采购药品等国策要求第一时间保障的药品，在药事会休会期间可以不限制临时采购数量与次数。

（3）对国家基本药物、国家谈判药品等国家鼓励药品，在药事会休会期间可以不限制临时采购次数。

（4）对于通过仿制药一致性评价药品、I类新药、与院内同药品相比价格更低的药品，当患者治疗确需时可以临时采购。

（5）在两次药事会休会期间单药品临时采购次数原则上不超过5次，达到5次的药品上报下一次药事会讨论是否正式纳入本院药品供应目录。

3. 临时采购审批流程

（1）主管医师根据患者诊疗需要填写“临时采购药品申请表”（见表4-3），经科室正主任签字盖章同意后提交药库信息员处。

（2）药库信息员对药品采购次数、一品双规、标外采购、中标情况等进行合规性审核，审核通过后提交至临床合理用药监测小组处。

（3）临床合理用药监测小组对患者用药的合理性进行审核，审核通过提交至药学部门分管副主任处。

（4）分管副主任对药库信息员、临床合理用药监测小组审核内容进行复核，复核通过后提交医疗质量主管部门审核。

（5）医疗质量主管部门审核通过后交由药事会主任委员或副主任委员审核。

（6）终审通过后送回药库信息员处备案，进行采购。

4. 药库信息员负责汇总、保存临时采购药品申请表备查，并在每次药事会前将临时采购情况汇总整理后上报药事会办公室，由办公室形成议题上报。

表 4-3　临时采购药品申请表

申请日期：

<table>
<tr><td>申请医师</td><td></td><td>科室</td><td></td><td>电话</td><td></td></tr>
<tr><td>患者 ID</td><td></td><td>住院次数</td><td></td><td>患者姓名</td><td></td></tr>
<tr><td>申请理由</td><td colspan="3"></td><td>申请数量</td><td></td></tr>
<tr><td>科室主任签字</td><td colspan="5"></td></tr>
<tr><td colspan="6">药品信息</td></tr>
<tr><td>药品通用名</td><td colspan="2"></td><td>批准文号</td><td colspan="2"></td></tr>
<tr><td>生产企业</td><td colspan="5"></td></tr>
<tr><td>药理作用</td><td colspan="5"></td></tr>
<tr><td>剂型</td><td colspan="2"></td><td>给药途径</td><td colspan="2"></td></tr>
<tr><td>规格</td><td colspan="2"></td><td>给药剂量</td><td colspan="2"></td></tr>
<tr><td>零售价</td><td colspan="2"></td><td>价格依据</td><td colspan="2"></td></tr>
<tr><td colspan="6">药库信息员合规性审核意见：□合格　□不合格
审核人签字：</td></tr>
<tr><td colspan="6">临床合理用药监测小组合理性审核意见：□合格　□不合格
审核人签字：</td></tr>
<tr><td colspan="6">分管副主任审核意见：
审核人签字：</td></tr>
<tr><td colspan="6">医疗质量主管部门审核意见：
审核人签字：</td></tr>
<tr><td colspan="6">药事会主任或副主任委员审核意见：
审核人签字：</td></tr>
<tr><td colspan="6">备注：
抗菌药物申请临时采购必须附有临床药师或多学科会诊意见。
抗肿瘤药物申请临时采购必须附有相关诊断证明或病理检验结果。</td></tr>
</table>

六、抗菌药物遴选与采购制度

1. 本院临床使用的抗菌药物由医院药学部统一采购，其他科室或部门不得从事抗菌药物的采购与调剂活动。

2. 医院应当按照药品监督管理部门批准并公布的药品通用名称购进抗菌药物。

3. 抗菌药物的遴选应当遵循“安全可靠、疗效确切、质量稳定、价格合理、使用方便”的原则。优先选用《国家处方集》《国家基本药物目录》和《国家基本医疗保险、工伤保险和生育保险药品目录》收录的抗菌药物品种。

4. 严格控制抗菌药物购用的品规数量，根据《三级综合医院评审标准实施细则（2011年版）》和《二级综合医院评审标准实施细则（2012年版）》要求，三级医院的抗菌药物品种总数原则上不得超过50种，二级医院的抗菌药物品种总数原则上不得超过35种，同一通用名称注射剂型和口服剂型各不超过2种，具有相似或者相同药理学特征的抗菌药物不得重复采购。

5. 医院引进新的抗菌药物品种，需由使用科室提交申请报告，经临床合理用药监测小组提出同意遴选意见后，提交药事会审核，报抗菌药物管理小组审批同意后，方可列入采购供应目录。

6. 对存在安全隐患、疗效不确定、耐药严重、性价比差或者发现违规促销使用等情况的抗菌药物品种，临床科室、药学部门、抗菌药物临床管理工作组或药事会成员均可提出清退或更换意见。清退或者更换意见获得抗菌药物管理工作组50%以上成员同意后执行，并由药事会备案。清退或者更换的品种不得重新进入本机构药物采购供应目录。

7. 因特殊感染患者治疗需求，又未列入医院药品处方集和基本药品供应目录的抗菌药物，可启动临时采购程序。同一通用名抗菌药物品种启动临时采购程序不得超过5次，如果超过5次，抗菌药物临床管理工作组应进行调查，并讨论是否列入医院抗菌药物采购目录。调整后的采购目录抗菌药物总品种数不得增加。

七、药品引进制度

为进一步规范医疗机构药品引进流程，做到公平、公正、公开引进药品，满足临床药物治疗需要，提高本院药物治疗水平，及时修订基本用药供应目录，根据《医疗机构药事管理规定》文件要求，制定本制度。

1. 药品引进是指医疗机构根据临床诊疗需求，将药品纳入医疗机构基本用药供应目录的过程。

2. 药品引进原则

（1）诊疗必须。引进的药品必须能提升医疗机构临床用药水平，医疗机构基本用药供应目录能切实满足临床需要。

（2）符合政策。引进的药品品种和目录的制定应符合国家和本省市卫生行政部门相关政策规定，对于国家、本省市出台的药品鼓励政策，如国家基本药物、国家谈判药品、国家谈判带量采购药品、一致性评价通过药品等，当科室有需求时应优先引进；对于临床易短缺的必需药品、儿童、特殊人群用药等以稳定、充足保障临床供应为原则，可以突破药品规格数量要求。

（3）专家评审。临床科室专家参加药品评审工作，药品引进必须通过药事会会前会、药事会集体讨论通过形成具体决议。

（4）流程规范。药品引进全过程必须接受监督，公开透明，流程规范，记录完整。

3. 各科室成立药事管理与药物治疗学小组，负责本科室药品引进申请的论证工作，科室主任担任组长，成员由具有丰富临床经验的医师组成，成员不少于2名。

4. 本院药品引进流程

（1）药品引进由临床科室提出申请，填写“药品引进申请表”，经科室药事管理与药物治疗学小组集体签字确认，提交药事会办公室（以下简称“办公室”）。

（2）办公室对药品注册证、进口药品注册证、生产企业资质和配送企业资质等进行形式审查，确认其合法有效后进入药品初审程序。

（3）办公室应当定期组织相关专业专家，召开药事会会前会，对药品引进申请进行初审。

（4）初审专家不少于 5 人且含有药学人员，相关临床医学专业不少于 2 个。

（5）初审专家应当从以下 5 方面对每个拟引进药品做出分析。①必要性：是否临床诊疗必需。②优效性：循证医学（药学）证据是否证明其申请适应证下疗效可靠；与医疗机构基本用药供应目录同类药品比较，是否在品种、规格、剂型、价格等方面具有明显优势。③政策性：药品引进是否符合国家和当地省市有关规定。④安全性：药品使用风险 / 获益比例是否较低，国家或当地省市是否发布过安全风险警示等。⑤经济性：药品使用成本 / 获益比例是否较低。

（6）办公室根据初审专家意见逐品规填写“药品引进初审意见表”，明确“建议通过”或“建议不通过”的初审意见，并注明理由，提交药事会审议。

（7）医疗机构药事会按照办公室说明形式审查和初审意见，参会委员集体讨论，参会委员投票表决的程序进行审议。

（8）药品引进表决票由办公室在药事会前根据初审意见制作。

（9）药事会表决未通过的药品，自决议生效之日起 1 年内不得再次提出引进申请。

（10）表决通过的药品，上报院办公会议审批后发布执行。

八、药品限销和暂停使用制度

随着新药品种、规格的不断增加，为保证药品质量、促进临床合理用药，减少药品的库存和积压，减少差错和医疗纠纷的发生，药品的品种应保持在一个合理的数量范围内。

药事会不定期讨论暂停品种，有下列情况之一者列为暂停品种：

1. 国家法规明令禁止的品种、临床出现严重不良反应的品种、存在严重质量问题的品种立即停止销售并报告主管院长。

2. 非临床必需、且有替代的长期库存不用的品种，指：

（1）一年内出库记录≤ 200 个最小包装者，或上报药事会批准后仅采购使用一个批次。

（2）库存积压指标——半年不出库，或出库到调剂室后因无人使用被退回的品种。

（3）经营手段不当的品种，特别是促销决定用量（如更换医药代表引起使用量大起大落）的品种。

（4）中标目录外的品种。

已被暂停品种如需再用，需履行重新上报药事会申请手续。

3. 药品暂停原则及方式

（1）每年或每次药事会定期公布滞销品种数及被淘汰的品种数。

（2）暂停使用的品种采用协商方式，根据制度由各科自动提出或由药学部门提供数据，交给相关科室主任组织讨论，结果报药事会讨论决定。

（3）同类别药品采取进一出一的原则，根据临床实际需要，如新品种比老品种具显著优点，则淘汰老品种。

（4）药品规格过多，容易造成混淆和差错，对于多种规格的品种，在满足临床需求情况下采用少而精的原则。形似及音似的药品选择时宜少不宜多，以减少发药、用药时可能出现差错的风险。

九、药品淘汰管理制度

根据《三级综合医院评审标准实施细则（2011 年版）》和《二级综合医院评审标准实施细则（2012 年版）》等文件对医院药品品种数的要求，建立药品品种有进有出的动态平衡机制，特制定本制度。

（一）药品淘汰的原则

1. 对国家药品监督管理局撤销批准文号的药品，按规定立即淘汰，停止使用。

2. 药品在医院使用过程中如发现有严重违反医院有关行风规定的行为，并经调查属实，由医德医风办向药事会主任委员申请，立即停止使用该药品，并停止该公司在医疗机构两年的新药引进申请权利。

3. 临床专业科室在提出专科新药申请时，应同时提出淘汰的同类专科用药品种。

4. 药品虽然有效，但不良反应（主要为毒副反应）大，对患者有不可逆转的危害性，以国家药品监督管理局下发的相关通知为准。

5. 已进入医院药品采购目录，但滞销半年左右，由药学部门申请上会审核予以淘汰。

6. 临床专科在填写“新药采购申报认证表”时，同时应考虑淘汰 1 种本科室原先使用的同类或类同药品，待所申请的新药正式引进时，专科提出的待淘汰药品不再购进。特殊情况（如新设的专科及无法替代的药品等）可不提交淘汰药品，但需经临床合理用药监测小组讨论，并提交药事管理与药物治疗学委员会研究。

（二）药品淘汰的审批

属以上药品淘汰范围任意一项的药品，均由药学部门负责提请药事会审批。

十、药品召回管理制度

为加强药品安全监管，保障公众用药安全，根据《中华人民共和国药品管理法》《中华人民共和国药品管理法实施条例》《药品召回管理办法》，制定本制度。

1. 药品召回范围包括：

（1）药品监督管理部门公告的质量不合格药品。

（2）药品监督管理部门公告的假药、劣药。

（3）药品监督管理部门要求召回的药品。

（4）在验收、保管、养护、发放、使用过程中发现的不合格药品。

（5）药品使用者投诉并得到证实的不合格药品。

（6）制剂、分装不合格，或制剂、分装差错。

（7）有证据证实，或高度怀疑药品被污染。

(8)调剂、发放错误。

(9)临床发现有严重不良反应的药品按有关规定应召回的。

(10)已过有效期的药品。

(11)生产商、供应商要求召回的药品。

2. 药学部门负责召回药品的具体实施。

3. 接到上级部门的药品召回通知或国家通报的问题药品,药学部门应立即通知各调剂室和临床科室停止使用该药品,并将该药品从各病区和调剂室退回药库,等待处理。

4. 应积极协助药品生产企业或药品供应商履行药品召回义务,按照召回计划的要求及时传达、反馈药品召回信息,控制和召回存在安全隐患的药品。

5. 药品召回期限是指自药品发出之日起或药品被宣布要求召回之日起,到药品包装上标明的使用有效期限终止的时间范围。

6. 医院发现使用的药品存在安全隐患时,应立即停止使用该药品,通知药品供应商,并向药品监督管理部门报告。

7. 应当建立和保存完整的购销记录,保证销售药品的可溯源性。

8. 临床科室发现严重不良反应事件时应及时与药学部门联系。

9. 药学部门药品质量与安全管理小组应及时安排人员查看情况,封存该药品,做好记录,列出药品清单,注明药品名称、生产商、规格、剂型、数量、采购日期等,并在全院范围内暂停使用该药品,对药品不良反应进行初步分析、评价。

10. 从患者处召回的药品按退、换药处理。

11. 如确定为不良反应事件,及时上报药品不良反应监测中心。

12. 如系药品质量问题引发的不良事件,药学部门药品质量与安全管理小组应通知库房采购人员与药品供应商联系退药事宜。

13. 对需要召回的药品追踪检查,确保各病区和各调剂室按照要求全部退回药品。

14. 做好登记、统计工作,并妥善保存。

第五章

药品供应保障管理

为加强药品的供应保障管理，促进药品在采购、验收、储存、发放等过程的合理规范性，依据《中华人民共和国药品管理法》《医疗机构药事管理规定》等相关法律法规，医疗机构总药师应明确岗位职责，规范药品采购、管理行为，有效控制药品质量，保障药品供应。

第一节　药 品 管 理

一、药品质量监督管理制度

为加强医疗机构药品监督管理，健全药品质量保证体系，强化医疗机构药品质量意识，保障人民群众用药安全，依据《中华人民共和国药品管理法》《中华人民共和国药品管理法实施条例》《医疗机构药品监督管理办法（试行）》，制定本制度。

1. 医疗机构药品质量的监督管理包括医疗机构购进、储存、调配及使用药品等全过程。

2. 应当建立健全药品质量管理体系，完善药品购进、验收、储存、养护、调配及使用等环节的质量管理制度，做好质量跟踪工作，并明确各环节中工作人员的岗位责任。

3. 药品采购必须严格按照医院药品采购制度进行采购，严禁向证照不全的企业购进药品；严禁购进假药、劣药；严禁从个人手中采购药品。必须从具有药品生产、经营资格的企业购进药品。

4. 必须建立和执行进货验收制度，购进药品应当逐批验收，并建立真实、完整的药品验收记录。药品验收包括购进药品验收及退回药品验收，负责药品验收的库管员必须具有药师以上技术职称，熟悉药品知识并能严格按照药品验收、储存制度进行药品验收及储存。

5. 应当建立健全中药饮片采购制度，中药饮片购进严格按照医疗机构中药饮片购进管理制度及国家有关规定购进。

6. 药品储存应当按照药品属性和类别分库、分区、分垛存放，并实行色标管理。药品与非药品分开存放，中药饮片、中成药、化学药品分别储存，分类存放。

7. 在库药品养护按照在库药品养护制度，采取必要的控温、防潮、避光、通风、防火、防虫、防鼠、防污染等措施，保证药品质量。

8. 效期管理按照药品效期管理制度对在库药品进行颜色标示，同时药品发放应当遵循"近效期先出"的原则。

9. 毒、麻、精、放等特殊药品应当严格按照相关行政法规的规定存放，并具有相应的安全保障措施。

10. 配备与药品调配和使用相适应的、依法经资格认定的药学技术人员负责处方的审核、调配工作，不得由非药学人员从事药品调剂工作。

11. 严格按照药品拆零管理制度进行药品拆零，保证药品质量。

12. 自制制剂只能供本单位使用。未经省级以上药品监督管理部门批准，医疗机构不得使用其他医疗机构配制的制剂，也不得向其他医疗机构提供本单位配制的制剂。

13. 药检室应定期对使用药品进行质量检测，发现不合格立即停止使用，及时报告。医疗机构发现存在安全隐患的药品，应当立即停止使用。

14. 应当逐步建立覆盖药品购进、储存、调配、使用全过程质量控制的电子管理系统，实现药品来源可追溯、去向可查清，并与国家药品电子监管系统对接。

15. 当发生、发现及高度怀疑药品质量问题、事件，或由于发生、发现及高度怀疑工作质量的问题、事件可能导致影响药品质量时，应按照药品召回制度对药品进行召回。

16. 直接接触药品的药学人员需定期体检，患有传染病或者其他可能污染药品的疾病的，不得从事直接接触药品的工作。

17. 应当定期组织从事药品购进、保管、养护、验收、调配、使用的人员参加药事法规和药学专业知识的培训，并建立培训档案。

二、药品采购管理制度

为了规范医疗用药管理，确保临床用药安全有效，合理使用卫生资源，降低医疗内在成本，防止药品购销中的不正之风，现依据国家相关法律法规，制定药品采购制度。

1. 医疗机构临床使用的药品应当由药学部门统一采购供应。

2. 必须建立严格的药品采购管理制度和工作流程，确保从合法经营企业购入合法的生产企业生产的、有合法的药品批准文号的、质量合格的药品。

3. 应当按照《国家基本药物目录》《处方管理办法》《国家处方集》等要求，根据本院工作性质和临床需要，合理制定本院药品供应目录。

4. 应保持目录内药品的合理储备，特别是保持短缺药品储备和常用急救药品储备；以保证在任何时间都能为患者提供高效的药品供应服务。

5. 药品采购必须遵守《中华人民共和国药品管理法》及有关规定，严禁向证照不全的企业购进药品；严禁采购假药、劣药；严禁从个人手中采购药品。

6. 杜绝购进假劣药品和从非法渠道购进药品，应索取供货单位合法证照和药品批准证明文件、质量标准等相关资料，认真审查供货单位的法定资格及购进药品的合法性，确保购进药品的质量。

7. 药品采购应认真执行药品价格政策和药政管理的各种法规。

8. 对国家实行特殊管制的麻醉药品、精神药品、医疗用毒性药品和放射药品，不实行集中采购，按有关规定采购。

9.《国家基本药物目录》中的药品要达到 30% 以上供应量，抗菌药物采购严格执行《抗菌药物临床应用管理办法》,贵重药品使用采取宏观控制,以减少患者经济负担,促进合理用药,降低医院采购成本。

10. 坚持按需进货、择优采购的原则,不积压、不断货,保证临床供应。

11. 购进首次经营药品时,药品采购员应了解药品的合法性,以及药品的性能、用途、储存条件、质量、可靠性等;索取药品的生产批件、法定质量标准、注册商标批件、物价批文、该批号药品出厂检验报告书、药品说明书等。

12. 药品采购必须从集中招标药品中标企业委托配送协议方进行药品配送,招标范围以外的药品,选择主渠道供货商。

13. 负责建立合格供货方档案。

14. 签订购货合同时必须按规定明确必要的质量条款。

15. 应建立完整的购进记录,购进记录应注明药品的通用名称、剂型、规格、有效期、生产厂商、批准文号、生产日期、批号、供货单位、购进数量、购货日期等项目。

16. 了解供货单位的药品质量状况,及时反馈信息,为开展质量控制提供依据。

17. 及时收集分析所购进药品及同类药品的质量及市场情况,为"择优选购"提供依据。

18. 为确保采购药品质量,药检室应对采购的药品进行不定期的抽检,尤其关注高危品种,对不合格药品、数量短缺或破损品种,应及时与供货商联系退货或协商处理解决。

三、药品拆零管理制度

1. 药品拆零应在一定洁净环境中进行,药品拆零使用的工具、包装袋应符合卫生和质量要求,不得对药品产生污染。

2. 拆药时应戴口罩、帽子、手套,以免污染药品,平时多洗手注意卫生。

3. 拆零药品应集中存放,并保留原包装,不得混批号存放;如保留原包装确有困难的,应当在拆零分装包上注明药品的品名、规格、用法用量、批号以及有效期等内容,方便患者辨认使用。拆零药品记录的保存期限不少于 2 年。

4. 对拆零后放置于专用装置瓶里的药品,应在瓶上标明品名、规格、批号、效期,并做好记录。

5. 拆药时需由 2 人核对药品名称、性状、规格、数量、厂家后方可分装入分装包或分药盒中。

6. 中心药房调配拆零药品时,应确保贮药杯中的药品用完后才能够加药,不同批号、不同厂家的药品严禁混装,并做好记录。

四、退药管理规定

为了加强药品的管理,保证药品质量和患者用药安全,针对实际工作中患者要求退药的情况,制定本规定。

(一)药品是一种特殊商品,凡属下列情况的,一律不得退药。

1. 无原始凭据的。

2. 包装受损(如破损、有污渍、输液药品粘有患者姓名等非药品标示或有粘贴痕迹等)、药品质量有变化的。

3. 药品有特殊保存要求，院方无法控制的（如要求冷处保存药品等，避光保存药品裸瓶不得退药）。

4. 麻醉、精神、毒性等特殊药品（麻醉药品免费回退待销毁除外）。

5. 不能提供完整最小包装的拆零药品。

6. 其他不适宜继续使用的。

7. 一般情况下非近3日发出药品不得退药。

（二）根据临床工作实际情况，符合下列条件之一的，可在保障药品质量的前提下予以退药。

1. 患者在用药过程中出现过敏反应或其他不良反应，无法继续使用的。

2. 确属处方用药不当（禁忌证、超治疗用量、重复用药等），患者不宜继续使用该药的。

3. 患者因病情变化，或门诊转住院，需要调整治疗方案的。

4. 病员在院死亡后，未使用完的药品。

5. 其他医方责任导致患者不能继续使用的。

（三）退药程序

1. 门诊患者需提供用药原始凭据，住院患者由经治医师、护士核对住院医嘱，确认患者确有使用本院药品。

2. 医师填写“临床退药申请单”，门诊患者凭药品原始发票、药品清单、临床退药申请单及符合退药条件的药品到药房窗口办理退药手续；住院患者凭退药申请单、药品清单、住院记账单、符合退药条件的药品由患者、护士或家属交药房工作人员执行。

3. 药房工作人员须认真核对药品品名、规格、厂家、批号是否与药房发出药品完全一致，详细检查所退药品质量，做出同意退药与否意见。

4. 计算机执行退药，相关人员在“临床退药申请单”上签字。

（四）相关规定

1. 退药时间　为确保药品安全，中班、夜班除特殊情况外均不办理退药。

2. 各科室医师不合理退药情况按月上报质管部，纳入临床科室质量考核；因临床用药不当必须退回的药品造成经济损失的，报财务科由相应责任人负担；住院患者冷处保存药品必须退药的（限3日内），护士长必须写明情况并签字以保证药品贮存质量，药房方可办理退药。

3. 因厂家药品质量存在问题的无条件予以退药，并及时上报院领导处理。

五、药品退货管理制度

根据《药品经营质量管理规范》等有关要求制定本制度。

1. 入库验收过程中发现药品价格超过国家限价、招标价等情况应立即与供货方协商调整价格，如无法调整，应立即退货。

2. 入库验收过程中发现近效期药品，如非临床急需，应直接退货。在使用过程中发现近效期药品，在有效期内无法用完，应办理退货手续，并如实入账，并保存在计算机记录中。

3. 验收使用中发现不合格药品应立即退货。

4. 药品退货必须经过计算机药库管理系统处理，并保存退货药品品名、规格、数量、批号、价格等相关信息。

六、滞销药品通报制度

1. 滞销药品在药库是指入库后3个月未出库使用的药品，在调剂部门是指领用后3个月内未使用的药品（特殊的急救药品除外）。

2. 药库保管员对滞销药品每月以表格形式向科主任报告一次，由科主任安排采购员，向供货商协商调换新批号或作退货处理。

3. 调剂部门应及时考查分析药品销售情况，对药品效期管理实行分人分柜管理，对滞销药品应及时由负责人报告给库房并安排退库（除不能采购到位的急救药品外）。

4. 调剂部门原则上不得突击大量领取某一药品。

5. 各部门因管理不妥造成药品报废的，视原因做出相关处理。

七、药房差错、事故登记报告管理制度

1. 发生差错、事故后，有关责任者应及时进行差错和事故登记。

2. 药品使用发生事故的报告内容包括以下几个方面：事故发现及发生的时间、地点、有关人员姓名；事故情况、特征的概述；事故原因分析；事故的责任分析及责任者。

3. 发现差错、事故后，所在部门立即采取有效措施予以弥补和纠正，并立即上报科主任。科室当天报告医疗质量管理部门，并在1周内写出药品使用事故书面报告，送医疗质量管理部门，并按有关规定对责任人进行处理。差错、事故发生后，所有相关人员不得弄虚作假、隐瞒、掩盖事实，如有发现，要追查当事人的责任，并按有关规定严肃处理，避免再次发生。

4. 发生内差应进行内差登记，定期分析。

八、不合格药品管理制度

药品是用于防病治病的特殊商品，其质量与人体的健康密切相关。为加强不合格药品的控制管理，确保消费者用药安全，特制定本制度。

1. 药剂管理部门负责对不合格药品实行有效控制管理。

2. 质量不合格药品不得采购、入库和使用。凡与法定质量标准及有关规定不符的药品，均属不合格药品，包括：

（1）药品内在质量不符合国家法定质量标准及有关规定的药品。

（2）药品的外观质量不符合国家法定质量标准及有关规定的药品。

（3）药品包装、标签及说明书不符合国家有关规定的药品。

3. 在药品验收、储存、养护、出库过程中发现不合格药品，应放于不合格药品区，挂红色标识，及时上报质量负责人处理。

4. 药剂管理部门在检查过程中发现不合格药品，应及时通知仓储、调剂室等岗位，立即停止出库和销售。同时将不合格品集中存放于不合格药品区，挂红色标识。

5. 药品监督管理部门监督检查、抽验发现不合格品，应立即停止销售。同时，将不合格

品移入不合格药品区，做好记录，等待处理。

6. 不合格药品应按规定进行报损和销毁。

（1）不合格药品的报损、销毁由质量负责人统一负责，其他各岗位不得擅自处理、销毁不合格药品。

（2）不合格药品的报损、销毁由仓库提出申请，填报不合格药品报损有关单据。

（3）不合格药品销毁时，应在药剂管理部门和其他相关人员的监督下进行，并填写“报损药品销毁记录”。

7. 对质量不合格的药品，应查明原因，分清责任，及时制定与采取纠正、预防措施。

8. 应认真、及时、规范地做好不合格药品的处理、报损和销毁记录，记录应妥善保存至少2年。

九、不合格药品确认处理程序

1. 入库验收中、销售退回验收中、在库养护中发现不合格药品，国家公布质量不合格的药品或明令禁止销售的药品，药品监督管理部门抽检不合格的药品，均应由其负责人填写“不合格药品报告单”。

2. 质量管理员对所反映情况进行质量复查，如不能确定时，可送药品检验机构检验。确认不合格后，签章并签署处理意见。

3. 购进后验收不合格的药品，由库房药品管理员凭“不合格药品报告单”，将不合格药品入不合格品区暂存代管。

4. 使用过程中退回验收不合格的药品，由库房药品管理员凭带有“销售退回”的“不合格药品报告单”，将药品放入相应的不合格品区，建卡、建账，填写“不合格药品记录”。

5. 国家公布质量不合格的药品或明令禁止销售的药品，药品监督管理部门抽检不合格的药品，由库房药品管理员检查在库情况，将药品放入相应的不合格品区，建卡、建账，填写“不合格药品记录”。对已售出的不合格药品由质量管理人员填写“不合格药品追回通知单”，通知召回药品。

6. 报损、销毁、销售退回验收不合格的药品、在库养护中发现不合格药品，属质量问题的药品和质量公告中通知不合格的药品，由库房药品管理员按《药品报损、销毁制度》的规定报损、销毁。

第二节　药 库 管 理

一、药品库管人员岗位职责

1. 在总药师或科主任的领导下，负责药品的保管和药品入库、出库管理工作。

2. 自觉遵守相关法律法规，廉洁自律，严禁借职位之便收受红包、回扣及谋取其他不正当利益。

3. 根据药品库存和使用情况，制订药品采购计划。

4. 负责入库药品登记验收，对不符合要求的药品应拒绝入库，发现差错时查对并及时处理。

5. 对药品实行分区 / 分库存放及色标管理。按药品储存要求进行冷藏、阴凉、避光保存。做好药品质量验收和药品养护工作，定期检查药品有效期等质量事项，严防药品过期、变质，按照“先进先出，近期先出”的原则，确保药品质量。

6. 特殊药品管理按其管理规定执行。

7. 药库应有防虫、防霉、防尘、防鼠、避光、通风、降温等措施，保证药品储存质量。

二、药品验收入库管理制度

为加强药品验收入库环节的质量管理，依据《中华人民共和国药品管理法》《医疗机构药品监督管理办法（试行）》等相关要求，制定本制度。

1. 负责验收入库的库管员必须具有药师以上技术职称，熟悉药品知识。

2. 在具备与业务规模相适应并符合卫生条件要求的验收室内验收。

3. 库管员应及时进行质量验收，特殊管理的和需冷藏保存的药品应随到随验。验收时应根据原始凭证，严格按照有关规定逐批次对来货品名、剂型、规格、批准文号、生产企业、生产批号、有效期、数量、供货单位及药品合格证明等逐一进行验收，并按规定对其外观性状、包装等进行检查。

4. 验收药品的包装、标签和说明书要符合国家药品监督管理部门的有关规定。

5. 经过检查验收合格的药品，库管员按规定办理入库。对货单不符，质量异常，包装不牢、污染、破损或标志模糊等情况，库管员有权拒收。购进的及发出退回的不合格药品，做好相关记录，及时退回供货企业。

6. 特殊药品按相关规定双人验收登记。

7. 购入进口药品包装上必须有中文名称、生产企业名称、注册证号及中文说明书。分装药品还应标明分装企业名称。

8. 验收应按规定做好验收记录，记载供货单位、数量、到货日期、品名、规格、生产厂商、生产日期、质量状况、验收结论和验收人员等内容。验收记录应保存至超过药品有效期一年，但不得少于两年。

三、药品储存管理制度

为加强药品的质量管理，确保在库药品质量，依据《中华人民共和国药品管理法》《医疗机构药品监督管理办法（试行）》等相关要求，制定本制度。

1. 医疗机构储存药品，应当按照药品属性和类别分库、分区、分垛存放，并实行色标管理。药品与非药品分开存放；中成药、化学药品分别储存、分类存放；过期、变质、被污染等药品应当放置在不合格库（区）。

2. 医疗机构储存药品应有必要的控温、防潮、避光、通风、防火、防虫、防鼠、防污染等措施，保证药品质量。药品应按其温、湿度要求，储存于相应的库（柜）中，其中常温库（10~30℃）、阴凉库（≤ 20℃）、冷库（柜）（2~10℃），相对湿度应保持在 45%~75% 之间。

3. 内服药与外用药应分开存放；中药饮片应单独设库存放；易串味药品单独密闭存放；易燃、易爆、强腐蚀性等危险性药品必须设专库或专区存放，并有相应的安全措施。

4. 药品应分品种按批号存放。堆放应遵守药品外包装图式标志的要求，控制堆放高度，堆垛之间应有一定的距离。药品与地面、墙壁、顶棚、散热器之间应有相应的间距或隔离措施，药品与墙、屋顶（梁）的间距不小于30cm，与地面间距不小于10cm，垛与垛之间不少于5cm。

5. 麻醉药品、精神药品必须专库储存，双人双锁，专人负责管理，出库双人复核。医疗用毒性药品、药品类易制毒化学品应专库或专柜存放，实行双人双锁管理并具有相应的安全保障措施。蛋白同化制剂、肽类激素应专柜存放，实行专人管理。

6. 做好防虫、防鼠、防霉、防潮、防污染、防尘、防鸟等工作，保证库存药品储存的安全有效。

四、药品养护管理制度

为了加强在库药品的养护检查，确保储存药品的储存质量、管理安全及药品运转，依据《中华人民共和国药品管理法》《医疗机构药品监督管理办法（试行）》等相关要求，特制定本制度。

1. 药品养护指在药品储存过程中，对药品进行科学保养的技术性工作，是保证药品在储存时间保持质量完好的一项重要措施。

2. 库房管理员负责在库药品的养护工作。

3. 应每日对库房温度、湿度进行检测，并做记录。发现库房温度、湿度超出临界规定范围时，及时采取降温或增温、除湿或增湿措施，使其恢复到规定的温度、湿度范围内。

4. 应定期检查、汇总在库储存近效期药品情况并报告。

5. 对由于异常原因可能出现质量问题的药品、易变质的药品、已发现质量问题药品的相邻批号药品、储存时间较长的药品、近效期药品，以及首次经营药品等，应适当增加养护次数。

6. 及时报告在养护过程中发现的有质量疑问的药品，并采取必要措施，确认不合格药品，应停止发出，必要时召回发出药品。

7. 库房管理员应随时按照药品质量信息、国家质量公告不合格药品、明令禁止销售的药品、药品监督管理部门抽检不合格药品等情况下发的通知，对在库药品进行检查，将检查结果报药学部主任、药品采购员，并采取必要措施。

五、冷链药品管理制度

为规范冷链药品管理，保证冷链药品质量，根据《中华人民共和国药品管理法》《医疗机构药事管理规定》等法规，制定本制度。

1. 冷链是指从生产、储藏、运送、分销到零售各个环节都处于所必需的低温环境下，以保证药品品质安全、减少损耗、防止污染的特殊供应链系统。

2. 冷链药品的管理贯穿验收入库、贮藏、出库、调剂、临床使用等全过程。

3. 冷链药品保存条件遵照药品说明书执行。药品说明书标明需要冷处、冷冻保存的药品必须放入置有温度计的冰箱内保存，温度分别控制在 2~8℃、-10~-25℃（如有特殊要求，按照药品说明书执行）。

4. 药库应根据医院冷链药品用量设置相应规模的冷库。冷库应划分待验区、合格区、发货区、退货区等，并设有明显标志。

5. 冷链药品收货区应在阴凉或冷藏环境中，到货时需当场检测承运冷藏车、车载冷藏箱或保温箱药品的温度是否符合要求，索取运输交接单及药品运输途中的温度记录，如不能当场提供温度记录数据，应暂移入规定温度的待检区，获得运输全程温度数据并确认符合规定后，才能移入合格区。对药品温度不符合的，未采用规定冷藏设施运输的，不得收货。

6. 冷链药品入库验收执行“优先验收、快速办理”原则。入库前要严格检查药品质量，核对药品名称、规格、数量、外观性状、批号、有效期。验收合格的药品，应迅速将其转移到说明书规定的贮藏环境中。

7. 冷链药品验收需建立收货记录单，包括药品名称、数量、生产企业、发货单位、发运地点、启运时间、运输方式、温控方式、到货时间、温控状况、运输单位、收货人员。验收记录应保存 5 年以上。

8. 药库应设置温度监控装置，连续监控冷库温度；各药房、病区冰箱内应放置温度计，温度计每年校验一次。同时，应安装 24 小时报警装置，如冷库、冰箱温度超出范围，应提醒管理人员及时联系相关部门维修。在冷库、冰箱恢复正常状态以前，需将冷链药品移至其他冰箱或符合条件的环境中暂时保管。

9. 各药房、药库冷链药品应避免与冷库、冰箱内壁接触。应按照《药品经营质量管理规范》要求对药品进行养护，每天上下午各监测一次冷库、药房冰箱温度并记录，对空调系统要定期检修，发现问题及时处理。

10. 药房、病区调配、使用冰箱贮存的药品时应及时关闭冰箱门，避免冰箱内温度超出规定范围。

11. 各药房、病区应设置冷链药品登记本（卡），包括药品的名称、规格、剂型、数量等，以备检查。

12. 院内冷链药品的流转要配有冷藏箱，以“少量多批、快进快出”为原则，杜绝出现“断链”情况。不具备周转冷藏箱时，应单独发放冷链药品，并告知药房（病区）领药人员尽快将药品转入冰箱内。

13. 冷链药品由药房交给患者或病区时需有醒目标识，提示患者或领药人员使用冷链包材及药品储存注意事项。已调配的冷链药品一律不予退药处理。

14. 在病区开启的冷链药品应参照药学专业资料或药品说明书在药品包装上注明开启时间、药品开启后的保存时间及有效期。

15. 由上级药品监督管理部门或本单位使用过程中发现存在长时间“断链”、质量无法保证等情况的药品，须停止使用，及时召回，并做好记录。

16. 药学部门药品质量检查小组对全院冷链药品管理情况进行检查，发现问题及时反馈、整改。

六、药品出库管理制度

1. 药品出库必须有出库依据，处方或医嘱确认出库严格按照药品调配规程，认真核对后方可出库，药库管理员在发放单上签字，调剂部门负责人在处方或医嘱摆药单上签字，以示负责并留档备查。

2. 调剂部门相互调剂药品时，首先提交电子信息申请单，供货方将其所需药品配齐交付并进行计算机出库的操作，由取药人当面签字确认。每月底进行对账，保证双方出入账一致。

3. 退药出库　对接近失效期的、滞用的、库房通知退库的药品需退回药库时，先与药库沟通，同意后先进行计算机数量出库，将实物交给药库，当面点清，由收货人签字，并做计算机入库操作。

4. 对临床科室或其他部门领取药品出库时，必须由领药单位填写五联单，并签字，方可计算机出库。该类出库单每月末交财务科，通过转账收取药费。

5. 对出院带药、中成药带药的处方，要求当天手工下账出库，出库数量及品种必须与当天处方相吻合，不得私自随意减库。

6. 出库药品应做到“先产先出，储新发陈，按批号发货”。

7. 定期对库存药品盘点，并做好与财务对账工作。

8. 保持库内干净整洁，不得在库房内做与保管工作无关的事情，不得将非库管人员带入药库。

9. 严格执行医德医风服务承诺。

七、药品报损管理制度

为了杜绝不合格药品所产生的安全隐患，切实保障临床用药安全有效，根据《中华人民共和国药品管理法》《医疗机构药事管理规定》《药品使用质量管理规范》《麻醉药品和精神药品管理条例》等相关规定，加强药品安全监管，特制定本制度。

1. 报损药品包括，无法与药品供应商退调的霉变、破损、难免过期等质量不合格药品及国家通知禁止继续使用的药品。

2. 药品报损程序

（1）填报报损单：部门负责人填写药品报损单（或计算机打印药品报损单）一式三联，由经办人及分管主任签字，做报损处理；内容包括药品名称、剂型、规格、单位、数量、生产批号、有效期、生产企业、供货企业、报损原因等。

（2）申报与审批：普通药品报损单呈报科主任审核，分管院长批准特殊管理药品报损单须由科主任呈报分管院长审核，并按规定定期呈报辖区卫生行政主管部门或 / 和药品监督管理部门核准。

（3）计算机出账与销毁药品：在药品报损申请获准后，库管员以此为依据方可在计算机上做药品报损出库处理，部门负责人及医教部相关负责人等两人以上到场并再次清点后，采用适当的方法实施销毁。

八、药品效期管理制度

为了杜绝过期药品所产生的安全隐患，切实保障临床用药安全有效，根据《中华人民共和国药品管理法》《医疗机构药品监督管理办法（试行）》等相关规定，制定本制度。

1. 根据临床用药需求，对拟购药品的数量进行科学计划，尽量减少药品库存。

2. 药品入库验收时须查看效期，无效期或失效药品不得验收入库；一次入库多批号药品时，应分别检查批号和有效期。

3. 采购时尽量选择距失效期较远的药品。近效期药品指距药品有效期止不足 6 个月的药品（特殊规定的药品除外）。

4. 药品入账时必须登记药品批号、数量和有效期等与有效期管理有关的信息。

5. 储存药品应按有效期远近依次码放，遵循“先进先出、近期先出和按批号发出”的原则。

6. 药品效期应专门登记，药品保管人员养护时应遵循有关操作程序，检查药品效期，发现近效期和超过有效期的药品，应立即向本部门负责人报告。

7. 药品质量管理人员定期到各药房、药库检查并登记，发现近效期且用量较少的药品及时向药学部报告，以便各药房间调剂使用，不能调剂或调剂后不能在有效期内用完的品种应及时报告采购员，与药品供应商联系退货事宜。

8. 调剂员在药品调剂、发放工作中应查看药品的有效期。发现近效期和过期的药品，应立即向本调剂室负责人报告。

9. 各药房从库房领取药品时，应控制品种、数量，既要保障临床用药需要，又要防止过期失效。原则上距失效期不足 3 个月的常用药品不能领用（特殊情况除外）。

第三节　中药库管理

一、岗位职责

（一）中药饮片采购员岗位职责

1. 负责全院中药饮片的采购工作，属招标采购品种按有关规定执行。

2. 采购中药饮片，应当仔细核查生产经营企业及销售人员的资质，保证购进合格的中药饮片。

3. 了解饮片信息及价格，正确执行药品价格政策，保证药品价格的准确性。

4. 入库、退库手续清楚，单据齐全。

5. 检查采购的中药饮片包装，必须注明品名、规格、产地、生产企业、产品批号、生产日期，实施批准文号管理的中药饮片还必须注明药品批准文号。

（二）中药饮片验收员岗位职责

1. 中药饮片的验收人员必须熟悉中药材及中药饮片知识，了解各项质量验收标准的内容。

2. 验收员依据有关标准、购货合同及质量保证协议对购入药品进行验收并做好验收记录。

3. 在质量负责人的领导下，负责按法定产品标准和合同规定的质量条款及各相关规定逐批号进行验收药品。

4. 对销货退回、贵重、特殊、进口等药品应加强验收。

5. 对验收合格的药品填写药品入库验收记录，药品移入合格品库区。对验收不合格药品应填写拒收报告单，报质量管理组审核确认后通知采购人员，并做好不合格药品的处理工作。

6、负责规范填写验收记录，字迹清楚，内容真实，项目齐全，批号、数量准确，并签字负责，按规定保存备查。

（三）中药饮片库管员岗位职责

1. 认真执行《中华人民共和国药品管理法》等法律法规，保证在库饮片的储存质量，对仓储管理过程中的饮片质量负主要责任。

2. 储存药品，按质量状态实行色标管理。合格药品为绿色，不合格药品为红色，待确定药品为黄色。

3. 按包装标示的温度要求储存药品，包装上没有标示具体温度的，按照《中华人民共和国药典》规定的贮藏要求储存在相应库中。

4. 做好避光、遮光、通风、防潮、防虫、防鼠等措施。

5. 做好库房温、湿度管理工作，如温、湿度不符合规定要求，及时采取措施予以调整。

6. 凭验收员签字或盖章的入库凭证收货，对货与单不符、质量异常、包装不牢或破损、标志模糊等情况，予以拒收并报告质量管理部。

7. 搬运和堆码药品应当严格按照外包装标示要求规范操作，堆码高度符合包装图示要求，避免损坏药品包装。

8. 药品按批号堆码，不同批号的药品不得混垛。

9. 特殊管理的饮片应当按照国家有关规定储存。

10. 拆除外包装的零货药品应当集中存放。

11. 保持库房、货架的清洁卫生，保证中药饮片储存安全整洁。

（四）中药饮片养护员岗位职责

1. 中药养护员要具备必要的中药学专业知识，熟悉有关法律法规，按照相关规章制度负责开展中药材、中药饮片养护工作，养护工作应贯彻“预防为主”的原则。

2. 做好仓库温湿度的调控管理工作。

3. 养护员应熟悉库存中药饮片的性能和养护要求，并能够根据药品的性能和要求采取正确的养护措施。

4. 熟悉常用养护器具的使用方法，并做好养护用器具的管理工作。

5. 养护员对中药材、中药饮片定期进行循环检查，具体按相关规定执行；效期品种、易变质品种、储存时间较长品种酌情增加检查次数，加大检查力度，并加强养护管理工作，并做好记录。

6. 发现相关品种质量有异常时，药品养护人员应及时阻止并上报。

7. 负责做好养护过程中的工作记录，并积极开展科学养护技术学习活动，提高自己的养护技能。

二、工作制度

（一）中药饮片采购管理制度

为规范中药饮片采购，保证中药饮片质量，根据《中华人民共和国药品管理法》《医院中药饮片管理规范》等法律法规，制定本制度。

1. 二级（含）以上医疗机构的药品购进人员应当具有中药学相关专业大专以上学历，或者具有中药学中级以上专业技术职称。二级以下医疗机构的药品购进人员应当具有中药学相关专业中专以上学历，或者具有中药学初级以上专业技术职称。

2. 医疗机构使用的中药饮片应当按照规定由专门部门统一采购，禁止医疗机构其他科室和医务人员自行采购。

3. 采购中药饮片，由仓库管理人员依据本单位临床用药情况提出计划，经本单位主管中药饮片工作的负责人审批签字后，依照药品监督管理部门有关规定从合法的供应单位购进合格的中药饮片。

4. 坚持公开、公平、公正的原则，选择合法中药饮片供应单位，严禁擅自提高中药饮片等级、以次充好，为个人或单位谋取不正当利益。

5. 医院采购中药饮片，应当验证生产经营企业的药品生产许可证或药品经营许可证企业法人营业执照和销售人员的授权委托书、资格证明、身份证，并将复印件存档备查。

6. 采购的中药饮片应有包装，必须注明品名、规格、产地、生产企业、产品批号、生产日期，实施批准文号管理的中药饮片还必须注明药品的批准文号。

7. 购进进口中药饮片应有加盖供货单位质量管理机构原印章的《进口药材批件》及《进口药材检验报告书》复印件。

8. 该炮制而未炮制的中药饮片不得购入。

9. 医院与中药饮片供应单位应当签订“质量保证协议书”。

10. 医院应当定期对供应单位供应的中药饮片质量进行评估，并根据评估结果及时调整供应单位和供应方案。

（二）中药饮片验收管理制度

根据《中华人民共和国药品管理法》《医院中药饮片管理规范》等法律法规，制定本制度。

1. 负责中药饮片验收的人员，在二级以上医院应当具有中级以上专业技术职称和具有饮片鉴别经验；在一级医院应当具有初级以上专业技术职称和具有饮片鉴别经验。

2. 医院对所购的中药饮片，应当按照国家药品标准和省、自治区、直辖市药品监督管理部门制定的标准和规范进行验收，验收不合格的不得入库。

3. 对购入的中药饮片质量有疑义需要鉴定的，应当委托国家认定的药检部门进行鉴定。

4. 有条件的医院，可以设置中药饮片检验室、标本室，并能掌握《中华人民共和国药典》收载的中药饮片常规检验方法。

5. 购进中药饮片时，验收人员应当对品名、产地、生产企业、产品批号、生产日期、合格标识、质量检验报告书、数量、验收结果及验收日期逐一登记并签字。

6. 购进国家实行批准文号管理的中药饮片，还应当检查核对批准文号。

7. 发现假冒、劣质中药饮片，应当及时封存并报告当地药品监督管理部门。

（三）中药饮片储存管理制度

根据《中华人民共和国药品管理法》《医院中药饮片管理规范》《药品经营质量管理规范》等法律法规，制定本制度。

1. 中药饮片应单独设库存放；易串味药品单独密闭存放；易燃、易爆、强腐蚀性等危险性药品必须设专库或专区存放，并有相应的安全措施。

2. 对库存中药饮片除按不同规格分区贮存外，还应按中药饮片本身的特性及不同的药用部位分类分区存放，以防止或减少害虫和霉菌污染，便于发放、保管和实施养护。

3. 植物药按药用部位等分别贮存保管。植物药与动物药和矿物类药分别储存保管。

4. 药品应分品种按批号存放。堆放应遵守药品外包装图式标志的要求，控制堆放高度，堆垛之间应有一定的距离。药品与地面、墙壁、顶棚、散热器之间应有相应的间距或隔离措施，药品与墙、屋顶（梁）的间距不小于 30cm，与地面间距不小于 10cm，垛与垛之间不少于 5cm。

5. 毒剧中药饮片柜应双人双锁管理，其他人员不许进入。

6. 对贵细中药饮片应首先检查原包装有无异常及破损，封签是否完好，件件应标明净重。对需特殊保管的贵细中药饮片等应密闭贮藏，防止其发生变化，影响中药饮片质量。

7. 中药材、饮片库房的温度应控制在 0~30℃之间，常温库相对湿度保持在 45%~75%之间。

8. 做好防虫、防鼠、防霉、防潮、防污染、防尘、防鸟等工作，保证库存中药饮片储存的安全有效。

9. 保持库房、货架的清洁卫生，保证中药饮片储存安全整洁。

（四）中药饮片养护管理制度

为规范中药饮片养护管理行为，确保中药饮片质量，根据《医院中药饮片管理规范》及《药品经营质量管理规范》等法律法规，制定本制度。

1. 养护员要熟悉中药饮片养护知识，根据气象变化和中药饮片性质作出变异预测，积极采取检查、防预措施，防止中药饮片变异。

2. 认真做好库存中药饮片质量定期循环检查，对质量易引起变异的中药饮片应增加检查次数，高温虫霉季节应增加检查次数，并对定期循环检查的中药饮片做好记录。发现质量问题品种时，立即采取处理措施。

3. 对花类等色泽要求较高的药材，禁止在阳光下曝晒，以免影响色泽及药物疗效，要采取阴凉干燥方法进行保管养护，将药材放置在干燥处，避免阳光直射。

4. 对易虫蛀的中药饮片应经常检查货垛四周中有无虫丝、蛀粉，尤其是多雨季节和高温季节。若发现有虫丝、蛀粉，应立即通知质量管理部门检查，根据检查结果及时采取处理措施。

5. 对易发霉、泛油中药饮片应重点检查中药饮片包装是否受潮，检查怕潮的中药饮片要着重检查其下层，同时要特别注意对货垛四周或接近墙壁易受潮部位进行检查。高温多雨季节应增加检查频次。

6. 对于易风化、潮解的中药饮片应注意检查货垛四周的货包有无变形，包装是否潮湿，有无析出粉末。

7. 对毒剧中药饮片应注重检查其外包装有无破损，铅封轧印是否完整，易发霉或生虫的毒剧中药饮片也要检查有无虫丝及蛀粉。毒剧中药饮片应件件标清净重，对拆零的毒剧中药饮片在检查时应复核重量是否与总账数量相符。

8. 对于中药饮片包装要尽可能密闭，还要经常检查货垛内部是否发热或被闷蒸，如发现这类情况应马上采取降温措施，并填写药品质量复验申请单，交质量管理部门进行复验检查，根据药品复验结果及处理意见单进行相应处理。包装要尽可能密闭，并保持较低的贮存温度。

9. 在养护检查中，对由于异常原因可能出现问题的中药饮片，应暂停出库。

10. 中药饮片养护应做好养护记录。

第六章 医院药事管理

医院药事工作指导医院的合理用药和药品的科学管理，监督检查药政法规的贯彻执行，讨论决定医院药事的各项重要问题，是医疗工作的重要组成部分。医院药事工作依照《中华人民共和国药品管理法》及有关法律法规的规定，通过科学的组织、计划与控制而实施，其目的是使药品在医院流通和使用过程中的诸多因素（如药学人员、药学技术、仪器设备、药政法规、规章制度、药学信息等）得到合理整合和有序实施，以提高工作效率，保障患者用药安全、有效、经济、合理、方便和及时，维护人民身体健康和用药的合法权益。本章将从临床合理用药管理、抗菌药物管理、特殊药品管理以及不良反应管理等方面加以叙述，为医疗机构总药师熟悉医疗机构药事工作提供借鉴和参考。

第一节 合理用药管理

合理用药就是保证患者用药的安全性、有效性、经济性和方便性。基本药物、中药注射剂、重点监测药品、抗肿瘤药物、糖皮质激素等每一类药物都有其管理使用的具体要求，而审方、调剂、发药是保障药品安全有效应用的重要环节，同时临床合理用药动态监测和超常预警、超说明书用药、合理用药的考评也是合理用药不可缺少的部分，可以促进合理用药管理工作良好开展。

一、处方审核和点评制度

（一）总则

处方审核和处方点评是医疗机构持续改进医疗质量和药品临床应用管理的重要组成部分，是提高临床药物治疗学水平的重要手段。为加强医疗机构处方开具、调剂、使用的规范化管理，提高处方质量，促进合理用药，保障患者安全用药，根据《中华人民共和国药品管理法》《医疗机构药事管理规定》《处方管理办法》《医疗机构处方审核规范》《医院处方点评管理规范（试行）》《医疗质量管理办法》等有关法律法规，制定本制度。

处方审核和处方点评是指药学专业技术人员运用专业知识与实践技能，根据相关法律法规及技术规范等，对处方书写的合法性、规范性及药物临床使用的适宜性（用药适应证、药物选择、给药途径、用法用量、药物相互作用、配伍禁忌等）进行审核、分析和评价，发现存在或潜在的问题，实施干预和改进，促进临床药物合理应用的药学技术服务过程。

处方审核和处方点评主要依据：国家药品管理相关法律法规和规范性文件，临床诊疗规范、指南，临床路径，药品说明书，国家处方集等。

本制度中所指处方包括纸质处方、电子处方和病区用药医嘱单。

（二）组织管理

处方审核和处方点评工作是在医院药事管理与药物治疗学委员会和医疗质量管理委员会领导下，由医院医疗管理部门和药学部门共同组织实施。

医院成立由临床药学、临床医学、临床微生物学、医疗管理等多学科专家组成的处方点评专家组，为处方点评工作提供专业技术咨询。成立由医疗质量管理部门、药学部、信息中心、病案室、门诊部等部门组成的处方点评工作组。医疗质量管理部门负责工作组织、协调；药学部承担具体工作；信息中心负责信息需求和处方的随机取样；病案室负责病历的抽取工作。

（三）人员资质

处方审核人员应取得药师及以上药学专业技术职务任职资格；具有3年及以上门急诊或病区处方调剂工作经验，接受过处方审核相应岗位的专业知识培训并考核合格。

处方点评人员应具有中级及以上药学专业技术职务任职资格，其他二级以下医院应具有药师及以上药学专业技术职务任职资格。

（四）工作实施

1. 医师开具处方和药师调配处方时要做到合理用药，应遵循安全、有效、经济、适当的原则，严格掌握适应证、禁忌证、药物的相互作用，正确选择和使用药物。

（1）安全性：用药安全性是合理用药的首要条件，目的在于用最小的治疗风险使患者获得最佳的治疗效果。用药期间还应注意可能发生的不良反应和处理措施。

（2）有效性：针对性地选择治疗药物，做到对症下药、因病施治，通过药物的作用达到不同预期的治愈、延缓疾病进程、缓解症状、预防疾病发生、避免不良反应发生以及调节人体生理功能的目的。

（3）经济性：在药品的安全性和有效性得以保证的前提下，还应该考虑用药经济性。以期获得相同的治疗效果所投入的单位用药成本（成本/效果）应尽可能低，减轻患者及社会经济负担。

（4）适当性：合理用药最基本的要求是将适当的药品，以适合的剂量，在合适的时间内经适当的用药途径给相应的患者使用以达到安全有效的预期目的。

2. 药师是处方审核工作的第一责任人。药师应当对处方各项内容进行逐一审核，未经审核通过的处方不得收费和调配。为提高处方审核精准化、标准统一化和工作效率，医疗单位应利用相关信息系统开展处方审核。对信息系统筛选出的不合理处方及信息系统不能审核的部分，由药师进行人工审核。

3. 处方审核认为存在用药不适宜时，应当告知处方医师，建议其修改或者重新开具处方；处方医师不同意修改时，药师应当作好记录并纳入处方点评；药师发现严重不合理用药或者用药错误时，应当拒绝调配。

4. 医院药学部门会同医疗管理部门，根据医院诊疗科目、科室设置、技术水平、诊疗量等实际情况，确定处方点评具体抽样方法和抽样率，处方点评小组按照确定的处方抽样方法随机抽取处方、病例进行点评。

（五）标准细则及结果

按照《医疗机构处方审核规范》《医院处方点评管理规范（试行）》中的标准及细则，围绕用药安全、有效、经济，对处方进行合法性、规范性、适宜性审核和点评。处方审核和点评细则如下：

1. 合法性审核

（1）处方开具人是否根据《中华人民共和国执业医师法》取得医师资格，并执业注册。

（2）处方开具时，处方医师是否根据《处方管理办法》在执业地点取得处方权。

（3）麻醉药品、第一类精神药品、医疗用毒性药品、放射性药品、抗菌药物等药品处方，是否由具有相应处方权的医师开具。

2. 规范性审核

（1）处方是否符合规定的标准和格式，处方医师签名或加盖的专用签章有无备案，电子处方是否有处方医师的电子签名。

（2）处方前记、正文和后记是否符合《处方管理办法》等有关规定，文字是否正确、清晰、完整。

（3）条目是否规范。

1）年龄应当为实足年龄，新生儿、婴幼儿应当写日、月龄，必要时要注明体重。

2）中药饮片、中药注射剂要单独开具处方。

3）开具西药、中成药处方，每一种药品应当另起一行，每张处方不得超过5种药品。

4）药品名称应当使用经药品监督管理部门批准并公布的药品通用名称、新活性化合物的专利药品名称和复方制剂药品名称，或使用由卫健委公布的药品习惯名称；医院制剂应当使用药品监督管理部门正式批准的名称。

5）药品剂量、规格、用法、用量准确清楚，符合《处方管理办法》规定，不得使用“遵医嘱”“自用”等含糊不清字句。

6）普通药品处方量及处方效期符合《处方管理办法》的规定，抗菌药物、麻醉药品、精神药品、医疗用毒性药品、放射药品、易制毒化学品等的使用符合相关管理规定。

7）中药饮片、中成药的处方书写应当符合《中药处方格式及书写规范》。

3. 适宜性审核

（1）西药及中成药处方，应当审核以下项目：

1）处方用药与诊断是否相符。

2）规定必须做皮试的药品，是否注明过敏试验及结果的判定。

3）处方剂量、用法是否正确，单次处方总量是否符合规定。

4）选用剂型与给药途径是否适宜。

5）是否有重复给药和相互作用情况，包括西药、中成药、中成药与西药、中成药与中药饮片之间是否存在重复给药和有临床意义的相互作用。

6）是否存在配伍禁忌。

7）是否有用药禁忌：儿童、老年人、孕妇及哺乳期妇女、脏器功能不全患者用药是否有禁忌使用的药物，患者用药是否有食物及药物过敏史禁忌证、诊断禁忌证、疾病史禁忌证与性别禁忌证。

8）溶媒的选择、用法用量是否适宜，静脉输注的药品给药速度是否适宜。

9）是否存在其他用药不适宜情况。

（2）中药饮片处方，应当审核以下项目：

1）中药饮片处方用药与中医诊断（病名和证型）是否相符。

2）饮片的名称、炮制品选用是否正确，煎法、用法、脚注等是否完整、准确。

3）毒麻贵细饮片是否按规定开方。

4）特殊人群如儿童、老年人、孕妇及哺乳期妇女、脏器功能不全患者用药是否有禁忌使用的药物。

5）是否存在其他用药不适宜情况。

处方点评工作包括门急诊处方点评、医嘱病例点评、特定药物和超常预警药物专项点评。处方点评工作要有完整、准确的书面记录，过程可溯源。

1. 处方点评

（1）处方点评小组依据《医院处方点评管理规范（试行）》中的要求，随机抽取处方进行点评。

（2）依据处方分类、项目填写完整性、处方书写情况，以及处方限量等内容点评处方的规范性；依据临床诊断、各项检查和个体情况，从药物的选择、用法用量、疗程、给药途径、联合用药、相互作用、配伍禁忌、潜在的不良反应等方面，分析用药的安全性、合理性及经济性。

（3）门急诊处方的抽样率不应少于总处方量的1‰，且每月点评处方绝对数不应少于100张；三级以上综合医院处方点评小组每月抽查当月门诊处方不少于5 000张，要求处方合格率≥95%。

2. 病历点评

（1）处方点评小组以患者住院病历为依据，对医嘱进行综合点评。点评表格由医院根据本院实际情况自行制定。

（2）医嘱单的抽样率（按出院病历数计）不应少于1%，且每月点评出院病历绝对数不应少于30份。三级以上医院处方点评小组每月抽查病历不少于300份。

3. 专项点评

（1）每月对特定的药物或治疗特定疾病的药物（如国家基本药物、血液制品、中药注射剂、肠外营养制剂、抗菌药物、辅助治疗药物、激素等临床使用及超说明书用药、肿瘤患者和围手术期用药等）使用情况进行专项点评。

（2）根据药物用量动态监测/临床科室用药结构组成情况，点评专家组织成员，针对超常预警药品，抽查门急诊处方或住院病历，结合病情诊断、实验室检查、药敏试验、影像学等资料及病情发展情况，从药物选择、用法用量、疗程等方面进行点评。

处方审核和点评结果分为合理处方和不合理处方，其中不合理处方包括不规范处方、用药不适宜处方及超常处方。

1. 不规范处方

（1）处方的前记、正文、后记内容缺项，书写不规范或者字迹难以辨认的。

（2）医师签名、签章不规范或者与签名、签章留样不一致的。

（3）药师未对处方进行适宜性审核的（处方后记的审核、调配、核对、发药栏目无审核调配药师及核对发药药师签名，或者单人值班调剂未执行双签名规定）。

（4）新生儿、婴幼儿处方未写明日、月龄的。

（5）西药、中成药与中药饮片未分别开具处方的。

（6）未使用药品规范名称开具处方的。

（7）药品的剂量、规格、数量、单位等书写不规范或不清楚的。

（8）用法用量使用“遵医嘱”“自用”等含糊不清字句的。

（9）处方修改未签名并注明修改日期，或药品超剂量使用未注明原因和再次签名的。

（10）开具处方未写临床诊断或临床诊断书写不全的。

（11）单张门急诊处方超过 5 种药品的。

（12）无特殊情况下，门诊处方超过 7 日用量，急诊处方超过 3 日用量，慢性病、老年病或特殊情况下需要适当延长处方用量未注明理由的。

（13）开具麻醉药品、精神药品、医疗用毒性药品、放射性药品等特殊管理药品处方未执行国家有关规定的。

（14）医师未按照《抗菌药物临床应用管理办法》开具抗菌药物处方的。

（15）中药饮片处方药物未按照“君、臣、佐、使”的顺序排列，或未按要求标注药物调剂、煎煮等特殊要求的。

2. 用药不适宜处方

（1）适应证不适宜的。

（2）遴选的药品不适宜的。

（3）药品剂型或给药途径不适宜的。

（4）无正当理由不首选国家基本药物的。

（5）用法、用量不适宜的。

（6）联合用药不适宜的。

（7）重复给药的。

（8）有配伍禁忌或者不良相互作用的。

（9）其他用药不适宜情况的。

3. 超常处方

（1）无适应证用药。

（2）无正当理由开具高价药的。

（3）无正当理由超说明书用药的。

（4）无正当理由为同一患者同时开具 2 种以上药理作用相同药物的。

（六）结果的应用

药学部会同医疗质量管理部门对处方点评小组提交的点评结果进行审核，每月定期公布点评结果，通报不合理处方；根据处方点评结果，对医院在处方管理和临床用药方面存在的问题，进行综合分析评价，提出质量改进建议，并向医院药物与治疗学委员会和医疗质量管理委员会报告。

医院药物与治疗学委员会和医疗质量管理委员会根据提交的改进建议，制定有针对性的临床用药质量管理和药事管理改进措施，并责成相关部门和科室落实改进措施。

医院将点评结果纳入相关科室及其工作人员绩效考核和年度考核指标，建立健全相关的奖惩制度。

点评结果可以作为医院制定、修订各级药品目录的重要依据。

（七）干预措施

根据处方审核和点评结果，结合医院临床用药监测、评价和超常预警系统的分析评估结果，医院药物与治疗学委员会和医疗质量管理委员会组织实施处方和用药医嘱的合理干预。

1. 技术干预

（1）反馈建议：医院医疗管理部门根据处方审核、点评结果，及时反馈临床科室和当事人，并提出改进措施和建议。

（2）效果追踪：经干预后，处方点评小组再择机抽查该临床科室处方、病历，分析评价合理用药干预效果。

2. 行政干预

（1）通报公示：医院医疗管理部门每月公示处方点评结果，通报不合理处方。

（2）行政惩戒：对于处方开具不合格的医师或未按照规定审核处方的药师，按照相关办法予以处理，并且与个人及科室绩效考核挂钩。

（八）规范培训和持续改进

药师应接受继续教育，不断更新、补充、拓展药学专业知识，提高处方审核水平。培训内容包括相关法律法规、工作制度和岗位职责，以及药学基本理论、基本知识和基本技能。参与临床药物治疗、查房、会诊、疑难危重病例、死亡病例讨论以及临床疾病诊疗知识学习，参加院内、外举办的相关会议，学术论坛及培训班等。

处方点评小组不定期深入临床科室宣讲普及合理用药知识，对医务人员进行合理用药知识培训，规范医师处方行为，提高处方医嘱开具的合理性，提高合理用药水平。

（九）信息化建设

医院信息系统应为处方审核和点评提供必要的信息，如电子处方、电子病历（诊断、现病史、既往史、用药史、过敏史等）以及医学相关检查、检验学资料、影像学资料等电子信息。

医院应加快信息化建设，从技术层面实现处方前置审核，系统自动识别用药问题，弥补人工审核标准不统一、效率低的缺陷，减少因处方点评滞后造成的用药安全潜在风险。随着前置审方工作的推进，逐步实现药学服务前移，从事后走向实时，解决同一患者“多时段、多科室、多处方、多品种”的联合用药风险，摒弃处方点评滞后的弊端，保障患者用药安全。更多信息化建设内容详见相关章节。

（十）监督追责

对开具不合理处方的医师，相关部门应采取教育培训、批评等措施；对于开具超常处方的医师按照《处方管理办法》的规定予以处理；一个考核周期内 5 次以上开具不合理处方的医师，应当认定为医师定期考核不合格，离岗参加培训；对患者造成严重损害的，按照相关法律法规予以相应处罚。

药师未按规定审核处方、调剂药品、未进行用药交代或未对不合理处方进行有效干预的，采取教育培训、批评等措施；对患者造成严重损害的，依法予以相应处罚。

处方审核点评流程见图 6-1。

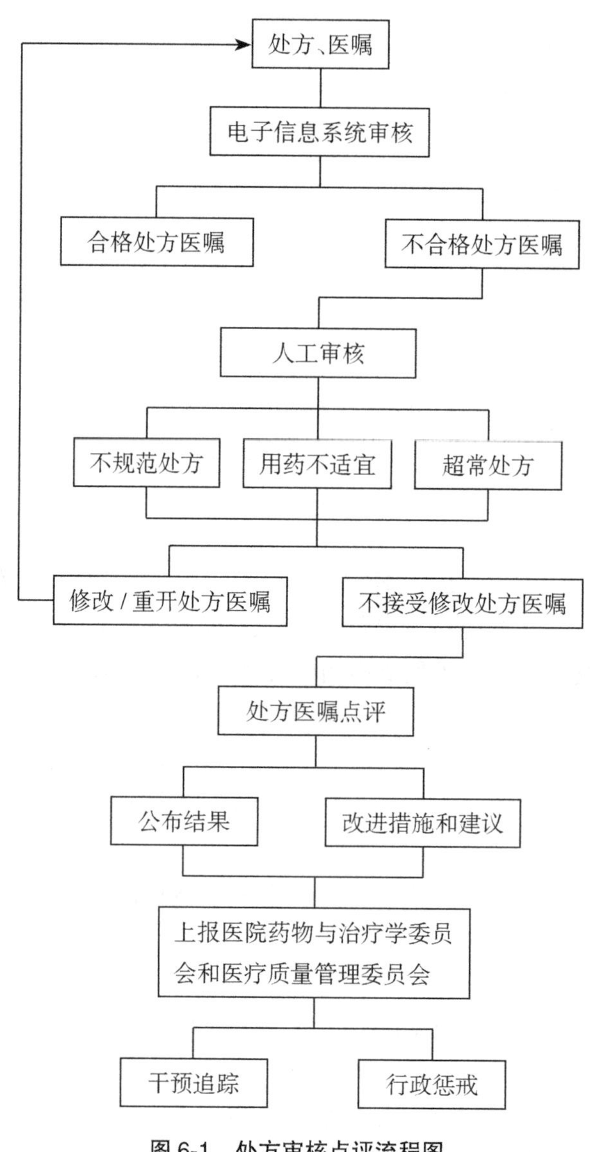

图 6-1　处方审核点评流程图

二、基本药物临床应用管理制度

为进一步深化医药卫生体制改革，积极贯彻国家基本药物制度，促进医院合理配备、优先使用基本药物，促进临床合理用药，有效控制药品费用增长，保障患者基本用药需求，根据卫健委等九部委《关于建立国家基本药物制度的实施意见》、陕西省人民政府办公厅《关于推行国家基本药物制度的实施意见》等规定，结合《国家基本药物处方集》《国家基本药物目录（2018 年版）》《国家基本药物临床应用指南》的有关内容和要求，制定本制度。

1. 基本药物是指适应基本医疗卫生需求、剂型适宜、价格合理、能够保障供应、公众可公平获得的药品。基本药物包括化学药品、生物制品、中成药。化学药品和生物制品主要依据临床药理学分类，中成药主要依据功能分类。

2. 医院应按照《国家基本药物临床应用指南》和《国家基本药物处方集》等有关规定，根据诊疗范围、临床路径及国家有关医疗卫生机构药品使用管理规定，合理配备使用基本药物（包括国家基本药物和各省增补的基本药物）。

3. 医院应根据实际情况积极调整临床用药目录，优先考虑基本药物进入医院药品目录。基层医疗卫生机构、二级公立医院、三级公立医院基本药物配备品种数量占比不低于 90%、80%、60%；二级医疗机构、三级医疗机构基本药物销售额占药品总销售额的比例分别不低于 40%、25%。

4. 规范基本药物临床应用。医务人员开具基本药物处方时应遵循《处方管理办法》，并严格按照《国家基本药物临床应用指南》和《国家基本药物处方集》的要求使用基本药物。

5. 医院要加大基本药物的宣传力度，积极推广《国家基本药物临床应用指南》和《国家基本药物处方集》临床应用，定期组织对全院医务人员进行基本药物相关知识培训和考核，并将其纳入卫生技术人员业务培训和考核的重要内容。

6. 加强基本药物不良反应监测和报告。临床如发生基本药物不良反应，应按照医院《药品不良反应监测和报告管理制度》的要求及时上报，以保证患者用药安全。

7. 加强对基本药物配备使用情况的监督与评估。建立完善的药物配备使用管理信息系统，在信息系统中实现基本药物的各项统计指标，每月指定专人负责对采购的基本药物使用情况进行统计汇总，综合分析，确保基本药物合理使用。

8. 建立基本药物处方点评制度。临床药师依照《国家基本药物临床应用指南》《国家基本药物处方集》，每月对各临床科室的处方及医嘱中基本药物合理应用情况从“可获得性”“使用合理性”等方面进行综合评价，开展基本药物处方点评，了解基本药物用药状况，对基本药物处方指标执行情况进行追踪检查、统计分析，定期在医院《处方点评月报》《药学简报》及院周会上对全院基本药物使用情况进行点评。

9. 加大对医师基本药物合理使用考核力度。对检查中发现的未优先使用基本药物或不合理使用基本药物问题，填写合理用药质控督办单，督促临床改正，同时通过医疗质量管理部门和质控科予以一定的处罚。

10. 医院根据临床各科基本药物使用情况设定各科基本药物指标，并将各科室基本药物使用情况纳入科室绩效考核及流动红旗评比中。

三、优先合理使用基本药物的实施办法

根据卫健委等九部委《关于建立国家基本药物制度的实施意见》（卫药政发〔2009〕78号）要求，为规范医师处方行为，确保基本药物的优先合理使用，特制定本实施办法。

（一）国家基本药物的概念

基本药物是指适应基本医疗卫生需求、剂型适宜、价格合理、能够保障供应、公众可公平获得的药品，特征是安全、必需、有效、价廉。

（二）指导思想

卫健委等九部委《关于建立国家基本药物制度的实施意见》明确要求，各类医疗机构要将基本药物作为首选药物并达到一定使用比例。建立基本药物优先和合理使用制度，是实施国家基本药物制度的重要内容，是建立和完善公立医院与基层机构的分工协作机制，提高各级医疗机构合理用药水平，切实减轻群众药品费用负担的重要举措。

医院各科室要统一思想，扎实做好基本药物配备、使用工作，确保达到三级医院要求的配备、使用比例，即三级综合医院规定配备基本药物品种应不低于国家基本药物目录品种数量的30%，销售额占药品总销售额的比例不得低于25%。

（三）组织管理

医院“药事管理与药物治疗学委员会”负责本院基本药物的使用管理。质控科负责将各科室基本药物优先合理使用的情况纳入科室的质量考核体系进行考核。医疗质量管理部门负责组织基本药物优先合理使用的宣传、培训及监管。门诊部负责门诊科室基本药物优先合理使用的宣传和监管。纪委监察科负责各临床科室基本药物优先合理使用的全面监管。药学部门负责提供技术支持，提供《国家基本药物临床应用指南》和《国家基本药物处方集》资料，同时负责基本药物供应、处方点评及对优先使用国家基本药物情况进行总结分析。药品招标采购办公室负责基本药物的采购。

（四）具体措施

1. 加强基本药物优先合理使用的培训。药学部门负责收集国家及省增补的基本药物品种目录、《国家基本药物临床应用指南》和《国家基本药物处方集》等相关资料，由医疗质量管理部门组织对医务人员的培训和考核。

2. 加强处方点评。药学部门药师每月对医师处方（医嘱）是否优先合理使用基本药物进行督察、分析；对优先使用国家基本药物情况进行总结分析、调整反馈，满足基本医疗服务需要。

3. 实行科主任负责制。临床合理使用基本药物实行科主任负责制，并与科主任绩效目标考核挂钩，将基本药物使用金额比例分解到每个临床科室。各科室临床用药时须将基本药物作为首选，由科主任负责督导落实处方和医嘱的执行情况。

4. 加强临床药师的作用。充分发挥临床药师在基本药物合理使用中的作用。临床药师在日常工作中要注重临床用药的选择，在同等治疗效果下，积极推荐临床医师优先选择使用基本药物。

（五）监督管理与持续改进

1. 医院每月对各临床科室基本药物使用指标的执行情况进行追踪检查及统计分析，对基本药物使用不达标的科室进行经济处罚。

2. 药学部门按规定对基本药物使用进行专项处方点评，将点评结果上报，由医院进行公示通报，并进行有效干预，对未优先合理使用基本药物的医师进行全院通报并处以经济处罚。

3. 由药学部门对存在的问题进行汇总和综合分析评价，提出质量改进建议，并向医院药事管理与药物治疗学委员会报告。医院药事管理与药物治疗学委员会根据药学部门提交的质量改进建议，研究制定有针对性的临床用药质量管理和药事管理改进措施，并责成相关部门和科室落实质量改进措施，提高合理用药水平，保证患者用药安全。

4. 建立基本药物优先合理使用的长效机制，将基本药物合理使用情况与医师定期考核、职称晋升、绩效工资发放、年终评奖评优等工作挂钩，推动医务人员优先、合理使用基本药物。

四、中药注射剂管理制度

为保障医疗安全和患者用药安全，加强中药注射剂临床使用管理，根据原卫生部、原国家食品药品监督管理局、国家中医药管理局联合发布的《关于进一步加强中药注射剂生产和临床使用管理的通知》，结合相关法律法规，制定本制度。

1. 中药注射剂应当在医疗机构内凭医师处方使用，医疗机构应当制定对过敏性休克等紧急情况进行抢救的规程。

2. 中药注射剂处方必须由中医类别医师或其他类别的医师经过不少于一年系统学习中医药专业知识并考核合格后，或取得省级以上教育行政部门认可的中医、中西医结合、民族医医学专业学历或学位的，或者参加省级中医药主管部门认可的两年以上西医学习中医培训班（总学时数不少于 850 学时）并取得相应证书的，或者按照《传统医学师承和确有专长人员医师资格考核考试办法》有关规定跟师学习中医满三年并取得“传统医学师承出师证书”的遵照中医临床基本的辨证施治原则开具。

3. 医疗机构要加强对中药注射剂采购、验收、储存、调剂的管理。药学部门要严格执行药品进货检查验收制度，建立真实完整的购进记录，保证药品来源可追溯，坚决杜绝不合格药品进入临床；要严格按照药品说明书中规定的药品储存条件储存药品；在发放药品时严格按照《中华人民共和国药品管理法》《处方管理办法》进行审核。

4. 选用中药注射剂应严格掌握适应证，合理选择给药途径。能口服给药的，不选用注射给药；能肌内注射给药的，不选用静脉注射或滴注给药。必须选用静脉注射或滴注给药的应加强监测。

5. 辨证施药，严格掌握功能主治。临床使用应辨证用药，严格按照药品说明书规定的功能主治使用，禁止超功能主治用药。

6. 严格掌握用法用量及疗程。按照药品说明书推荐剂量、调配要求、给药速度、疗程使用药品。不超剂量、过快滴注和长期连续用药。

7. 严禁混合配伍，谨慎联合用药。中药注射剂应单独使用，禁忌与其他药品混合配伍使用。谨慎联合用药，如确需联合使用其他药品时，应谨慎考虑与中药注射剂的间隔时间以及药物相互作用等问题。

8. 用药前应仔细询问过敏史，对过敏体质者应慎用。

9. 对老人、儿童、肝肾功能异常患者等特殊人群和初次使用中药注射剂的患者应慎重使用，加强监测。对长期使用的在每疗程间要有一定的时间间隔。

10. 加强用药监护。用药过程中，应密切观察用药反应，特别是开始30分钟。发现异常，立即停药，采用积极救治措施，救治患者。

11. 加强对中药注射剂不良反应监测工作，对监测信息及时进行研究分析，强化监测系统的应急反应功能，提高药品安全性突发事件的预警和应急处理能力，切实保障患者用药安全。

五、重点监控药品临床应用管理制度

为促进临床合理用药，降低患者医疗费用，根据国务院办公厅《关于完善公立医院药品集中采购工作的指导意见》（国办发〔2015〕7号）、《关于印发第一批国家重点监控合理用药药品目录（化药及生物制品）的通知》（国卫办医函〔2019〕558号），制定本制度。

1. 重点监控药品目录在《关于印发第一批国家重点监控合理用药药品目录（化药及生物制品）的通知》制定的目录（见表6-1）基础上，形成本机构重点监控合理用药药品目录。

2. 重点监控药品目录应当按照要求以政务公开、院务公开、官方网站公示等形式向社会公布。

3. 临床医师应严格掌握重点监控药品的用药指征，按照药品说明书中的适应证、剂量及疗程选用药物，结合患者病情制订合理的用药方案，确保临床用药安全、有效。禁止超说明书使用重点监控药品。不得同时使用两种及以上药理作用或功能主治相近的重点监控药品。

4. 医院对临床各科室重点监控药品占所有药品的金额比进行限定，具体指标由医疗质量管理部门会同药学部共同制定，并根据临床实际情况定期调整。

5. 医院处方点评工作小组每月针对重点监控药品进行专项点评。根据临床使用情况，抽查部分科室或医师的出院病历，从适应证、药物选择、给药途径、用法用量、重复用药、用药疗程、禁忌证等方面进行评价。点评结果按照《医院处方点评管理规范（试行）》有关要求进行判定，用药不适宜率超过本部门规定比率时，应进行预警。

6. 药学部每月对重点监控药品的使用金额进行动态监测和超常预警，对用药不合理问题突出的品种，采取排名通报、限期整改、清除出本机构药品供应目录等措施，保证合理用药。

7. 医疗质量管理部门根据重点监控药品的金额比、专项点评结果对相关科室及个人进行警示和处罚，具体处罚标准由医疗质量管理部门制定并定期调整。重点监控药品的金额比、专项点评结果作为科室及个人绩效考核、评先评优的依据。

8. 对尚未纳入目录管理的药品，做好常规临床使用监测工作，发现使用量异常增长，无指征、超剂量使用等问题，要加强预警并查找原因。

表 6-1 第一批国家重点监控合理用药药品目录(化药及生物制品)

(排名不分先后)

序号	药品通用名	序号	药品通用名
1	神经节苷脂	11	鼠神经生长因子
2	脑苷肌肽	12	胸腺五肽
3	奥拉西坦	13	核糖核酸Ⅱ
4	磷酸肌酸钠	14	依达拉奉
5	小牛血清去蛋白	15	骨肽
6	前列地尔	16	脑蛋白水解物
7	曲克芦丁脑蛋白水解物	17	核糖核酸
8	复合辅酶	18	长春西汀
9	丹参川芎嗪	19	小牛血去蛋白提取物
10	转化糖电解质	20	马来酸桂哌齐特

六、抗肿瘤药物管理制度

鉴于抗肿瘤药物的特性,各医疗机构应结合本机构实际用药情况,在抗肿瘤药物的储存、保管、调配、配置、传送、使用和处置等各个环节建立健全相应的管理制度,按照《新型抗肿瘤药物临床应用指导原则(2019年版)》及《三级综合医院评审标准实施细则(2011年版)》《二级综合医院评审标准(2012年版)实施细则》等要求,加强抗肿瘤药物的监督与管理,保证抗肿瘤药物的临床安全合理使用,同时保证医务人员的身体健康,避免环境污染,建立健全安全管理措施、工作流程等,以保证抗肿瘤药物安全有效地管理和使用,特制定本规范及分级管理制度。

(一)采购、验收入库、贮存管理

第一条 抗肿瘤药物的采购、验收入库、贮存、发放各环节必须严格按高警示药品管理要求进行管理,入库验收和发放时有核对记录。

第二条 抗肿瘤药物贮存应划定专门区域,拆除外包装的药品必须存放在密闭容器内密封保存。

(二)配置管理

第三条 静脉用抗肿瘤药物的配置应参考卫生部《静脉用药集中调配质量管理规范》(卫办医政发〔2010〕62号)制定完善的静脉用抗肿瘤药物配置的防护措施和操作规程,并按要求进行配置。相关技术人员,应经过相关专业知识、操作技能、配置流程及安全防护等培训,经考核合格后方可从事抗肿瘤药物的配置工作。

第四条 抗肿瘤药物配置成品的保存条件,如放置时间、储存温度、是否需要避光等应符合药品说明书要求,以保证药效及安全性。

（三）使用管理

第五条 调配抗肿瘤药物须凭医师开具的处方或医嘱单，经药师审核后予以调配；调配后的抗肿瘤药物需经过药师复核，确认无误方可发放或配置。

第六条 给患者使用抗肿瘤药物前必须核对患者信息、药品信息，并仔细检查药品的外观状况，确认无误后方可给药。特殊管理的抗肿瘤药物使用时必须由护师复核。

第七条 抗肿瘤药物输注应由专科护士进行，用药过程中，应注意抗肿瘤药物的保存条件、给药方式、输注速度、输注时间、渗漏处理等各个环节，严格把关。

第八条 渗漏处理：医护人员应掌握抗肿瘤药物的相关不良反应及药液渗漏发生时的应急预案和处置办法。一旦出现给药部位药液漏出，需及时采取相应的对症处理，以减轻对患者造成的局部损害。有较大刺激性的药物应采取深静脉给药方式。

第九条 安全用药：在选择和使用抗肿瘤药物时，应注意与其他药物之间的配伍禁忌及相互作用。密切关注药物不良反应，一旦发生应立即对症处理并及时上报有关部门。

第十条 超说明书用药与超量用药：临床需超说明书、超量使用抗肿瘤药物时由主管医师和科室提出书面申请，并提供临床试验依据或循证医学 / 药学证据，经医院药事管理与药物治疗学委员会专家组审核批准。

（四）废弃物管理

第十一条 抗肿瘤药物废弃物必须与其他物品分开放置，并密闭存放在有特殊标记的特制的防渗漏的污物袋中，统一交医疗垃圾运送组收集、集中焚烧处理。

第十二条 处理抗肿瘤药物废弃物的人员必须采取相应防护措施，以防造成伤害。

第十三条 制定安全移除污染废弃物品程序，所有与细胞毒药物有关的注射器、Ⅳ袋、手套、工作服做废弃处理时，分类置于颜色专用的“CD 废物”袋中，并贴上醒目的警告性标签予以区别，该废物袋再置入专用箱密封集中处置。

（五）人员资质管理

第十四条 应用抗肿瘤药物的临床医师须具有主治医师及以上专业技术职务任职资格和相应专业资质，并经过相应的专科培训且考核合格。特殊管理抗肿瘤药物中可能造成比较严重不良反应的药物，需由有经验的主治医师开具处方，使用时须具有相应的应急措施和相应的抢救设备，必要时须医师在场。医疗质量管理部门、药学部组织每两年一次对从事肿瘤药物治疗的临床医师进行再培训和再授权。

第十五条 应用抗肿瘤药物的护理人员须具有护士及以上专业技术职务任职资格和相应专业资质，三年以上工作经验，并经过相应的专科培训且考核合格。医院每半年定期抽查护士对肿瘤药物治疗处方与医嘱的执行能力，对存在的缺陷与问题应有记录和整改意见。

第十六条 调配抗肿瘤药物的药师（或护士）须具有药士（或护士）以上专业技术职务任职资格并经过相应的专科培训且考核合格，两年以上工作经验，调配后的抗肿瘤药物需经过药师复核无误后方可发出。医疗质量管理部门、药学部组织每两年一次对从事肿瘤药物调配的调剂药师进行再培训和再授权。

（六）安全管理

第十七条 对接触细胞毒药物的工作人员提供每年度一次常规健康检查（包括肝、肾功能，血常规及血小板等指标），并做好记录，建立健康档案，以监测其健康状况。

第十八条 孕期或哺乳期妇女应避免从事细胞毒药物调配工作。

第十九条 指派专人保管细胞毒药物，建立危害性药品区域，未经许可，不得入内。

第二十条 调配细胞毒药品应在规定区域完成，严禁在现场吃、喝食物或嚼口香糖、化妆、吸烟及存放食品。

第二十一条 加强专业人员的职业安全教育，提高自我防护意识。

（七）监督检查

第二十二条 医院质量管理小组和科室质量管理组应加强抗肿瘤药物临床应用的管理，各科室根据医院《抗肿瘤药物临床应用指导原则》和《抗肿瘤药物临床应用管理制度》，制定本科室相应的实施细则，并将抗肿瘤药物安全与合理使用纳入医疗质量和综合目标管理考核体系。

第二十三条 医疗质量管理部门、药学部组织每年对各科室抗肿瘤药物的使用管理工作开展监督检查，对存在问题进行全院通报，通知各科室进行整改，对整改意见的成效进行评价，并纳入医院的质量管理和科主任综合目标考核。

七、抗肿瘤药物临床应用基本原则

正确合理地应用抗肿瘤药物是提高肿瘤患者生存率和生活质量，降低死亡率、复发率和药物不良反应发生率的重要手段，是肿瘤综合治疗的重要组成部分。根据国家药品监督管理局《新型抗肿瘤药物临床应用指导原则（2019年版）》要求，鉴于抗肿瘤药物有明显毒副作用，可给人体造成伤害，对抗肿瘤药物的应用要谨慎合理，特制定本原则。

（一）权衡利弊，最大获益

力求患者从抗肿瘤治疗中最大获益，是使用抗肿瘤药物的根本目的。用药前应充分掌握患者病情，进行严格的风险评估，权衡患者对抗肿瘤药物治疗的接受能力、对可能出现的毒副反应的耐受力和经济承受力，尽量规避风险，客观评估疗效。即使毒副作用不危及生命，并能被患者接受，也要避免所谓“无效但安全”的不当用药行为。

（二）目的明确，治疗有序

抗肿瘤药物治疗是肿瘤整体治疗的一个重要环节，应针对患者肿瘤临床分期和身体耐受情况，进行有序治疗，并明确每个阶段的治疗目标。

（三）医患沟通，知情同意

用药前务必与患者及其家属充分沟通，说明治疗目的、疗效、给药方法以及可能引起的毒副作用等，医患双方尽量达成共识，并签署知情同意书。

（四）治疗适度，规范合理

抗肿瘤药物治疗应行之有据，规范合理，依据各专科公认的临床诊疗指南、规范或专家共识实施治疗，确保药物适量、疗程足够，不宜随意更改，避免治疗过度或治疗不足。药物疗效相近时，治疗应舍繁求简，讲求效益，切忌重复用药。

（五）熟知病情，因人而异

应根据患者年龄、性别、种族以及肿瘤的病理类型、分期、耐受性、分子生物学特征、既往治疗情况、个人治疗意愿、经济承受能力等因素综合制订个体化的抗肿瘤药物治疗方案，并随患者病情变化及时调整。

特殊年龄（新生儿、儿童、老年）及妊娠期、哺乳期妇女患者和有严重基础疾病的患者需使用抗肿瘤药物时，应充分考虑上述人群的特殊性，从严掌握适应证，制订合理可行的治疗方案。

（六）谨慎处理不良反应

必须参见药品说明书谨慎选择、合理应用抗肿瘤药物，充分认识并及时发现可能出现的毒副作用，施治前应有相应的救治预案，毒副反应一旦发生，应及时处理。

（七）临床试验，积极鼓励

药物临床试验是在已有常规治疗的基础上，探索、拓展患者治疗获益的新途径，以求进一步改善肿瘤患者的生活质量和预后，鼓励符合条件的患者积极参加。进行细胞毒药物临床试验必须有国家药品监督管理局的药物临床试验批件，并严格按《药物临床试验质量管理规范》（GCP）进行。严禁因药物临床试验延误患者的有效治疗。

（八）联合化疗选择药物的原则

1. 联合使用药物中的每一药物应该在单独应用时疗效确切。

2. 所用药物应具有不完全相同的药理作用和毒性。

3. 数药同用时应不致减效或拮抗，并力求协同或增效。

（九）抗肿瘤药物治疗应遵循以下原则

1. 必须以病理组织学诊断作为肿瘤化疗的基础，不能用抗肿瘤药做诊断性治疗和预防用药。

2. 严格控制使用抗肿瘤药物的适应证，争取最佳疗效，改善患者的生存状况。

3. 严格掌握药物联用的指征，降低毒副作用。

4. 制订个体化的给药方案，注意剂量、疗程和合理给药方法、时间。

5. 密切观察药物的副作用，及时调整给药方案。

6. 大剂量化疗和特殊化疗时应进行血药浓度监测，并根据监测结果调整剂量和给药时间，以防意外发生。

7. 加强药物经济学的应用，尽量降低患者的药物使用支出，减轻患者经济负担。

八、抗肿瘤药物临床应用管理制度

为进一步规范抗肿瘤药物的临床应用，提升抗肿瘤药物的医疗安全和医疗质量管理，加强抗肿瘤药物的监督与管理，保证抗肿瘤药物的临床安全合理使用，同时保证医务人员的身体健康，避免环境污染，按照《新型抗肿瘤药物临床应用指导原则（2019年版）》要求，特制定本制度。

（一）抗肿瘤药物分级原则

按照《新型抗肿瘤药物临床应用指导原则（2019年版）》的要求，根据抗肿瘤药物的作用机制、临床疗效、药物不良反应及药品价格等因素，将抗肿瘤药物分为普通使用级、限制使用级进行管理。

1. 普通使用级　有明确的临床使用适应证、已列入《国家基本药物目录》《国家基本医疗保险药品目录》和国家谈判药品的抗肿瘤药物品种。该类药物应设专柜，明显标识，做到账物相符。

2. 限制使用级 有明确的临床使用适应证、未列入《国家基本药物目录》或《国家基本医疗保险药品目录》或国家谈判药品的抗肿瘤药物品种。该类药物应设专柜并专人保管、明显标识、账物相符，保存条件应严格按照药品说明书要求执行。

（二）肿瘤药物分级使用

1. 临床医师根据诊断、患者分期及既往治疗情况选择抗肿瘤药物。依据抗肿瘤药物分级原则，初级和中级职称的医师具有普通使用级抗肿瘤药物的处方权，副高及以上职称的医师具有限制使用级抗肿瘤药物的处方权。如特殊情况下越级使用了限制使用级抗肿瘤药物，需在24小时内进行补办手续，并由具备高级专业技术职称任职资格的医师审核。

2. 抗肿瘤治疗方案的制订或更换，必须由中级及以上医师确定，更换治疗方案的应在病程中记录更换原因。

3. 对肿瘤化学治疗药物的超常规、超剂量、新途径的用药方案，应由临床医师（副主任医师及以上医师）和临床药师通过病例讨论确定，报医院药事会备案，并告知患者，签署知情同意书。

4. 规范、正确地使用肿瘤化学治疗药物，对可能发生的不良反应启动应急处置预案，药学部门提供必要的信息支持。

（三）抗肿瘤药物的监督管理

1. 医院药事会负责抗肿瘤药物临床应用的监督管理，由医疗质量管理部门、药学部、质控科成立抗肿瘤药物管理小组，定期组织抗肿瘤药物安全与合理应用规范化培训并进行相关知识的考核，定期对临床安全、合理用药工作开展监督检查。包括对抗肿瘤药物的临床使用情况进行统计分析和专项点评，分析结果由医疗质量管理部门联合药学部进行公示、干预。

2. 药品监督处和药学部根据国家有关部门的要求，制定相关制度和管理措施。医疗质量管理部门和门诊部负责对其分管区域内各学科或专业的抗肿瘤药物应用进行具体管理。

3. 加强对抗肿瘤药物安全性监测，对其不良反应事件按照“可疑即报”的原则进行监测和报告。药学部对抗肿瘤药物的安全性、有效性和质量进行评估，并汇总抗肿瘤药物的不良反应事件，定期向医院通报有关情况，并在内网上公示。

4. 质控科负责对制度落实情况进行日常监管，定期组织专家对抗肿瘤药物应用情况进行检查，并将整改意见反馈给药事管理与药物治疗学委员会。

5. 将抗肿瘤药物安全与合理使用纳入相关科室医疗质量和综合目标管理考核体系。

九、糖皮质激素分级应用管理制度

为更好地加强糖皮质激素类药物的使用管理，促进临床安全、有效地使用该类药物，避免医患纠纷，根据《医疗机构药事管理规定》《处方管理办法》《糖皮质激素类药物临床应用指导原则》，特制定本制度。

（一）糖皮质激素类药物使用原则

1. 严格掌握糖皮质激素治疗的适应证。

2. 合理制订糖皮质激素治疗方案。

3. 重视疾病的综合治疗。

4. 监测糖皮质激素的不良反应。

5. 注意停药反应和反跳现象。

6. 具体内容见《糖皮质激素临床应用基本原则》(卫办医政发〔2011〕23号)。

(二)分级管理制度

1. 严格限制没有明确适应证的糖皮质激素的使用,如不能单纯以退热和止痛为目的使用糖皮质激素。

2. 冲击疗法需具有主治医师以上专业技术职务任职资格的医师决定。

3. 长程糖皮质激素治疗方案,需由相应学科主治医师以上专业技术职务任职资格的医师制定。先天性肾上腺皮质增生症的长程治疗方案制订须由内分泌专业主治医师以上专业技术职务任职资格的医师决定。随访和剂量调整可由内分泌专业主治医师以上专业技术职务任职资格的医师决定。

4. 紧急情况下临床医师可以高于上条所列权限使用糖皮质激素,但仅限于3天内用量,并严格记录救治过程。

(三)培训、点评及干预

1. 医疗质量管理部门、药学部按照《医疗机构药事管理规定》和《处方管理办法》规定,开展糖皮质激素合理用药培训与教育,督导临床合理用药工作。

2. 医院将糖皮质激素合理使用纳入医疗质量和合理用药考核的内容之一。

3. 药学部依据《糖皮质激素临床应用基本原则》(卫办医政发〔2011〕23号),开展专项处方点评和糖皮质激素使用情况调查分析,对不合理用药情况提出纠正与改进意见。

4. 医疗质量管理部门依据处方点评结果,对严重的不合理用药情况进行通报,对严重和多次不合理应用糖皮质激素类药物者进行扣罚。

5. 药师负责处方检查,对不合理糖皮质激素类药物使用处方应及时通知相关医师进行改正,并定期对问题进行汇总。

6. 对违反规定乱开、滥用糖皮质激素类药物者,药师有权拒绝调配。

7. 未取得执业医师证者,不得使用激素类药物。

8. 执业医师必须接受糖皮质激素类药物合理应用培训,并通考核。

十、糖皮质激素临床应用基本原则

(一)糖皮质激素治疗性应用的基本原则

糖皮质激素在临床广泛使用,主要用于抗炎、抗病毒、抗休克和免疫抑制,其应用涉及临床多个专科。应用糖皮质激素要非常谨慎。正确、合理应用糖皮质激素是提高其疗效、减少不良反应的关键。

正确、合理应用糖皮质激素主要取决于以下两方面:一是治疗适应证掌握是否准确;二是品种及给药方案选用是否正确、合理。

1. 严格掌握糖皮质激素治疗的适应证　糖皮质激素是一类临床适应证尤其是相对适

应证较广的药物，但是，临床应用的随意性较大，未严格按照适应证给药的情况较为普遍，如单纯以退热和止痛为目的使用糖皮质激素，特别是在感染性疾病中以退热和止痛为目的使用。糖皮质激素有抑制自身免疫的药理作用，但并不适用于所有自身免疫病治疗，如慢性淋巴细胞浸润性甲状腺炎（桥本甲状腺炎）、1 型糖尿病、寻常型银屑病等。

2. 合理制订糖皮质激素治疗方案　糖皮质激素治疗方案应综合患者病情及药物特点制订，治疗方案包括选用品种、剂量、疗程和给药途径等。

（1）品种选择：各种糖皮质激素的药效学和人体药代动力学（吸收、分布、代谢和排出过程）特点不同，因此各有不同的临床适应证，应根据不同疾病和各种糖皮质激素的特点正确选用糖皮质激素品种。

（2）给药剂量：生理剂量和药理剂量的糖皮质激素具有不同的作用，应按不同治疗目的选择剂量。一般认为给药剂量（以泼尼松为例）可分为以下几种情况。①长期服用维持剂量：2.5~15.0mg/d；②小剂量：＜ 0.5mg/（kg・d）；③中等剂量：0.5~1.0mg/（kg・d）；④大剂量：＞ 1.0mg/（kg・d）；⑤冲击剂量：（以甲泼尼龙为例）7.5~30.0mg/（kg・d）。

（3）疗程：不同的疾病糖皮质激素疗程不同，一般可分为以下几种情况。

1）冲击治疗：疗程多小于 5 天。适用于危重症患者的抢救，如暴发型感染、过敏性休克、严重哮喘持续状态、过敏性喉头水肿、狼疮性脑病、重症大疱性皮肤病、重症药疹、急进性肾炎等。冲击治疗须配合其他有效治疗措施，可迅速停药，若无效，大部分情况下不可在短时间内重复冲击治疗。

2）短程治疗：疗程小于 1 个月，包括应激性治疗。适用于感染或变态反应类疾病，如结核性脑膜炎及胸膜炎、剥脱性皮炎或器官移植急性排斥反应等。短程治疗须配合其他有效治疗措施，停药时需逐渐减量至停药。

3）中程治疗：疗程 3 个月以内。适用于病程较长且多器官受累性疾病，如风湿热等。生效后减至维持剂量，停药时需要逐渐递减。

4）长程治疗：疗程大于 3 个月。适用于器官移植后排斥反应的预防和治疗及反复发作、多器官受累的慢性自身免疫病，如系统性红斑狼疮、溶血性贫血、系统性血管炎、结节病、大疱性皮肤病等。维持治疗可采用每日或隔日给药，停药前亦应逐步过渡到隔日疗法后逐渐停药。

5）终身替代治疗：适用于原发性或继发性慢性肾上腺皮质功能减退症，并于各种应激情况下适当增加剂量。

（4）给药途径：包括口服、肌内注射、静脉注射或静脉滴注等全身用药，以及吸入、局部注射、点滴和涂抹等局部用药。

3. 重视疾病的综合治疗　在许多情况下，糖皮质激素治疗仅是疾病综合治疗的一部分，应结合患者实际情况，联合应用其他治疗手段，如严重感染患者，在积极有效的抗感染治疗和各种支持治疗的前提下，为缓解症状，确实需要的可使用糖皮质激素。

4. 监测糖皮质激素的不良反应　糖皮质激素的不良反应与用药品种、剂量、疗程、剂型及用法等明显相关，在使用中应密切监测不良反应，如感染、代谢紊乱（水电解质、血糖、血脂）、体重增加、出血倾向、血压异常、骨质疏松、股骨头坏死等，小儿应监测生长和发育情况。

5. 注意停药反应和反跳现象　糖皮质激素减量应在严密观察病情与糖皮质激素反应

的前提下个体化处理，要注意可能出现的以下现象：

（1）停药反应：长期中或大剂量使用糖皮质激素时，减量过快或突然停用可出现肾上腺皮质功能减退样症状，轻者表现为精神萎靡、乏力、食欲减退、关节和肌肉疼痛，重者可出现发热、恶心、呕吐、低血压等，危重者甚至发生肾上腺皮质危象，需及时抢救。

（2）反跳现象：在长期使用糖皮质激素时，减量过快或突然停用可使原发病复发或加重，应恢复糖皮质激素治疗并常需加大剂量，稳定后再慢慢减量。

（二）糖皮质激素在儿童、妊娠和哺乳期妇女中应用的基本原则

1. 儿童糖皮质激素的应用　儿童长期应用糖皮质激素更应严格掌握适应证和恰当选用治疗方法。应根据年龄、体重（体表面积更佳）、疾病严重程度和患儿对治疗的反应确定糖皮质激素治疗方案。更应注意密切观察不良反应，以避免或降低糖皮质激素对患儿生长和发育的影响。

2. 妊娠期妇女糖皮质激素的应用　大剂量使用糖皮质激素者不宜怀孕。孕妇慎用糖皮质激素。特殊情况下临床医师可根据情况决定糖皮质激素的使用，例如慢性肾上腺皮质功能减退症及先天性肾上腺皮质增生症患者妊娠期应坚持糖皮质激素的替代治疗，严重的妊娠疱疹、妊娠性类天疱疮也可考虑使用糖皮质激素。

3. 哺乳期妇女糖皮质激素的应用　哺乳期妇女应用生理剂量或维持剂量的糖皮质激素对婴儿一般无明显不良影响。但若哺乳期妇女接受中等剂量、中程治疗方案的糖皮质激素时不应哺乳，以避免经乳汁分泌的糖皮质激素对婴儿造成不良影响。

（三）签署知情同意书

糖皮质激素因为作用广泛，不良反应较多，用药注意事项较多，临床使用中要充分告知患者，部分情况下医师应与患者签署知情同意书，见表 6-2。

知情同意书的签订范围：全身给药使用糖皮质激素且存在下列情况之一时，需要与患者签订知情同意书。①冲击治疗；②中程治疗（疗程在 3 个月以内）；③长程治疗（疗程大于 3 个月）；④终身替代治疗；⑤连续给药 7 天以上。

表 6-2　糖皮质激素治疗知情同意书

患者姓名：	性别：	年龄：	病历号：
诊断：			
医师已告知我根据目前病情，需要全身或局部使用肾上腺皮质激素（泼尼松、地塞米松、氢化可的松、甲泼尼龙琥珀酸钠、曲安奈德等）治疗控制病情，以下是使用糖皮质激素可能发生的风险和不良反应，有些不常见的风险可能没有在此列出，我已被告知如果我有特殊问题可以与我的医师讨论。 1. 物质代谢和水盐代谢紊乱　出现如浮肿、低血钾、高血压、糖尿病、皮肤变薄、皮纹、满月脸、水牛背、向心性肥胖、多毛、痤疮、肌无力和肌萎缩等症状，一般不需特殊治疗，停药后可自行消退。必要时可配用降压、降糖药物，并给予低压、低糖、高蛋白饮食及补钾等对症治疗。低盐、低糖、高蛋白饮食及加用氯化钾等措施可减轻这些症状。此外，可延缓创伤患者的伤口愈合。儿童可因抑制生长激素的分泌使生长发育受到影响。 2. 诱发或加重感染　可使体内潜在的感染灶扩散或静止感染灶复燃，特别是原有抵抗力下降者，如肾病综合征、肺结核、再生障碍性贫血患者等。			

续表

<table>
<tr><td>3. 消化系统并发症　可诱发或加剧消化性溃疡，甚至出现突发消化道溃疡出血和穿孔等严重并发症。
4. 心血管系统并发症　可导致钠、水潴留和血脂升高，诱发高血压和动脉粥样硬化。
5. 骨质疏松及椎骨压迫性骨折、股骨头坏死　长期大量激素治疗可增加钙的排泄量，抑制维生素D的作用及减少肠道对钙的吸收，骨质疏松尤以绝经期的妇女及老人更易发生，严重者可发生自发性骨折。为防治骨质疏松宜补充维生素D、钙盐等。
6. 神经精神异常　可出现欣快、神经过敏、激动、失眠、情感改变，个别患者可诱发精神病，癫痫患者可诱发癫痫发作。
7. 肾上腺皮质萎缩或功能不全　较长期应用该类药物，可引起负反馈作用使内源性糖皮质激素分泌减少或导致肾上腺皮质激素功能不全。一旦遇到应激时，如出血、感染，则可出现头晕、恶心、呕吐、低血压、低血糖或发生低血糖昏迷。
8. 反跳现象及停药症状　长期应用激素类药物，若减量太大或突然停药，原来症状可很快出现或加重，此种现象称为反跳现象。这是因患者对激素产生依赖作用或症状尚未完全被控制所致。
9. 停用综合征　长期应用激素类药物突然停撤药后可出现一些原来没有的症状，如肌痛、关节痛、情绪低落等。
10. 白内障和青光眼　全身或局部给药均可能诱发白内障、青光眼或使青光眼恶化。
特殊风险或主要高危因素：
我理解根据我个人的病情，我可能出现以下并发症或风险：</td></tr>
<tr><td>我已被告知一旦发生上述风险和意外，医师会采取积极的应对措施。</td></tr>
<tr><td>患者知情选择：
• 医师已经告知我使用糖皮质激素治疗的目的、方法以及可能出现的风险、不良反应和处理方法，我已知情并同意接受糖皮质激素类药物进行治疗。
• 我理解以上副作用都可能发生，尤其是长期大量应用糖皮质激素时发生率较高；有些可以预防，有些难以预防。
• 我理解在应用中及应用后如出现不适，如心慌、抽搐、膝髋关节疼痛等症状应及时告知医师，如发生以上副作用，应予以谅解。
• 我同意在治疗过程中医师可以根据我的病情对预定的治疗方式做出调整。
患者签名：　　　　　　　　　　　　　　　　　　　　　签名日期：
患者授权亲属签名：　　　　　　　与患者关系：　　　　　签名日期：</td></tr>
<tr><td>医师陈述：
我已告知患者使用糖皮质激素类药物对患者的诊疗作用、使用方法及可能出现的风险、不良反应和处理方法、注意事项。
医师签名：　　　　　　　　　　　　　　　　　　　　　签名日期：</td></tr>
</table>

备注：知情同意书的签订范围为全身给药使用糖皮质激素且存在下列情况之一时。①冲击治疗；②中程治疗（疗程在3个月以内）；③长程治疗（疗程大于3个月）；④终身替代治疗；⑤连续给药7天以上。

十一、超说明书用药管理制度

为加强药事管理工作，促进临床合理用药，保障临床用药的安全性、有效性、合理性及药师自身安全，避免不必要的纠纷，依据《中华人民共和国药品管理法》《处方管理办法》《医疗机构药事管理规定》等要求，特制定本制度。

（一）超说明书用药的定义

超说明书用药是指临床实际使用药品的适应证、给药方法或剂量不在具有法律效力的说明书之内的用法，包括年龄、给药剂量、适应人群、适应证、用药方法或给药途径等与药品说明书中的用法不同的情况，又称超范围用药、药品未注册用药或药品说明书之外的用法。

（二）临床超说明书用药的管理原则

1. 虽然超药品说明书用药现象的存在具有一定的合理性和必要性，但是超说明书用药有可能没有大量临床研究数据支持，也没有获得药品监管部门批准，因此就必然存在一定的风险，且药品说明书具有法律效力，超药品说明书用药不受法律保护，超说明书用药导致不良后果的，医师和药师要承担相应法律责任。为保障患者安全，临床用药原则上不得超出药品说明书的范畴。

2. 特殊情况下需超说明书用药时必须具备以下条件：

（1）超说明书用药须经所在医疗机构药事会和伦理委员会批准并备案后方可实施。提交超说明书用药申请时，必须同时提交超说明书用药后可能出现的风险及应急预案，确保患者用药安全。抢救等特殊情况不应受此限制，可事后备案。

（2）用药目的只能是为了患者的利益，而不是临床试验。

（3）权衡利弊，保障患者利益最大化。

（4）有合理的医学证据支持。

（5）超说明书用药须保护患者的知情权并尊重其自主决定权。实施已备案的超说明书用药，应向患者或家属、监护人告知用药理由、治疗方案、预期效果以及可能出现的风险，征得患者或其家属的同意。可根据风险程度、偏离标准操作的程度和用药目的等因素决定是否签署知情同意书。因抢救等特殊情况须实施未经批准的超说明书用药前，必须书面告知患者该治疗方案的利弊，并在患者或家属、监护人表示理解、同意并签署知情同意书后，方可实施超说明书用药。

（三）超说明书用药的使用与调剂

1. 超说明书用药必须开具处方。

2. 药师在审核和调剂超药品说明书用药处方或医嘱时，严格依据“超说明书用药知情同意书”和备案方能调剂药品。

3. 药师应按照药品说明书或者处方用法，进行用药交代与指导。药师应当对处方用药适宜性进行审核，审核后认为存在用药不适宜时，应当告之处方医师，请其确认或者重新开具处方，药师发现严重不合理用药或者用药错误，应当拒绝调剂。

4. 对超说明书用药存在严重违反“用法、用量和注意事项”之规定，即便是已签署“超说明书用药知情同意书”和备案，药师也应当依法拒绝调配，或及时与医师沟通进行合理用药干预，详细指明处方中存在的问题，请开方医师重新开具合理处方，认真把好合理用药关。

5. 临床药师要对超说明书用药疗效进行认真分析、评价，对超说明书用药导致的药物不良反应及时分析原因，并上报医疗质量管理部门和通知相关病区，减少和防止因超说明书用药导致不良反应的重复发生。

（四）超说明书用药的监督监管

1. 医疗质量管理部门、药学部门负责超说明书用药的监管。

2. 药学部门负责超说明书用药的分析评价，提供专业技术支持。

3. 对多次无正当理由超说明书用药，多次通知整改未改正的医师，医院将予以通报批评，视情节轻重予以扣罚奖金，对擅自超说明书用药造成不良后果者，将视同责任事故处理，并与医师考核、晋升挂钩，医院可视情节及后果取消其处方权。

4. 药师未按照规定调剂处方药品，造成不良后果的，医院将责令改正，通报批评，予以警告，并予以纪律处分或奖金扣罚。

十二、临床合理用药动态监测和超常预警制度

为加强药品临床应用管理，提高临床合理用药水平，节约卫生资源，根据《处方管理办法》《医疗机构药事管理规定》《抗菌药物临床应用管理办法》等文件要求，制定本制度。

1. 医疗机构应当建立合理用药动态监测和预警机制，监督指导各项政策和用药规范的落实，及时发现和干预不合理用药问题，持续改进和提高药物治疗水平。

2. 监控方式

（1）针对处方用药进行评估和监测。如开展处方点评，对处方用药品种、金额、注射剂使用百分率等基本情况进行监测；对处方用药规范性、适宜性进行点评；开展专项处方点评，如抗菌药物、血液制品、基本药物使用等，及时掌握某类药物的临床使用情况，为合理用药管理提供客观依据。

（2）针对药物用量进行动态监测。如定期监测药物使用数量、金额及用药频度（DDDs）排序前十的药物使用情况，掌握临床用药趋势和变化，及时发现和干预不合理用药。

（3）针对某类药物开展药物使用评价（DUE），或针对某类疾病的药物治疗开展评价，科学认识和规范管理临床用药，促进合理用药。

（4）药物使用监测应结合用药安全性监测或细菌耐药性监测等，进行综合评估和研究，提高合理用药管理水平。

（5）计算机信息系统的应用将为合理用药动态监测和管理提供支持和帮助。

3. 对药品用量动态监测中发现的超常规用药进行相应的调查分析，并生成预警信号，将数据上报医疗质量管理部门、药事会和院质控中心。

4. 干预措施

（1）警告：对使用量异常增长并怀疑有促销行为的药品，医院对其配送企业进行警告。

（2）限量采购：对使用量增长过快的药品采取排名通报、限期整改等措施。

（3）暂停使用：有严重药品不良反应、媒体负面报道、违规销售行为的品种，暂停使用。

（4）对限量采购或暂停使用的品种，及时在院内网上通告。

5. 合理用药的持续改进措施

（1）向相关科室及医师提供药物合理使用知识信息，指导用药。

（2）应追踪评价干预措施和干预效果，建立合理用药监控和持续改进的循环工作模式。

十三、合理用药考评办法

合理用药是指由注册执业医师在诊疗活动中遵循安全、有效、经济的原则实施的药物治疗。为促进临床合理用药，保障临床用药安全、经济、有效，全面提高医疗质量，依据《中华人民共和国药品管理法》《医疗机构药事管理规定》《处方管理办法》《抗菌药物临床应用管理办法》等法规政策，制定本办法。

（一）组织管理

1. 由药事管理与药物治疗学委员会下设临床合理用药管理组负责全院的合理用药监督管理工作，管理组由医疗质量管理部门主任任组长，药学部门主任任副组长，护理部、医院感染管理部门、有关临床及医技科室、临床药学负责人组成。办公室设于医疗质量管理部门。

2. 职责

（1）制定医院合理用药的目标和要求。

（2）决定召开会议，讨论药品使用管理和临床合理用药等事项。

（3）制订医务人员开展合理用药培训计划并组织实施。

（4）组织对全院临床药物使用情况进行检查和评价，整理、统计合理用药检查考评结果，及时上报药事管理与药物治疗学委员会。

（5）定期公布全院药品的使用情况并通报医师合理用药评价情况；督促临床科室和医师对不合理用药限期整改。

（6）根据检查结果提出对科室和个人的奖惩决定。

（7）药学部门应经常深入临床了解药品使用情况，掌握用药动态，为医院药品使用管理提供分析信息和改进建议。

（8）临床药师定期参加临床科室查房，提出合理用药建议。

（二）合理用药检查范围、办法与评价标准

1. 检查范围　本机构所有具有处方权医师开具的门诊处方和住院部各病区的住院处方（结合病历），合理用药督导组在处方用药动态监测中发现存在用药不合理的科室和医师为重点检查对象。

2. 检查办法

（1）每月定量抽查门诊处方、住院病历，Ⅰ类切口手术全部归档病历，分别对其合理性进行评价。

（2）每月对各科室、部门的 ADR 上报率、非正常原因退药率、国家基本药品 / 国家组织药品集中采购中标药品使用率、重点监控药品使用达标情况等情况进行汇总分析。

3. 用药合理性评价结论分为合理、不合理用药，完全符合安全、有效、经济的原则为合理，具体要求为：

（1）因病施治，对症下药，所用药物有相应适应证。

（2）药物选择适当。

（3）药物剂量、给药方法、时间及疗程适当。

（4）符合处方管理办法规定。

（5）符合抗菌药物临床应用指导原则及分级使用管理原则、麻醉药品临床应用指导原则、第一类精神药品临床应用指导原则及相应管理办法。

以下情况视为不合理用药：

（1）超出药物使用适应证范围。

（2）药物使用缺乏临床检验和/或影像学依据。

（3）用药过程缺乏疗效评价和实验室或影像检测。

（4）用药剂量不正确。

（5）违反用药禁忌证。

（6）给药途径不正确。

（7）用药疗程长，与病情不符。

（8）不合理联合用药或同一药理作用重复用药。

（9）违反《抗菌药物临床应用指导原则》（国卫办医发〔2015〕43号）及《抗菌药物临床应用管理有关问题的通知》（卫办医政发〔2009〕38号）要求的用药。

（10）不合理使用非治疗药物（辅助药物）。

（11）医保患者的处方中自费药品使用存在不合理现象。

（12）其他不合理用药情况。

（三）管理措施

1. 合理用药管理以总量控制（全院、各科室及门诊各类医师药品使用比例）、分级管理、动态监控、定期通报、知情告知等相结合，落实各科室用药、单品种用药总量、医师用药情况、医师合理用药评价等监控，并通报监控情况。

2. 处方合格率、ADR上报率、非正常原因退药率、国家基本药品/国家组织药品集中采购中标药品使用率、重点监控药品使用、抗菌药物各项指标达到规定标准。

（四）检查考核

1. 医院分月、季、半年及年度公示各临床科室药品使用上述指标及情况。

2. 合理用药工作小组定期或不定期组织专家对每个科室的运行病历、出院病历进行抽查。重点检查对象：

（1）所有发生投诉的患者处方、病历、死亡患者病历和病危患者病历。

（2）药品使用比例超标的科室，用量过大有集中使用现象的药品、科室、医师。

（3）每月用量/金额前十位药品和科室。

（4）抗菌药物临床应用。

3. 由合理用药小组成员或组织其他专家对抽查处方、病历出现的问题进行讨论评价，将结果向科主任反馈，发整改通知书，并根据具体情况，做出相应处罚。

（五）奖惩规定

1. 将合理用药纳入医疗质量考核，并作为考核医师的一项指标。考核年度内三次被评判为不合理用药的医师，年度医疗考核为不合格，并予以通报批评。并由分管院领导、医教部、药学部及临床相关科室主任组成领导小组对其进行约谈。

2. 因不合理用药导致严重后果和纠纷者按医院管理办法及相关法律法规执行。

3. 合理用药考评以月为奖惩考核单位，按照本机构规则，对不达标的科室、部门进行绩效扣分。

4. 每次医疗质量检查发现的不合理用药，按医疗质量考核办法处理。

第二节　抗菌药物管理

医疗机构总药师负责医院抗菌药物管理工作，总药师熟悉和掌握抗菌药物的管理制度对开展医院抗菌药物管理工作、全面把握抗菌药物临床合理应用具有重要作用。为深入贯彻落实《"健康中国2030"规划纲要》和《遏制细菌耐药国家行动计划（2016—2020年）》，持续加强抗菌药物临床应用管理，保证医疗质量，遏制细菌耐药。各医疗机构应严格按照《抗菌药物临床应用管理办法》的各项要求，制定系统的、可操作的抗菌药物管理技术规范并认真落实，要树立科学的抗菌药物临床应用管理理念，明确改善感染性疾病转归和提高医疗质量的管理目标，结合各单位的实际情况制定实施细则。

一、抗菌药物管理制度

抗菌药物是指治疗细菌、支原体、衣原体、立克次体、螺旋体、真菌等病原微生物所致感染性疾病病原的药物，不包括治疗结核病、寄生虫病和各种病毒所致感染性疾病的药物以及具有抗菌作用的中药制剂。

为加强医疗机构抗菌药物临床应用管理，规范抗菌药物临床应用行为，提高抗菌药物临床应用水平，促进临床合理应用抗菌药物，控制细菌耐药，保障医疗质量和医疗安全，依据国家卫生部2012年颁布的《抗菌药物临床应用管理办法》，制定本制度。国家中医药管理局在职责范围内负责中医医疗机构抗菌药物临床应用的监督管理。

（一）分级管理

1. 抗菌药物临床应用应当遵循安全、有效、经济的原则。

2. 抗菌药物临床应用实行分级管理。根据安全性、疗效、细菌耐药性、价格等因素，将抗菌药物分为三级：非限制使用级、限制使用级与特殊使用级。具体划分标准如下。

（1）非限制使用级抗菌药物是指经长期临床应用证明安全、有效，对细菌耐药性影响较小，价格相对较低的抗菌药物。

（2）限制使用级抗菌药物是指经长期临床应用证明安全、有效，对细菌耐药性影响较大，或者价格相对较高的抗菌药物。

（3）特殊使用级抗菌药物是指具有以下情形之一的抗菌药物：

1）具有明显或者严重不良反应，不宜随意使用的抗菌药物。

2)需要严格控制使用,避免细菌过快产生耐药的抗菌药物。

3)疗效、安全性方面的临床资料较少的抗菌药物。

4)价格昂贵的抗菌药物。

3. 抗菌药物分级管理目录由各省级卫生行政部门制定,报卫健委备案。

(二)组织机构和职责

1. 医疗机构主要负责人是本机构抗菌药物临床应用管理的第一责任人。

2. 医疗机构应当建立本机构抗菌药物管理工作制度。

3. 医疗机构应当设立抗菌药物管理工作机构或者配备专(兼)职人员负责本机构的抗菌药物管理工作。

二级以上的医院、妇幼保健院及专科疾病防治机构(以下简称二级以上医院)应当在药事管理与药物治疗学委员会下设立抗菌药物管理工作组。抗菌药物管理工作组由医疗质量管理、药学、临床微生物、护理、医院感染管理等部门负责人和具有相关专业高级技术职务任职资格的人员组成,医疗质量管理部门和药学部门共同负责日常管理工作。

其他医疗机构设立抗菌药物管理工作小组或者指定专(兼)职人员,负责具体管理工作。

4. 医疗机构抗菌药物管理工作机构或者专(兼)职人员的主要职责是:

(1)贯彻执行抗菌药物管理相关的法律法规,制定本机构抗菌药物管理制度并组织实施。

(2)审议本机构抗菌药物供应目录,制定抗菌药物临床应用相关技术性文件,并组织实施。

(3)对本机构抗菌药物临床应用与细菌耐药情况进行监测,定期分析、评估、上报监测数据并发布相关信息,提出干预和改进措施。

(4)对医务人员进行抗菌药物管理相关法律法规和技术规范培训,组织对患者合理使用抗菌药物的宣传教育。

5. 二级以上医院应当设置感染性疾病科,配备感染性疾病专业医师。感染性疾病科和感染性疾病专业医师负责对本机构各临床科室抗菌药物临床应用进行技术指导,参与抗菌药物临床应用管理工作。

6. 二级以上医院应当配备抗菌药物等相关专业的临床药师。临床药师负责对本机构抗菌药物临床应用提供技术支持,指导患者合理使用抗菌药物,参与抗菌药物临床应用管理工作。

7. 二级以上医院应当根据实际需要,建立符合实验室生物安全要求的临床微生物室。临床微生物室开展微生物培养、分离、鉴定和药物敏感试验等工作,提供病原学诊断和细菌耐药技术支持,参与抗菌药物临床应用管理工作。

8. 卫生行政部门和医疗机构加强涉及抗菌药物临床应用管理的相关学科建设,建立专业人才培养和考核制度,充分发挥相关专业技术人员在抗菌药物临床应用管理工作中的作用。

(三)抗菌药物临床应用管理

1. 医疗机构应当严格执行《处方管理办法》《医疗机构药事管理规定》《抗菌药物临床应用指导原则》《国家处方集》等相关规定及技术规范,加强对抗菌药物遴选、采购、处方、调剂、临床应用和药物评价的管理。

2. 医疗机构应当按照省级卫生行政部门制定的抗菌药物分级管理目录,制定本机构抗菌药物供应目录，并向核发其“医疗机构执业许可证”的卫生行政部门备案。医疗机构抗菌药物供应目录包括采购抗菌药物的品种、品规。未经备案的抗菌药物品种、品规，医疗机构不得采购。

3. 医疗机构应当严格控制本机构抗菌药物供应目录的品种数量。同一通用名称抗菌药物品种，注射剂型和口服剂型各不得超过 2 种。具有相似或者相同药理学特征的抗菌药物不得重复列入供应目录。

4. 医疗机构确因临床工作需要，抗菌药物品种和品规数量超过规定的，应当向核发其“医疗机构执业许可证”的卫生行政部门详细说明原因和理由；说明不充分或者理由不成立的，卫生行政部门不得接受其抗菌药物品种和品规数量的备案。

5. 医疗机构应当定期调整抗菌药物供应目录品种结构，并于每次调整后 15 个工作日内向核发其“医疗机构执业许可证”的卫生行政部门备案。调整周期原则上为 2 年，最短不得少于 1 年。

6. 医疗机构应当按照国家药品监督管理部门批准并公布的药品通用名称购进抗菌药物，优先选用《国家基本药物目录》《国家处方集》和《国家基本医疗保险、工伤保险和生育保险药品目录》收录的抗菌药物品种。

基层医疗卫生机构只能选用基本药物（包括各省区市增补品种）中的抗菌药物品种。

7. 医疗机构抗菌药物应当由药学部门统一采购供应，其他科室或者部门不得从事抗菌药物的采购、调剂活动。临床上不得使用非药学部门采购供应的抗菌药物。

8. 因特殊治疗需要，医疗机构需使用本机构抗菌药物供应目录以外抗菌药物的，可以启动临时采购程序。临时采购应当由临床科室提出申请，说明申请购入抗菌药物的名称、剂型、规格、数量、使用对象和使用理由，经本机构抗菌药物管理工作组审核同意后，由药学部门临时一次性购入使用。

医疗机构应当严格控制临时采购抗菌药物品种和数量，同一通用名抗菌药物品种启动临时采购程序原则上每年不得超过 5 例次。如果超过 5 例次，应当讨论是否列入本机构抗菌药物供应目录。调整后的抗菌药物供应目录总品种数不得增加。

医疗机构应当每半年将抗菌药物临时采购情况向核发其“医疗机构执业许可证”的卫生行政部门备案。

9. 医疗机构应当建立抗菌药物遴选和定期评估制度。

（1）医疗机构遴选和新引进抗菌药物品种，应当由临床科室提交申请报告，经药学部门提出意见后，由抗菌药物管理工作组审议。

（2）抗菌药物管理工作组三分之二以上成员审议同意，并经药事管理与药物治疗学委员会三分之二以上委员审核同意后方可列入采购供应目录。

（3）抗菌药物品种或者品规存在安全隐患、疗效不确定、耐药率高、性价比差或者违规使用等情况的，临床科室、药学部门、抗菌药物管理工作组可以提出清退或者更换意见。清退意见经抗菌药物管理工作组二分之一以上成员同意后执行，并报药事管理与药物治疗学委员会备案，更换意见经药事管理与药物治疗学委员会讨论通过后执行。

（4）清退或者更换的抗菌药物品种或者品规原则上 12 个月内不得重新进入本机构抗

菌药物供应目录。

10. 具有高级专业技术职务任职资格的医师，可授予特殊使用级抗菌药物处方权；具有中级以上专业技术职务任职资格的医师，可授予限制使用级抗菌药物处方权；具有初级专业技术职务任职资格的医师，在乡、民族乡、镇、村的医疗机构独立从事一般执业活动的执业助理医师以及乡村医生，可授予非限制使用级抗菌药物处方权。药师经培训并考核合格后，方可获得抗菌药物调剂资格。

二级以上医院应当定期对医师和药师进行抗菌药物临床应用知识和规范化管理的培训。医师经本机构培训并考核合格后，方可获得相应的处方权。

其他医疗机构依法享有处方权的医师、乡村医生和从事处方调剂工作的药师，由县级以上地方卫生行政部门组织相关培训、考核。经考核合格的，授予相应的抗菌药物处方权或者抗菌药物调剂资格。

11. 抗菌药物临床应用知识和规范化管理培训和考核内容应当包括：

（1）《中华人民共和国药品管理法》《中华人民共和国执业医师法》《抗菌药物临床应用管理办法》《处方管理办法》《医疗机构药事管理规定》《抗菌药物临床应用指导原则》《国家基本药物处方集》《国家处方集》和《医院处方点评管理规范（试行）》等相关法律法规和规范性文件。

（2）抗菌药物临床应用及管理制度。

（3）常用抗菌药物的药理学特点与注意事项。

（4）常见细菌的耐药趋势与控制方法。

（5）抗菌药物不良反应的防治。

12. 医疗机构和医务人员应当严格掌握使用抗菌药物预防感染的指征。预防感染、治疗轻度或者局部感染应当首选非限制使用级抗菌药物；严重感染、免疫功能低下合并感染或者病原菌只对限制使用级抗菌药物敏感时，方可选用限制使用级抗菌药物。

13. 严格控制特殊使用级抗菌药物使用。特殊使用级抗菌药物不得在门诊使用。

临床应用特殊使用级抗菌药物应当严格掌握用药指征，经抗菌药物管理工作组指定的专业技术人员会诊同意后，由具有相应处方权医师开具处方。

特殊使用级抗菌药物会诊人员由具有抗菌药物临床应用经验的感染性疾病科、呼吸科、重症医学科、微生物检验科、药学部门等具有高级专业技术职务任职资格的医师、药师或具有高级专业技术职务任职资格的抗菌药物专业临床药师担任。

14. 因抢救生命垂危的患者等紧急情况，医师可以越级使用抗菌药物。越级使用抗菌药物应当详细记录用药指征，并应当于 24 小时内补办越级使用抗菌药物的必要手续。

15. 医疗机构应当制定并严格控制门诊患者静脉输注使用抗菌药物比例。

村卫生室、诊所和社区卫生服务站使用抗菌药物开展静脉输注活动，应当经县级卫生行政部门核准。

16. 医疗机构应当开展抗菌药物临床应用监测工作，分析本机构及临床各专业科室抗菌药物使用情况，评估抗菌药物使用适宜性；对抗菌药物使用趋势进行分析，对抗菌药物不合理使用情况应当及时采取有效干预措施。

17. 医疗机构应当根据临床微生物标本检测结果合理选用抗菌药物。临床微生物标本检测结果未出具前，医疗机构可以根据当地和本机构细菌耐药监测情况经验选用抗菌药物，临床微生物标本检测结果出具后根据检测结果进行相应调整。

18. 医疗机构应当开展细菌耐药监测工作，建立细菌耐药预警机制，并采取下列相应措施：

（1）主要目标细菌耐药率超过30%的抗菌药物，应当及时将预警信息通报本机构医务人员。

（2）主要目标细菌耐药率超过40%的抗菌药物，应当慎重经验用药。

（3）主要目标细菌耐药率超过50%的抗菌药物，应当参照药敏试验结果选用。

（4）主要目标细菌耐药率超过75%的抗菌药物，应当暂停针对此目标细菌的临床应用，根据追踪细菌耐药监测结果，再决定是否恢复临床应用。

19. 医疗机构应当建立本机构抗菌药物临床应用情况排名、内部公示和报告制度。

医疗机构应当对临床科室和医务人员抗菌药物使用量、使用率和使用强度等情况进行排名并予以内部公示；对排名后位或者发现严重问题的医师进行批评教育，情况严重的予以通报。

医疗机构应当按照要求对临床科室和医务人员抗菌药物临床应用情况进行汇总，并向核发其“医疗机构执业许可证”的卫生行政部门报告。非限制使用级抗菌药物临床应用情况，每年报告一次；限制使用级和特殊使用级抗菌药物临床应用情况，每半年报告一次。

20. 医疗机构应当充分利用信息化手段促进抗菌药物合理应用。

21. 医疗机构应当对以下抗菌药物临床应用异常情况开展调查，并根据不同情况作出处理：

（1）使用量异常增长的抗菌药物。

（2）半年内使用量始终居于前列的抗菌药物。

（3）经常超适应证、超剂量使用的抗菌药物。

（4）企业违规销售的抗菌药物。

（5）频繁发生严重不良事件的抗菌药物。

22. 医疗机构应当加强对抗菌药物生产、经营企业在本机构销售行为的管理，对存在不正当销售行为的企业，应当及时采取暂停进药、清退等措施。

（四）监督管理

1. 县级以上卫生行政部门应当加强对本行政区域内医疗机构抗菌药物临床应用情况的监督检查。

2. 卫生行政部门工作人员依法对医疗机构抗菌药物临床应用情况进行监督检查时，应当出示证件，被检查医疗机构应当予以配合，提供必要的资料，不得拒绝、阻碍和隐瞒。

3. 县级以上地方卫生行政部门应当建立医疗机构抗菌药物临床应用管理评估制度。

4. 县级以上地方卫生行政部门应当建立抗菌药物临床应用情况排名、公布和诫勉谈话制度。对本行政区域内医疗机构抗菌药物使用量、使用率和使用强度等情况进行排名，将排名情况向本行政区域内医疗机构公布，并报上级卫生行政部门备案；对发生重大、特大医疗质量安全事件或者存在严重医疗质量安全隐患的各级各类医疗机构的负责人进行诫勉谈话，情况严重的予以通报。

5. 县级卫生行政部门负责对辖区内乡镇卫生院、社区卫生服务中心（站）抗菌药物使用量、使用率等情况进行排名并予以公示。

受县级卫生行政部门委托，乡镇卫生院负责对辖区内村卫生室抗菌药物使用量、使用率等情况进行排名并予以公示，并向县级卫生行政部门报告。

6. 卫健委建立全国抗菌药物临床应用监测网和全国细菌耐药监测网，对全国抗菌药物临床应用和细菌耐药情况进行监测；根据监测情况定期公布抗菌药物临床应用控制指标，开展抗菌药物临床应用质量管理与控制工作。

省级卫生行政部门应当建立本行政区域的抗菌药物临床应用监测网和细菌耐药监测网，对医疗机构抗菌药物临床应用和细菌耐药情况进行监测，开展抗菌药物临床应用质量管理与控制工作。

抗菌药物临床应用和细菌耐药监测技术方案由卫健委另行制定。

7. 卫生行政部门应当将医疗机构抗菌药物临床应用情况纳入医疗机构考核指标体系；将抗菌药物临床应用情况作为医疗机构定级、评审、评价的重要指标，考核不合格的，视情况对医疗机构作出降级、降等、评价不合格处理。

8. 医疗机构抗菌药物管理机构应当定期组织相关专业技术人员对抗菌药物处方、医嘱实施点评，并将点评结果作为医师定期考核、临床科室和医务人员绩效考核依据。

9. 医疗机构应当对出现抗菌药物超常处方 3 次以上且无正当理由的医师提出警告，限制其特殊使用级和限制使用级抗菌药物处方权。

10. 医师出现下列情形之一的，医疗机构应当取消其处方权：

（1）抗菌药物考核不合格的。

（2）限制处方权后，仍出现超常处方且无正当理由的。

（3）未按照规定开具抗菌药物处方，造成严重后果的。

（4）未按照规定使用抗菌药物，造成严重后果的。

（5）开具抗菌药物处方谋取不正当利益的。

11. 药师未按照规定审核抗菌药物处方与用药医嘱，造成严重后果的，或者发现处方不适宜、超常处方等情况未进行干预且无正当理由的，医疗机构应当取消其药物调剂资格。

12. 医师处方权和药师药物调剂资格取消后，在 6 个月内不得恢复其处方权和药物调剂资格。

（五）法律责任

1. 医疗机构有下列情形之一的，由县级以上卫生行政部门责令限期改正；逾期不改的，进行通报批评，并予以警告；造成严重后果的，对负有责任的主管人员和其他直接责任人员，予以处分。

（1）未建立抗菌药物管理组织机构或者未指定专（兼）职技术人员负责具体管理工作的。

（2）未建立抗菌药物管理规章制度的。

（3）抗菌药物临床应用管理混乱的。

（4）未按照本办法规定执行抗菌药物分级管理、医师抗菌药物处方权限管理、药师抗菌药物调剂资格管理或者未配备相关专业技术人员的。

（5）其他违反本办法规定行为的。

2. 医疗机构有下列情形之一的，由县级以上卫生行政部门责令限期改正，予以警告，并可根据情节轻重处以三万元以下罚款；对负有责任的主管人员和其他直接责任人员，可根据情节予以处分：

（1）使用未取得抗菌药物处方权的医师或者使用被取消抗菌药物处方权的医师开具抗菌药物处方的。

（2）未对抗菌药物处方、医嘱实施适宜性审核，情节严重的。

（3）非药学部门从事抗菌药物购销、调剂活动的。

（4）将抗菌药物购销、临床应用情况与个人或者科室经济利益挂钩的。

（5）在抗菌药物购销、临床应用中谋取不正当利益的。

3. 医疗机构的负责人、药品采购人员、医师等有关人员索取、收受药品生产企业、药品经营企业或者其代理人给予的财物或者通过开具抗菌药物谋取不正当利益的，由县级以上地方卫生行政部门依据国家有关法律法规进行处理。

4. 医师有下列情形之一的，由县级以上卫生行政部门按照《中华人民共和国执业医师法》第三十七条的有关规定，予以警告或者责令暂停6个月以上一年以下执业活动；情节严重的，吊销其执业证书；构成犯罪的，依法追究刑事责任：

（1）未按照本办法规定开具抗菌药物处方，造成严重后果的。

（2）使用未经国家药品监督管理部门批准的抗菌药物的。

（3）使用本机构抗菌药物供应目录以外的品种、品规，造成严重后果的。

（4）违反本办法其他规定，造成严重后果的。

乡村医生有前款规定情形之一的，由县级卫生行政部门按照《乡村医生从业管理条例》有关规定处理。

5. 药师有下列情形之一的，由县级以上卫生行政部门责令限期改正，予以警告；构成犯罪的，依法追究刑事责任：

（1）未按照规定审核、调剂抗菌药物处方，情节严重的。

（2）未按照规定私自增加抗菌药物品种或者品规的。

（3）违反本办法其他规定的。

6. 未经县级卫生行政部门核准，村卫生室、诊所、社区卫生服务站擅自使用抗菌药物开展静脉输注活动的，由县级以上地方卫生行政部门责令限期改正，予以警告；逾期不改的，可根据情节轻重处以一万元以下罚款。

7. 县级以上地方卫生行政部门未按照本办法规定履行监管职责，造成严重后果的，对直接负责的主管人员和其他直接责任人员依法予以记大过、降级、撤职、开除等行政处分。

8. 医疗机构及其医务人员违反《中华人民共和国药品管理法》的，依照有关规定处理。

二、抗菌药物临床合理使用管理办法

1. 按照医院的目标任务和年度工作计划、目标，制定各科室抗菌药物的使用比例控制目标。

2. 临床使用的抗菌药物实行分级管理，即分为非限制使用、限制使用、特殊使用抗菌药物[详见卫计委《抗菌药物临床应用指导原则》（国卫办医发〔2015〕43号），以下简称《指导原则》]。

3. 建立抗菌药物使用申请审批制度，并按使用性质进行分类管理。对注射用抗菌药物由医师填写申请表，并注明属于预防性使用、经验性使用、治疗性（针对性）使用。

（1）预防性使用：主要是围手术期使用，一般使用不超过24小时。特殊病种的预防性用药参照《指导原则》。

（2）经验性使用：能确定是感染性疾病，尚无病原学依据，可根据经验使用，但必须了解本地区或本单位微生物流行病学资料及其耐药性，熟悉针对病原菌的抗菌治疗原则，正确选择抗菌药物。经验用药前应尽量采集标本送病原学检查及药敏试验。经验性使用抗菌药物一般不超过3天。

（3）治疗性（针对性）使用：对有病原学依据的感染者，根据药敏试验结果使用，一般不超过5天。

4. 抗菌药物使用实行分级审批管理。住院医师可以使用“非限制使用”抗菌药物；主治医师使用“限制使用”抗菌药物；所有抗菌药物均须经科主任以上人员审核同意后，方可使用。住院医师和主治医师级人员使用相应级别的抗菌药物均须填写“医院抗菌药物使用审批表”；高级职称人员使用“特殊使用”抗菌药物，须填写“医院特殊使用类抗菌药物审批表”，审批表随运行病历归档备查。

5. 对抗菌药物使用进行定期动态监管。

（1）医院成立抗菌药物合理使用管理工作小组，下设办公室，办公室设在药学部，负责日常工作。

（2）医院决定由药学部负责每月对全院住院患者的抗菌药物使用状况进行分类统计、排名，即前10种抗菌药物（指药物价值金额，以下同）、月使用量（金额）前3种中的前10位医师。

（3）医院抗菌药物合理使用工作小组每月对全院抗菌药物使用情况进行调查，根据医师人均分管病员数及疾病轻重程度分析不合理因素，并对检查认定结果每月全院通报。

6. 对抗菌药物促销和不合理使用抗菌药物的人员进行相应处理。

（1）对发现药品促销、使用频率异常及滥用的抗菌药物停止使用。

（2）医师有不合理使用抗菌药物的，经检查认定，情节轻微，未造成严重后果者予以通报批评；情节较重（两次以上），造成不良影响者，除通报批评外，扣发当月超劳务奖；情节严重，给医院声誉造成不良影响，或造成不良后果引发医疗纠纷者，按医院有关医疗纠纷或差错、事故处理办法执行；情节恶劣者，吊销其处方权，并调离医师岗位。

（3）科主任是科室合理使用抗菌药物的第一责任人。对不合理使用抗菌药物现象比较严重的科室，科主任负有管理责任，除全院通报批评外，扣除当月科主任津贴。

三、抗菌药物分级管理制度

（一）抗菌药物分级原则

1. 非限制使用　经临床长期应用证明安全有效，对细菌耐药性影响较小，价格相对较低的抗菌药物。

2. 限制使用　与非限制使用抗菌药物相比较，这类药物在疗效、安全性、对细菌耐药性影响、价格等某方面存在局限性。

3. 特殊使用　不良反应明显，不宜随意使用或临床需要倍加保护以免细菌过快产生耐药而导致严重后果的抗菌药物；新上市的抗菌药物；其疗效或安全性任何一方面的临床资料尚较少，或并不优于现用药物者；药品价格昂贵。

（二）分级管理办法

1. 组织管理

（1）成立抗菌药物临床应用管理工作组，对抗菌药物临床应用进行监督管理。

（2）成立感染性疾病临床诊治指导院级专家组，对抗菌药物临床应用进行指导。

2. 选用原则

（1）临床选用抗菌药物应遵循《抗菌药物临床应用指导原则》，根据感染部位、严重程度、致病菌种类以及细菌耐药情况、患者病理生理特点、药物价格等因素加以综合分析考虑，参照《指导原则》中“各类细菌性感染的治疗原则及病原治疗”。

（2）一般对轻度或局部感染患者应首先选用非限制使用类抗菌药物进行治疗。

（3）严重感染、免疫功能低下者合并感染或病原菌只对限制使用类抗菌药物敏感时，可选用限制使用类抗菌药物治疗。

（4）特殊使用类抗菌药物的选用应从严控制，使用前必须组织院级专家组成员进行病例讨论，并提出指导性意见。

（5）外科Ⅰ类切口手术和介入手术围手术期预防用抗菌药物一般选择非限制类抗菌药物，并按照预防用药原则使用。

3. 医师权限

（1）所有临床执业医师均应参加“抗菌药物临床应用知识培训”，并通过考试，未通过考试的无抗菌药物处方权。

（2）所有具有抗菌药物处方权的注册临床医师均可开具非限制使用类抗菌药物。

（3）具有抗菌药物处方权的主治医师及以上专业技术任职资格的医师，可以开具限制使用类抗菌药物。

（4）患者病情需要选用特殊使用类抗菌药物时，应经感染性疾病诊治指导院级专家组的成员会诊同意后，由具有高级专业技术任职资格的医师开具处方。

（5）紧急情况下，临床医师可以越级使用高于权限的抗菌药物，但仅限1天用量，并做好记录，事后及时向上级医师汇报。

（三）分级管理目录

抗菌药物临床应用分级管理目录见表6-3。

表 6-3　抗菌药物临床应用分级管理目录（试行）

分类	非限制使用级	限制使用级	特殊使用级
四环素类	四环素	米诺环素	替加环素
	多西环素		
	土霉素		
氯霉素类		氯霉素	
广谱青霉素	阿莫西林	阿洛西林	
	氨苄西林	美洛西林	
	哌拉西林	磺苄西林	
		替卡西林	
对青霉素酶不稳定的青霉素类	青霉素		
	青霉素 V		
	苄星青霉素		
	普鲁卡因青霉素		
对青霉素酶稳定的青霉素类	苯唑西林	氯唑西林	
	氟氯西林		
β- 内酰胺酶抑制剂			舒巴坦
青霉素类复方制剂（β- 内酰胺酶抑制剂）	阿莫西林 / 克拉维酸	氨苄西林 / 舒巴坦	
		哌拉西林 / 他唑巴坦	
		哌拉西林 / 舒巴坦	
		替卡西林 / 克拉维酸	
		阿莫西林 / 舒巴坦	
		美洛西林 / 舒巴坦	
第一代头孢菌素类	头孢氨苄	头孢硫脒	
	头孢唑林		
	头孢拉定		
	头孢羟氨苄		
第二代头孢菌素类	头孢呋辛（酯）	头孢丙烯	
	头孢克洛	头孢替安	
第三（四）代头孢菌素类	头孢曲松	头孢噻肟	头孢吡肟
		头孢克肟	头孢匹罗

续表

分类	非限制使用级	限制使用级	特殊使用级
第三（四）代头孢菌素类		头孢他啶	
		头孢地尼	
		头孢唑肟	
		头孢哌酮 / 舒巴坦	
		头孢泊肟酯	
		头孢哌酮	
其他 β- 内酰胺类		头孢美唑	氨曲南
		头孢西丁	法罗培南（注射）
		头孢米诺	
		拉氧头孢	
		法罗培南（口服）	
碳青霉类		厄他培南	美罗培南
			亚胺培南 / 西司他丁
			帕尼培南 / 倍他米隆
			比阿培南
磺胺类和甲氧苄啶	复方磺胺甲噁唑		
	甲氧苄啶		
	磺胺嘧啶		
	磺胺甲氧苄啶		
	磺胺甲噁唑		
大环内酯类	红霉素	阿奇霉素（注射）	
	阿奇霉素（口服）	地红霉素	
	琥乙红霉素		
	乙酰螺旋霉素		
	罗红霉素		
	克拉霉素		
林可酰胺类	克林霉素		
	林可霉素		
氨基糖苷类	庆大霉素	妥布霉素	
	阿米卡星	依替米星	

续表

分类	非限制使用级	限制使用级	特殊使用级
氨基糖苷类	链霉素	奈替米星	
	新霉素	异帕米星	
		大观霉素	
喹诺酮类	环丙沙星	莫西沙星	洛美沙星
	诺氟沙星	安妥沙星	氟罗沙星
	左氧氟沙星		吉米沙星
	氧氟沙星		
	吡哌酸		
糖肽类			万古霉素
			去甲万古霉素
			替考拉宁
多黏菌素类		黏菌素（口服）	黏菌素（注射）
			多黏菌素 B
咪唑衍生物	甲硝唑		
	替硝唑		
	奥硝唑		
	左旋奥硝唑		
硝基呋喃衍生物	呋喃妥因		
	呋喃唑酮		
其他抗菌药物	磷霉素	利福平	夫西地酸
		利福昔明	利奈唑胺
		利福霉素	达托霉素
抗真菌药	制霉菌素	氟康唑（注射）	两性霉素 B
	氟康唑（口服）	伏立康唑（口服）	伏立康唑（注射）
	氟胞嘧啶	伊曲康唑（口服液）	伊曲康唑（注射）
抗真菌药	伊曲康唑（口服胶囊）		卡泊芬净
	特比萘芬		米卡芬净
	克霉唑		

四、特殊使用类抗菌药物管理规定

按照卫计委《抗菌药物临床应用指导原则》(国卫办医发〔2015〕43 号)文件及《关于加强抗菌药物临床应用管理有关问题的通知》(卫医政发〔2009〕38 号)文件的要求,医疗机构应该严格执行抗菌药物分级管理制度,特制定本规定。

(一)使用原则

1. 要按照《抗菌药物临床应用指导原则》中"非限制使用""限制使用"和"特殊使用"的分级管理原则,建立健全抗菌药物分级管理制度,明确各级医师使用抗菌药物的处方权限。

2. 特殊使用类抗菌药物的选用,原则上应根据病原学检查和药敏试验结果选用,如结果中有对非限制或限制类抗菌药物敏感的菌株,则不建议选用特殊使用类抗菌药物。

3. 患者病情需要应用"特殊使用"抗菌药物,应具有严格临床用药指征或确凿依据,经由感染性疾病诊治指导院级专家组专家会诊同意后,由具有高级专业技术职务任职资格的医师开具处方后方可使用。

4. 临床医师在使用特殊使用类抗菌药物时要严格掌握适应证,特殊使用类抗菌药物不能作为预防性用药。

5. 危重患者在未获知病原菌及药敏结果前,在经专家组专家审核通过后,可以使用上述药物,但经验性用药不得超过 5 天。

6. 紧急情况下未经会诊同意或需越级使用的,处方量不得超过 1 日用量,并做好相关病历记录。

7. 门、急诊处方不得开具特殊使用类抗菌药物。

(二)注意事项

1. 使用特殊使用类抗菌药物必须由具有高级专业技术职务任职资格的医师开具处方或医嘱,并于 24 小时内填写"医院特殊使用类抗菌药物审批表",请感染性疾病诊治指导院级专家组专家会诊同意后,方可继续使用。表格随运行病历归档备查,并做好相关病程记录。

2. 紧急情况下需越级使用的,不得超过 1 日用量,并做好相关病历记录。如需继续使用,须专家组专家于 24 小时内审核。

3. 工作小组会定期对全院特殊使用类抗菌药物的使用情况进行督查,对于做得好的科室及个人,予以表彰和奖励;对于不遵守规定的科室或个人,予以批评和处罚。

五、围手术期预防性使用抗菌药物管理制度

(一)组织管理

围手术期预防使用抗菌药物的管理由医疗质量管理部门负责;感染办、护理部、麻醉科、检验科等共同参与;药事会、药学部门提供咨询与技术支持,并负责相关人员的培训、指导等工作。

(二)预防用药原则

医疗机构要严格按照《抗菌药物临床应用指导原则》中围手术期抗菌药物预防性应用的有关规定,外科手术预防用药应根据手术野有否污染或污染可能,决定是否预防应用抗菌药物。

1. 清洁手术通常不需预防用抗菌药物，仅在下列情况时可考虑预防用药：①手术范围大、时间长、污染机会增加；②手术涉及重要脏器，一旦发生感染将造成严重后果者，如头颅手术、心脏手术、眼内手术等；③异物植入手术，如人工心瓣膜植入、永久性心脏起搏器放置、人工关节置换等；④高龄或免疫缺陷者等高危人群。

2. 清洁 - 污染手术、污染手术，此类手术需预防用抗菌药物。

3. 术前已存在细菌性感染的手术，如腹腔脏器穿孔腹膜炎、脓肿切除术、气性坏疽截肢术等，属抗菌药物治疗性应用，不属预防应用范畴。

4. 为预防术后切口感染，应针对金黄色葡萄球菌选用药物。且选用的抗菌药物必须是疗效肯定、安全、使用方便及价格相对较低的品种。

5. 接受清洁手术者，在术前 0.5~2 小时内给药，或麻醉开始时给药，如果手术时间超过 3 小时，或失血量大（＞1 500ml），可手术中给予第 2 剂。

6. 接受清洁手术者总的预防用药时间不超过 24 小时，个别情况可延长至 48 小时。手术时间较短（＜2 小时）的清洁手术，术前用药一次。

7. 接受清洁 - 污染手术者的手术时预防用药时间亦为 24 小时，必要时延长至 48 小时。

（三）实施步骤及内容

1. 由医疗质量管理部门协调解决工作中出现的困难和问题。

2. 各相关科室组织医务人员加强学习《抗菌药物临床应用指导原则》。并严格落实围手术期预防性使用抗菌药物管理制度。

3. 药学部门药事管理组对甲状腺手术、乳房包块切除术、腹股沟疝手术、瘢痕松解术、膝关节半月板切除术、椎间盘切除或破坏术、内固定装置取出术、冠状动脉造影及冠状动脉支架植入术、冠状动脉旁路移植术、髋关节置换术、膝关节置换术、关节镜检查手术、颅骨肿物切除术、足及踝关节固定术和关节制动术、经腹腔镜胆囊切除术、剖宫产、顺产、子宫肌瘤切除术、阑尾切除术 19 种手术全部病历进行抗菌药物预防性使用的合理性点评。

4. 由药学部门药事管理组负责及时跟踪上述 19 种手术预防使用抗菌药的合理性，一旦发现预防使用抗菌药不合理现象有所加重，应报告医疗质量管理部门，由医疗质量管理部门组织专项点评活动，将问题以幻灯形式进行反馈，并对不合理用药医师进行现场批评教育。

（四）监督管理

药学部门药事管理组逐月抽查手术病历，审查其围手术期预防使用抗菌药物的合理性，并将不合理用药医师名单上报医疗质量管理部门，由医疗质量管理部门在院周会予以通报批评。凡被通报医师及其所在科室，根据当月累计违规次数，与科室和个人绩效挂钩，进行相应的经济处罚。对预防使用抗菌药物合理的医师在院周会予以表扬。凡被通报 3 次以上的医师由院长对个人及其所在科室主任进行诫勉谈话。

（五）要求

各有关科室要加强对《抗菌药物临床应用指导原则》的学习。加强围手术期抗菌药物预防性应用的管理，改变过度依赖抗菌药物预防手术感染的状况。对具有预防使用抗菌药物指征的，参照《抗菌药物临床应用指导原则》（2015 年版）选用抗菌药物。也可以根据临床实际需要，合理使用其他抗菌药物。

六、Ⅰ类切口围手术期预防用抗菌药物管理办法

为规范本医疗机构Ⅰ类切口手术围手术期预防用抗菌药物（下称预防用药）的管理，减少细菌耐药，降低医药费用，促进合理用药，依据卫计委《抗菌药物临床应用指导原则》（国卫办医发〔2015〕43号）、《卫生部办公厅关于抗菌药物临床应用管理有关问题的通知》（卫办医政发〔2009〕38号）和《全国抗菌药物联合整治工作方案》（卫医政发〔2010〕111号）等规定，制定本办法。

（一）组织管理

Ⅰ类切口手术围手术期预防用抗菌药物的管理由医疗质量管理部门负责；感染办、护理部、麻醉科、检验科等共同参与；药事管理与药物治疗学委员会、药学部门提供咨询与技术支持，并负责相关人员的培训、指导等工作。

（二）预防用药原则

一般情况下，Ⅰ类切口手术不需预防用药，仅在下列情况时考虑预防用药：

1. 手术范围大、持续时间超过该类手术的特定时间或一般手术持续时间超过2小时、污染机会多。

2. 手术涉及重要脏器，一旦发生感染将造成严重后果者，如大血管手术、门体静脉分流术或断流术、脾切除术等。

3. 异物植入术，如腹外疝人工材料修补术、异物植入的血管外科手术。

4. 有感染高危因素者，如高龄、糖尿病、恶性肿瘤、免疫功能缺陷或低下（如艾滋病患者、肿瘤放化疗患者、接受器官移植者、长期使用糖皮质激素者等）、营养不良等。

5. 经监测认定在病区内某种致病菌所致手术部位感染发病率异常增高。

6. 经皮肤内窥镜的胃造瘘口术、内窥镜逆行胆胰管造影术有感染高危因素；经皮肤内窥镜的腹腔镜胆囊切除术者。

（三）预防用药给药方法

1. 严格把握预防用药时机，应于切开皮肤（黏膜）前30分钟至1小时之内或麻醉诱导时开始给药，万古霉素或去甲万古霉素应在术前2小时给药，在麻醉诱导开始前给药完毕，以保证在发生细菌污染之前血清及组织中的药物已达到有效浓度。

2. 预防用药应静脉滴注，一般应30分钟给药完毕，以保证有效浓度。对万古霉素或去甲万古霉素、克林霉素另有规定，按药品说明书等有关规定执行。

3. 抗菌药物的有效覆盖时间应包括整个手术过程和手术结束后4小时。选择半衰期短的抗菌药物时，若手术时间超过3小时，或失血量超过1 500ml，应补充一个剂量，必要时还可用第三次。

4. 一般应短程预防用药，择期手术结束后不必再用。若患者有明显感染高危因素，或应用人工植入物时，可再用一次或数次至24小时，特殊情况可延长至48小时。

（四）管理办法

1. 药学部门对Ⅰ类切口手术住院患者病历进行重点检查，对落实情况进行记录。

2. 对违反本《管理办法》审查属实后，对相应责任人予以批评教育，并在全院予以通报。

3. 凡被通报医师及其所在科室，根据当月累计违规次数，在其绩效考核中做出相应处罚。

4. 通报 3 次以上的医师暂停手术。

七、抗菌药物监测操作规程

（一）主要数据信息

1. 月报数据：病例和处方。

（1）住院患者非手术组抗菌药物使用情况（包括：病历首页、诊断、使用抗菌药物的用药医嘱及与之相关的实验室检查数据）。

（2）住院患者手术组抗菌药物使用情况（包括：病历首页、诊断、手术名称及时间、使用抗菌药物的用药医嘱及与之相关的实验室检查数据）。

（3）门急诊患者处方抗菌药物使用调查情况。

2. 季报数据：住院患者抗菌药物使用消耗情况。

3. 年报数据：医院抗菌药物使用管理情况。

（1）医院及其抗菌药物使用管理的基本情况。

（2）医院医疗及药品收入、抗菌药物使用金额情况。

（二）主要统计指标

1. 住院患者抗菌药物使用情况。

2. 非手术组抗菌药物使用情况。

3. 手术组抗菌药物使用情况。

4. 手术组清洁手术抗菌药物使用情况。

5. 门急诊处方调查统计情况。

6. 住院患者抗菌药物使用强度。

7. 住院患者使用抗菌药物合理性评价情况。

8. 抗菌药物使用金额情况。

9. 医院及其抗菌药物使用管理的基本情况。

10. 其他相关指标。

（三）抽样数量、方法与步骤

1. 病历抽样

（1）每月 11 日至 20 日（即每月中旬）的所有出院患者病历，分成非手术和手术两组，分别抽取 15 份病历，共 30 份，全年共 360 份。

（2）为保证病历抽样的准确、客观以及便于以后的核查，病历抽样样本号（病历号）由“监测网”统一确定，具体步骤如下：

将当月的抽样样本病历（即一周或两周所有出院患者病历）号，按非手术和手术分成两组，以 Excel 表格形式，上传到“监测网”，由“监测网”经过随机的方式确定抽样样本病历号，抽取相应的病历。

2. 门急诊处方抽样　每月 16 日从当天的门急诊普通成人处方中抽取 100 张处方。如遇 16 日为法定公休日或节假日时，将抽样时间提前至公休或节假日前的一个工作日。

（1）抽样间隔数的确定：以当日门急诊普通成人处方总数除以所需抽取的样本数，得数取整，即为抽样间隔数。如处方总数为982张，用982（张）除以所需抽取的样本数100（张），得数9.82，得数取整为9，则“9”为该组的“抽样间隔数”，即每隔9张处方抽取一张作为调研样本，依此类推，直至抽取到所需样本数为止。

（2）首个样本处方的确定：采用随机检索的方式确定首个抽样处方在当日处方排列中的位置，即首个样本的顺序号。随机检索方式有多种，本方案以抽取人民币编号为例，介绍如何确定首个样本处方的顺序号。随机抽取一张人民币，以其编号的第一个阿拉伯数字作为抽取首个样本处方的顺序号，假设其编号为AG67397130，其编号的第一个阿拉伯数字为“6”，则处方排列顺序第6张处方，即为首个样本处方。

（3）住院患者抗菌药物使用消耗量及品种数：每季度从医院信息管理系统（HIS）中提取出院患者抗菌药物消耗量、品种及品种数（按药品通用名统计）。

（4）医院基本信息及药品使用金额情况：每年度从医院统计部门或医院信息管理系统中提取年度抗菌药物使用管理的基本情况，以及药品收入、抗菌药物使用金额情况。

（四）数据上报时间及要求

1. 数据上报时间　根据卫生行政部门的要求，自2011年起“监测网”的数据将实现网上直报。每月上报的相关数据资料应在其后的第2个月的月底前完成上报工作，即1月份的数据信息，在3月31日前完成上报，依此类推。

2. 数据要求

（1）病历数据分两部分，每年度1、2、4、5、6、8、9、10、11、12月份的病历调查表只填写患者基本情况、出院诊断和用药情况，不做用药合理性评价；3、7月份的病历调查表在完成上述填写项目外，还要按要求做用药合理性评价。

（2）住院患者抗菌药物使用消耗情况为季度报表，按药品通用名统计，只统计口服和注射制剂，外用药、抗真菌药和抗结核药暂不列入统计。

（3）除3、7月份因需要进行用药合理性评价外，其余各月份中抽到的死亡或复杂病历，不得随意剔除。

（4）病历调查表中，除眼科手术病历需填写眼用抗菌药物制剂外，其他报表和项目均不统计抗真菌药、各种外用抗菌药物制剂及含中药成分的抗菌药物。

（5）因现在非手术和手术分组是按照医院病案室的分类方法分组，所以出现有些小手术没有确切或准确的时间，遇到这种情况时，应将日期填写准确，具体时间，根据手术大小，估计一个时间填入，并在备注中说明。

（6）遇有手术病历中没有记载手术类别时（主要指一些小的手术或无创手术），其手术类别按《抗菌药物临床应用指导原则》予以分类。

八、细菌耐药监测与预警管理制度

1. 细菌耐药监测与预警管理工作由药学部门、检验科和感染管理科共同参与完成。

检验科和感染管理科负责提供每季度全院及各临床科室病原学检测结果和细菌耐药数据；药学部门负责对数据进行分析、评价和总结，并将结果反馈给抗菌药物管理工作组。

2. 抗菌药物管理工作组应准确、及时地将每季度全院及各临床科室细菌耐药结果反馈给药事管理与药物治疗学委员会、各临床科室，并在医疗形势分析会上对问题严重的临床科室和医师进行通报。

3. 医院对不同的主要目标细菌耐药率，采取不同的预警及处理措施，以指导临床抗菌药物合理应用。

（1）抗菌药物管理工作组应将主要目标细菌耐药率超过 30% 的抗菌药物的预警信息每季度通报有关临床科室和医师。

（2）医师应对主要目标细菌耐药率超过 40% 的抗菌药物慎重经验用药。

（3）医师应对主要目标细菌耐药率超过 50% 的抗菌药物，参照药敏试验结果用药。

（4）药事管理与药物治疗学委员会应对主要目标细菌耐药率超过 75% 的抗菌药物，暂停临床应用。并根据追踪细菌耐药监测结果再决定是否恢复临床应用，并进行备案。

4. 各临床科室抗菌药物治疗住院患者微生物检验样本送检率不得低于 30%。

5. 治疗性应用抗菌药物必须具有指征。医师在未获知病原菌及药敏结果前，可以给予抗菌药物经验治疗，待病原种类及细菌药物敏感试验结果出来后，根据结果选用抗菌药物。

6. 各级医师应严格执行抗菌药物分级管理制度。临床应用特殊使用级抗菌药物应当严格掌握用药指征。门诊处方不得开具特殊使用级抗菌药物。

7. 药学部门抗菌药物专项点评工作小组每月对全院各临床科室抗菌药物使用进行评价分析，并将各科室抗菌药物使用情况列入考核目标。

细菌耐药监测与预警管理制度的流程见图 6-2。

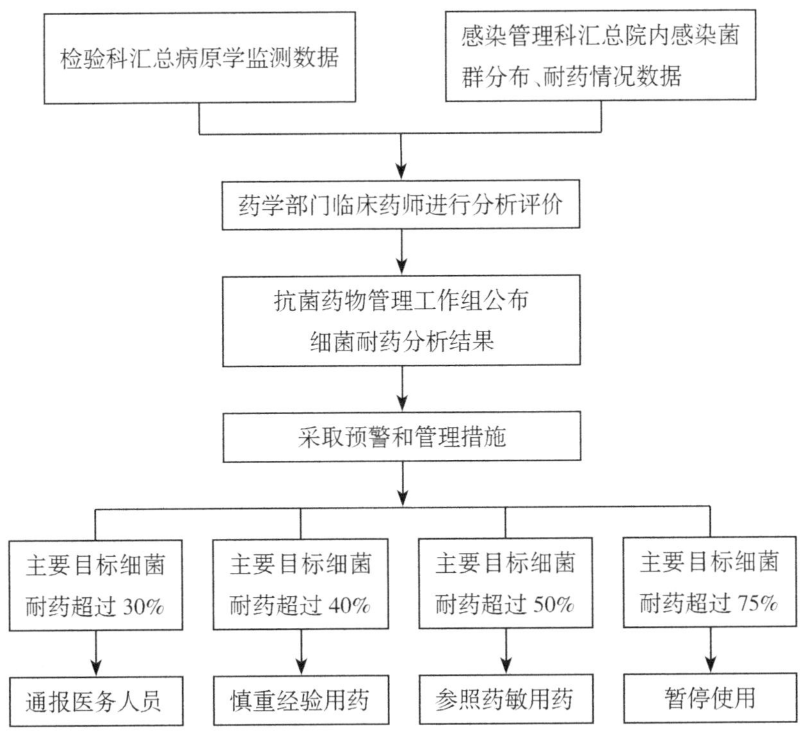

图 6-2　细菌耐药监测与预警管理流程

第三节　特殊药品管理

特殊药品主要指麻醉药品、精神药品、高警示药品、放射性药品、医疗用毒性药品、易制毒化学品、危险化学品、含兴奋剂药品、血液制品等，这类药品在存储、标识、管理、使用、处方开具方面等都有特殊要求，规范特殊药品管理的各环节，是保证药品安全有效的重要途径。

一、麻醉药品、精神药品管理相关制度

根据国家药品监督管理局、国家卫健委、公安部等相关部委发布的《麻醉药品、第一类精神药品购用印鉴卡管理规定》《医疗机构麻醉药品、第一类精神药品管理规定》《麻醉药品和精神药品经营管理办法（试行）》《麻醉药品和精神药品管理条例》《关于将含羟考酮复方制剂等品种列入精神药品管理的公告》《精神药品临床应用指导原则》《麻醉药品临床应用指导原则》等国家相关要求，特制定麻醉和精神药品的相关管理制度，具体如下。

（一）麻醉药品、第一类精神药品管理规定

1. 药学部门定期组织全院医护人员学习麻醉药品、第一类精神药品管理规定。

2. 执业医师、药师经培训、考核合格后，取得麻醉药品、第一类精神药品处方资格和调配资格。具有麻醉药品、第一类精神药品处方资格的执业医师，应根据麻醉药品、精神药品临床应用指导原则，对确需使用的患者开具处方，及时为患者提供所需麻醉药品或第一类精神药品。

3. 医师开具麻醉药品、第一类精神药品处方时，应当在病历中记录。医师不得为他人开具不符合规定的处方或者为自己开具麻醉药品、第一类精神药品处方。医院为使用麻醉药品、第一类精神药品的患者建立相应的病历。麻醉药品注射剂型仅限于医疗机构内使用或者由医务人员出诊至患者家中使用。麻醉药品、第一类精神药品必须按有关规定购买。

4. 开具麻醉药品、第一类精神药品使用专用处方，处方格式及单张处方最大限量按照《处方管理办法》执行。

5. 麻醉药品、第一类精神药品入库验收必须货到即验，由库管、采购二人开箱验收，清点验收到最小包装，验收记录双人签字。入库验收应有专册记录。

6. 麻醉药品、第一类精神药品管理实行“五专管理”（专人负责、专用处方、专用账册、专锁、专柜）。对麻醉药品、第一类精神药品进出建立专用账册，专用处方，逐笔记录。

7. 门诊、住院药房应设有麻醉药品、第一类精神药品专用柜，并设置窗口固定基数，麻醉柜应当每天结算，保证账物相符。门诊药房应当固定发药窗口，有明显标识。

8. 处方的调配人、核对人应当仔细核对麻醉药品、第一类精神药品处方，签名并进行登记；对不符合规定的麻醉药品、第一类精神药品处方，拒绝发药。

9. 门诊、住院药房应当对麻醉药品、第一类精神药品处方进行专用账册登记。专用账册的保存不少于 5 年，且不少于药品有效期满后 2 年。

10. 麻醉、精神药品处方由药学部妥善保存。麻醉药品和第一类精神药品处方保存期限为 3 年，第二类精神药品处方保存期限为 2 年。处方保存期满后，经主管院长批准、造册、

登记备案，方可销毁。

11. 门（急）诊癌症疼痛患者和中、重度慢性疼痛患者需长期使用麻醉药品和第一类精神药品的，首诊医师应当亲自诊查患者，建立相应的病历档案，要求其签署“知情同意书”。病历档案中应当留存下列材料复印件：

（1）二级以上医院开具的诊断证明。

（2）患者户籍簿、身份证或者其他相关有效身份证明文件。

（3）为患者代办人员身份证明文件。

12. 对长期使用麻醉药品和第一类精神药品的门（急）诊癌症患者和中、重度慢性疼痛患者，应要求其每 3 个月复诊和随访一次。

13. 除需长期使用麻醉药品和第一类精神药品的门（急）诊癌症疼痛患者和中、重度慢性疼痛患者外，麻醉药品注射剂仅限于医院内使用。

14. 为门（急）诊患者开具的麻醉药品注射剂，每张处方为一次常用量，限用于本医疗机构；控缓释制剂，每张处方不得超过 7 日常用量；其他剂型，每张处方不得超过 3 日常用量。第一类精神药品注射剂，每张处方为一次常用量；控缓释制剂，每张处方不得超过 7 日常用量；其他剂型，每张处方不得超过 3 日常用量。哌甲酯用于治疗儿童多动症时，每张处方不得超过 15 日常用量。第二类精神药品一般每张处方不得超过 7 日常用量；对于慢性病或某些特殊情况的患者，处方用量可以适当延长，医师应当注明理由。

15. 为门（急）诊癌症疼痛患者和中、重度慢性疼痛患者开具的麻醉药品、第一类精神药品注射剂，每张处方不得超过 3 日用量；控缓释制剂，每张处方不得超过 15 日常用量；其他剂型，每张处方不得超过 7 日常用量。

16. 为住院患者开具的麻醉药品和第一类精神药品处方应当逐日开具，每张处方为 1 日常用量。

17. 麻醉药品、第一类精神药品储存各环节应当指定专人负责，明确责任，交接班应当有记录。

18. 对麻醉药品、第一类精神药品的购入、储存、发放、调配、使用实行批号管理和追踪，必要时可以及时查找或追回。

19. 临床科室在使用麻醉药品及第一类精神药品时，应进行专册登记。内容包括：时间、患者姓名、病例号（门诊号）、诊断、药品名称、规格、数量、使用剂量、使用批号、残留液处置、登记人及复核人。

20. 各病区、手术室等调配使用麻醉药品、第一类精神药品注射剂时应收回空安瓿、废贴，核对批号和数量，由专人负责计数、监督销毁，并做记录。

21. 患者不再使用麻醉药品、第一类精神药品时，临床科室应当要求患者将剩余的麻醉药品、第一类精神药品无偿交回，临床科室将收回的麻醉药品、第一类精神药品交至药学部，由药学部按照规定销毁处理。

22. 未取得麻醉药品和第一类精神药品处方资格的医师不得开具麻醉药品和第一类精神药品处方。具有麻醉药品和第一类精神药品处方资格的医师未按照规定开具麻醉药品和第一类精神药品处方的，取消其开具麻醉药品和第一类精神药品资格。

23. 严禁借用、挪用麻醉药品和第一类精神药品。

(二)麻醉药品、第一类精神药品采购、验收

1. 药库保管人员根据本单位医疗需要制订计划表(一式两份),并由采购人员、药学部门负责人和医疗机构负责人审核签字并盖章,同时加盖医疗单位公章,各项签字和印章与印鉴卡一致。

2. 药品采购人员采购麻醉药品、第一类精神药品应当凭《麻醉药品购用印鉴卡》,按照年度采购计划向定点医药公司购买,保持合理库存,不得超范围采购,如果年度申请数量不够应及时向卫生行政部门申请补充数量。

3. 购买麻醉药品和第一类精神药品必须要求供货单位送货到库,采购保管人员不得自行提货;购买麻醉药品和第一类精神药品付款应当采取银行转账方式,不得以现金交易。

4. 麻醉药品和第一类精神药品入库实行双人验收,必须货到即验,清点验收到最小包装,验收记录双人签字。入库验收应采用专簿记录,登记内容包括日期、发票号、品名、剂型、规格、单位、数量、批号、有效期、生产单位、供货单位、质量情况、验收结论、验收和保管人员签字。

5. 在验收中发现缺少、缺损的麻醉药品和第一类精神药品应当双人清点登记,及时上报药学部门主任和分管院长批准,并加盖公章后向供货单位查询处理。

6. 所有登记账册须保存到药品有效期后不少于五年备查。

7. 所购买的麻醉药品和精神药品只限于本院医疗、教学和科研使用,一律不得擅自调剂给其他单位,凡私自调出麻醉药品和第一类精神药品的将依法处罚,构成犯罪的提交司法机关追究刑事责任。

8. 麻醉药品、第一类精神药品采购流程图见图 6-3。

(三)麻醉药品、第一类精神药品调配

1. 具有专业技术任职资格的药师经培训、考核合格后,取得麻醉药品、第一类精神药品处方的调剂资格。

2. 医院根据管理需要在门诊、住院药房设置麻醉药品、第一类精神药品周转柜,库存不得超过规定的数量。周转柜应当每天结算。

3. 门诊、住院药房发药窗口的麻醉药品、第一类精神药品数量实行基数管理。

4. 门诊药房应当固定发药窗口,有明显标识,并由专人负责麻醉药品、第一类精神药品调配。

5. 处方的调配人、核对人应当仔细核对麻醉药品、第一类精神药品处方,对不符合规定的麻醉药品、第一类精神药品处方,拒绝发药。

6. 药品发出后处方调配人应当及时对麻醉药品、第一类精神药品处方按照麻醉药品和精神药品品种、规格进行专册登记,内容包括:患者(代办人)姓名、性别、年龄、身份证明编号、病历号、疾病名称、药品名称、规格、数量、处方医师、处方编号、处方日期、发药人、复核人。专用账册的保存应当在药品有效期满后不少于 2 年。

(四)麻醉药品、第一类精神药品储存保管、领发及盘点

1. 储存麻醉药品和第一类精神药品必须配备保险柜,库房门窗有防盗措施并安装报警装置。

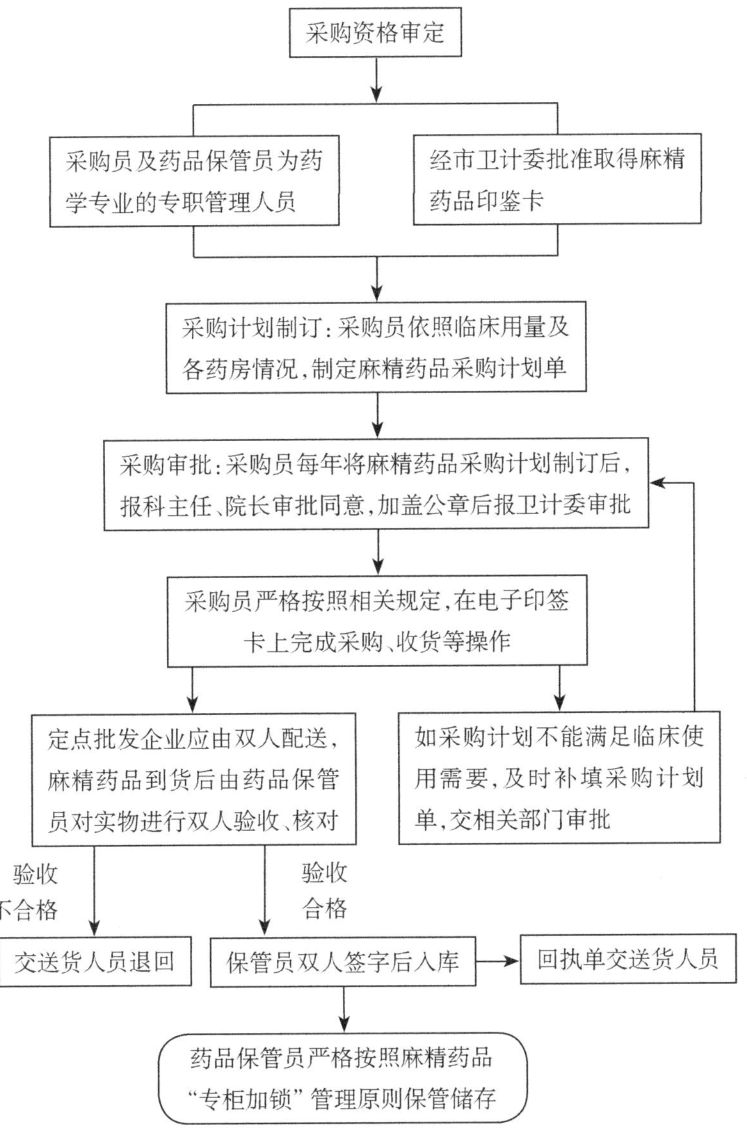

图 6-3　麻醉药品、第一类精神药品采购流程图

2. 麻醉药品和第一类精神药品储存各环节应当指定专人负责，明确责任。药品调配窗口、各病区储存麻醉药品和第一类精神药品应当配备必要的防盗措施，根据用量规定固定基数，建立交接班制度，交接班有记录。

3. 储存麻醉药品和第一类精神药品保持合理库存，实行双人双锁管理，对进出专库柜的麻醉药品和第一类精神药品建立专用账册，进出逐笔记录，内容包括日期、凭证号、领用部门、品名、剂型、规格、单位、数量、批号、有效期、生产单位、发药人、复核人、领用人签字，做到账物相符，专用账册应保存到药品有效期满后不少于五年。

4. 领用及发放麻醉药品、第一类精神药品时应严格执行双人核对制度，内容包括药品名称、剂型、规格、单位、数量、批号、有效期等。

5. 药库麻醉药品及第一类精神药品应每月盘点一次,调剂室每日进行统计,做到基数准确,账物相符。

6. 麻醉药品、第一类精神药品领用、发放流程图见图 6-4。

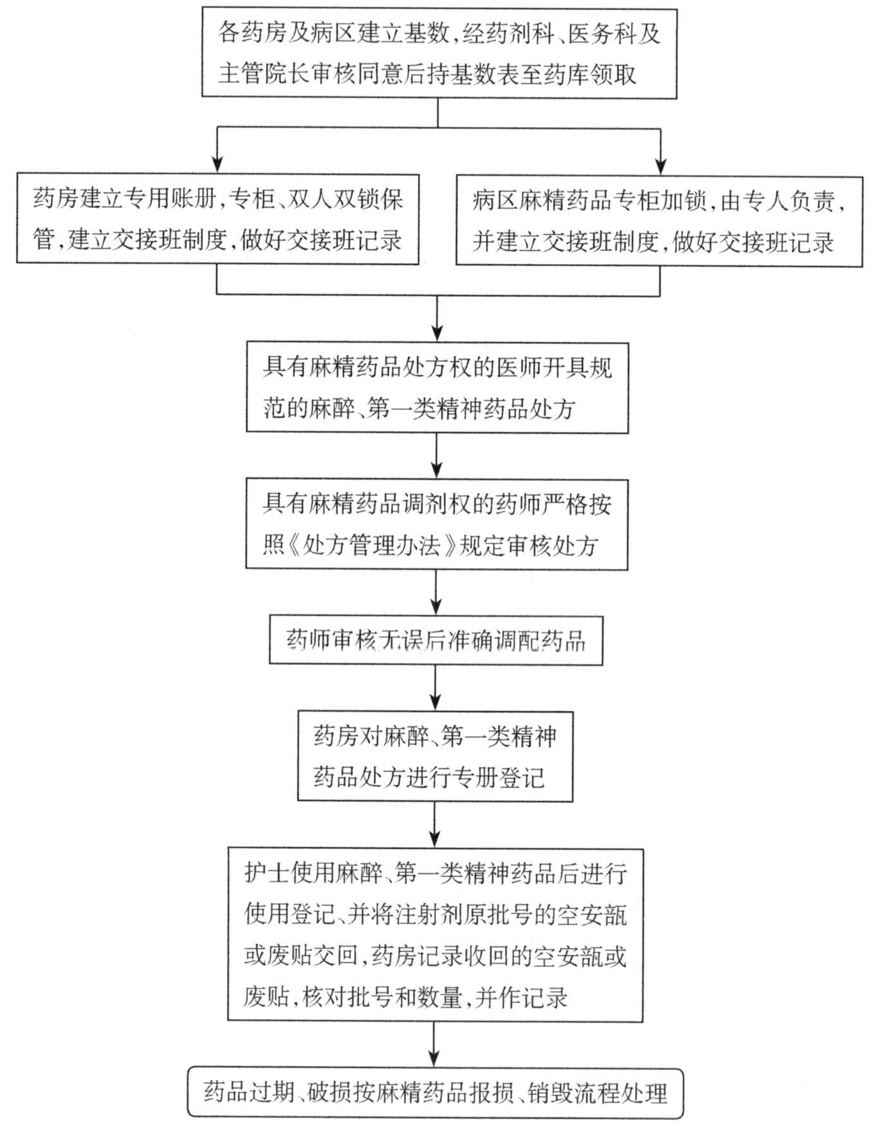

图 6-4 麻醉药品、第一类精神药品领用、发放流程图

(五)麻醉药品、第一类精神药品批号跟踪管理

1. 药库的批号管理

(1)麻醉药品和第一类精神药品批号追踪管理主要指入库验收、申领、发放、调剂、使用过程中要登记药品批号,体现可追溯性。

(2)定点批发企业应根据采购计划由双人配送麻醉、第一类精神药品,到货后由药品保管员对实物进行双人验收、核对至最小包装,核对药品批号、有效期、与发票内容是否相符。

（3）入库验收采用专簿记录，登记药品批号效期。

（4）麻醉药品、第一类精神药品出库应双人复核，逐笔记录，内容包括：日期、凭证号、领用部门、品名、剂型、规格、单位、数量、批号、有效期、生产单位，重点核对药品批号、数量与请领单是否一致，发药人、复核人和领用人签字。

2. 药房请领、发放的批号管理

（1）药房请领的麻醉药品、第一类精神药品需建立专用账册，每天结算，账物、批号相符。领用的麻醉药品、第一类精神药品应逐笔记录，内容包括：日期、品名、剂型、规格、单位、数量、批号、有效期。

（2）建立交接班制度并有交接班记录。

（3）各药房每日对麻醉药品、第一类精神药品处方分品种、规格进行专册登记，登记内容包括发药日期、患者姓名、用药数量、发出批号、使用批号、回收批号、处方编号等，以便追溯。

3. 临床使用的批号管理

（1）各临床科室应指定专人负责麻醉药品、第一类精神药品管理。

（2）临床科室应建立麻醉药品和第一类精神药品临床使用登记本，在使用麻醉药品和第一类精神药品后应对使用情况进行登记，内容包括患者姓名、性别、年龄、病历号（住院号）、疾病名称、药品名称、规格、数量、使用剂量、使用批号等内容。

（3）备有麻醉药品和第一类精神药品固定基数的临床科室应建立交接班制度并有交接班记录。备用的麻醉药品和第一类精神药品使用后应及时凭处方到病区药房领取药品（处方上应标明所使用的麻醉药品和第一类精神药品批号），补足基数。

（4）各临床科室麻醉药品和第一类精神药品使用专册登记保存期限为3年，可追溯到患者。

（5）麻醉药品、第一类精神药品批号管理流程见图6-5。

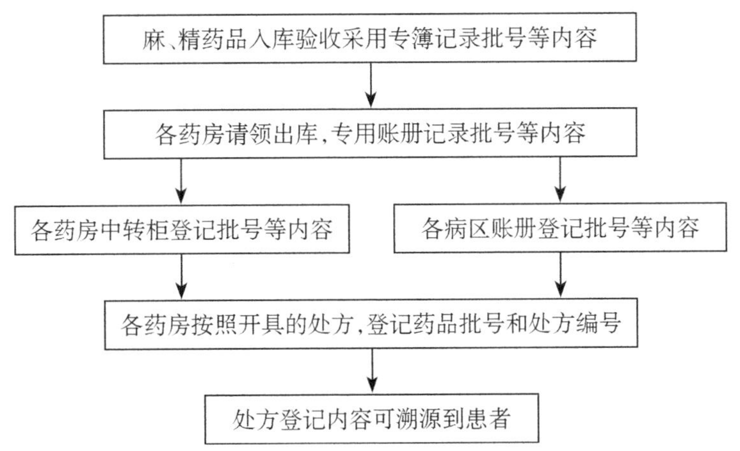

图6-5　麻醉药品、第一类精神药品批号管理流程图

（六）麻醉药品、第一类精神药品“五专”管理

1. 专人管理

（1）药库由专人合理申报计划，保持合理库存（库存量一般不超过一个季度的用量）。药品采购人员须经过批准，凭“印鉴卡”向省、市的定点批发企业购买麻醉药品和第一类精神药品。计划采购的麻醉药品、第一类精神药品应由药品经营企业送到药库，采购、保管人员不得自行提货。

（2）入库验收，必须货到即验，双人开箱验收，清点验收到最小包装，验收记录双人签字。

（3）入库验收采用专簿记录，包括：日期、凭证号、品名、剂型、规格、单位、数量、批号、有效期、生产单位、供货单位、质量情况、验收结论、验收和保管人员签字等内容。

（4）在验收中发现缺少、缺损的麻醉药品和第一类精神药品应当双人清点登记，上报科主任和分管院长批准，并加盖公章后再由药品采购人员向供货单位查询、处理。

2. 专柜加锁

（1）药库、药房、各病区、麻醉科储存麻醉药品、第一类精神药品必须配备保险柜。药库安装有防盗门（窗），并安装报警装置；药房安装有防盗门（窗）；各病区、麻醉科存放麻醉药品、第一类精神药品应当配备必要的防盗设施。

（2）保险柜实行双人开启，一人保管钥匙，另一人保管密码。

3. 专用账册

（1）计划采购的麻醉药品、第一类精神药品验收入库和各药房出库必须进行专用账册登记，登记内容包括：日期、凭证号、品名、剂型、规格、单位、入库数量、出库数量、结存数、批号、有效期、生产企业、供应商、质量情况、验收/发货人、领药人、复核人签字等内容。

（2）专用账册的保存期限应当自药品有效期期满之日起不少于5年。

（3）各药房麻醉药品、第一类精神药品实行基数管理。药房凭请领单同时附上与请领单内容相符的麻醉药品、第一类精神药品处方到药库领取药品。麻醉药品、第一类精神药品的处方由药库统一保管。领取后的麻醉药品、第一类精神药品数量不得超过固定基数。

（4）麻醉药品、精神药品出库应双人复核，并由发药人、复核人签署姓名。

（5）对出库的麻醉药品、精神药品应逐笔记录，内容包括：日期、凭证号、领用部门、品名、剂型、规格、单位、数量、批号、有效期、生产单位、发药人、复核人和领用人签字。

（6）出库后及时核对库存，出库单据上发药和领用部门均需双签名、专册至少保存至药品有效期满后2年。

4. 专用处方

（1）医院可自行组织麻醉药品和精神药品处方及调剂培训和资格授权工作。

（2）培训和考核对象为医院执业医师、药学专业技术人员。

（3）培训结束后医院对执业医师、药学专业技术人员进行考核，考核方式为考试。成绩合格者可分别授予麻醉药品和第一类精神药品处方资格及调剂资格。

（4）医师应当按照卫生行政部门制定的麻醉药品和精神药品临床应用指导原则，开具麻醉药品、精神药品处方。

（5）开具麻醉药品、精神药品使用专用处方。

（6）处方的调配人、核对人，应当仔细核对麻醉药品、精神药品处方，对不符合规定的麻醉药品、精神药品处方，拒绝发药。调配人、核对人在双人完成处方调剂后，应当分别在处方上签名或者加盖专用签章。

（7）各药房对麻醉药品和第一类精神药品处方，按年月日逐日编制顺序号。

（8）麻醉药品和第一类精神药品处方保存期限为 3 年，第二类精神药品处方保存期限为 2 年。

5. 专册登记

（1）各药房对麻醉药品、精神药品处方分品种、规格进行专册登记，登记内容包括发药日期、患者姓名、用药数量、药品批号、处方编号等。

（2）专册登记保存期限为 3 年。

（3）药房、病区储存麻醉药品、第一类精神药品为周计划量，建立账册或账卡。每天结算，账物、批号相符，建立交接班制度并有交接班记录。

（七）麻醉药品、第一类精神药品出入库管理

1. 麻醉药品、第一类精神药品入库验收及领用管理

（1）药品定点配送企业双人配送麻精药品，到货后由药品库管员入库验收，必须货到即验，双人开箱验收，清点验收到最小包装。

（2）库管员做好验收记录，双人签字后入库。

（3）药品库管员严格按照麻精药品“专柜加锁”管理原则保管储存。必须配备保险柜，贮药保险柜分别由药品库管员及采购员实行双锁管理，安装有防盗门（窗），并安装报警装置。

2. 麻醉药品、第一类精神药品出库管理

（1）各药房麻醉药品、第一类精神药品实行基数管理。

（2）药房凭请领单按照相关管理规定到药库领取药品。

（3）药品库管员对出库的麻醉药品、第一类精神药品应逐笔记录，内容包括：日期、凭证号、领用部门、品名、剂型、规格、单位、数量、批号、有效期、生产单位。由双方发药人、复核人交接签字。

3. 药房请领及发放管理

（1）药房存放麻醉药品、第一类精神药品必须配备保险柜，安装有防盗门（窗）。

（2）各药房建立基数，经科室同意后按基数至药库请领麻醉药品、第一类精神药品。

（3）麻醉药品、第一类精神药品发出后，处方调配人应当及时对麻醉药品、第一类精神药品处方按照麻醉药品和精神药品品种、规格进行专册登记。

（4）药师应当对麻醉药品和第一类精神药品处方，按年月日逐日编制顺序号。

（5）对有基数的病区在凭处方换取麻醉药品、第一类精神药品或贴剂时，必须收回等数量的空安瓿、废贴；对无基数的病区凭处方换取麻醉药品、第一类精神药品或贴剂后，应要求其尽快交回使用后的空安瓿或废贴。

（6）药房收回的麻醉药品、第一类精神药品注射剂的空安瓿或废贴由指定人员负责计数，专柜加锁保管，并做好记录。

（7）药学部门定期会同纪检部门、保卫科对各部门收回的空安瓿或废贴，核对数量，进行监督销毁，同时做好销毁记录，并三方签字。

（8）调剂部门应当由主管药师以上的药学专业技术人员管理麻醉药品、第一类精神药品，做到“日清日结”。药品调剂员应当按照《麻醉药品和精神药品管理条例》审核、发药。每天下班（或交班）前，管理人员应当核对药品和相关记录。

4. 病区管理

（1）病区根据实际使用情况提交书面申请，报药学部门审核，医疗质量管理部门主任和主管院长审批后，建立病区麻醉药品、第一类精神药品基数。

（2）病区人员持基数表至药房，由药房负责人确认后发药并记录。

（3）麻醉药品、第一类精神药品放入病区麻精药品保险柜，由专人负责，并进行交接班记录。

（4）医师应当按照卫生行政部门制定的麻醉药品和精神药品临床应用指导原则，开具麻醉药品、第一类精神药品处方。护士凭医师开具的专用处方到药房领取麻醉药品、第一类精神药品。

（5）各病区、手术室等使用麻醉药品、第一类精神药品应进行专册登记，登记内容包括发药日期、使用日期、患者姓名、用药数量、用药剂量、使用批号、残留液登记等。

（6）各病区、手术室等使用麻醉药品、第一类精神药品注射剂后应当收回空安瓿，并将回收的空安瓿交回病区药房。

（7）剩余的麻醉药品、第一类精神药品应办理退药手续。

（8）患者不再使用麻醉药品、第一类精神药品，应将剩余药品无偿交回药房，药房必须做好登记。

（八）麻醉药品、第一类精神药品检查

1. 为了加强和规范医院麻醉药品、第一类精神药品使用管理，保证临床合理需求，严防麻醉药品、第一类精神药品流入非法渠道。药学部每月组织人员对各临床科室的麻醉药品、第一类精神药品的管理情况进行检查，包括麻醉药品、第一类精神药品的保管、贮存、效期、领发登记、交接班记录、使用登记及残留液记录等。

2. 每月药学部门质控小组对门诊、住院药房及药库麻醉药品、精神药品的管理情况进行检查。检查内容包括麻醉药品和第一类精神药品“五专”管理、交接班记录、基数准确及账物相符情况、使用登记等。

3. 药学部门每月组织人员对临床科室麻醉药品和第一类精神药品临床使用登记情况进行检查，检查内容包括：患者姓名、性别、年龄、病历号（住院号）、疾病名称、药品名称、规格、数量、使用剂量、使用批号等。

4. 对在检查中有重大问题的，药学部门难以解决的，要以书面形式上报相关部门。

（九）麻醉药品、第一类精神药品报损与销毁

1. 医院对过期、损坏的麻醉药品和第一类精神药品，应登记造册，并向市卫健委提出申请，由市卫健委负责监督销毁。

2. 麻醉药品、第一类精神药品报损销毁流程中，相关人员应严格遵守真实性及时性原则，并始终保持认真负责的工作态度完成每一项相关工作。

3. 报损的麻醉药品、第一类精神药品在贮存、待销毁期间要做到专柜上锁，并严格控制贮存环节，避免环境污染。

4. 患者不再使用的剩余麻醉药品、第一类精神药品，按上述规定销毁处理。

5. 麻醉药品、第一类精神药品的报损销毁报表应单独存放，保存时间不少于药品有效期后一年。

（十）麻醉药品、第一类精神药品残留液销毁

为加强医疗机构麻醉药品、第一类精神药品的管理，防止医疗用麻醉药品、第一类精神药品流向社会，临床科室对麻醉药品、第一类精神药品残留液应有专册登记，麻醉药品、第一类精神药品残留液应有双人在场共同销毁，同时认真、完整填写残留液销毁记录（包括患者信息、处方量、使用量、残留液量、残留液处理人等），二人共同签字，严禁弄虚作假。药学部门每月组织科室人员对各临床科室的麻醉药品、第一类精神药品残留液销毁记录进行检查，对违反规定的现象，及时处理，情节严重的上报医院。

（十一）麻醉药品、第一类精神药品空安瓿销毁

1. 各病区在使用麻醉药品、第一类精神药品注射剂时应收回空安瓿，核对批号和数量。在凭处方领取麻醉药品、第一类精神药品时，必须交回等数量的空安瓿。

2. 门诊患者使用麻醉药品、第一类精神药品注射剂，再次调配时，应当要求患者将原批号的空安瓿交回。药房工作人员在认真核对并记录收回的空安瓿名称、数量、规格后，方能发药。

3. 药房收回的麻醉药品、第一类精神药品注射剂的空安瓿、废贴由专人负责计数，专柜加锁保管，并做好记录。

4. 药学部门定期会同纪检部门、保卫科对各部门收回的空安瓿，核对数量，进行监督销毁，同时做好销毁记录，并三方签字。麻醉药品专管人员将销毁记录存档备查。

5. 违反以上规定的将予以严厉处罚。

6. 麻醉药品、第一类精神药品报损与销毁流程图见图 6-6。

（十二）麻醉药品、精神药品处方限量规定

1. 门（急）诊患者开具的麻醉药品、第一类精神药品注射剂，每张处方为一次常用量；控缓释制剂，每张处方不得超过 7 日常用量；其他剂型，每张处方不得超过 3 日常用量。

2. 第二类精神药品一般每张处方不得超过 7 日常用量；对于慢性病或某些特殊情况的患者，处方用量可以适当延长，医师应当注明理由。

3. 门（急）诊癌症疼痛患者和中、重度慢性疼痛患者开具的麻醉药品、第一类精神药品注射剂，每张处方不得超过 3 日常用量；控缓释制剂，每张处方不得超过 15 日常用量；其他剂型，每张处方不得超过 7 日常用量。

4. 住院患者开具的麻醉药品和第一类精神药品处方应当逐日开具，每张处方为 1 日常用量。

5. 盐酸哌替啶处方为一次常用量，仅限于医疗机构内使用。

6. 哌甲酯用于治疗儿童多动症时，每张处方不得超过 15 日常用量。

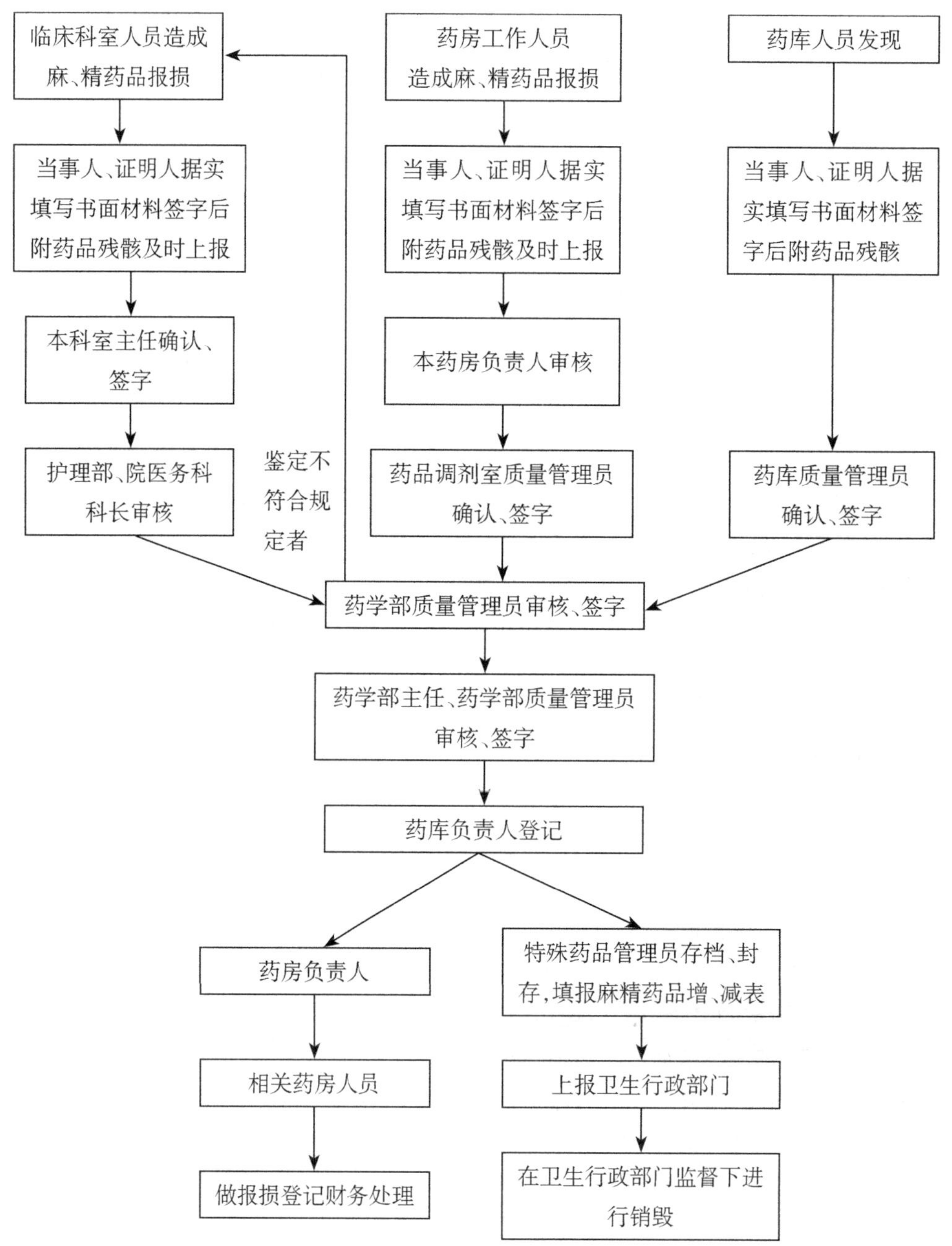

图 6-6　麻醉药品、第一类精神药品报损与销毁流程图

（十三）第二类精神药品管理规定

根据国务院发布的《麻醉药品和精神药品管理条例》，为加强第二类精神药品的安全管理，保障药物的合理应用，防止发生流弊现象，按照法规的有关要求，结合医院药品管理的实际情况，制定本规定。

1. 定点采购。采购第二类精神药品，应当从药品监督管理部门批准的具有第二类精神药品经营资质的企业购买。

2. 双人验收。根据临床用药需求制订采购计划，购入药品双人验收，查验购药凭证，清点药品数量，检查药品质量，详细记录相关信息。

3. 专柜加锁储存。储存药品必须有安全防范措施，防范药品丢失。

4. 专用账目管理。出账入账要有购（领）药或处方使用凭据，做到购（领）入、发出、结存数量平衡。调剂部门使用药品要做到“日清日结”。

5. 遵循专用处方和用量要求。处方至少保存 2 年。

6. 定期检查药品质量。对过期、损坏的药品要及时申请销毁，保证在用药品的账物相符和药品质量完好。

7. 认真审核处方，促进合理用药。严格按照规定的药品用法、用量使用药品，做好用药指导，对于单张处方超过用药天数的特殊情况，必须由处方医师注明诊断并双签字后，方可调配。对于用药不合理的处方应拒绝调配。要防止重复取药，避免套购药品的现象发生。

8. 对过期、损坏的药品要登记造册，向卫生行政部门申报销毁。

二、高警示药品管理制度

高警示药品是指药理作用显著且迅速，易危害人体，或因使用不当会对患者造成严重伤害或死亡的药品。为促进该类药品的合理使用，减少不良反应，根据《中华人民共和国药品管理法》、《医疗机构药事管理规定》、中国药学会医院药学专业委员会发布的 2019 年版《高警示药品推荐目录》，以及美国用药安全研究所（Institute for Safe Medication Practices，ISMP）发布的《高警示药品目录》等法律法规、行业共识，特制定本制度。

（一）目的和定义

高警示药品是指药物本身毒性大，不良反应严重，药理作用显著且迅速，使用不当极易发生严重后果甚至危及生命的药物。

（二）组织和制度

医院药事管理与药物治疗学委员会要组织医疗质量管理、护理、药学等部门以及相关专家成立本院专门的高警示药品管理组织，具体负责本院高警示药品的遴选监督以及相关规章制度和规范的制定。相关临床科室与药学部成立相应科室的药品管理组织或者小组，具体负责本部门或者本科室的高警示药品管理。

结合医院实际制定高警示药品管理制度，规范高警示药品的储存、调配、使用以及相关管理。根据实际工作情况原则上定期维护高警示药品管理制度。

（三）药品目录与分级

1. 结合中国药学会医院药学专业委员会发布的我国《高警示药品推荐目录》（2019 年版）以及参考中国药学会医院药学专业委员会发布的《高警示药品金字塔分级管理原则》，结合医院药品管理实际，制定高警示药品目录及分级。本院高警示药品目录及分级见表 6-4。

2. 高警示药品分级　高警示药品分为 A、B、C 三级。

A 级是高警示药品管理的最高级别，是指使用频率高，一旦用药错误，患者死亡风险最高的药品，须重点管理和监护。

B 级是指使用频率高，一旦用药错误，会给患者造成严重伤害，伤害的风险等级较 A 级低。

C 级是指使用频率高，一旦用药错误，会给患者造成伤害，伤害的风险等级较 B 级低。

3. 临床科室、药学部以及相关部门根据本院高警示药品目录及分级分别有针对性的统一制定本科室或者部门的高警示药品目录。

表 6-4 高警示药品目录

编号	名称
	22 类高警示药品
1	100ml 或更大体积的灭菌注射用水（供注射、吸入或冲洗用）
2	茶碱类药物，静脉途径
3	肠外营养制剂
4	非肠道和口服化疗药
5	高渗葡萄糖注射液（20% 或以上）
6	抗心律失常药，静脉注射（如胺碘酮、利多卡因）
7	抗血栓药（包括溶栓药、抗凝药、糖蛋白Ⅱb/Ⅲa 抑制剂和降纤药）
8	口服降糖药
9	氯化钠注射液（高渗，浓度＞ 0.9%）
10	麻醉药，普通、吸入或静脉用（如丙泊酚）
11	强心药，静脉注射（如米力农）
12	神经肌肉阻断剂（如琥珀酰胆碱、罗库溴铵、维库溴铵）
13	肾上腺素受体激动药，静脉注射（如肾上腺素）
14	肾上腺素受体拮抗药，静脉注射（如普萘洛尔）
15	小儿用口服的中度镇静药（如水合氯醛）
16	胰岛素，皮下或静脉注射
17	硬膜外或鞘内注射药
18	对育龄人群有生殖毒性的药品，如阿维 A 胶囊、异维 A 酸片等
19	造影剂，静脉注射
20	镇痛药 / 阿片类药物，静脉注射、经皮及口服（包括液体浓缩物、速释和缓释制剂）
21	脂质体药物（如两性霉素 B 脂质体）和传统的同类药物（例如两性霉素 B 去氧胆酸盐）
22	中度镇静药，静脉注射（如咪达唑仑）

续表

编号	名称
	13 种高警示药品
1	阿片酊
2	阿托品注射液（规格≥ 5mg/ 支）
3	高锰酸钾外用制剂
4	加压素，静脉注射或骨髓腔内注射
5	甲氨蝶呤（口服，非肿瘤用途）
6	硫酸镁注射液
7	浓氯化钾注射液
8	凝血酶冻干粉
9	肾上腺素，皮下注射
10	缩宫素，静脉注射
11	硝普钠注射液
12	异丙嗪，静脉注射
13	注射用三氧化二砷

（四）高警示药品警示标志

1. 警示标志　根据中国药学会医院药学专业委员会发布的我国高警示药品推荐统一标识设计制定本院高警示药品警示标志，见图 6-7。

图 6-7　高警示药品警示标志

2. 信息标识　根据上述高警示药品警示标识在医院信息系统高警示药品目录名称前分别添加相应标识。

（五）调剂室高警示药品的管理

1. 信息系统建立调剂室高警示药品专库或者调剂单元。

2. 设置专门的存放药架或者药柜，不得与其他药品混合存放，每个存放单元外侧张贴相应的高警示药品目录明细。

3. 在专门的存放药架或者药柜上放置“红底白字”的高警示药品提示牌，相应的药品前面张贴相应的高警示药品警示标志。

4. 严格高警示药品的储存和放置管理，药品放置按照药品效期实行“左放右取、近效先出”原则。

5. 高警示药品的调剂使用专门的调剂单元打印高警示药品发药单，实行高警示药品单独调剂筐发药，同时实行严格的双人复核制度，确保调剂的准确性。

6. 设置高警示药品质量管理人员一名，具体负责调剂室高警示药品的效期、数量等质量管理，建立“高警示药品管理登记本”，重点药品每日清点，其余药品每月盘点一次，确保账物数量相符。

（六）病区单元高警示药品的管理

1. 病区护理单元原则上不允许自备高警示药品（抢救药品除外），确有需要，可提出申请，一式三份，报医疗质量管理部门、护理部、药学部备案，定量定点存放，严格管理。

2. 病区医师在工作站录入高警示药品时计算机自动提示“高警示药品，请慎重使用”，提示临床医师尽量严格按照药品说明书使用。

3. 病区护理单元在申请录入高警示药品医嘱后，在输液瓶签打印时会自动显示“高警示药品，双人核对”，同时备注双人签字格式。

4. 病区护理单元设置高警示药品分级存放专柜，外部张贴医院高警示药品统一标识以及目录明细。

5. 高警示药品在病区护理单元使用时，严格执行给药的“五个正确”原则，严格输液瓶签的双人核对签字制度。夜班单人值班时，值班医师与护士进行双人核对。

6. B 类分级以上高警示药品应在“高警示药品使用登记本”上做好记录。C 级药品暂时不做记录。

7. 设置专业高警示药品管理人员一名，加强药品使用监管，每天及时清点，确保日记日清，准确无误。

8. 认真观察高警示药品临床使用过程中的异常，及时准确上报药品不良不应，建议对高警示药品的不良反应事件上报增加绩效奖励分数。

9. 定期核对药品效期，及时到调剂室调换。

（七）高警示药品的监督

1. 高警示药品的管理纳入医院绩效考核。

2. 高警示药品管理组织必须严格履行监督管理职责，定期检查各相关部门执行本规定的情况，及时反馈给绩效以及相关管理部门，确保高警示药品使用安全、有效、规范。

3. 对于出现药品发放、使用错误的病例，当事人（药师 / 医师 / 护理人员）应立即通知药房负责人、主管医师及时处置，报告科室主任和护士长，保障患者用药安全，并积极上报医疗不良事件。事后应当组织医疗、药学、护理、质控等相关部门人员进行讨论，分析差错原因并采取改进措施。

（八）相关责任

未按照规定使用和管理高警示药品的科室和个人，根据造成后果的严重程度按照相关规定予以不同程度的处罚，违反法律的，交由司法机关处理。

三、放射性药品管理制度

为了加强医院放射性药品的管理，规范放射性药品的临床合理应用，保障患者用药安全，根据《中华人民共和国药品管理法》、《放射性药品管理办法》（国务院令〔2017〕第676号），以及《医疗机构药事管理规定》（卫医政发〔2011〕11号）的相关要求及规定，并结合医院的实际情况，制定本制度。

1. 放射性药品是指用于临床诊断或者治疗的放射性核素制剂或者其标记药物。主要包括裂变制品、堆照制品、加速器制品、放射性同位素发生器及其配套药盒等，放射性药品目录见表6-5。

表6-5　放射性药品目录

（1）允许使用的体内诊断放射性药品	
碘[^{131}I]化钠口服溶液	枸橼酸镓[^{67}Ga]注射液
邻碘[^{131}I]马尿酸钠注射液	氯化亚铊[^{201}TI]注射液
碘[^{131}I]化钠胶囊（诊断用）	铬[^{51}Cr]酸钠注射液
碘[^{123}I]化钠口服溶液	氙[^{113}Xe]注射液
碘[^{123}I]化钠注射液	
（2）允许使用的体内治疗放射性药品	
磷[^{32}P]酸钠口服溶液	来昔决南钐[^{153}Sm]注射液
磷[^{32}P]酸钠注射液	氯化锶[^{89}Sr]注射液（进口）
胶体磷[^{32}P]酸铬注射液	胶体金[^{198}Au]注射液
（3）允许使用的即时标记的体内放射性药品	
高锝[^{99m}Tc]酸钠注射液	锝[^{99m}Tc]聚合白蛋白注射液
锝[^{99m}Tc]依替菲宁注射液	锝[^{99m}Tc]喷替酸盐注射液
锝[^{99m}Tc]二巯丁二酸盐注射液	锝[^{99m}Tc]双半胱乙酯注射液
锝[^{99m}Tc]植酸盐注射液	锝[^{99m}Tc]甲氧异腈注射液
锝[^{99m}Tc]焦磷酸盐注射液	锝[^{99m}Tc]双半胱氨酸注射液
锝[^{99m}Tc]亚甲基二膦酸盐注射液	

2. 医院使用放射性药品必须取得“放射性药品使用许可证”，许可证有效期为5年，期满前6个月向省药品监督管理部门提出申请换证。

3. 使用放射性药品必须配备与其医疗任务相适应的并经核医学技术培训的技术人员。非专业技术人员或未经培训、批准，不得从事放射性药品使用工作。

4. 使用放射性药品，必须符合国家放射性同位素卫生防护管理的有关规定。

5. 放射性药品的采购由使用科室至少提前1周提出“放射性药品领药计划单”，药学部采购人员复核后交科主任、分管院长审批，定点采购。放射性药品必须从生产企业直接采购，不得经过任何中介单位和个人。

6. 放射性药品应由专人保管，并建立健全账目和领用登记制度。放射源到后认真核对其名称、出厂日期、放射性活度、体积等。检查发生器是否已做细菌培养、热源检查。做好使用登记。存放的容器应贴好标签。

7. 放射性药品存放地点必须根据其放射性剂量，置于相适应的防护装置内，以确保对人和环境无影响。

8. 放射性原液罐应放置在贮源室内，常用的放射源按不同品种分类，置于贮源室通风橱内，标志要鲜明，以防发生差错。发现放射性源丢失时，应立即追查，并上报上级机关。

9. 在进行放射性核素使用登记时，应记录日期、核素种类、放射性活度、使用量、用途、取药人、核对人等。

10. 用药量应有第二人进行核对。药物用于患者前，对其种类和用药量进行核对，在同一时间给几个患者用药时，应仔细核对患者姓名及给药剂量。

11. 医院应针对放射性药品泄漏或污染设置应急预案，培训医务人员进行在日常操作中如果意外发生放射性药品泄漏或污染的应急预案演练。

12. 使用单位必须对使用的放射性药品进行临床质量检验，收集不良反应等，并定期向上级主管部门报告。

13. 放射性药品使用后的废物（包括患者排泄物），必须按国家有关规定妥善处置。

14. 放射性药品的销毁，必须按国家有关规定妥善处理，使其放射性比度达到国家允许标准。

15. 对违反《放射性药品管理办法》的单位和个人，由上级主管部门按照《中华人民共和国药品管理法》和有关法规的规定处罚。

16. 放射性药品的质量检查验收，不良反应收集由核医学科负责。

四、放射性物质污染事故应急预案

放射性污染事故是指操作不当、设备失灵、放射源的错误放置、大量放射性核素的错误使用等事件，因事故突然发生危害重大，需采取措施紧急进行处理。放射性事故处理主要包括放射源和污染环境的处理，以及受照人员的初期医学处理。

为保证职业性放射性工作者和广大居民的安全，必须按照防护规定的法律法规的要求，本着安全、经济、合理的原则，对核医学实验室采取综合性的卫生防护措施。放射性三废处理、放射性表面污染的去除、监督管理、剂量监督、个人防护等，每一个环节都十分重要，不可忽视。

为保证核医学科正常工作的有序开展，及时有效安全地处理在放射源使用和储存中突发的放射性事故，特制定如下应急预案：

1. 应急组织

（1）放射源及放射卫生防护工作由省卫生监督所及医院医疗质量管理部门统一领导管理。

（2）科室内由科主任作为负责人，建立健全放射性物质安全管理制度，加强安全防护措施，做好放射突发事件中的医学应急准备和响应工作。

2. 应急程序

（1）当出现放射源意外照射或丢失造成的放射事件时，值班人员及时向科主任汇报，科主任及时向医院、卫生行政部门及环保局等其他有关部门报告，并立即封闭现场，防止事故蔓延。

（2）初步估计人员受照射剂量，对受照人员及可能受照人员尽快进行初期医学处理，必要时及早使用抗放射药物；初步判断人员有无放射性核素体内污染，必要时及早采取阻断吸收和促进排出措施。

（3）对有污染可能的事故，均应给受照人员更换内外衣，并进行初步体表去污；去污原则是及时、勿扩散，污染程度不同的物品要分开处理，避免交叉污染，依照物体的性质、放射性核素的种类及污染程度，选择适当的清洁剂和去污方法，必要时采取放置、撤换或覆盖的方法。

（4）各活性室皆应设有紧急去污设备，包括蜡笔、吸水纸和吸水棉花、镊子、容器等，并经常检查，常备不懈。

（5）意外出现污染时，切忌使用抹布或使用水大量冲洗，应限制在局部，加以适当处理后覆盖。迅速用吸水纸将洒落的放射药液吸净，放入塑料袋内扎紧袋口，同时向科主任报告。辐射监测人员确定污染区域，划出明显标志，防止无关人员进入。组织人员穿戴好防护衣帽，佩戴好防护用品进入现场去污。事故处理过程中产生的放射性废物不得乱放，要随时收集，集中存放。

（6）体内放射性污染可采取催吐、清洗鼻腔等紧急措施，也可通过密切观察症状及早期血象变化作出评估，及早施用促排药物。

（7）急性放射性损伤患者应及早转至无菌病房进行监护，并请有关专家主持其治疗工作。

（8）严格执行《放射性药品管理办法》，保证核技术和射线技术的安全应用以及放射卫生防护工作的法制化、规范化管理，杜绝放射性污染事故的发生。

（9）应急措施的实施参照卫生部应急办公室发布的《卫生应急工作手册》（2005 年版）。

3. 后期处置

（1）事故处理去污后，经环保部门检测工作场所的污染水平达到 $40Bq/cm^2$（控制区）和 $4Bq/cm^2$（监督区）以下，可恢复正常工作。

（2）责任人员坚守岗位，认真负责，对事件发展情况、所采取的措施、存在的问题要认真做好记录，并及时向科室负责人及医院汇报。

（3）事故的现场处理结束后，科主任主持总结、评审会。会议需有事故当事人、院辐射安全小组、辐射监测人员参加。积极配合卫生行政部门和医院医疗质量管理部对事件发生的原因、处理措施进行调查及评价，并理清责任、总结教训、积极整改。

五、医疗用毒性药品管理制度

为加强医疗用毒性药品的管理，防止中毒或死亡事故的发生，根据《中华人民共和国药品管理法》《医疗用毒性药品管理办法》《关于〈医疗用毒性药品管理办法〉的补充规定》的文件精神，以及国家药品监督管理局发布的《关于加强亚砷酸注射液管理工作的通知》《关于将A型肉毒毒素列入毒性药品管理的通知》等要求，特制定本制度。

（一）定义、范围及目录

医疗用毒性药品（以下简称毒性药品）主要是指毒性剧烈、治疗剂量与中毒剂量相近，使用不当会致人中毒或死亡的药品。

根据我国《医疗用毒性药品管理办法》规定，医疗用毒性药品分为毒性中药品种（包括原药材和饮片）和毒性西药品种（仅指原料，不包括制剂），结合临床实际确定毒性药品目录，见表6-6。

（二）购进、验收

1. 医疗用毒性药品应当从各级医药管理部门指定的具有医疗用毒性药品经营资质的药品批发企业购进，医院采购人员应详细核实批发企业的资质，审核资质材料包括："药品经营许可证"复印件，"药品经营质量管理规范认证证书"复印件，经营的医疗用毒性药品品种目录，有关医疗用毒性药品管理制度，医疗用毒性药品经营管理人员名册、职责分工，行政管理部门对经营医疗用毒性药品目录的批复。

2. 医疗用毒性药品由药学部门进行采购，其他任何科室或者个人均不得进行毒性药品的采购。

3. 药学管理部门应根据医院临床医疗需要合理采购医疗用毒性药品。

4. 入库验收必须货到即验，须双人开箱验收，清点验收到最小包装，验收记录双人签字确认。入库验收应采用专用簿记录。验收发现缺少、缺损的医疗用毒性药品应当按照规定向供货单位查询、处理。

5. 所购医疗用毒性药品一律不得擅自调剂给其他单位。凡私自调出医疗用毒性药品的科室或个人将依法处罚，构成犯罪的提交司法机关追究刑事责任。

6. 药品仓库所购毒性药品必须严格遵守出库验收登记制度，做到账、物、批号相符。专库或专柜加锁并由专人负责。

（三）储存、保管

1. 储存医疗用毒性药品实行专人负责、专库（柜）加锁。对进出专库（柜）的医疗用毒性药品建立专用账册，进出逐笔记录，做到账物相符，购进、销售台账应保存至超过药品有效期2年备查。

2. 专库或专柜上应有毒性药品标志。

3. 对毒性药品应按照药品说明书的贮存方法贮存，定期进行质量检查及养护。

（四）处方权、调剂权的设定

1. 医院医疗质量管理部门定期对医师和药师医疗用毒性药品进行培训并考核，合格者由医院医疗质量管理部授权后取得毒性药品的处方权或调剂权。

2. 医师取得毒性药品处方权后，方可开具毒性药品，并根据诊疗指南和规范，以及药品说明书中的药理作用、用法、用量、禁忌、不良反应和注意事项开具处方。

（五）毒性药品的处方及调剂要求

1. 毒性药品处方应使用毒性药品专用处方，处方印刷用纸为白色，右上角标注“毒”，每次处方剂量不得超过两日极量。处方一次有效，取药后处方保存两年备查。

2. 药学部门凭医师签名的正式处方，方可调剂毒性药品。取得毒性药品调剂权的药师对处方进行审核合格后，方可进行调配。药师调配处方时，必须认真负责，剂量准确，按医嘱注明的要求进行调配。医疗用毒性药品的审方、调配、审核须由取得毒性药品调剂权的药师进行，并由调配人员及具有（主管）药师以上技术职称的复核人员签名盖章后方可发出。

3. 对处方未注明“生用”的毒性中药，应当付炮制品。如发现处方有疑问时，须经原处方医师重新审定后再行调配。处方一次有效。

（六）质量控制

医院药学部门定期检查药房以及病区毒性药品的质量、贮存和使用管理情况，确保药品在正常使用中账物相符和记录完整。对过期、破损的药品及时进行调换，无法更换的药品，申请报损销毁。

（七）法律责任

因配方错误造成损失或不良后果者，应迅速追查原因，及时上报主管部门，情节严重构成犯罪的由司法部门依法追究直接责任人员刑事责任。

表 6-6 医疗用毒性药品目录

毒性中药品种（28 种）			
1. 砒石（红砒、白砒）	8. 生附子	15. 生甘遂	22. 红升丹
2. 砒霜	9. 生半夏	16. 生狼毒	23. 白降丹
3. 水银	10. 生南星	17. 生藤黄	24. 蟾酥
4. 生马钱子	11. 生巴豆	18. 生千金子	25. 洋金花
5. 生川乌	12. 斑蝥	19. 生天仙子	26. 红粉
6. 生草乌	13. 青娘虫	20. 闹阳花	27. 轻粉
7. 生白附子	14. 红娘虫	21. 雪上一枝蒿	28. 雄黄
毒性西药品种（13 种）			
1. 去乙酰毛花苷丙	5. 三氧化二砷	9. 亚砷酸钾	12. 亚砷酸注射液
2. 洋地黄毒苷	6. 毛果芸香碱	10. 氢溴酸东莨菪碱	13. A 型肉毒毒素及其制剂
3. 阿托品	7. 升汞	11. 士的宁	
4. 氢溴酸后马托品	8. 水杨酸毒扁豆碱		

注：1. 除亚砷酸注射液、A 型肉毒毒素制剂以外的毒性药品西药品种是指原料药；中药品种是指原药材和饮片，不含制剂。

2. 毒性药品的西药品种士的宁、阿托品、毛果芸香碱等包括其盐类化合物。

六、易制毒化学品管理规定

根据《易制毒化学品管理条例》《药品类易制毒化学品管理办法》文件要求，为加强易制毒化学品的管理，规范易制毒化学品的购买、储存、使用和回收等行为，防止易制毒化学品流入非法渠道，制定本规定。

1. 药学部负责易制毒化学品的购买工作，检验科负责本科室易制毒化学品的储存、使用和回收等工作。其他科室如有需要使用易制毒化学品，需及时与药学部沟通，不可私自购买使用。

2. 易制毒化学品的产品包装和使用说明书，应当标明产品的名称（含化学名和通用名）、化学分子式和成分。

3. 除本规定外，易制毒化学品的管理还应遵守国家相关法律和法规。

4. 禁止非法生产、经营、购买、转让、运输易制毒化学品。

5. 禁止使用现金或者实物进行易制毒化学品交易。但是，个人合法购买第一类易制毒化学品中的药品类易制毒化学品药品制剂和第三类易制毒化学品除外（易制毒化学品的分类见表 6-7）。

6. 医院鼓励和支持个人、集体向院行政主管部门举报易制毒化学品的非法购销和使用。医院将为举报者保密，对于举报属实的，将予以相应奖励。

7. 购买第二、第三类易制毒化学品的，应当在购买前将所需购买的品种、数量，向区人民政府公安机关备案。

8. 购买易制毒化学品，应由供货单位提供营业执照以及易制毒化学品购销合同。营业执照及购销合同不符合规定的（参见国家相关法律法规），不予购买。

9. 按需购买，不得超品种、超量购买。

10. 易制毒化学品不得转售。如需退回原供货单位的，应当分别报所在地药品监督管理部门及供货单位所在地省、自治区、直辖市药品监督管理部门备案。

11. 在核查、收货过程中发现可疑情况的，应当立即终止购买程序，并向所在地药品监督管理部门和公安机关报告。

12. 药品类易制毒化学品入库应当双人验收，出库应当双人复核，做到账物相符。

13. 易制毒化学品应专人保管、专用账册、专柜加锁。专用账册保存期限应当自药品类易制毒化学品有效期满之日起不少于两年。

14. 使用者应根据科室要求，如实记录使用账册，如实记录使用的品种、数量、日期等，不得瞒报、漏报。

15. 对过期、损坏的药品类易制毒化学品应当登记造册，并向所在地药品监督管理部门申请销毁。

16. 因治疗疾病需要，患者、患者近亲属或者患者的委托人凭医疗机构出具的医疗诊断书和本人的身份证明，可以随身携带第一类中的药品类易制毒化学品药品制剂，但是不得超过医用单张处方的最大剂量（医用单张处方的最大剂量，由国家卫生主管部门规定、公布）。

17. 医师不得擅自开具第一类中的药品类易制毒化学品药品制剂。如有发现，依据《处方管理办法》中相关条例依法处理。

18. 易制毒化学品丢失、被盗、被抢的，应当立即向所在地公安机关报案，并同时报告所在地药品监督管理部门、安全生产监督管理部门、上级主管部门或者卫生主管部门。

19. 使用后的易制毒化学品集中由回收公司回收。个人不得私自回收。

20. 对于非法购买、使用易制毒化学品者，一经发现，移交公安机关处理。

21. 如有违反本规定者，将予以警告处分；情节严重者，对直接责任人或主管人员处1 000元以上5 000元以下罚款；有违反治安管理行为甚至构成犯罪的，移交公安机关处理。

表6-7　易制毒化学品的分类和品种目录

分类	药品品种	
第一类	1. 1-苯基-2-丙酮 2. 3，4-亚甲基二氧苯基-2-丙酮 3. 胡椒醛 4. 黄樟素 5. 黄樟油 6. 异黄樟素 7. *N*-乙酰邻氨基苯酸	8. 邻氨基苯甲酸 9. 麦角酸* 10. 麦角胺* 11. 麦角新碱* 12. 麻黄素、伪麻黄素、消旋麻黄素、去甲麻黄素、甲基麻黄素、麻黄浸膏、麻黄浸膏粉等麻黄素类物质*
第二类	1. 苯乙酸 2. 醋酸酐 3. 三氯甲烷	4. 乙醚 5. 哌啶
第三类	1. 甲苯 2. 丙酮 3. 甲基乙基酮	4. 高锰酸钾 5. 硫酸 6. 盐酸

说明：1. 第一类、第二类所列物质可能存在的盐类，也纳入管制。

2. 带有*标记的品种为第一类中的药品类易制毒化学品，第一类中的药品类易制毒化学品包括原料药及其单方制剂。

七、危险化学品安全管理制度

为加强对全院危险化学品的安全管理，防止安全事故发生，保障人民群众生命财产安全，根据《中华人民共和国安全生产法》《易制毒化学品管理条例》《危险化学品安全管理条例》等法律法规要求，特制定本制度。

危险化学品（以下简称“危化品”）是指医院为了医疗工作的需要，使用的具有毒害、腐蚀、爆炸、燃烧、助燃等性质，对人体、设施、环境具有危害的剧毒化学品和其他化学品。

消防与安保管理委员会及其下设办公室总体负责全院危化品监管工作，各采购与使用部门具体负责危化品日常安全管理工作。

（一）危化品分类

医院主要的危化品种类详见《危险化学品目录》（见表 6-8）。医院危化品分类严格按照《危险化学品安全管理条例》要求进行分类管理，医院危化品分类如下：

1. 爆炸品。
2. 压缩气体和易燃气体。
3. 易燃液体、易燃固体、自燃物品和遇湿易燃物品。
4. 氧化剂和有机过氧化物。
5. 毒害品和感染性物品。
6. 放射性物质。
7. 腐蚀品。

（二）危化品的申购管理

1. 需使用危化品的科室，须提前填写“化学危险物品使用预算表”，由各采购部门统一申请购买。

2. 申购的危化品由各采购部门验收后入库。所有装有化学品的容器都应该附有标签，注明所盛装化学品的名称，以及潜在危害性。

（三）危化品的采购管理

1. 危化品按照“早预算，按需购，减库存”原则进行采购。采购危化品前，应按照有关规定办理报批手续。

2. 采购部门为医院购进的危化品要证照齐全。供应商应当具备危化品生产或销售资质，其提供的产品符合国家有关技术标准和规范。严禁向无生产或销售资质的单位采购危化品。危化品凡包装、标志不符合国家标准规范（或有破损、残缺、渗漏、变质、分解等现象）的，严禁入库存放。

3. 严格控制采购和存放数量。危化品采购数量在满足日常使用的前提下，原则上不得超过临时存放点的核定数量，严禁超量存放。

4. 建立危化品管理档案。采购部门应当建立危化品的管理档案，建立管理制度，加强对供应商以及危化品的日常安全管理，认真做好物资的检验和交付记录。

（四）危化品的领用管理

1. 使用危化品的科室要指定专人负责危化品日常管理，由专人到仓库领用危化品，领回后交由专人保管。

2. 要严格危化品领用手续，领用危化品时，由使用人填写“危化品领用登记表”，由使用部门注明数量和用途，在领用表上签字方可领用，并做好领出的危化品安全保护工作。

3. 领用时检查危化品有无过期失效，并做好记录。科室领取的危化品必须指定专人负责，负责清点领取的危化品，同时将危化品放入专柜内。科室必须建立台账（要统计到最小包装单位），填写使用记录。

4. 严禁将危化品试剂废液倾倒入下水道。

5. 使用危化品时应做好安全防护措施。

6. 如发现危化品丢失、被盗时，应立即报告保卫科。

（五）危化品的储存管理

1. 危化品的存储应设置专用的储存柜，按照危化品存放要求统一规定放置。

2. 科室危化品必须由专人管理，并经保卫科统一培训后方可上岗。

3. 所有的危化品均要有明显的标识，每月进行一次巡检，防止出现变质、分解造成自燃或爆炸事故。

4. 危化品应当单独专库存放，分类专放，标识醒目，并实行双人核发、双人双锁保管制度。

5. 使用部门及个人应认真学习关于危化品的知识，掌握危险物品的安全防护知识，严格遵守各项安全操作规程。

6. 危化品存放点应根据其种类、性质、数量等设置相应的消防安全设施，并由保卫科定时定期进行安全检查和记录，发现隐患及时整改。

（六）危化品监管

1. 保卫科要制定相关危化品监管制度，指定专人对全院危化品进行安全检查和安全管理，每月对危化品安全进行一次检查，并做好记录，对于存在的安全隐患，应立即下发整改通知书，督促有关部门限期整改。

2. 危化品如发生失窃时，相关科室人员要及时向保卫科上报，保卫科人员立即赶赴现场进行补救、保护好现场，并立即报告公安机关进行处置。

3. 药学部门、医疗器械管理部门负责对本部门购进危化品的存储、领用、销毁等管理工作，定期到临床科室查看危化品的使用情况，确保危化品安全。

（七）危化品报废处理

1. 危化品及其用后的包装箱、纸袋、瓶桶等，必须严加管理，统一回收。任何科室和个人不得随意倾倒危化品及其包装物。

2. 废弃且能够回收的危化品及其包装物由负责的采购部门回收处理。凡不能回收处理的危化品及包装物由使用科室报消防与安保管理委员会审核同意后，由保卫科联系具有销毁资质的企业进行销毁，严禁随一般医疗、生活垃圾运出。

3. 销毁危险品时，应在书面报告中说明物品的名称、数量、销毁原因、方法、地点及时间。

表 6-8　医院危险化学品目录

序号	化学名称	分类	储存方法
1	盐酸	腐蚀品	容器密封，应与碱类、胺类、碱金属，易（可）燃物分开存放
2	乙酸	腐蚀品 易燃性	容器密封，应与氧化剂、碱类分开存放，远离火种、热源，采用防爆型照明，通风设施
3	甲醛	腐蚀品 易制毒 易爆性	远离明火、高热
4	硝酸	腐蚀品 易燃易爆	容器密封，远离火种、热源，应与还原剂、碱类、醇类、碱金属等分开存放

续表

序号	化学名称	分类	储存方法
5	硝酸银	腐蚀品 易爆炸	储存于棕色玻璃瓶里，远离火种、热源，避免光照，包装密封，切勿受潮，应与易燃物、还原剂、碱类、醇类、食用化学品分开存放
6	硼酸	腐蚀品 易制毒	贮存于干燥清洁的库房内，远离火种、热源，应与碱类、钾分开存放，切忌混储
7	次氯酸钠	腐蚀品 氧化性	远离火种、热源，库温不超过 30℃，应与酸类分开存放，切忌混储存
8	氢氧化钠	腐蚀品 易制毒	库房通风低温干燥，与易燃物、可燃物、酸类分开存放
9	氢氧化钡	腐蚀品 易制毒	密封阴凉干燥保存，应与氧化剂、酸类、食用化工原料等分储
10	乙醚	易制毒	贮于低温通风处，远离火种、热源，与氧化剂、卤素、酸类分储
11	三氯甲烷	易制毒	密封阴凉避光保存，远离火种、热源，应与碱类、食用化学品分开存放
12	甲醇	易制毒 易燃易爆	远离火种、热源，容器密封，应与氧化剂、酸类、碱金属等分开存放，禁止使用易产生火花的设备和工具
13	二甲苯	易制毒 易燃易爆	贮于低温通风处，远离火种、热源，避免与氧化剂等共储、混运，禁止使用易产生火花的工具
14	过氧化氢	腐蚀品 易燃易爆	避光、避热，置于常温保存
15	正丁醇	易制毒 易燃性	应贮存于干燥、通风的地方，包装容器密闭，远离火源、易燃物、氧化剂、酸类
16	冰乙酸	低毒类 易燃易爆	远离火源
17	乙炔气瓶	易燃性 易制毒	远离热源和电气设备，与明火距离＞15m，避免阳光直射，附近配备灭火器，专人管理
18	无水乙醇	易燃性 易制毒	远离火种、热源，容器密闭，应与氧化剂、酸类、碱金属、胺类分开存放，禁止使用易产生火花的机械设备和工具
19	75% 乙醇	易燃性	密封保存，远离火源
20	95% 乙醇	易燃性	密封保存，远离火源
21	氧气	氧化性 助燃气体	储存于阴凉、通风的库房。远离火种、热源。库温不宜超过 30℃。应与易（可）燃物、活性金属粉末等分开存放，切忌混储。储区应备有泄漏应急处理设备
22	高锰酸钾	氧化性 易制爆	储存于阴凉、通风的库房。远离火种、热源。库温不超过 32℃，相对湿度不超过 80%。包装密封。应与还原剂、活性金属粉末等分开存放，切忌混储。储区应备有合适的材料收容泄漏物

八、危险化学品管理实施细则

为加强医院危险化学品的管理，确保人身安全和医院财产安全，根据医院《危险化学品安全管理制度》的要求，制定本细则。

（一）危险化学品的采购验收

1. 危险化学品的采购　药库按照上月销量及库存情况合理制订采购计划（考虑存储安全，应分批购进），原则上以不超1个月销量为宜。由药品采购员按照采购计划采购。

2. 危险化学品验收　采购的危险化学品应立即办理入库验收手续，验收时按照验收程序，依照药品的验收标准进行逐批验收，严格检查，建立入库记录。对包装不牢、破损，品名标签、标志不明显的危险化学品不得入库，并及时通知药品采购员。放置危险化学品时应做到轻拿轻放，防止碰撞、拖拉和倾倒。

（二）危险化学品的存储和保管

1. 药库和制剂室　危险化学品库须专库存放、专人管理，并配有合格且足量的消防设备。库中的危险化学品应做到按品种按性质分类码放，禁止混放。库房内严禁烟火。危险化学品要定期盘点，做到账物相符。出现问题时，必须迅速追查，并报科主任和上级主管部门。

制剂室应建立危险化学品专柜存放，建立专册登记。

2. 临床科室　使用和储存危险化学品的临床科室，必须专人管理、专柜存放、专册登记，并有一定的防火措施和消防设备。

（三）危险化学品的领用管理

1. 使用科室原则上依据实耗实领，在保证应用的基础上，尽量减少科室存放数量。

2. 使用中的少量危险化学品应定位存放。

3. 使用和储存危险化学品的科室相关人员，必须是经过消防安全培训合格的人员。

（四）危险化学品的报损

临床过期需报损的危险化学品须按药品报损程序处理，特殊药品应履行相应的审批手续后进行处理。保管好销毁记录。

药学部门危险化学品目录见表6-9。

表6-9　药学部门危险化学品目录

序号	药品名称	规格
1	75% 酒精	60ml
2	75% 酒精	500ml
3	95% 酒精	500ml
4	无水乙醇	500ml
5	乙醚	500ml
6	硫酸	500ml

续表

序号	药品名称	规格
7	硝酸	500ml
8	冰醋酸	500ml
9	36% 乙酸	500ml
10	氢氧化钠	500g

九、含兴奋剂药品管理的制度

为了进一步贯彻落实《反兴奋剂条例》（2018 年修正），做好医疗机构含兴奋剂药品使用管理工作，根据《卫生部办公厅关于加强医疗机构含兴奋剂药品使用管理的通知》（卫办医发〔2008〕61 号）文件精神，特制定本制度。

1. 医疗质量管理部门和药学部负责含兴奋剂药品的管理。

2. 医院在全院人员中开展反兴奋剂培训工作，使全院医务人员掌握含兴奋剂药品使用和管理的有关知识。

3. 医师在开具含有兴奋剂目录所列药品处方时，应当首先询问患者是否为运动员身份。为运动员开具处方，应当首选不含兴奋剂药品；确需使用的，应当充分告知药品性质和使用后果，在运动员按照国家体育管理部门有关规定取得同意使用的证明后，方可为其开具含兴奋剂药品的处方。急诊情况使用含兴奋剂药品前，要取得运动员签字的知情同意书。

4. 蛋白同化制剂、肽类激素只能由具有处方权的医师开具，处方应当保存两年。

5. 药学部在调剂处方药品时要加强对处方的审核，发现含兴奋剂药品处方且患者为运动员，应当与开具处方的医师进一步核对，经确认无误后，方可调剂含兴奋剂药品，并向运动员提供详细的用药指导。

6. 药学部进一步规范进货渠道，严把药品质量关，严禁从非法渠道购进药品。蛋白同化制剂、肽类激素必须从取得蛋白同化制剂、肽类激素经营资格的药品批发企业购进，并做好购进记录。对含有兴奋剂物质未标明“运动员慎用”字样的不符合规定的药品，一律不得购进和使用。凡未标注“运动员慎用”的含兴奋剂药品一律下架，停止使用。

7. 药学部应按照规定的条件和标准储存药品。

8. 兴奋剂目录所列禁用物质属于麻醉药品、精神药品、医疗用毒性药品和易制毒化学品的，在储存和使用中依照《中华人民共和国药品管理法》和有关行政法规的规定实行特殊管理。

十、血液制品临床使用管理制度

为规范血液制品的临床应用，保障医疗质量和医疗安全，根据《中华人民共和国药品管理法》《血液制品管理条例》等相关规定，制定本制度。

1. 血液制品是指从人类血液中提取的治疗物质，主要包括人血白蛋白注射液、静注人免疫球蛋白、凝血酶原复合物等。

2. 血液制品的采购应严格执行相关规定，必须使用经国家审批的血液制品，相关人员在采购前应详细验证其检验报告书，进口制剂还需检验进口药品注册证及审批签发的报告。

3. 血液制品应严格按照说明书中的要求运输、贮存。

4. 血液制品仅限于有生命危险或需要改善生活质量而其他治疗方法不可替代的患者，临床使用应按照相应说明书中的规定严格掌握使用指征。

5. 血液制品应单独使用，不得与其他药物混合输注。

6. 临床输注血液制品时，应严格观察患者的输注情况，避免可能发生的不良反应。

十一、血液制品临床应用使用规范

为规范血液制品的临床应用，保障医疗质量和医疗安全，控制不合理医药费用，依据《中华人民共和国献血法》《中华人民共和国药品管理法》《医疗机构临床用血管理办法》《医疗机构药事管理规定》《处方管理办法》和《临床输血技术规范》等法规要求，医务人员要严格掌握血液制品特别是人血白蛋白等的使用。对使用血液制品进行有效的药物警戒。遵循不良反应"可疑即报"的原则。并注意血浆源医药产品中的防腐剂、稳定剂等辅料的不良反应或潜在风险，如血浆蛋白制品中含有硫柳汞、稳定剂对血浆源医药产品质量产生影响等。相关血液制品临床使用规范如下。

（一）人血白蛋白

人血白蛋白具有增加循环血容量和维持血浆渗透压的作用，是临床使用最广泛的血液制品之一。

【适应证】

1. 失血、创伤及烧伤等引起的休克。一般在烧伤24小时后使用。

2. 脑水肿及大脑损伤所致的颅压升高。

3. 肝硬化或肾病引起的水肿或腹水。

4. 防治低蛋白血症。

5. 新生儿高胆红素血症。

6. 成人呼吸窘迫综合征。

7. 用于心肺分流术、烧伤和血液透析的辅助治疗。

【注意事项】

1. 盛放人血白蛋白的容器开启后，应单人单次使用。

2. 输注过程中如发现患者有不适反应，应立即停止输注。

3. 仅供静脉滴注用，滴注时应选用有滤网的输液器。

4. 为防止大量注射本品时导致机体组织脱水，可用5%葡萄糖注射液或0.9%氯化钠注射液适当稀释后静脉滴注。滴注开始15分钟内缓慢输注，输注速度不宜超过2ml/min。

5. 不宜过量使用，以免引起循环血量过大和组织脱水。

（二）纤维蛋白原

目前国内生产的制品有冻干人纤维蛋白原。

【适应证】

1. 获得性低纤维蛋白原血症

(1)弥散性血管内凝血：在解除和治疗原发疾病的基础上输注使用，宜同时使用肝素。

(2)病理产科出血：可伴有或不伴有弥散性血管内凝血。在解除病因的基础上补充纤维蛋白原制品。

(3)严重肝病出血：如重症肝炎、失代偿性肝硬化、晚期肝癌和肝移植等。

(4)原发性纤溶症：在解除原发病因的同时补充纤维蛋白原。

(5)大量输血伴出血：单纯输注 FFP 不能纠正低纤维蛋白原血症时可同时输注纤维蛋白原。

2. 先天性低(无)纤维蛋白原血症　在出血、创伤、手术时酌情使用。

3. 先天性异常纤维蛋白原血症　有表现为出血倾向的患者在急性出血、创伤和手术时酌情使用。

输注纤维蛋白原制品的指征为纤维蛋白原水平低于 1.0g/L，伴活跃出血或拟行手术。在无严重损耗和活跃出血的情况下，每输注 2g 纤维蛋白原制品可使血浆纤维蛋白原水平升高 0.5g/L。根据基础病因、纤维蛋白原损耗的速率、纤维蛋白原的生物半衰期和监测的纤维蛋白原水平决定具体剂量和输注频度。

【注意事项】

1. 在配制中如发现有块状沉淀或凝胶状物，应弃之不用。

2. 静脉滴注时应使用有滤网的输血器，速度以每分钟 40~60 滴为宜。

3. 如出现发绀、心动过速、发热和过敏者应立即停用，以后禁用。

4. 患有动(静)脉血栓、血栓性静脉炎和肾功能不全、尿闭者禁用。

5. 输注纤维蛋白原存在现行方法不能灭活的病毒和未知病原感染的潜在风险。

(三)凝血酶原复合物

凝血酶原复合物(PCC)主要含有凝血因子Ⅱ(FⅡ，又称凝血酶原)、凝血因子Ⅶ(FⅦ)、凝血因子Ⅸ(FⅨ)和凝血因子Ⅹ(FⅩ)等四种维生素 K 依赖性凝血因子。国产 PCC 中所含凝血因子以 1ml 血浆中 FⅨ的含量作为 1U。

【适应证】

1. 血友病 B(缺乏 FⅨ)患者的替代治疗

(1)出血的治疗：控制关节、皮肤、黏膜、肌肉和内脏等部位的出血。

(2)围手术期的治疗：预防和治疗围手术期的出血。根据 FⅨ：C 基础水平、出血和伤口恢复情况及 FⅨ：C 或 APTT 的监测结果，制定及调整给药剂量、每日次数和疗程。

(3)预防性治疗：重型患者定期或不定期输注 PCC，预防出血的发生，防止关节畸形的加重。

2. 血友病 A(缺乏 FⅧ)患者的旁路替代治疗　当 FⅧ制品治疗效果差、抗体滴度大于 5 000BU/L 时，FⅧ抑制物阳性的血友病 A 患者出现急性出血，可使用 PCC 治疗。

3. 维生素 K 依赖性凝血因子缺乏症　口服维生素 K 拮抗剂(华法林)过量、重症肝病、阻塞性黄疸、新生儿出血病、肠道吸收不良和灭菌综合征、抗凝血类灭鼠药中毒等原因导致血浆 FⅡ、FⅦ、FⅨ和 FⅩ水平降低，当患者有明显出血需快速纠正因子缺乏时，可输注

PCC，同时酌情补充维生素 K。

4. 肝脏移植　移植过程中，因凝血因子合成减少和纤溶活性亢进引起严重出血时，输注 PCC 10~20U/kg。根据 PT 和 FⅦ：C 水平调节 PCC 剂量，确定使用时间间隔和次数。

5. 弥散性血管内凝血。在去除病因、应用肝素和补充新鲜血浆的同时，必要时辅以 PCC。

6. 遗传性凝血酶原、FⅦ或 FⅩ缺陷症　输注 PCC 以纠正出血和围手术期止血。根据所缺因子的生物半衰期、出血严重度和手术大小决定给药剂量、间隔和疗程。

7. 非血友病患者出现获得性 FⅧ抑制物的替代治疗　急性出血时输注 PCC 可"绕过"FⅧ激活凝血系统，发挥止血作用。

【注意事项】

1. 使用前应检查制品的包装、标签、剂量、效价、有效期。尽量采用产品包装中自带的溶液进行配制，溶解制品时应轻轻摇动，避免产生泡沫，使制品完全溶解。PCC 制品在溶解后不宜久置，应采用带有过滤网的输液器进行静脉滴注。如发现有块状不溶物，应停止滴注。

2. 输注时若出现输注部位肿痛，应拔出针头，局部冷敷、按压，并选择其他血管输注。

3. 可出现头痛、寒战等过敏反应，大多较轻微。严重过敏反应少见，如支气管痉挛、休克等，需酌情处理。

4. PCC 含有多种凝血因子，部分凝血因子可能已被激活，输注剂量过大或输注不当，有引起血栓形成的可能。在制品中加入适量肝素（1U/ml）有助于预防血栓形成。

5. 若合用抗纤溶药物，应在 PCC 输注后 4~6 小时使用，以降低发生血栓栓塞的风险。

6. 输注 PCC 存在现行方法不能灭活的病毒和未知病原感染的潜在风险。

（四）凝血因子Ⅷ

凝血因子Ⅷ（FⅧ）制品包括血浆源性冻干人 FⅧ和重组人 FⅧ（rhFⅧ）两类。

【适应证】

1. 血友病 A 的替代治疗

（1）出血治疗：控制关节、皮肤、黏膜、肌肉和内脏等部位的出血。

（2）围手术期的治疗：预防和治疗围手术期的出血。根据 FⅧ：C 基础水平、出血和伤口恢复情况及 FⅧ：C 或 APTT 的监测结果，制定及调整给药剂量、每日次数和疗程。

（3）预防治疗：重型患者定期或不定期输注 FⅧ制品，预防出血的发生，防止关节畸形的加重。

（4）FⅧ抑制物阳性的血友病 A 患者的治疗：①急性出血，FⅧ制品只适用于抑制物的滴度＜5 000BU/L 的低反应型患者。②免疫耐受治疗，需大剂量、长程输注 FⅧ制品，使抑制物滴度降低或消失。

2. 非血友病患者出现获得性 FⅧ抑制物的替代治疗　急性出血时需使用较大剂量。

3. 部分类型的血管性血友病的替代治疗　大多类型的血管性血友病在急性严重出血时可使用 FⅧ制品。

【注意事项】

1. 大量、反复输注时有可能出现肺水肿。

2. 反复输注 FⅧ制品可能会产生 FⅧ抑制物。在使用 FⅧ制品出现效果明显降低时应测定抑制物滴度。

3. 输注含血液成分的FⅧ制品存在现行方法不能灭活的病毒和未知病原感染的潜在风险。

4. 本品不得用于静脉外的注射用途。

（五）静注人免疫球蛋白

静注人免疫球蛋白来源于健康人血浆，经低 pH 孵放和除病毒膜过滤两步灭活 / 去除病毒处理。

【适应证】

1. 原发性免疫球蛋白缺乏症，如 X 连锁低免疫球蛋白血症、常见变异性免疫缺陷病、免疫球蛋白 G 亚型缺陷病等。

2. 继发性免疫球蛋白缺陷病，如重症感染、新生儿败血症等。

3. 自身免疫性疾病，如原发性血小板减少性紫癜、川崎病。

【注意事项】

1. 本品专供静脉输注用。

2. 如需要，可以用 5% 葡萄糖溶液稀释本品，但糖尿病患者应慎用。

3. 药液呈现浑浊、沉淀、异物或瓶子有裂纹、过期失效，不得使用。

4. 本品开启后，应一次输注完毕，不得分次或给第二人输用。

5. 有严重酸碱代谢紊乱的患者应慎用。

第四节　药品不良反应管理

根据《药品不良反应报告和监测管理办法》，医疗机构有责任开展药品不良反应监测和报告工作，加强上市后药品安全性监测，及时、有效控制药品风险，保障公众安全用药。医疗机构总药师负责本单位药品不良反应监测、统计分析和信息报告等管理工作，需全面统筹协调，及时上报、分析、处理、反馈药品不良反应，保障公众用药的有效和安全。总药师熟悉和掌握药品不良反应管理制度对开展医院药品不良反应管理工作、保障药品临床合理安全应用具有重要作用。

一、药品不良反应报告和监测制度

药品不良反应监测是药品质量管理的一项重要内容。其根本目的是保障公众用药安全，防止历史上药害事件的重演。建立药品不良反应监测制度，可以从医院、药厂、药店等各类机构收集到大量的药品不良反应信息，再通过专业机构的整理和分析，明确药品不良反应的根源，为评价、整顿和淘汰药品提供重要的科学依据；同时，通过不断修改药品标签、说明书，给医师提供药品信息，从而遏制不合理的用药，减少药品不良反应的发生。为了加强药品管理，做好药品的安全监测工作，保证患者用药的有效和安全，根据《中华人民共和国药品管理法》和《药品不良反应报告和监测管理办法》，制定本制度。

（一）定义及分类

1. 药品不良反应的定义

（1）世界卫生组织的定义：世界卫生组织国际药物监测合作中心对药品不良反应的定义是“人们为了预防、治疗、诊断疾病，或为了调整生理功能，正常地使用药物而发生的一种有害的、非预期的反应”。

（2）我国的定义：药品不良反应是指合格药品在正常用法用量下出现的与用药目的无关的或意外的有害反应。

（3）药品不良反应主要包括副作用、毒性作用、后遗效应、变态反应、继发反应、特异质反应、首剂效应、停药综合征、药物依赖性、致癌、致突变、致畸作用等。

2. 严重药品不良反应，是指因使用药品引起以下损害情形之一的反应：

（1）导致死亡。

（2）危及生命。

（3）致癌、致畸、致出生缺陷。

（4）导致显著的或者永久的人体伤残或者器官功能的损伤。

（5）导致住院或者住院时间延长。

（6）导致其他重要医学事件，如不进行治疗可能出现上述所列情况的。

3. 新的药品不良反应，是指药品说明书中未载明的不良反应。说明书中已有描述，但不良反应发生的性质、程度、后果或者频率与说明书描述不一致或者更严重的，按照新的药品不良反应处理。

4. 药品群体不良事件，是指同一药品在使用过程中，在相对集中的时间、区域内，对一定数量人群的身体健康或者生命安全造成损害或者威胁，需要予以紧急处置的事件。

5. 根据世界卫生组织的分类，药品不良反应一般分为 A 型、B 型、C 型及相互作用引起的不良反应四类。详见表 6-10。

表 6-10　药品不良反应的分类

分类	A 型药品不良反应（量变型异常）	B 型药品不良反应（质变型异常）	C 型药品不良反应（迟现型不良反应）	药品相互作用引起的不良反应
发生原因	药品本身的药理作用增强的结果，常与剂量或合并用药有关	与药品正常药理作用完全无关	发生的机制大多不清	副作用、毒性反应、继发反应、首剂效应、后遗效应
特点	可预测，停药或减量后减轻或消失，发生率较高（> 1%），而死亡率低，临床可以预见和预防	多数难以预测，反应程度与用药剂量无关，常规药理学筛选时难以发现，发生率低（< 1%），但死亡率高	发生率高，用药史复杂，难以预测。一般用药后很长一段时间后出现，潜伏期较长	特异质反应
表现	副作用、毒性反应、继发反应、首剂效应、后遗效应等	特异质反应、变态反应等	一般可预防	原有疾病患病率增加或药物引起癌症、畸胎、染色体畸变等

（二）组织结构

1. 医疗质量管理部门和药学部门负责提供对本医疗机构全体医务人员进行药品不良反应监测工作的咨询指导，组织对药品不良反应监测工作中的问题进行分析、讨论、解答。对某些药物在使用中可能出现的严重药品不良反应信息及时提供给临床医师以便做好防范措施。

2. 医院药品不良反应监测小组在国家药品监督管理局指导下，根据有关规定在全院范围内开展药品不良反应的监测工作。

3. 医院设立药品不良反应报告和监测管理领导小组，医疗机构主要责任人任组长，总药师、医疗质量管理部门主任任副组长，领导小组成员由医疗质量管理部门、各临床科室主任、药学部门药事管理办公室负责人及药品不良反应监测小组组长组成。

4. 医疗质量管理部门负责宣传、组织和实施，药学部门负责分析、处理和保存报告档案，医疗质量管理部门负责技术指导和监管，各临床科室积极配合。

5. 各科室负责人指定专人作为科室药品不良反应报告和监测管理监测员，负责科室药品不良反应信息掌握，及时督促和帮助临床医师认真填写并上报"药品不良反应/事件报告表"，保持与药学部门的密切联系。

6. 药学部门药品不良反应监测小组具体承办对临床上报的药品不良反应报告表进行收集整理、分析鉴别，向临床医师提供药品不良反应处理意见。药学部门药品不良反应监测小组监测员负责汇总本医疗机构药品不良反应资料，并通过网络向国家药品不良反应监测中心上报。另外负责转发上级下发的药品不良反应信息材料。

7. 药学部门内设药品不良反应监测分析小组，由总药师担任组长、临床药师及药事管理小组组长任副组长，其小组成员任成员。填报的药品不良反应报告表由药学部门专人负责存档。

（1）药品不良反应监测小组具体承办对临床上报的药品不良反应报告表进行收集整理、分析鉴别，并向临床医师提供药品不良反应处理意见。

（2）负责汇总本医疗机构药品不良反应资料，并通过网络向国家药品不良反应监测中心上报。另外负责转发上级下发的药品不良反应信息材料。

（3）对全院开展药品不良反应咨询指导，组织对药品不良反应监测工作中的问题进行分析、讨论、解答。

（4）不定期地开展药品不良反应知识宣传教育活动，推动医、药、护人员对药品不良反应报告工作的落实，减少药品不良反应危害，提高医院的医疗质量。

（三）上报程序和流程

1. 药品不良反应报告范围

（1）有危及生命、致残、丧失劳动能力或死亡的不良反应。

（2）新药使用后发生的各种不良反应。

（3）疑为药品所致的突变、癌变、畸形。

（4）各种类型的过敏反应。

（5）非麻醉药品产生的药物依赖性。

（6）疑为药品间相互作用导致的不良反应。

（7）其他一切意外的不良反应。

“可疑即报”是药品不良反应监测的报告原则。

2. 药品不良反应的报告时间　发现或者获知新的、严重的药品不良反应应当在15日内报告，其中死亡病例须立即报告；其他药品不良反应应当在30日内报告。有随访信息的，应当及时报告。除一般的病例外，其余病例报告时均要求向医疗质量管理部门呈报药品说明书和病例摘要，死亡病例还需呈报死亡小结。

3. 药品不良反应的上报程序

（1）患者主诉或医师、护士、药师发现药品不良反应（或疑似药品不良反应）→报告经治医师（或当班医师），医师分析后填写“药品不良反应/事件报告表”当日上报→药学部门（药品不良反应监测分析小组）→进行因果关系评价（提出初步处理意见）→网络上报国家药品不良反应监测中心。

（2）医护人员获知或者发现药品群体不良事件后，应当立即报告医院药学部门和医疗质量管理部门，经分析确认后由医疗质量管理部门通过电话或者传真等方式报区药品监督管理部门、卫生行政部门和药品不良反应监测机构，必要时可以越级报告；同时填写“药品群体不良事件基本信息表”，对每一病例还应当及时填写“药品不良反应/事件报告表”，通过国家药品不良反应监测信息网络报告。医院发现药品群体不良事件后应当按突发公共卫生事件处理，积极救治患者，迅速开展临床调查，分析事件发生的原因，暂停药品的使用等紧急措施。

（四）职责与奖惩

1. 医疗质量管理部门、药学部门应当对本医疗机构收集到的药品不良反应报告和监测资料进行分析和评价，并采取有效措施减少和防止药品不良反应的重复发生。

2. 医院药品不良反应监测小组负责全院药品不良反应的咨询指导，解答有关药品不良反应的问题，不定期地开展药品不良反应知识宣传教育活动，推动医、药、护人员对药品不良反应报告工作的落实，促进更合理地用药，减少药品不良反应危害，提高医院的医疗质量。

3. 对发现的药品不良反应事件，不按要求履行报告责任者，或瞒报漏报者，视情节轻重进行经济扣罚，经上级部门处理者，按上级部门处理意见。

4. 各科室应当积极配合医院和上级有关部门进行药品不良反应报告的调查、分析和资料收集，每个月药品不良反应上报例数不得少于同期收治患者人数的1%，如少报、漏报或隐瞒不报将予以全院通报。

5. 在药品不良反应报告和监测过程中获取的个人隐私、患者和报告者信息等应当予以保密，医院任何个人或科室无权私自对外发布药品不良事件的情况或资料。

6. 药品不良反应的病例报告资料不得作为医疗纠纷、医疗诉讼的依据，报告的内容应保密。本报告系统的各项工作，均不涉及医疗事故、纠纷的裁决。

药品不良反应上报流程见图6-8，医院药品不良反应主动监测流程见图6-9。

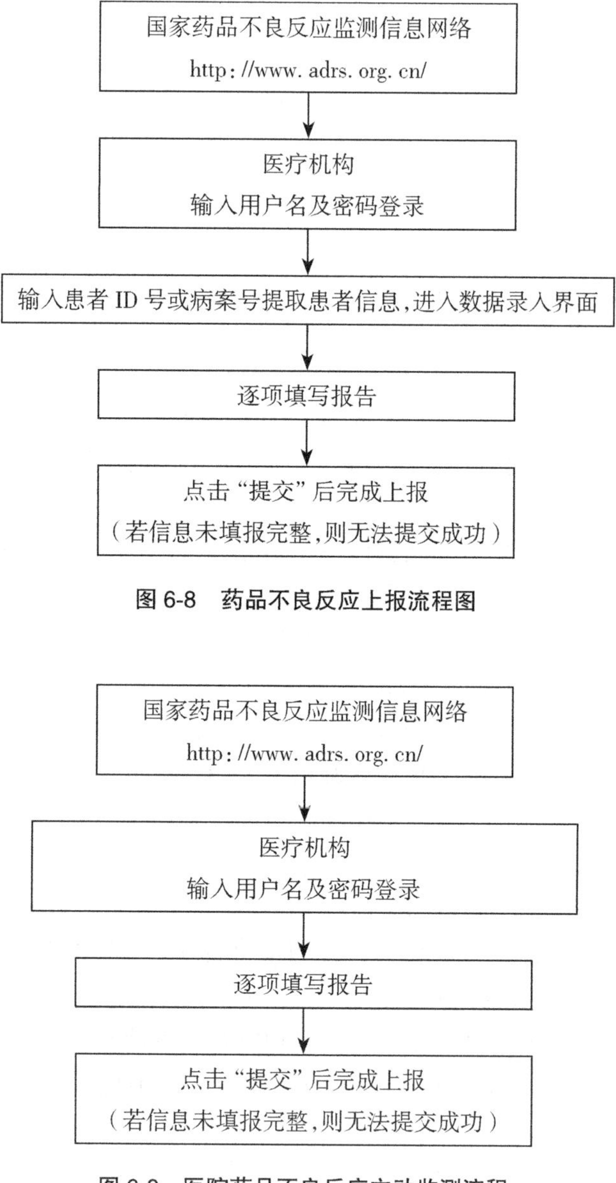

图 6-8　药品不良反应上报流程图

图 6-9　医院药品不良反应主动监测流程

二、药品不良反应发生后的处理措施

1. 采取符合诊疗手段的救治措施，确保患者生命安全。

2. 对药品不良反应发生与救治情况进行准确详细的记录，包括用药起止时间、不良反应发生时间、不良反应发生后采取措施的时间及方法等。

3. 根据药品不良反应的程度填写药品不良反应报告单，上报至药品不良反应监测小组。

4. 迅速开展临床调查，对患者发生药品不良反应情况进行分析和评价。

5. 对患者发生药品不良反应情况进行跟进，可采取随访方式对患者进行健康评估，直至患者痊愈。

6. 开展药品不良反应培训,使医护人员熟悉药品不良反应上报程序、方法、途径。

三、突发事件药事管理应急处理

突发公共卫生事件是指突然发生,造成或者可能造成社会公共健康严重损害的重大传染病疫情、群众性不明原因疾病、食物和职业中毒以及其他严重影响公共健康的事件。突发性重大灾害性事件包括:严重的地震、泥石流、火灾、水灾、爆炸事故、建筑物倒塌事故、特大车祸事故、群体斗殴伤亡事故、集体中毒事故、爆发性疾病等情况。

(一)组织机构

服从医院统一领导、统一指挥,药学部门下设人力资源组、药品保障组、药品调剂组、应急战备药师小组、临床药学组、药品质量控制组。

(二)人员职责

1. 人力资源组 由科主任负责在突发事件中的人员整合,包括各组工作人员的重新定岗、人员调配、新组临时性岗位的人员安排、排班,一旦发生突发事件,应宣布全科停休,全体人员预留 24 小时联系电话。

2. 药品保障组 由药库工作人员负责,其主要职责如下:设置战备药房,及时了解医疗信息、社会情况,根据灾害、灾情、疫情的性质,储备相关药品,定期核对药品效期,确保储备药品质量,满足供应。保证 2 小时内药品备齐、检查完毕,随时出发。

3. 药品调剂组 由调剂部门的组长负责,其主要工作为:①进行医院日常药品的调剂工作,执行其他与调剂相关的临时性任务。②如遇传染病患者需设专门药房,其常规工作包括:药品领发、排班、账物管理和消毒等。③为临床提供用药信息,保障药品供应,储备药品的会诊计划,防止积压,做面向患者的用药咨询和宣传工作。

4. 应急战备药师小组 配备经过专业训练的药师,业务素质强,能够应对突发事件的发生。手机 24 小时开通,接到通知后 2 小时内整装待发。

5. 临床药学组 临时任命,负责突发事件中药物信息、临床药学和药物安全性方面的工作。①及时收集整理药物信息,以适当的方式传递合理用药信息。② ADR 监测、报表的收集和上报,反馈。

6. 药品质量控制组 负责对所有采购药品、捐赠药品进行质量控制。①采购药品、捐赠药品质量控制。②外购、捐赠药品药检报告单的查验。③对捐赠药品查验每批次的质检报告和效期。

(三)工作要求

保证能在紧急情况下,满足药品的供应、保证药品质量、准确调配药品。在突发情况下能够对药品的效期、质量进行有效的管理。对捐献药品能够组织进行分类、合理处置。做到专药专用,账物相符。

(四)信息处理

一旦接到重大疫情、重大灾害性事件通知或电话,必须立即上报医院领导,保证事件处理及时、迅速、有序、高效。

四、药害事件管理制度

具备应对突发重大药害事件的反应能力,确保对重大药害事件反应迅速、决策正确、处置得当,把事故的损失降到最低限度,据《国家突发公共事件总体应急预案》规定,制定本制度。

1. 药品安全危害事件(以下简称药害事件)的概念 是指突然发生,对社会公众健康造成或可能造成严重损害的重大的药品质量事故、群体性药害事件、严重药品不良反应事故、重大制售假劣药事件以及其他影响公众健康的药品安全事故。具体包括:

(1)群体性药害事故或药品不良反应事故。

(2)自然灾害、流行性疾病、传染性疾病等紧急情况的药品保障。

(3)涉及面大、影响范围广的重大制售假劣药案件。

(4)引起新闻媒体关注,涉及药品监管的重大问题。

2. 药害事件的分级 根据药品安全事故的性质、危害程度和涉及范围,可能或已经对社会造成的不良影响,将药害分为三级。

一级:重大药害事件。指药害事件在全院影响范围大,波及范围广,蔓延势头紧急,已经发生一人以上死亡、三人以上重伤、致人严重残疾、十人以上轻伤或者其他特别严重后果的事件。

二级:较大药害事件。指药害事件在医院范围影响扩大,蔓延势头有升级趋势,已经导致一人重伤或者五人以上轻伤或者其他严重后果的事件。

三级:一般药害事件。指药害事件在一定区域内造成较大影响,危害较为严重,具有较为明显的蔓延势头,已经导致一人以上、五人以下轻伤或其他严重后果的药害事件。

3. 各职能部门职责

(1)医疗质量管理部门:负责调查在本医疗机构销售的假劣药品、医疗器械的具体情况;负责协调药品监管、卫生、工商等行政部门调查工作。负责制订受伤人员医疗救护方案;确保受伤人员得到专业治疗和救护;组织现场救护和伤员转移。

(2)药学部门:组织、协调药品安全事故的应急工作预案;负责药品、药材监督抽验;深入现场,及时调查、收集药品安全事故的第一手信息资料,并采取有效措施,迅速控制事态蔓延。

(3)临床科室:第一时间救治受伤人员,确保其生命安全,有效防止危害的进一步扩大。调查、分析药害事件产生的原因。

4. 药学部门职能部门责任安排 根据医院统一部署,药学部门专设药害事件管理分析小组。该小组由总药师、药库、药检室、临床药师办公室组成。总药师负责协调管理、统一部署;药检室负责检验药品质量、真伪;临床药师负责用药分析汇总;药库负责追踪药品的来源及去向。

5. 各临床科室在获悉有关药害事件信息时,应立即向领导小组办公室报告,重大药害事件信息需在1小时内上报,不得隐瞒、缓报和谎报。重大药害事件可越级上报。

6. 应尽可能在第一时间报告事故发生的时间、地点、涉及人员、用药记录,采取录音、拍照、现场记录等手段记录过程。

7. 根据药害事件的发展趋势，及时报告突发事件的发展、变化、处置进程、潜在危险、拟采取的措施和发展趋势分析等。

8. 加强应急值班制度。指挥部办公室应安排双人双电话24小时值班，值班人员中必须有一名科主任带班。

9. 及时收集报刊、互联网等媒体登载的可能或已经产生较大影响的重要涉药信息；他院发生的群体性药害事故或药品不良反应事故；从其他途径获得的可能或已经产生严重影响的重要涉药信息或线索。

10. 加强临床医师的培训，扩展临床医师对于药害事件的认知度、知晓度、相关法规和制度流程的学习。

五、药源性疾病管理制度

药源性疾病是指在防治疾病过程中，所用药物因药物（或其代谢物）本身的作用、药物相互作用以及药物使用引起人体器官或组织发生功能性或器质性损害而出现各种临床症状与体征的疾病。其不仅包括“正常剂量正常用法下”出现的药品不良反应，还包括因误用、超剂量应用等用药错误导致的疾病。为规范本医疗机构药品不良反应监测和应对药源性疾病事件能力，预防和减少药品不良反应的重复发生，根据《药品不良反应报告和监测管理办法》（卫生部第81号令）和《国家突发公共事件总体应急预案》要求，制定本制度。

（一）药源性疾病监测小组职责

药源性疾病监测小组由医疗质量管理部门负责，成员由临床科室、护理和药学等部门负责人组成。药源性疾病监测小组职责如下：

1. 制定药源性疾病监测管理工作制度及防范措施。

2. 对临床上报的药品不良反应报告表进行收集整理、分析鉴别，并向临床医师提供药品不良反应处理意见。

3. 对全院开展药品不良反应咨询指导，组织对药品不良反应监测工作中的问题进行分析、讨论、解答。

4. 开展药品不良反应知识宣传教育活动，推动医、药、护人员对药品不良反应报告工作的落实，减少药品不良反应危害，提高医院的医疗质量。

5. 组织控制医院发生的严重、突发、群体药品不良反应和药品不良事件，并协助调查处理工作。

6. 组织、协调药品安全事故的应急工作；负责药品、药材监督抽验，及时调查、收集药源性疾病药品相关信息资料，并采取有效措施，迅速控制事态蔓延。

（二）药品不良反应和药源性疾病事件分析小组职责

为加强药品不良反应监测和应对突发重大药源性疾病事件能力，保证患者用药安全有效，按照院药品不良反应和药源性疾病事件监测领导小组要求，结合药学部门实际情况，成立药品不良反应和药源性疾病事件分析小组。

药品不良反应和药源性疾病事件分析小组由总药师担任组长、分管药事管理工作副主任任副组长、药品不良反应监测和评价员任成员。药品不良反应和药源性疾病事件分析小组职责如下：

1. 对临床上报的药品不良反应报告表进行收集整理、分析鉴别，并向临床医师提供药品不良反应处理意见。

2. 负责汇总本医疗机构药品不良反应资料，并通过网络向国家药品不良反应监测中心上报，另外负责转发上级下发的药品不良反应信息材料。

3. 对全院开展药品不良反应咨询指导，组织对药品不良反应监测工作中的问题进行分析、讨论、解答。

4. 密切关注药品不良反应和安全性的相关信息，及时向院药品不良反应领导小组和临床医务人员汇报或转达，促进临床合理用药。

5. 组织控制医院发生的严重、突发、群体药品不良反应和药品不良事件，并协助调查处理工作。

6. 收集药源性疾病事件药品相关信息资料，组织、协调药品安全事故的应急工作，减少事故的损失。

（三）预防药源性疾病管理制度

1. 成立预防药源性疾病监查委员会，成员由医院药事管理与药物治疗学委员会全体人员组成，依据有关法律法规及医院的规章制度，对医院临床用药情况进行指导、监督、检查，针对存在问题提出整改意见；对违反法规和制度的部门及个人，依据有关规定提出处理办法。

2. 医疗质量管理部门定期通报临床用药监查结果，督促整改措施的落实。

3. 实行临床医师和药师定期联合查房制度，临床药师定期参加临床疑难病历的讨论，开展专题用药调查、典型药历用药分析，协助医师制订用药方案。在门诊设立用药咨询处，负责患者的用药咨询与指导，尽量减少药源性疾病的发生。

4. 临床药师应当遵循安全、有效、经济的原则，在明确诊断后，根据药理学特点合理选药，了解和掌握各种影响药效的因素，注意用药个体化。

5. 在临床诊疗过程中，医师要制订合理用药方案，超出药品使用说明范围的用药或更改、停用药物的，必须在病历中作出分析并记录。

6. 定期开展宣传教育活动，使医务人员充分重视药源性疾病的危害性。同时医务人员在工作中要保持高尚的医德、良好的服务、耐心的解释，增强患者治疗的信心，防止患者乱投医、滥用药。

7. 加强药品不良反应监测报告制度，明确医务人员有责任报告所遇到的药品不良反应，由院药品不良反应监测站定期收集报表，按季度如实上报国家药品不良反应监测中心并定期发布药讯通告院内情况，警告药品不良反应的新情况和防范措施。

第七章 医疗机构制剂管理

医疗机构制剂，是指医疗机构根据本单位临床需要经批准而配制、自用的固定处方制剂。医疗机构配制的制剂，应当是本单位临床需要而市场上没有供应的品种，并应当经所在地省、自治区、直辖市药品监督管理部门批准，取得医疗机构制剂许可证。医疗机构配制的制剂应当按照规定进行质量检验；合格的，凭医师处方在本单位使用。经国家药品监督管理部门或者省、自治区、直辖市药品监督管理部门批准，医疗机构配制的制剂可以在指定的医疗机构之间调剂使用。医疗机构配制的制剂不得在市场上销售。本章将从医疗机构制剂管理、特点、作用及意义、制剂室组织机构及人员职责、制剂管理规章制度、标准操作规程等方面对医疗机构制剂加以叙述，为医疗机构总药师熟悉医疗机构制剂管理工作提供借鉴和参考。

第一节 概 述

一、医疗机构制剂的定义

《中华人民共和国药品管理法实施条例》第七十七条明确规定：医疗机构制剂，是指医疗机构根据本单位临床需要经批准而配制、自用的固定处方制剂。医疗机构制剂又称“医院制剂”。其中“固定处方制剂”，是指制剂处方固定不变，配制工艺成熟，并且可在临床上长期使用于某一病症的制剂。

医疗机构制剂属于药品范畴，是对市售药品的补充，同样关系到人民群众用药安全。因此，加强制剂管理，确保制剂质量，是制剂配置人员与制剂监督管理人员的重要职责。

二、医疗机构制剂的分类

1. 按照质量标准来源分类可以分为标准制剂和非标准制剂。

标准制剂：是指医疗机构制剂品种属于部颁标准《中国医院制剂规范》以及省级药品监督管理部门制定的《医疗机构制剂规范》所收载的品种，其质量标准完全按上述规范执行。

非标准制剂：是指除标准制剂以外的制剂品种，即医疗机构自拟质量标准的制剂品种，包括医疗机构的协定处方、经验处方等。由医疗机构药学专业技术人员设计操作规程和质量标准，并由药品检验部门进行技术审核，报经省级药品监督管理部门批准后，作为制剂的质量标准。

2. 按照制备工艺要求分类可以分为灭菌制剂和普通制剂。

灭菌制剂：是指通过采用某一物理、化学方法杀灭或除去所有活的微生物繁殖体和芽孢的一类制剂。主要是指注射剂、角膜创伤和手术用滴眼剂及外用灭菌制剂。

普通制剂：是指制备过程中一般不需要灭菌处理的制剂的总称。主要是内服和外用制剂，如合剂、糖浆剂、溶液剂、混悬剂、片剂、胶囊剂、丸剂、散剂、滴耳剂、滴鼻剂、酊剂、糊剂、软膏剂和乳膏剂等。一般不需要灭菌处理，但对制剂中微生物的含量有限度要求。普通制剂是医院制剂的主要组成部分，也是今后医院制剂发展的方向。

3. 按药品类别划分可以分为化学药品制剂、中药制剂和特殊制剂。2010 年 8 月，卫生部、国家中医药管理局、国家食品药品监督管理局联合发布了《关于加强医疗机构中药制剂管理的意见》，指出医疗机构中药制剂是医疗机构根据本单位临床需要经批准而配制、自用的固定的中药处方制剂。

三、医疗机构制剂相关法律法规的颁布与实施

《中华人民共和国药品管理法》在第六章及《中华人民共和国药品管理法实施条例》第四章中，对医疗机构配制制剂作出了明确规定：医疗机构配制制剂实行许可证制度；医疗机构配制制剂，应当经所在地省、自治区、直辖市药品监督管理部门批准，取得医疗机构制剂许可证。无医疗机构制剂许可证的，不得配制制剂。

国家药品监督管理局根据《中华人民共和国药品管理法》的规定，于 2001 年 3 月 13 日发布了《医疗机构制剂配制质量管理规范（试行）》（国家药品监督管理局令第 27 号），使得医疗机构制剂许可证验收有了明确依据。国家食品药品监督管理局于 2005 年先后颁布了《医疗机构制剂配制监督管理办法（试行）》和《医疗机构制剂注册管理办法（试行）》。随后，国家药品监督管理部门开展换发"医疗机构制剂许可证"工作，促进了医疗机构制剂配制向规范化方向发展。2010 年，卫生部、国家中医药管理局、国家食品药品监督管理局联合发布了《关于加强医疗机构中药制剂管理的意见》，文件强调要"鼓励和支持医疗机构研制和应用特色中药制剂"，同时明确提出"不纳入医疗机构中药制剂管理范围"的情况。2011 年，卫生部、国家中医药管理局发布的《医疗机构药事管理规定》中，对"临床制剂管理"作了进一步规定，要求医疗机构制剂管理严格按照《中华人民共和国药品管理法》及其实施条例等有关法律法规的规定执行。随后，国家于 2017 年 7 月颁布实施《中华人民共和国中医药法》（中华人民共和国主席令第 59 号），指出"国家鼓励医疗机构根据本医疗机构临床用药需要配制和使用中药制剂，支持应用传统工艺配制中药制剂，支持以中药制剂为基础研制中药新药"，旨在加强中药制剂的发展。至 2018 年，国家药品监督管理局发布了《医疗机构配制的制剂调剂（跨省）审批服务指南》，进一步明确了医疗机构配制的制剂调剂（跨省）审批的申请和办理流程。

四、医疗机构制剂的特点

在制药工业尚不发达时期，医疗机构制剂是药品临床供应的有力补充和支持手段。几

十年来，它在医疗机构中切实解决了一些药品市场供应短缺的问题，满足了临床治疗的需要。将医疗机构制剂的主要特点概括如下：

1. 品种补缺、剂型多样。医疗机构配制的制剂只限于临床需要而市场上没有供应的品种，以方便临床使用，弥补市场供应的不足。制剂品种可以是中药制剂和化学药品制剂。涉及多种剂型，不仅包括治疗用药，也包括一些辅助治疗用药、诊断试剂、消毒剂等。

2. 自用为主原则。医疗机构配制的制剂应当按照规定进行质量检验；合格的，凭医师处方在本单位使用。经国家药品监督管理部门或者省、自治区、直辖市药品监督管理部门批准，医疗机构配制的制剂可以在指定的医疗机构之间调剂使用。

3. 医疗机构配制的制剂不得在市场上销售。不得发布广告。

五、医疗机构制剂的作用和意义

医院制剂是医院药学的重要组成部分，对临床医疗的开展发挥了重要作用，具有不可替代的作用，有其存在的必要性。长期的医疗实践证明，医院制剂在满足临床医疗和科研需要、弥补市场不足、开展医疗新业务与新技术、加强药学与临床学科的联系和互动、提高医院的社会与经济效益、培养医院药学人才，甚至在促进临床合理用药等方面均具有积极而重要的作用。将医疗机构制剂的主要作用和意义概括如下：

1. 临床医疗的需要，市场重要的补充。一些临床长期应用、安全有效、价廉方便的处方，医师们期望能制成医院制剂应用。我国传统的中医药中有一些验方、保密方、专利方，极受患者喜爱，需求量大，而一时间又无力开发成新药，也迫切需要暂时作为医院制剂应用。医院制剂与临床医疗工作直接关联，适应性强，灵活性大，能及时满足和调整临床需要。一些性质不稳定、效期短或销量少、利润低的药品品种或规格，制药厂不愿生产或难以生产，以致不能满足复杂、多变的临床医疗需要。这种供需矛盾，相当长一段时期内可以通过医院制剂来解决。同时，医院制剂室可发展为静脉输液配制中心、化疗药物配制中心、肠内营养调配室等，能更好地实施临床药学服务。

2. 实现医学成果转化。医院制剂室是培养医院药学人员并提高其技术素质的基地之一。医院制剂室是开发新制剂、新技术、新材料的实验场所。医院制剂大都源自临床，并经临床多年验证，具有确切的疗效和较低的不良反应，为研发新药提供了较好的物质基础，能减少研究费用，缩短研发周期。医院制剂中一些新剂型、新配方有时可成为新药开发的前体。制剂配制作为新药研发的源头之一，具有其不可替代的、独特的作用。

3. 具有一定的经济效益和良好的社会效益。一个能产生良好规模效益、符合《中华人民共和国药品管理法》有关规定的医院制剂，总成本是比较低的，其流通费、库存费、损耗费也较少，且资金回笼快，直接经济效益好。使用疗效好、价格相对低廉的医院制剂，有利于缓解“看病难，看病贵”的矛盾。医院制剂的积极发展既能有力促进医院药学学科的整体发展，协助临床科室创立特色诊疗，提高医院的医疗水平，还可以提升医院的知名度和影响力，创造良好的社会效益。

第二节　组织机构及人员职责

一、组织机构职责

（一）医疗机构制剂相关职责

1. 负责成立质量管理组织。

2. 任命质量管理组织负责人、制剂室负责人、药检室负责人，并以红头文件发布。人员如有变更，应重新任免。

3. 聘用从事制剂配制、检验及其他工作的药学辅助人员，按规定对聘用人员进行体检、考核及培训，并按国家有关规定签订聘用人员合同。保存聘用药学辅助人员健康及技术档案，聘用人员岗位的调整应有记录。

（二）质量管理组织职责

1. 负责制定本医疗机构制剂质量管理相关的规章制度、操作规程和固定记录文件格式，并组织实施。

2. 对制剂质量进行全过程监督与管理，定期进行自查，对发现的问题及时采取措施进行纠正或改正，并确保不再发生类似问题。

3. 研究解决制剂配制、检验等过程中出现的技术问题。

4. 研究处理制剂重大质量问题。

5. 分析不合格制剂产生原因及造成后果，并制订处理方案。

（三）制剂室职责

1. 负责本医疗机构自制制剂的配制和监督委托配制制剂的加工。

2. 负责制剂许可证验收、制剂室年检和制剂抽检所需的各项准备工作。

3. 负责配制工艺改进及新制剂研发。

4. 负责协调本医疗机构新制剂与新工艺研究技术资料的审查与保管。

5. 负责本医疗机构各种制剂的申报、变更和注册等事宜。

6. 负责指导普通制剂室、灭菌制剂室、中药制剂室等分设科室对本部门设施和所用各种机械设备的日常维护保养。

7. 负责集中采购大宗原料、辅料和包装材料。

8. 负责组织本室工作人员的业务培训与学术活动。

9. 负责制剂室的安全与卫生。

（四）灭菌制剂室职责

1. 负责本医疗机构自制灭菌制剂的配制和监督委托配制制剂的加工。

2. 负责本室所用原料、辅料和包装材料的请领、验收及保管。

3. 负责本室机械设备的日常维护保养。

4. 负责本室洁净间及仪器设备的日常维护保养。

5. 负责灭菌制剂室的安全与卫生。

（五）普通制剂室职责

1. 负责本医疗机构自制普通制剂的配制和监督委托配制制剂的加工。
2. 负责本室所用原料、辅料和包装材料的请领、验收及保管。
3. 负责本室机械设备的日常维护保养。
4. 负责本室洁净间及仪器设备的日常维护保养。
5. 负责普通制剂室的安全与卫生。

（六）中药制剂室职责

1. 负责本医疗机构自制中药制剂的配制和监督委托配制制剂的加工。
2. 负责本室所用原料、辅料和包装材料的请领、验收及保管。
3. 负责本室机械设备的日常维护保养。
4. 负责制剂所用中药材的拣选、前处理。
5. 负责本室洁净间及仪器设备的日常维护保养。
6. 负责中药制剂室的安全与卫生。

（七）制剂原辅料和包装材料库职责

1. 负责制剂室所用原料、辅料和包装材料的验收入库、贮藏管理与发放管理。
2. 负责库存原辅料和包装材料的统计与上报。
3. 负责原辅料和包装材料库的卫生与环境监测。

（八）制剂成品库职责

1. 负责制剂成品的验收入库、贮藏与发放管理。
2. 负责库存制剂的统计与上报。
3. 负责制剂成品库的卫生与环境监测。

（九）药检室职责

1. 负责制剂原辅料、包装材料、半成品、成品的检验工作。
2. 负责制定原辅料、半成品、成品、配制用水的质量标准及其检验规程。
3. 参与产品质量调查、质量事故的分析工作。
4. 负责制剂的留样观察与稳定性考察。
5. 负责新制剂质量标准和检验方法的制定、复核工作。
6. 负责洁净室洁净度和制剂用水质量的监测。
7. 负责药检室的卫生与安全。

（十）设施、设备维修组职责

1. 负责设施、设备的维护和设备的检修，并保持与厂家或产品技术服务人员的联系。
2. 每年至少对空气净化系统进行 1 次检查、检测与再验证。

二、岗位职责

（一）总药师制剂管理职责

医疗机构制剂属于医院药学工作的一部分，也是总药师药事管理的工作之一。总药师在国家政策法规指导下，依照医院的各项规章制度，依法管理医疗机构制剂。具体职责如下：

1. 在医院党委、院领导的带领下，参照国家和陕西省级政策法规法要求，配制出质量合格的医院制剂。规范医疗机构制剂管理，保证患者所用医院制剂的安全性、有效性。

2. 制定并监管本医疗机构制剂质量管理组织、制剂室、灭菌制剂室、普通制剂室、中药制剂室、制剂原辅料和包装材料库、制剂成品库、药检室、设施、设备维修组等组织机构的职责。

3. 制定并监管本医疗机构制剂主要管理人员如质量管理组织负责人、药学部门制剂负责人、制剂室负责人、药检室负责人等人员岗位职责。

4. 制定并监管本医疗机构制剂相关人员管理工作制度，房屋与设施管理工作制度，仪器与设备管理制度，制剂用水管理制度，物料管理制度，标签与说明书管理制度，卫生管理制度，制剂的注册、配制、监管、使用、价格等制剂管理工作制度。

5. 制定并监管本医疗机构制剂标准操作规程的执行。

6. 完成上级交给的其他医疗机构制剂管理相关任务。

（二）质量管理组织负责人职责

1. 负责本医疗机构制剂质量管理相关的规章制度、操作规程和固定记录文件格式的批准。

2. 负责组织自查，确保现行规章制度、标准操作规程、记录格式等有效运行。负责审核制剂批配制记录、批检验记录并决定是否发放使用（或授权其他有相应资质的人员）。

3. 对医疗机构制剂质量负主要领导责任。

（三）药学部门负责人制剂相关职责

1. 负责本医疗机构制剂质量管理相关的规章制度、操作规程和固定记录文件格式的制定。

2. 负责监控规章制度、标准操作规程等执行情况，组织自查。

3. 按质量管理组织负责人授权，负责审核制剂批配制记录、批检验记录并决定是否发放使用。

4. 定期到临床科室了解、收集制剂在临床应用，及时调整制剂配制。

5. 合理配置制剂室环境、设施、仪器设备。

（四）制剂室负责人职责

1. 负责制剂室的制剂配制、人员培训、质量与技术管理工作的管理。

2. 制订本制剂室年度制剂配制计划并组织实施。

3. 负责组织编写各种制剂的配制规程、标准操作规程及各种配制记录格式。

4. 负责配制质量的管理，解决配制过程中出现的问题。

5. 组织本室人员开展业务学习和技能培训工作，对制剂质量进行分析讨论。

6. 组织制剂室工作人员体检，建立健康档案，确保从事制剂配制相关人员健康状况符合要求。

（五）药检室负责人职责

1. 负责药检室的全面工作，组织制剂质量检验工作。

2. 报告制剂质量检验情况，及时提出制剂质量改进意见。

3. 组织制剂质量标准制定、稳定性考察等工作。

4. 负责药检室规章制度、操作规程和固定记录文件格式的起草。

5. 负责滴定液、标准物质、试剂、试液和仪器设备的管理。

6. 负责药检室检验人员的日常培训和管理。

(六)仪器设备维修负责人职责

1. 负责制剂配制仪器设备的维护、保养。

2. 负责对仪器设备使用人员进行技术指导和培训。

3. 组织协调仪器设备外修。

4. 协助仪器设备的验证工作。

(七)配制人员职责

1. 按批准的处方与工艺配制制剂。

2. 按照记录文件格式要求记录每批制剂的配制过程、具体操作、参数及环境条件等信息。

3. 负责物料平衡计算。

4. 负责制剂配制前后的清场与确认。

5. 负责成品、半成品的送检。

6. 负责标注制剂批号、配制日期和有效期。

7. 参与制剂配制质量的改进工作。

(八)检验人员职责

1. 按质量标准对原辅料、包装材料、制剂用水、半成品、成品进行检验，详细记录检验原始数据并出具报告。

2. 定期对洁净室环境进行监测。

3. 定期对制剂留样进行考察，评价制剂的稳定性检定。

4. 对检验仪器设备进行维护并定期自检或申请计量检定。

(九)物料采购员职责

1. 按照制剂室要求，从合法单位采购符合药用要求的原辅料，保证及时供应。

2. 负责对验收或检验不符合要求的原辅料办理换货或退货。

3. 收集物料供应商的资质证明材料和购货凭证，并将相关复印件存档。

(十)制水员职责

1. 负责制剂制水设备的维护与保养，定期对输水管道进行清洗与消毒。

2. 按照制剂用水要求与标准操作规程制备制剂用水，并做好记录。

3. 负责制剂用水的专项检测，按要求送药检室进行全项检验。

4. 负责制水间的卫生、清洁工作。

第三节　医疗机构制剂管理工作制度

医疗机构制剂管理关键是合法、规范，因此任何管理制度的制定、人员的培训、制剂的配制都应符合法律法规要求，按照要求配制出质量合格的医院制剂。为规范医疗机构制剂管理，保证患者所用医院制剂的安全性、有效性，依据《中华人民共和国药品管理法》《中华人民共和国药品管理法实施条例》《医疗机构制剂配制质量管理规范（试行）》《医疗机构药事管理规定》《医疗机构制剂注册管理办法（试行）》《医疗机构制剂配制监督管理办法（试行）》《医疗机构制剂许可证验收标准》《中华人民共和国中医药法》等法律法规文件，制定本制度。

一、人员管理工作制度

（一）人员资质与更变

1. 医疗机构确定制剂质量管理组织负责人及其变更；药学部门确定制剂室负责人、药检室负责人及其变更；制剂室负责人安排本室人员岗位。

2. 制剂室负责人、药检室负责人、制剂质量管理组织负责人应当为本单位在职专业人员，且制剂室负责人和药检室负责人不得互相兼任。

3. 质量管理组织负责人由具有药品管理经验的，分管医疗机构药学的领导担任，并对制剂质量负领导责任。

4. 制剂室负责人由具有制剂管理经验、大专以上文凭、主管药师以上职称的药学专业人员担任，具有对制剂配制管理中的实际问题做出正确的判断和处理的能力。

5. 药检室负责人由具有药品检验经验、大专以上文凭、主管药师以上职称的药学专业人员担任，具有对制剂检验管理中的实际问题做出正确的判断和处理的能力。

6. 上述人员的确定以医疗机构文件发布，制剂室保留文件的原件或复印件。如有变更，应重新确定并报上级主管部门备案。

7. 制剂室聘用的技术人员应当具有药学专业中专以上学历，或药士以上专业技术职称；制剂辅助人员应当具有初中以上文化；聘用人员的健康应当符合要求，岗位的调整应有记录。

（二）人员培训与考核

1. 药学部门应确保所从事制剂配制和检验的工作人员得到相应的培训。

2. 制剂室和药检室负责人组织制订年度培训计划，报药学部门负责人批准。年度培训计划包括培训时间、地点、内容、目的、方式、授课人、受训人、考核等内容。

3. 培训内容一般包括国家和省级监管部门有关制剂的政策法规与技术要求、药学与制剂的专业知识、本制剂室的规章制度、标准配制规程、标准操作规程和记录的书写要求等。

4. 培训方式可分为岗前培训和继续教育。

拟上岗人员或调整岗位人员应当进行岗前培训。岗前培训的重点内容应当是拟从事岗位的标准配制规程和标准操作规程，此外还应进行国家和省、市等有关制剂的政策法规与技术要求、药学与制剂的专业知识、本室的规章制度的培训，必要时进行专业知识培训。培训后，制剂室负责人或药检室负责人组织对拟上岗人员或调整岗位人员进行考核，考核合格的发给上岗证，上岗证应注明准许上岗操作的内容。工作人员更换工作岗位时，应当对拟上岗的人员进行培训，考核合格后准许变更上岗。

在职人员的培训为继续教育。培训的重点内容应当是国家和省级相关监管部门新近颁布实施的有关制剂的政策法规与技术要求、专业技术工作的新技术与新方法、日常工作中出现的偏离纠正培训。

5. 培训形式可以是讲座、授课、带教、自学、参加医疗机构外培训班、进修等。

6. 制剂室负责人或药检室负责人指定有关人员做培训记录。

7. 医疗机构内集体培训时，应当进行签到，并记录培训时间、地点、课时、参加人员、培训内容、授课人、是否考核等内容。如有考核，应将考核试卷与讲义一并归档。

8. 参加非本单位组织的培训时，应当记录培训时间、地点、课时、培训班内容，培训教材应交制剂室或药检室保存，必要时参加培训班人员应当向本室全体人员介绍学习内容。

9. 保存培训计划与培训记录 5 年以上。

（三）人员技术档案

1. 制剂室指定专人负责技术人员技术档案管理。

2. 技术人员技术档案主要包括如下内容：

（1）技术人员一般情况：姓名、性别、出生年月、身份证号码、学历、学位、职称、专业等。

（2）从事本专业工作情况：受专业教育情况、继续教育情况、学术兼职情况、科研成果奖情况、论文发表情况，从事药学研究情况等。

（3）身份证、学历和毕业证、执业资格证以及职称等证书复印件。

3. 人员技术档案管理人员每年对技术人员技术档案检查更新至少一次。

4. 人员技术档案保存至该技术人员离开本单位后五年。

（四）人员健康管理

1. 新分配或新招聘的制剂配制相关人员上岗前必须进行全面的身体检查，体检合格的人员方可录用。

2. 从事制剂配制、包装、灯检等人员每年体检一次，体检符合要求的可继续从事制剂配制相关工作，不符合要求的应调离本岗位。

3. 制剂配制相关人员不得患有传染病、隐性传染病及精神病。

4. 在洁净区从事制剂配制的人员除了达到上述规定外，还不得患有皮肤病，体表不得有伤口，不得对药物过敏。

5. 在灭菌制剂室从事灯检的人员除了达到上述规定外，还不得有色盲，且矫正视力不得低于 0.9。

6. 体检内容一般包括：肝功能与乙肝病毒指标检查、皮肤病检查、视力检查、消化系统及粪便检查、呼吸系统及 X 光胸部透视检查等。

7. 制剂配制相关人员在患传染病和皮肤有伤口期间不得从事制剂配制工作。

8. 制剂室保存制剂配制相关人员体检记录的原件或复印件五年以上。

二、房屋与设施管理工作制度

（一）制剂室房屋与设施管理

1. 制剂室环境　制剂室周围环境必须符合保证制剂质量的要求。距离制剂室 30m 以内不得有公厕、锅炉房、太平间、传染病房、动物房、垃圾堆以及其他污染源，10m 以内不得有露土地面。必要时,应采取有效防护措施。

2. 制剂室分区 制剂室内墙壁、顶棚、地面应平整光洁,具有与制剂要求相适应的照明、室温调节、通风及“五防”(防尘、防污染、防蚊蝇、防鼠、防异物)设施,并不得有霉菌滋生。

按功能设计,制剂室可分为一般区和洁净区,一般区和洁净区分开,内服制剂与外用制剂分开,人流通道与物流通道分开,以最大限度地减少差错和交叉污染,灭菌制剂与其他制剂分开,配制、分装与贴签、外包装分开,办公室、休息室、药检室与配制室分开。

3. 一般区 一般区可包括:制水间、中药混合间、中药粉碎间、中药提取间、洗涤间、灭菌间、物料库、半成品库、成品库、储物间、药检室、留样室、办公室等。

(1)制水间、洗涤间、中药提取间、灭菌间地面与内墙应为防水材料,并不得有霉菌与青苔滋生;排水应通畅,地面不得有积水,排水口应设有防返味弯管,并经常清洗排水道与排水口;应通风良好。

(2)制水间应尽可能靠近用水区域,尽可能缩短输水管道,室内不得有异味。

(3)中药提取间应设计有方便快捷的药渣清出通道。

(4)中药混合间、中药粉碎间应保证干燥,有除尘设施,并防止室内积尘。中药烘烤、粉碎、煎煮、提取等前处理场所应与后续工序场所分开,注意防止外来物污染和交叉污染,并应设有漏电保护和消防设施。

(5)物料库、半成品库、成品库、储物间、留样室应保证室内干燥、阴凉,配有温湿度计,并逐日记录。

(6)物料库、半成品库、成品库应配有地排、货架。

(7)成品库应分为合格区和不合格区,不合格区用红色标记标识。

4. 洁净区 洁净区包括:一更衣间、二更衣间、人流通道、物流通道、称量间、配置间、分装间、灌装间、包装间等。

(1)易产生或易对其他品种造成污染的制剂应单独设立操作间。

(2)根据制剂主要类别要求,洁净室内划分为 4 个空气洁净度级别:由高级到低级的顺序为 A 级、B 级、C 级、D 级。更衣间、人流通道、物流通道也应净化,其洁净度要求与进入的配制区域相适应。

(3)配制工艺对温度和湿度无特殊要求时,洁净室温度一般为 18~26℃,相对湿度一般为 45%~65%,配制工艺对温度和湿度有特殊要求时,应根据工艺要求确定。

(4)洁净室照度应不小于 300lx(勒),对照明有特殊要求的工作室可设置局部照明。洁净室的照明光源宜采用荧光灯。

(5)为保证洁净区不被非洁净区污染、高级别洁净区不被低级别洁净区污染,洁净区的空气必须维持一定正压;洁净区空气与室外大气的静压差应大于 10Pa(帕);空气洁净度不同的相邻房间之间压差应大于 5Pa(帕);易产生粉尘的洁净室的空气压力,应与相邻的区保持相对负压,洁净室应装有指示压差的装置,并记录。

(6)制剂操作间的设置应与配制流程相适应,避免因共用操作间而导致流程交叉。并避免洁净区的门未经缓冲直通一般区。

(7)洁净区空气净化空调系统应为一体设计，并导入适当比例新风，不应在洁净区内安装壁挂或柜式空调，易产生粉尘的洁净区应设有除尘或防止粉尘扩散的设施。

(8)洁净区或通道的窗户应密闭封死，不能开启。洁净区或通道的门应密封良好，特别是门下方间隙不应过大，最好设有自动门槛，以防止外界空气和昆虫等进入。

(9)洁净区的内表面应尽可能减少凸出部分，以减少二次扬尘。内表面材料一般为彩钢板、铝合金玻璃、墙面涂料等，不宜用墙砖等材料。

(10)洁净区地面可采用自流平、PVC、地面漆等，不宜用地砖、木地板等材料，不同洁净级别的区域可使用不同颜色加以区分。

(11)青霉素类、β内酰胺类抗生素制剂、激素类制剂、抗肿瘤制剂、放射性制剂、有菌(毒)等特殊制剂应独立设置空调净化系统和设备，不得污染相邻区，并与其他药品生产区严格分开。

(12)洁净室内安装的水池、地漏的位置应适宜，应设有防返味弯管，水池下水管道应密封，并经常清洗排水道与地漏口，地漏应定期清洗消毒，确保不得对室内环境造成污染。百级洁净区内不得设地漏。

(13)洁净室应定期检测，检测的主要项目有尘埃粒子数、沉降菌和浮游菌、风速、风量、换气次数、静压差等。洁净检测一般在静态下进行，检测周期一般每年不少于1次。检测不符合规定时，应检查原因，及时更换高中初效过滤器，并做好检测与更换过滤器的记录。

(14)洁净区内只放置必需物品，其他无关物品或杂物不应放在洁净室内。所用的各种器具、容器、设备、工具需用不发尘材料，并按规定进行清洁、消毒后方可通过物流通道进入洁净区。

(15)记录用纸、笔须经清洁消毒程序方可带入洁净区，不能用铅笔、橡皮、钢笔，而应用签字笔，洁净区一般不设告示板。

(16)洁净区为控制区，应指定专人维护管理，只允许授权人进入，其他人员进入洁净区应经管理人员批准，按生产配制的要求着装消毒，并签字登记。

(17)洁净区缓冲间两门不能同时打开。

(18)洁净区如长期不用，应定期开启空调净化系统或使用值班机组，长期停用后再启用时，应进行洁净度检测和验证。

(二)药检室

1. 药检室根据使用功能，一般可分为化学测定室、仪器室、微生物限度检测间、无菌间等。

2. 药检室的面积应与承担的检验任务相适应。

3. 化学测定室应设有操作台、试剂架、试剂柜、通风柜、水池等。

4. 仪器室应设有稳固防震的天平台。

5. 无菌间应是洁净间，洁净级别一般为万级，操作区域为百级。无菌检查、微生物限度检查和阳性菌接种不得在同一无菌间内进行。无菌检查间、微生物限度检查间和阳性菌接种间的空调净化系统应相互独立，不得共用空调净化系统，以免交叉污染。

三、仪器与设备管理制度

（一）仪器与设备的申请与采购

1. 制剂室、药检室需购置仪器设备时，各室负责人应提出书面申请，报药学部门负责人审核。

2. 药学部门负责人根据审批权限审核或上报医疗机构主管部门审批。

3. 对于大型贵重仪器设备，应组织有关专家评审选型。

4. 大型贵重仪器设备应由医疗机构主管部门、药学部门、制剂室有关人员一起采取招标方式或竞争性谈判方式采购，并签订采购合同。

（二）仪器设备的安装与验收

1. 自行安装的仪器设备应组织验收，验收项目包括开箱清点核对、外观检查、性能检验等内容。

2. 需供应商安装的仪器设备，安装按照合同规定执行。

3. 安装调试完成后，医疗机构主管部门和药学部门应组织有关人员验收并记录，必要时应进行验证。

（三）仪器设备的使用管理

1. 应明确设备的使用职责、保养职责、检修职责、保养方法、计划、运行记录等，并制定相应的制度。

2. 大型贵重仪器设备应由专人管理。

3. 关键仪器设备使用应有设备使用登记，内容一般包括使用日期与时间、配制或检验的样品名称、样品唯一性标识、使用前后的情况、使用人签名。

4. 仪器设备应定期维护保养与检定，关键仪器设备应有性能状态标识，性能状态标识一般分为绿色合格、黄色降级准用、红色停用三级状态标识。属计量检定的仪器设备使用计量检定标识。

5. 仪器设备使用状态标识管理。一般有"使用中""待清洁""已清洁"等。"使用中"状态标识应有配制制剂的名称、批号、配制剂量、配制人等信息。"已清洁"状态标识应有清洁有效期等信息。

6. 关键仪器设备应有标准操作规程。

7. 设备所用的润滑剂和冷却剂使用应有记录。

8. 设备的运行使用和性能确认应进行验证，验证计划、验证工作和验证文件等应归档保存。

（四）仪器设备的维修管理

1. 仪器设备损坏需维修的，应由制剂室负责人提出申请，报药学部门负责人或上级医疗机构相关部门批准。

2. 属计量仪器设备的，维修后应重新进行计量检定；其他仪器设备应重新自检，合格后方可使用。

（五）仪器设备的档案管理

1. 使用期在一年以上的仪器设备应按医疗机构统一的编码进行编号，建立账目明细，并制定各项设备管理制度和保存各种设备运行记录等。

2. 大型贵重仪器设备及计量仪器设备均应建立仪器设备档案。

3. 仪器设备应有使用维护说明书，如使用维护说明书缺失，制剂室应组织有关人员根据仪器的性能指标编制，并归入仪器设备档案。

（六）仪器设备的淘汰与报废

仪器设备淘汰与报废由制剂室负责人提出申请，并填写“仪器设备淘汰报废呈报表”报药学部门或医疗机构相关部门审批。

四、制剂用水管理制度

1. 制剂用水按其用途可分为纯化水、注射用水、灭菌注射用水。纯化水可以通过蒸馏、离子交换、反渗透、电去离子（EDI）等方法制备；注射用水为纯化水经蒸馏所得的水，灭菌注射用水为注射用水照注射剂生产工艺制备所得。纯化水、注射用水、灭菌注射用水应符合现行版《中华人民共和国药典》的要求。

2. 纯化水一般用于普通制剂的配制，注射用水用于注射剂的配制。纯化水不得用于配制注射剂。

3. 制剂用水制备系统应密闭，并有在线监测系统。

4. 制剂用水的储水罐、输送管道、阀门等部件宜使用316L型不锈钢材料。储水罐的通气孔应安装不脱落纤维的疏水性除菌过滤器，采用串联循环的送水方式，并在回水口安装紫外线杀菌灯，取水口盲管长度不应超过0.3m。不得采用单管非循环送水方式。储水罐和输送管道应按规定清洁、灭菌，定期清洗消毒。

5. 制剂用水设备安装投入使用前应进行验证。验证包括：设备提供方提供的设备安装与验收文件，制剂室连续制备三批制剂用水，分别在不同时间不同取水点取样检验，检验结果应符合现行版《中华人民共和国药典》规定。一般投入使用的前1个月为试用期，试用期内应每日取样检验，重点项目，如电导率、酸碱度、氧化物、硫酸盐、钙盐、氨、易氧化物等，每周取样全项检验。试用期都符合规定的，正式投入使用。使用期间应每天在不同取水点取样检验重点项目，至少每月全项检验一次，每批注射用水均应进行全项检验。取样、检验应作好记录。

6. 制水负责人每天记录制水设备的各项参数、制水量等信息。

7. 注射用水应新鲜配制，储存应采用80℃以上保温、65℃以上保温循环或4℃以下的无菌状态下存放，并在制备12小时内使用。

五、物料管理制度

（一）原辅料采购与验收

1. 制剂室负责人根据制剂配制计划和原辅料库存情况制订原辅料采购计划，交给采购部门采购。采购计划包括原辅料名称、规格、数量、质量要求等内容。

2. 采购部门根据采购计划向具有资质的供应商采购。采购的原料药应符合药用标准，辅料应符合药用要求。

3. 采购时应核查原辅料的批准文号、生产厂家的GMP认证情况、药品经营企业经营许可证注明的经营范围，并索取生产许可证、GMP证书和经营许可证复印件、该原辅料的检验报告书以及购货发票，发票复印件存档备查。

4. 原辅料到货后，原辅料管理人员会同采购人员对所采购的原辅料进行验收，验收的主要内容有：核对品名、生产厂家、规格、批号、效期、数量、包装完整性、检验报告、票据等，并填写“原辅料验收单”。原辅料管理人员与采购人员共同签字确认。原辅料原则上应按国家药品标准进行检验，合格后方可使用。

5. 验收、检验合格的原辅料入库，办理入库登记。

6. 不合格的原辅料应退还供应商或报废处理，如需临时在原辅料库存放，应放在专门设置并有红色“不合格区”标记的区域，挂上红色不合格标牌，标牌上应标明品名、生产单位、规格、批号、数量、不合格项目。

（二）原辅料储存

1. 原辅料储存一般分两级，一级为原辅料库，二级为制剂室原辅料间或称量间。

2. 原辅料库管理重点是账目管理、效期管理、原辅料安全管理和分区管理等。

3. 账目管理应建立出入库账，做到账物相符。

4. 安全管理主要是确保原辅料在保存期间不变质、不丢失、不损坏。

5. 原辅料库应划分为待检验区、合格区、不合格区。待检验区用黄色标记标识、合格区用绿色标记标识、不合格区用红色标记标识。有条件的可将固体与液体原料分开储存，外用与内服原辅料分架存放，净药材与未整理加工药材应分开存放，配制原料与包装材料分开存放，并注意避免挥发性原辅料污染其他原辅料。

6. 制剂室原辅料间管理重点是配制时做好使用登记，登记内容包括品名、批号、生产单位、取用量、使用人等信息。

7. 原辅料放置整齐有序，原辅料库保持整洁。原辅料库、原辅料柜、原辅料储存冰箱内不得存放与原辅料无关的物品。

（三）原辅料发放

1. 原辅料发放应遵循先进先出、近效期先出的原则。

2. 原辅料管理人凭制剂室负责人审签过的领料单发放原辅料，发料人与领料人双方应认真核对品名、规格、批号、数量、效期等信息，并签字确认。

3. 原辅料管理人做好出库登记。

4. 不合格、待检或者过效期的原辅料不得发放。

（四）不合格原辅料处理

1. 进货验收或检验不合格的原辅料应及时退货。

2. 储存过程中发现存在过效期、破损、变质的原辅料，应判定为不合格原辅料，应予报废，由原辅料管理人填写“不合格原辅料报废单”，报药学部门负责人审批。属特殊药品范围的原辅料按相关规定执行。

3. 不合格原辅料的处理可交原供货商、环保部门或自行销毁处理。自行处理时应采取环保、不可回收的方式销毁。

4. 制剂配制过程中发现的不合格原辅料可退回库房。

（五）包装材料管理

1. 直接接触药品的包装材料必须获得国家“药品包装用材料和容器注册证”，并从具有资质的经营企业购买，索取相应的资质证书、检验报告书、购货发票，必要时签订购货协议，相关的证书、发票、协议复印件存档备查。

2. 直接接触药品的包装材料（包括盖、塞、内衬物）不得重复使用。

3. 印有品名、商标等标记的包装材料，应视同标签、使用说明书，并按标签、使用说明书的办法管理。

六、标签与说明书管理制度

（一）制剂标签与说明书的设计

1. 制剂的标签是指制剂包装上印有或者贴有的内容，分为内标签和外标签。

2. 制剂的标签应当包含通用名称、适应证或者功能主治、规格、贮藏、用法用量、配制日期、制剂批号、有效期、批准文号、配制单位等内容。包装尺寸过小无法全部标明上述内容的，至少应当标注制剂通用名称、规格、制剂批号、有效期等内容。

3. 制剂标签中的有效期应当按照年、月、日的顺序标注，年份用四位数字表示，月、日用两位数字表示。格式为“有效期至 ×××× 年 ×× 月”或者“有效期至 ×××× 年 ×× 月 ×× 日”；也可以用数字和其他符号表示为“有效期至 ××××. ××.”或者“有效期至 ××××/××/××。”等。制剂有效期的标注应自配制日期计算。有效期若标注到日，应当为起算日期对应年月日的前一天，若标注到月，应当为起算月份对应年月的前一月。

4. 制剂标签的大小应与制剂包装大小相适应，文字应当清晰易辨，字体大小比例恰当。

5. 制剂应附有说明书。制剂说明书和标签中标注的制剂名称应与制剂批准证明文件的相应内容一致。

6. 制剂说明书和标签上不得印制未经批准的文字、信息、图像等内容。

（二）标签、说明书与包装材料的印制、贮存和使用

1. 标签、说明书和包装材料应建立印制、核准、储存和使用管理制度。

2. 标签、说明书与包装材料样式定稿后，与选定的印刷厂签订合同，印刷，凡直接接触药品的内包装材料、容器必须在订购合同中明确包装材料的质量标准和卫生要求。

3. 标签、说明书与包装材料到货后，应检查印刷质量，核对印刷的信息，清点数量，办理入库手续。

4. 标签、说明书与包装材料，应加锁保管，贮存过程中应防止霉变、丢失。

5. 制剂有关人员凭制剂室负责人审签过的标签、说明书与包装材料请领单，领取标签、说明书与包装。请领单中应有品名、数量、请领人、审签人、发放人等信息。发放人办理出库手续。

6. 制剂配制使用过程中，应登记标签、说明书与包装材料使用情况，包括品名、数量等，

如有损毁，也应予以登记。

7. 制剂配制完毕，标签、说明书与包装材料如有剩余，未印上批号、有效期等标识尚可使用的应退回，并办理退回手续；不能退回的应予以销毁，销毁应由两人在场，并记录销毁标签、说明书与包装材料的品名、数量、销毁方法，在场两人签字。

8. 标签、说明书与包装材料的领用数量、使用数量、损毁数量、销毁数量应平衡。

9. 不合格的标签、说明书不得退回印刷厂，按不合格品程序妥善管理，及时销毁。

10. 标签不得改作他用或涂改后再用。

七、卫生管理制度

（一）制剂室室外环境卫生

1. 制剂室室外周围环境应做到 10m 以内不得有露土地面，30m 以内不得有公厕、锅炉房、太平间、传染病房、动物房、垃圾堆及其他污染源。

2. 制剂室室外周围道路、地面清洁，排水畅通，地面无积水。

（二）制剂室室内环境卫生

1. 一般区

（1）定期对管道、管线进行清洗与维修，做到无跑、冒、滴、漏现象。

（2）定期清除废物垃圾，擦洗地面、桌、椅、柜及设备外壁，擦净门窗，冲净水池、浴室、厕所等设施上的污渍，冲刷地面、废物贮器、地漏及排水道，保证卫生清洁。

（3）每月对墙面、天顶、照明及其他附属设施进行除尘，全面清洁工作场所及生活设施。

2. 洁净区　除应达到一般配制区卫生要求外，还必须做到：

（1）洁净区域不得存放与配制无关的物品和私人杂物。

（2）工作时必须关紧门，尽量减少人员出入次数。不必要的物品不得带入洁净区，洁净区使用的物料、器具应在缓冲室内对外表面进行处理或剥去外包装，采取有效的消毒措施后通过传递窗或气闸进入洁净区，工作结束后，应将剩余原辅料整理包装好，并及时结料、退料。

（3）洁净区使用前应提前 30~60 分钟打开空调净化设备，工作结束后应及时关闭。室内操作人员数量应控制到最低限度，并尽量减少人员走动。

（4）洁净区使用的拖把、抹布等清洁工具应及时干燥，防止产生霉菌。

（5）更换品种或每日工作结束后必须进行清场，做到设备、器具、场地清洁，并进行消毒处理，清洁用具及清洁剂或消毒剂应分别存放在卫生清洁间。消毒剂应定期更换品种。

3. 个人卫生

（1）所有制剂人员健康应符合要求，并养成良好的卫生习惯，做到四勤：勤洗手、勤洗澡、勤剪指甲、勤理发，不得化妆及佩戴饰物上岗。

（2）操作人员进入洁净区时，严格执行换鞋、洗手、消毒、更衣等规定。操作人员应戴口罩和手套，头发不得外露。

（3）洗手顺序：用肥皂洗手，烘干或无菌巾擦干手，用 0.2% 新洁尔灭溶液浸泡或 75% 酒精擦拭，戴手套。

（4）更衣顺序：换工作鞋，一次更衣室更换一般区工作服，二次更衣室更换洁净区工作服。

（5）制剂人员下班离开洁净区时，应换下工作服，放入待洗消容器内由专人负责洗涤。

（6）工作服应洁净、光滑、无静电，面质不应脱落纤维和颗粒，大小应宽松合身，边缘应封缝，接缝处应内封，洁净区工作服不应有口袋、横褶及带子。

（7）一般区、洁净区的工作服在样式、颜色等方面应有明显区别，不得混穿。不同工作服只允许在指定的区域使用。

（8）一般区工作服每周应至少洗涤 2 次，洁净区工作服必须做到每班班后进行洗涤与消毒。洁净服必须用制剂室专用洗衣机进行清洗与干燥，干燥后的洁净服应平整、柔软，将其装入灭菌口袋内进行灭菌，灭菌后的无菌服应在 2 日内使用，否则应重新灭菌。十万级、万级与百级的洁净服每班工作结束后按上述方法处理一次。

（9）制剂人员在工作区域内严禁吸烟、饮食。

（10）制剂人员不得用手直接接触药品和与药品直接接触的设备表面。

（11）灯检人员的矫正视力应在 0.9 以上，无色盲。

八、制剂注册管理制度

（一）制剂的申报与审批

1. 国家药品监督管理部门负责全国医疗机构制剂的监督管理工作。省、自治区、直辖市药品监督管理部门负责本辖区医疗机构制剂的审批和监督管理工作。

2. 申请医疗机构制剂，应当进行相应的临床前研究，包括处方筛选、配制工艺、质量指标、药理、毒理学研究等。

3. 申请医疗机构制剂注册所报送的资料应当真实、完整、规范。

4. 申请制剂所用的化学原料药及实施批准文号管理的中药材、中药饮片必须具有药品批准文号，并符合法定的药品标准。

5. 医疗机构制剂的申请人，应当是持有“医疗机构执业许可证”并取得“医疗机构制剂许可证”的医疗机构。

6. 申请人应当对其申请注册的制剂或者使用的处方、工艺、用途等，提供申请人或者他人在中国的专利及其权属状态说明；他人在中国存在专利的，申请人应当提交对他人的专利不构成侵权的声明。

7. 医疗机构制剂的名称，应当按照国家药品监督管理局颁布的药品命名原则命名，不得使用商品名称。不得使用容易混淆或者暗示疗效功能的名称。

8. 医疗机构配制制剂使用的辅料和直接接触制剂的包装材料、容器等，应当符合国家药品监督管理局有关辅料、直接接触药品的包装材料和容器的管理规定。

9. 医疗机构制剂的说明书和包装标签由省、自治区、直辖市药品监督管理部门根据申请人申报的资料，在批准制剂申请时一并予以核准。医疗机构制剂的说明书和包装标签应当按照国家药品监督管理局有关药品说明书和包装标签的管理规定印制，其文字、图案不得超出核准的内容，并需标注“本制剂仅限本医疗机构使用”字样。

10. 医疗机构配制制剂，应依法取得省、自治区、直辖市药品监督管理部门颁发的有效“医疗机构制剂许可证”。

11. 医疗机构配制的制剂，应当是本单位临床需要而市场上没有供应的品种，并应当经所在地省、自治区、直辖市药品监督管理部门批准，取得制剂批准文号后方可常规配制。但是，法律对配制中药制剂另有规定的除外。

12. 医疗机构配制的中药制剂品种，应当依法取得制剂批准文号。但是，仅应用传统工艺配制的中药制剂品种，向医疗机构所在地省、自治区、直辖市药品监督管理部门备案后即可配制，不需要取得制剂批准文号。

13. 有下列情形之一的，不得作为医疗机构制剂申报：

（1）市场上已有供应的品种。

（2）含有未经国家药品监督管理局批准的活性成分的品种。

（3）除变态反应原外的生物制品。

（4）中药注射剂。

（5）中药、化学药组成的复方制剂。

（6）麻醉药品、精神药品、医疗用毒性药品、放射性药品。

（7）其他不符合国家有关规定的制剂。

14. 下列情况不纳入医疗机构中药制剂管理范围：

（1）中药加工成细粉，临用时加水、酒、醋、蜜、麻油等中药传统基质调配、外用，在医疗机构内由医务人员调配使用。

（2）鲜药榨汁。

（3）受患者委托，按医师处方（一人一方）应用中药传统工艺加工而成的制品。

（二）制剂的补充申请与再注册

1. 医疗机构配制制剂，应当严格执行经批准的质量标准，并不得擅自变更工艺、处方、配制地点和委托配制单位。需要变更的，申请人应当提出补充申请，报送相关资料，经批准后方可执行。

2. 医疗机构制剂批准文号的有效期为 3 年。有效期届满需要继续配制的，申请人应当在有效期届满前 3 个月按照原申请配制程序提出再注册申请，报送有关资料。

3. 省、自治区、直辖市药品监督管理部门应当在受理再注册申请后 30 日内，作出是否批准再注册的决定。准予再注册的，应当自决定做出之日起 10 日内通知申请人，予以换发“医疗机构制剂注册批件”，并报国家药品监督管理局备案。决定不予再注册的，应当书面通知申请人并说明理由，同时告知申请人享有依法申请行政复议或者提起行政诉讼的权利。

4. 有下列情形之一的，省、自治区、直辖市药品监督管理部门不予批准再注册，并注销制剂批准文号：

（1）市场上已有供应的品种。

（2）按照《医疗机构制剂注册管理办法（试行）》应予撤销批准文号的。

（3）未在规定时间内提出再注册申请的。

（4）其他不符合规定的。

5. 已被注销批准文号的医疗机构制剂，不得配制和使用；已经配制的，由当地药品监督管理部门监督销毁或者处理。

九、配制监督管理制度

(一)监督管理

1. 医疗机构制剂配制监督管理是指药品监督管理部门依法对医疗机构制剂配制条件和配制过程等进行审查、许可、检查的监督管理活动。

2. 国家药品监督管理局负责全国医疗机构制剂配制的监督管理工作。省、自治区、直辖市药品监督管理部门负责本辖区医疗机构制剂配制的监督管理工作。

(二)制剂配制许可

1. 医疗机构配制制剂，应当经所在地省、自治区、直辖市药品监督管理部门批准，取得医疗机构制剂许可证。无医疗机构制剂许可证的，不得配制制剂。医疗机构制剂许可证应当标明有效期，到期重新审查发证。

2. 医疗机构配制制剂，必须按照国家药品监督管理部门的规定报送有关资料和样品，经所在地省、自治区、直辖市药品监督管理部门批准，并发给制剂批准文号后，方可配制。

3. 医疗机构制剂批准文号的格式为：

(1)X 药制字 H(Z)+4 位年号 +4 位流水号。

(2)X- 省、自治区、直辖市简称，H- 化学制剂，Z- 中药制剂。

4. 医疗机构配制制剂的剂型，必须与其医疗制剂许可证所载明的范围一致。

5. 配制过程应当符合《医疗机构制剂配制质量管理规范(试行)》。

6. 医疗机构配制制剂，应当有能够保证制剂质量的设施、管理制度、检验仪器和卫生环境。

7. 医疗机构配制制剂，应当按照经核准的工艺进行，所需的原料、辅料和包装材料等应当符合药用要求。制剂配制所用的物料应符合药用要求，不得对制剂质量产生不良影响。

8. 国家药品监督管理局和省、自治区、直辖市药品监督管理局负责对医疗机构制剂进行质量监督，并发布质量公告。

9. 医疗机构设立制剂室，应当向所在地省、自治区、直辖市卫生行政部门提出申请，经审核同意后，报同级药品监督管理部门审批；省、自治区、直辖市药品监督管理部门验收合格的，予以批准，发给“医疗机构制剂许可证”。省、自治区、直辖市卫生行政部门和药品监督管理部门应当在各自收到申请之日起 30 个工作日内，作出是否同意或者批准的决定。

10. 医疗机构变更“医疗机构制剂许可证”许可事项的，应当在许可事项发生变更 30 日前，依照规定向原审核、批准机关申请“医疗机构制剂许可证”变更登记；未经批准，不得变更许可事项。原审核、批准机关应当在各自收到申请之日起 15 个工作日内作出决定。医疗机构新增配制剂型或者改变配制场所的，应当经所在地省、自治区、直辖市药品监督管理部门验收合格后，依照《医疗机构制剂配制监督管理办法(试行)》第十七条规定办理“医疗机构制剂许可证”变更登记。

11. “医疗机构制剂许可证”有效期为 5 年。有效期届满，需要继续配制制剂的，医疗机构应当在许可证有效期届满前6个月,按照国家药品监督管理部门的规定申请换发“医疗机构制剂许可证”。医疗机构终止配制制剂或者关闭的,“医疗机构制剂许可证”由原发证机关缴销。

十、制剂配制制度

(一)制剂配制计划

1. 配制计划根据时间段可分月配制计划和周配制计划。制剂室根据需要选择月配制计划和周配制计划工作方式。

2. 制剂室负责人根据临床制剂需求和成品库存贮量制订配制计划。

3. 配制计划一般包括品名、配制量、配制日期、检验期限、签发期限等信息。

4. 配制计划制订后,由制剂室相应的职能部门组织实施。

5. 配制计划实施过程中如需调整,应由制剂室负责人作出,并记录。

(二)制剂配制一般程序

1. 制剂配制区域、配制设备在配制前应已经清洁。一般开始配制前30~60分钟打开空调净化系统;如果上次清场未超过48小时,配制前确认配制区域、配制设备已处于清洁状态即可,确认的内容主要是不得有上次制剂配制残留的纸质记录,上次制剂配制残留的原辅料、半成品、成品、标签、说明书、包装材料等,配制设备操作台面、地面、容器、管道等不得有上次制剂配制的残留物。如果上次清场已超过48小时的,则应对配制区域、配制设备重新清洁处理。

2. 按处方称量投料,并注意核对、记录投料的品名、数量。投料时应有两人在场核对。

3. 原料的处理,按工艺需对原料进行加工处理的,应按规定的处理程序进行,并作好记录。

4. 制剂工艺的每个环节,如混合、制粒、压片等,都应按标准操作规程或标准配制规程操作,并作好记录。

5. 制剂分装或包装前,应对中间品取样,送药检室检验。中间品检验合格的方可进入下一步工序。如果中间品检验不合格,应经制剂室负责人批准后,对制剂相关参数调整返工处理或者报废处理,并作好记录。

6. 成品分装用的药包材应洁净,需清洗的应事先清洗干燥。分装重点应注意重量或装量与卫生。

7. 贴签和外包装可以在普通环境下进行,注意标签应贴正,上下左右位置适当,粘贴牢固。标签上的有效期应从开始配制该制剂的日期算起。

8. 配制完毕应立即清场。清场的主要内容有:

(1)将成品移至库房。

(2)将本次生产剩余的原辅料送回原处。

(3)对操作台面、地面、容器、设备、管道等按标准操作规程用合适的清洁剂、溶剂进行清洁处理,并确认已清除本次配制的残留物。做好清场记录,清场记录为批配制记录的一部分。在已清场的设备或房间挂“已清场”状态标示牌,并注明清洁有效期。

9. 配制的最后应计算物料平衡，应根据投料量、实际产量、送检样品量、损耗量计算。

10. 配制完毕，配制相关人员合成上述各种记录，并填写封面，编页码，装订成册。编页码方式为“共 × 页 第 × 页”。制剂室负责人审核除检验记录外的所有记录，并签字后报批签发人审签。

（三）批配制记录

1. 批配制记录（简称批记录）是反映制剂配制过程和质量管理的重要证明文件。批记录应能重现批配制的全过程。

2. 批记录具有原始性、真实性、完整性、再现性、准确性等特性。批记录的原始性是指批记录是原始的第一手记录，而不是经过整理后的资料。批记录的真实性是指批记录应是当时记录，而不是回顾性记录，也不是事先写好的操作步骤。批记录的完整性和再现性是指批记录应完整记录下配制的整个过程，能重现批配制的全过程。批记录的准确性是指配制人员应准确记录下配制的过程和数据。

3. 批记录一般应包括批记录封面、配制处方、原辅料处理记录、工艺各步骤操作记录、中间品的检验记录和检验报告、分装与包装记录、清场记录、物料平衡计算与分析记录、成品检验报告与记录、审核与批签发记录等。

4. 批记录应采用制式活页记录纸和各类专用记录表格，并用蓝黑墨水或碳素笔书写，书写清晰、整洁。如发现记录有误，可用单线划去并保持原有的字迹可辨，并应在修改处签名，不得擦抹涂改。打印的数据图谱，应剪贴于批记录上的适宜处，并有操作者签名。批记录应当时记录，严禁事后补记或者转抄。

5. 批记录封面应包括制剂室名称、制剂名称、配制量、批号、配制日期、签发人签字等信息。

6. 配制处方应有理论投料处方，并记录各原辅料名称、规格、生产单位、批号、实际取用量等信息。其中理论投料处方可以打印，其他应是当时的手写记录。

7. 原辅料处理记录应包括原辅料名称、批号、数量、采用的处理方法、处理时间、处理结果的描述、操作人等信息。

8. 工序记录应包括制剂名称、配制量、批号、日期、本工序操作步骤、对本工序实施前后制剂中间品的性状描述等。

9. 分装与包装记录应包括制剂名称，配制量，批号，日期，包装和标签领取数量、使用数量、剩余数量、销毁方法和数量，重（装）量差异抽查结果，最终成品数量等信息。

10. 清场记录应包括清场时间、制剂名称、规格、生产批号、清场方法、清洁方法、清洁剂名称和用量、检查确认方法、清场人签名、检查确认人签名等信息。

十一、制剂检验制度

医疗机构配制的制剂，应当依照规定进行质量检验，检验合格方可使用。

（一）检验一般程序

1. 制剂室完成制剂配制或者中间品配制后，配制人填写“制剂送检单”，制剂室负责人同意并签字后，将“制剂送检单”和样品一起送药检室。“制剂送检单”应有下列信息：制剂名称、配制量、批号、日期、送检数量、包装。送检人签名、制剂室负责人签名。

2. 中间品送检数量一般应够检验与复检用量。成品送检数量一般应为一次全检量的3倍。

3. 药检室凭“制剂送检单”收检，收检人应核对样品、数量、批号等是否与送检单一致，并做好收检登记。

4. 药检室收检后，应分出一部分留样，放入留样室或留样柜，并做好留样登记。

5. 药检室负责人指定检验人员按照质量标准和有关标准操作规程进行检验。检验过程中，检验人员应按原始记录要求及时如实记录，严禁事先写好检验结果、事后补记或转抄，根据检验结果填写检验报告。

6. 一般中间品收检后应立即安排检验。

7. 检验不合格时，应予以复试。复试由检验人员提出并申述理由，经药检室负责人同意后进行。

8. 药检室负责人指定一位技术人员对检验原始记录和检验报告进行逐项仔细校对，校对者签字后交药检室负责人审签。

9. 药检室将药检室负责人审签的检验原始记录和检验报告送制剂室。

（二）制剂检验记录与报告

1. 检验记录是出具检验报告的原始依据，检验记录必须做到：记录原始、数据真实，内容完整，书写清晰、整洁。

2. 原始检验记录应按页编号，按规定归档保存。

3. 检验记录的基本要求

（1）原始检验记录应采用统一印制的活页记录纸和专用检验记录表格，并用蓝黑墨水或碳素笔书写。打印的数据与图谱，贴于记录纸的适宜处，并有操作者签名。

（2）检验记录应包括项目名称、检验日期、操作方法、实验条件（如实验温度、仪器名称型号和校正情况等）、观察到的现象、实验数据、计算和结果判断等。如发现记录有误，可用单线划去并保持原有的字迹可辨，不得擦抹涂改，并应在修改处签名。检验或试验结果，无论合格与否（包括必要的复试），均应详细记录、保存。

（3）检验中使用的标准品或对照品，应记录其来源、批号和使用前的处理；用于含量（或效价）测定的，应注明其含量（或效价）和干燥失重（或水分）。

（4）每个检验项目均应写明标准中规定的限度或范围，根据检验结果作出单项结论（符合规定或不符合规定），并签名。

4. 检验项目的记录主要包括：

[性状] 外观性状。

[鉴别] 呈色反应或沉淀反应、薄层色谱（或纸色谱）、气（液）相色谱。

[检查] pH、干燥失重、重量差异、崩解时限、溶出度（或释放度）、微生物限度、无菌。

[含量测定] 滴定分析法、紫外分光光度法、高效液相色谱法。

5. 检验报告书写格式要求

（1）检验报告书要求做到依据准确、数据无误、结论明确、文字简洁、书写清晰、格式规范，每一张药品检验报告书只针对一个批号。

（2）检验报告应包括：报告编号、检验报告表格、签发人、签发日期。检验报告表格应包括①样品名称；②检验目的：中间品检验、成品检验；③检验项目：全检、部分检验或单项检验；④检验依据：批准的质量标准，研究样品按研究的标准检验；⑤批号；⑥规格；⑦包装：制剂的最小原包装容器，如“塑料瓶”或“铝塑板及纸盒”等；⑧效期或失效日期；⑨样品数量：收到样品的包装数乘以原包装规格。

（3）表头之下的首行，横向列出“检验项目”“标准规定”和“检验结果”三个栏目。“检验项目”下，按质量标准列出[性状][鉴别][检查]与[含量测定]等大项；大项名称需添加方括号。每一个大项下所包含的具体检验项目名称和排列顺序，应按质量标准上的顺序书写。

（4）检验结论：内容应包括检验依据和检验结论。全检合格，结论写“本品按×××检验，结果符合规定”；全检中只要有一项不符合规定，即判为不符合规定；结论写“本品按×××检验，结果不符合规定”。

十二、留样与观察制度

1. 留样室的设施设备应符合样品规定的贮存条件，留样所在房间应有温湿度计，并每日记录温湿度，留样应有专人负责。

2. 药检室受理检验的成品样品必须留样，留样数量一般不得少于两次全检量（GMP 规定是至少两次全检量，一次待检，一次复检），并进行留样登记。易腐败、霉变、挥发及开封后无保留价值的样品，在检验卡上注明情况后，可不留样。

3. 一般样品的留样保存至有效期。需冷冻或冷藏的样品应按规定冷冻或冷藏保存。

4. 留样期间应进行留样观察，一般每月观察记录一次。观察的主要内容为外观性状。如果制剂需要考察室温放置下的稳定性，则应对留样进行检验，通常是全项检验。

5. 留样期满的样品，由留样负责人列出清单，经药检室负责人批准后，由两人以上销毁处理，并登记处理方法、日期，处理人签字后归档。

十三、批签发制度

1. 批签发与使用批签发人应当是制剂质量管理组织负责人，或经质量管理组织负责人授权的能独立于制剂配制的，具有主管药师以上技术职称的药学专业人员。

2. 制剂室负责人一般不作为批签发人，批签发人通常由分管药学的院领导、药学部门负责人，或独立于制剂配制的质量或技术主管人员担任。

3. 批签发人应当认真审查批配制记录、批检验记录，确认配制投料、工艺、检验结果无误后，在批记录封面签字。

4. 制剂批签发人对制剂质量负责。

十四、自检与验证制度

（一）自检

1. 质量管理组织应成立自检小组，由质量管理组织负责人或药学部门负责人担任组长，制剂室和药检室的负责人及关键岗位的操作人员为组成成员。

2. 自检组长按《医疗机构制剂许可证验收标准》制定自检计划和检查表格。

3. 自检组长召开自检会议，宣布本次检查的目的和内容，明确分工，并对本检查提出要求。

4. 自检小组采取查阅文件和现场查看方式，按预定的计划实施检查，检查人员应对照检查表格及时作好记录。

5. 检查完毕，自检组长召集自检组开会，讨论确定符合、基本符合与不符合的项目。对确定为基本符合与不符合的项目提出整改意见。

6. 制剂室对确定的基本符合与不符合的项目实施整改。

7. 自检组长指定检查组成员对制剂室的整改实施验收检查。不符合要求的，应要求制剂室重新整改。

8. 自检报告应归档保存两年以上。

9. 自检应每年至少进行一次，检查内容应涉及影响制剂质量的所有要素。

（二）验证

1. 验证是制剂配制及质量管理中一个全方位的质量活动，是保证制剂质量的基础。验证的范围应包括厂房及空气净化系统、环境消毒方法、制剂用水、仪器设备、制剂处方、配制工艺、清洁验证等内容。

2. 验证一般分为三大类：前验证、回顾性验证和再验证。

3. 前验证通常指投入使用前必须完成并达到要求的验证。新设备、新制剂、新工艺及无菌产品配制中所采用的灭菌工艺应当进行前验证。为了使前验证达到预计的结果，配制和管理人员在前验证之前应进行必要的培训。

4. 回顾性验证是指经过一个阶段的正常配制后，将配制中的各种数据汇总起来，进行统计和趋势分析。这些数据和资料包括：批成品检验的结果；批配制记录中的各种偏离的说明；中间控制检查的结果；各种偏离调查报告，甚至包括产品和中间品不合格的数据等。回顾性验证通常用于非无菌工艺的验证，通常需要有 20 个以上连续批号的数据。回顾性验证还可能导致“再验证”方案的制订及实施。回顾性验证通常不需要预先制订验证方案，但需要一个比较完整的配制及质量控制计划，以便能够收集足够多的资料和数据对配制和质量进行回顾性总结。

5. 再验证是指一项配制工艺、一个系统或设备或者一种原材料经过验证并在使用一个阶段后，旨在证实其“验证状态”没有发生漂移而进行的验证。再验证可以根据其原因分为以下三种类型：法规要求的强制性再验证；发生变更时的“改变”性再验证；每隔一段时间进行的“定期”再验证。质量管理组织负责人应组织制订验证方案，并按预定的方案进行验证，对验证结果和结论进行书面总结，并保存归档。

十五、制剂委托配制制度

（一）委托配制管理

1. 委托配制制剂应当是本医疗机构制剂室不具备相应配制条件的、临床需要，市场没有供应的品种。

2. 委托配制制剂的受托方，必须是以下两者之一：①具有“医疗机构制剂许可证”的医疗机构；②具有“药品生产质量管理规范认证证书”（GMP证书）的所在地药品生产企业。

3. 委托配制的制剂应为已取得制剂批准文号制剂。

4. 委托配制制剂的剂型，应当与受托方“医疗机构制剂许可证”或者“药品生产质量管理规范认证证书”中所载明的范围一致。

5. 委托配制由制剂室或药学部门负责人提出申请，质量管理组织负责人批准上报。申请内容应包括委托配制的信息，拟采用的受托方信息等。

6. 制剂室或药学部门负责对拟采用的受托方进行资格审查和现场考查，确定受托方配制或生产是否符合《医疗机构制剂配制质量管理规范（试行）》或者《药品生产质量管理规范》的要求，拟委托配制制剂剂型是否与受托方“医疗机构制剂许可证”或者“药品生产质量管理规范认证证书”中所载明的范围一致。

7. 由医疗机构与受托方签订委托配制意向合同或协议。填写“医疗机构制剂委托配制申请表”，经申报单位药事管理与药物治疗学委员会和申报单位审核同意，并经上级主管部门审核同意后，报审批部门审批。

8. 委托配制经审批部门批准后，由医疗机构与受托方按审批部门批准的制剂处方、工艺和要求在批准的委托配制期限内配制实施。

9. 委托配制制剂必须签订制剂配制合同。委托方应当向受托方提供委托配制制剂的技术和质量文件，对配制过程进行指导和监督；受托方应当按《医疗机构制剂配制质量管理规范（试行）》或者《药品生产质量管理规范》进行配制，对委托配制制剂的质量负责，向委托方出具批检验报告书，并按照规定保存有关文件和记录。

10. 必要时委托方应对受托方的配制过程进行监督，以确保制剂质量。

11. 制剂室接收委托配制制剂成品时，应索取批配制记录复印件和检验报告书。

（二）“医院”类别医疗机构中药制剂委托配制的管理

1. 经省、自治区、直辖市药品监督管理部门批准，具有“医疗机构制剂许可证”且取得制剂批准文号，并属于“医院”类别的医疗机构的中药制剂，可以委托本省、自治区、直辖市内取得“医疗机构制剂许可证”的医疗机构或者取得“药品生产质量管理规范认证证书”的药品生产企业配制制剂。委托配制的制剂剂型应当与受托方持有的“医疗机构制剂许可证”或者“药品生产质量管理规范认证证书”所载明的范围一致。未取得“医疗机构制剂许可证”的“医院”类别的医疗机构，在申请中药制剂批准文号时申请委托配制的，应当按照《医疗机构制剂注册管理办法（试行）》的相关规定办理。

2. 委托方按照规定向所在地省、自治区、直辖市药品监督管理部门提交中药制剂委托配制的申请材料。

3. 省、自治区、直辖市药品监督管理部门应当自申请受理之日起20个工作日内，按照规定的条件对申请进行审查，并作出决定。经审查符合规定的，予以批准，并自书面批准决定作出之日起10个工作日内向委托方发放“医疗机构中药制剂委托配制批件”；不符合规定的，书面通知委托方并说明理由，同时告知其享有依法申请行政复议或者提起行政诉讼的权利。

4.“医疗机构中药制剂委托配制批件”有效期不得超过该制剂批准证明文件载明的有效期限。在“医疗机构中药制剂委托配制批件”有效期内，委托方不得再行委托其他单位配制该制剂。

5.“医疗机构中药制剂委托配制批件”有效期届满，需要继续委托配制的，委托方应当在有效期届满30日前办理委托配制的续展手续。委托配制合同终止的，“医疗机构中药制剂委托配制批件”自动废止。

6. 申请制剂委托配制应当提供以下资料：

（1）医疗机构中药制剂委托配制申请表。

（2）委托方的医疗机构制剂许可证、制剂批准证明文件复印件。

（3）受托方的药品生产许可证、药品生产质量管理规范认证证书或者医疗机构制剂许可证复印件。

（4）委托配制的制剂质量标准、配制工艺。

（5）委托配制的制剂原最小包装、标签和使用说明书实样。

（6）委托配制的制剂拟采用的包装、标签和说明书式样及色标。

（7）委托配制合同。

（8）受托方所在地设区的市级药品监督管理机构组织对受托方技术人员、厂房（制剂室）、设施、设备等生产条件和能力，以及质检机构、检测设备等质量保证体系考核的意见。

7. 委托配制申请续展应当提供以下资料：

（1）委托方的医疗机构制剂许可证、制剂批准证明文件复印件。

（2）受托方的药品生产许可证、药品生产质量管理规范认证证书或者医疗机构制剂许可证复印件。

（3）前次批准的医疗机构中药制剂委托配制批件。

（4）前次委托配制期间，配制及制剂质量情况的总结。

（5）与前次医疗机构中药制剂委托配制批件发生变化的证明文件。

8. 委托配制制剂的质量标准应当执行原批准的质量标准，其处方、工艺、包装规格、标签及使用说明书等应当与原批准的内容相同。在委托配制的制剂包装、标签和说明书上，应当标明委托单位和受托单位名称、受托单位生产地址。委托单位取得“医疗机构中药制剂委托配制批件”后，应当向所在地的设区的市级以上药品检验所报送委托配制的前三批制剂，经检验合格后方可投入使用。

9. 委托方对委托配制制剂的质量负责；受托方应当具备与配制该制剂相适应的配制与质量保证条件，按《药品生产质量管理规范》或者《医疗机构制剂配制质量管理规范（试行）》进行配制，向委托方出具批检验报告书，并按规定保存所有受托配制的文件和记录。

十六、调剂使用管理制度

（一）制剂使用管理

1. 医疗机构制剂必须经检验合格后，凭医师处方在本医疗机构使用。

2. 经国家药品监督管理部门或者省、自治区、直辖市药品监督管理部门批准，医疗机构配制的制剂可以在指定的医疗机构之间调剂使用。

3. 省级辖区内申请医疗机构制剂调剂使用的，应当由使用单位向所在地省、自治区、直辖市药品监督管理部门提出申请，说明使用理由、期限、数量和范围，并报送有关资料。

4. 省、自治区、直辖市之间医疗机构制剂的调剂使用以及国家药品监督管理局规定的特殊制剂的调剂使用，应当由取得制剂批准文号的医疗机构向所在地省、自治区、直辖市药品监督管理部门提出申请，说明使用理由、期限、数量和范围，经所在地省、自治区、直辖市药品监督管理部门审查同意后，由使用单位将审查意见和相关资料一并报送使用单位所在地省、自治区、直辖市药品监督管理部门审核同意后，报国家药品监督管理局审批。具体可参照图 7-1。

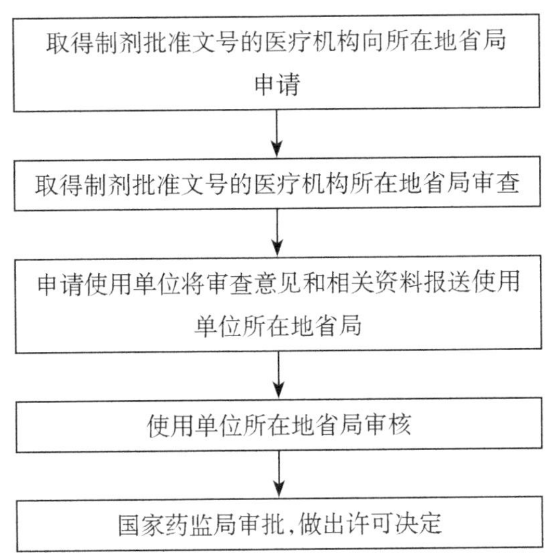

图 7-1 医疗机构配制的制剂调剂（跨省）审批办理流程

5. 取得制剂批准文号的医疗机构应当对调剂使用的医疗机构制剂的质量负责。接受调剂的医疗机构应当严格按照制剂的说明书使用制剂，并对超范围使用或者使用不当造成的不良后果承担责任。

6. 医疗机构制剂的调剂使用，不得超出规定的期限、数量和范围。

7. 医疗机构配制的制剂不得在市场上销售或者变相销售。

8. 医疗机构制剂不得发布广告宣传。

9. 医疗机构制剂应按药品监督管理部门制定的原则并结合剂型特点、原料药的稳定性和制剂稳定性试验结果规定使用期限。

10. 制剂配发必须有完整的记录或凭据。内容包括：领用部门、制剂名称、批号、规格、数量等。制剂在使用过程中出现质量问题时，制剂质量管理组织应及时进行处理，出现质量问题的制剂应立即收回，并填写收回记录。收回记录应包括：制剂名称、批号、规格、数量、收回部门、收回原因、处理意见及日期等。

11. 制剂使用过程中发现的不良反应，应按《药品不良反应报告和监测管理办法》的规定予以记录，填表上报。保留病历和有关检验、检查报告单等原始记录至少一年备查。

12. 已被撤销制剂批准证明文件的制剂，医疗机构不得配制或者使用；已经配制的，由监管部门监督销毁或者处理。

（二）中药制剂的使用管理

1. 医疗机构中药制剂只能在本医疗机构内凭医师处方使用，不得在市场上销售或者通过互联网、邮购等变相销售，不得发布医疗机构中药制剂的宣传广告。

2. 发生灾情、疫情、突发事件或者临床急需而市场没有供应等特殊情况下，经国家或者省、自治区、直辖市的药品监督管理部门批准，医疗机构配制的制剂可以在指定的医疗机构之间调剂使用。

符合《医疗机构制剂注册管理办法（试行）》医疗机构调剂使用有关规定的民族药制剂，经省级药品监督管理部门批准，可以在本辖区内指定的民族医医疗机构和综合性医院民族医科室之间调剂使用，具体实施规定由各民族地区省级药品监督管理部门会同中医药管理部门，结合本地区实际情况制定。

3. 属于下列情形之一的医疗机构中药制剂，经省级中医药管理部门审核同意，并经省级药品监督管理部门批准，可在本行政区域内指定的医疗机构之间使用。跨辖区使用的须经国家中医药管理局审核同意，并经国家药品监督管理局批准。

（1）经卫生行政部门或国家中医药管理局批准的对口支援。

（2）国家级重点专科技术协作。

（3）国家级科研课题协作。申请及批准时，应提供相关证明文件并明确数量、用途、使用范围和期限等，使用期限一般不超过6个月。

4. 取得制剂批准文号的医疗机构应当对批准使用的医疗机构制剂的质量负责。使用制剂的医疗机构应当严格按照制剂的说明书使用，并对超范围使用或者使用不当造成的不良后果承担责任。

十七、制剂价格管理制度

1. 为规范医疗机构制剂价格行为，建议根据《中华人民共和国药品管理法》《医疗机构制剂注册管理办法（试行）》等法律法规，并结合各省、市、自治区实际情况，制定医疗机构价格管理办法。

2. 各医疗机构应加强制剂价格管理，建立健全内部价格管理制度，按规定程序如实向价格主管部门提供成本资料及其他有关资料，不得弄虚作假，虚摊费用，虚报价格。制剂销售必须执行明码标价制度，自觉接受患者和社会监督。

3. 各级价格主管部门应加强对医疗机构制剂价格执行情况的监督检查，对各医疗机构越权制定制剂价格、虚报定价成本、擅自提高规定价格、不执行明码标价制度及其他价格违法行为，依法予以查处。

4. 医疗机构制剂价格按保本微利原则制定、调整，不得超过国家和省相关价格管理部门公布的同品种规格药品的最高零售价格，原则上应低于市场上可替代的同类药品的价格。

5. 最高零售价格计算公式为：最高零售价格 = 制造成本 ×（1+ 成本利润率）。具体核算方式应参照各省、市、自治区发布的医疗机构价格管理办法等相关文件。

6. 医疗机构同一种药物制剂，不同剂型、规格和包装之间要以单位有效成分的价格为基础保持合理的比价关系。

十八、差错与事故管理制度

1. 应建立差错与事故的预防、报告、处理、记录制度。

2. 配制过程中产生的系统性差错应启动相应的验证程序。

3. 差错与事故的处理应有记录。

十九、不良反应监测制度

1. 应建立制剂不良反应报告制度。

2. 制剂室负责人或指定人员应定期（通常每季度一次）和不定期深入临床科室，听取并收集关于制剂质量、临床疗效特别是不良反应方面的意见与建议，做好记录。

3. 医疗机构应当加强对备案的中药制剂品种的不良反应监测，并按照国家有关规定进行报告。

4. 对临床科室反映的制剂质量方面的问题应及时向质量管理组织或药学部门负责人汇报并组织进行研究，尽早提出解决方案，落实解决措施。

5. 对临床科室反映的制剂不良反应或事件等重大问题应及时向制剂室负责人或药学部门负责人报告，并采取必要措施及时进行处理。

6. 对患者关于制剂的投诉意见，质量管理组织有关负责人员在收到用户投诉后应尽快按规定上报处理并给投诉人做出答复。

7. 认真填写制剂不良反应报告表，及时上报并存档备查。

二十、制剂召回管理制度

1. 严格按照《医疗机构制剂配制质量管理规范（试行）》的有关规定执行。

2. 有证据证实或高度怀疑被污染药品必须召回。

3. 分装不合格或差错制剂必须召回。

4. 在验收、保管、养护、发放、使用过程中发现的不合格制剂必须召回。

5. 患者投诉并得到证实的不合格制剂必须召回。

6. 药品监督管理部门要求召回的制剂必须召回。

7. 临床发现严重不良反应的制剂必须召回。如确定为不良反应事件，及时上报不良反应监测中心。

8. 已过效期的制剂必须召回。

9. 因质量问题召回的制剂，由药品质量控制科填写“制剂成品召回记录”并根据检验结果责成药品制剂生产科进行销毁处理。

10. 制剂召回应严格按照“制剂召回流程”执行。

11. 做好登记、统计工作，并妥善保存。

二十一、文件与档案管理制度

1. 制剂室文件一般包括制剂相关的法律法规，制剂室规章制度、标准操作规程，制剂研发、报批、配制、使用等环节中产生的各种记录文件。

2. 文件的载体通常应为纸张，必要时辅助以电子文件。纸张文件可以打印，也可以手写，手写文件应使用碳素墨水或蓝黑墨水。

3. 规章制度、标准操作规程和记录文件格式应经过审核批准。

4. 制剂室应使用最新版的文件，标准操作规程应存放在易于取阅的场所。

5. 制剂室文件应按医疗机构档案管理制度进行管理，原则上均应存档 5 年以上。

二十二、法律监督管理制度

医疗机构或者卫生部门有下列情形之一的，依照《中华人民共和国药品管理法》和《中华人民共和国药品管理法实施条例》的规定，分别采取责令停止配制、没收违法配制的制剂、吊销“医疗机构制剂许可证”、撤销有关制剂批准证明文件等处罚措施；对主要负责人、负有责任的主管人员和其他直接责任人员，依照《中华人民共和国药品管理法》和《中华人民共和国药品管理法实施条例》的规定，予以处分；构成犯罪的，依法追究刑事责任：

（1）未取得“医疗机构制剂许可证”而配制制剂的。

（2）擅自扩大制剂配制范围或者配制假劣制剂的。

（3）涂改、倒卖、出租、出借“医疗机构制剂许可证”或者制剂批准证明文件的。

（4）隐瞒有关情况或者提供虚假材料申请“医疗机构制剂许可证”或者制剂批准证明文件的。

（5）以欺骗、贿赂等不正当手段取得“医疗机构制剂许可证”或者制剂批准证明文件的。

（6）未经批准使用地方医疗机构制剂的。

（7）将配制的制剂在市场销售或者进行广告宣传的。

（8）给不符合规定条件的医疗机构发“医疗机构制剂许可证”和制剂批准证明文件的。

第四节　标准操作规程

一、标准操作规程的制定

负责成立质量管理组织。各剂型配制，各工序操作，仪器设备操作，检验技术与方法，试剂、试药和标准溶液的配制等需制定标准操作规程。

二、标准操作规程的格式

1. 标准操作规程一般由“目的”“适用范围”“职责”“材料和设备”“操作步骤”“数据处

理与报告”“注意事项”“参考文献”等几个部分或其中几个部分组成。

2.“目的”说明制定本标准操作规程的目的意义。

3.“适用范围”说明本标准操作规程适用的范围，包括：何时（执行某项检验）或操作某仪器时与何地（适用的部门）。

4.“职责”说明何人（有资格的人，经过培训的人）可以执行该操作规程。说明该操作规程的使用受何人监督。说明操作者的责任。

5.“材料和设备”说明该操作需要用的主要材料和设备。

6.“操作步骤”按照操作步骤详细、准确地描述整个操作过程。该描述应当尽可能的详细，应能使没有太多理论基础的操作者也能够按照该操作规程进行操作。必要时可以包括部分基本原理。操作步骤应当包括：在开始正式实验前需完成的准备操作；操作时的具体操作步骤及注意事项；应说明对本操作安全可能造成的不利影响（如物理的、化学的和生物有害物质）及应采取的防护措施（如：通风设施、密封设施、防护服、口罩、头罩、护目镜、手套等）。

7.“数据处理与报告”说明操作记录的要求，数据处理的方法与实验结果的报告方式。

8.“注意事项”说明本操作中应注意的其他事项，如：使用登记，说明实验中产生的“三废”的处理方法及注意事项。

9.“参考文献”列出本操作规程的主要参考文献。

10. 标准操作规程页数与编页的形式为：共 ×× 页　第 ×× 页。

三、标准操作规程的管理

1. 制剂室和药检室负责人组织起草、制定标准操作规程，药学部门负责人审核批准。

2. 标准操作规程经批准后实施。

四、标准操作规程的修订

1. 标准操作规程一经批准，不得随意更改。如确需修改，应由药学部门负责人批准。

2. 有下列情形之一者，应修订标准操作规程：

（1）处方与工艺、制剂标准和检验方法的更新需修订标准操作规程的。

（2）新设备、新工艺、新厂房的实施需修订标准操作规程的。

（3）回顾性验证结果反映需修订标准操作规程的。

（4）其他情况需修订标准操作规程的。

3. 相关部门应保存和使用最新版本的标准操作规程，旧版本的标准操作规程应收回后销毁。

第八章

临床药学管理

临床药学(clinical pharmacy)是药学与临床医学相互融合而产生的,直接面向患者,以患者为中心研究与实践临床药物治疗,提高药物治疗水平的综合性应用学科。临床药师(clinical pharmacist)则是指具有系统临床药学专业知识与技能,掌握药物特点与应用,了解疾病与药物治疗原则,与医疗团队的其他成员合作,为患者提供优化药物治疗的药学专业技术服务,直接参与临床药物治疗工作的卫生技术人员。随着医改的深入,药品零加成的开展以及国家重点监控合理用药药品目录的公布,医院药学工作必须从"以药物供给为中心"转变为"以服务患者为中心",临床药师应参加到临床医师和护士组成的临床治疗团队,开展各项促进合理用药的工作。医院要完善药学服务的相关管理和考核制度,并进行进一步的细化和量化,加强对药学服务人员以及医护人员的监督和指导,使得各项工作的开展有章可循,保证服务的质量,从而为患者的用药安全提供保障。本章将对临床药学岗位设置、岗位职责以及相关工作制度等方面加以叙述,为医疗机构总药师熟悉临床药学管理工作提供借鉴和参考。

第一节　临床药师的岗位职责

依据《医疗机构药事管理规定》《三级综合医院评审标准实施细则(2011 年版)》《二级综合医院评审标准(2012 年版)》《关于加快药学服务高质量发展的意见》以及《2019 年深入落实进一步改善医疗服务行动计划重点工作方案》等文件要求,医疗机构应当根据本机构性质、任务、规模配备适当数量临床药师,三级医院临床药师不少于 5 名,二级医院临床药师不少于 3 名。

(一)临床药师资质

1. 临床药师应当具有高等学校临床药学专业或者药学专业本科毕业以上学历。

2. 经毕业后教育(规范化培训)或在职岗位培训后,进入临床药师工作岗位。

(二)临床药师的岗位职责

1. 参与临床药物治疗,进行个体化药物治疗方案的设计与实施,开展药学查房,实施药学监护,为患者提供药学专业技术服务。

2. 参加会诊、病例讨论和疑难、危重患者的医疗救治,协同医师做好药物使用遴选,对临床药物治疗提出意见或调整建议,与医师共同对药物治疗负责。

3. 开展精准用药服务，结合药物基因组学和血药浓度监测等技术，为患者提供个性化精准用药方案。

4. 掌握与临床用药相关的药物信息，提供用药信息与药学咨询服务，承担医师、护士、患者提出的用药咨询服务，向公众宣传合理用药知识。

5. 做好药物不良反应监测工作，收集、整理、分析、并反馈及通报药物安全信息。

6. 结合临床药物治疗实践，开展药物利用评价和药物临床应用研究；参与新药临床试验和新药上市后安全性与有效性监测等药学科研工作。

7. 承担高等医药院校临床药学专业教育的临床教学、实习带教和临床药师培训工作。

（三）临床药师的继续教育

临床药师需不断地在临床实践领域发展知识和技能，并通过参与终身学习过程来满足日益增长的临床药学服务需求。依据《中华人民共和国教育法》《执业药师继续教育管理试行办法》《继续医学教育规定（试行）》《专业技术人员继续教育规定》和《医疗机构药事管理规定》等，继续教育制度内容详见第十一章“药学教学管理”。

（四）总药师的岗位职责

中华医学会临床药学分会《中国总药师制度专家共识（2018）》规定推动药师工作临床化是总药师的任职目标之一。总药师在国家卫生健康委员会的方针政策指导下，引导医院药师由单纯保障型向“以患者为中心”的临床服务型转变，逐步提高临床药物的整体治疗水平，规范医师用药行为，使医疗质量和患者安全得到保障。具体工作职责如下：

1. 在医院党委、院领导的带领下，负责制订临床药学各项规章制度与发展规划，加强临床药师队伍建设。

2. 组织实施临床药学工作计划，督促检查制度的贯彻落实。

3. 制定临床药学工作质量检查及量化考核制度。指导药学部门内部建立以创新能力、服务质量、工作贡献为导向的药学人才评估体系，实现岗位分级、绩效分级。

4. 负责临床药师的人员管理工作，制订相应的培训计划。

5. 负责临床药师和临床药师带教师资的培训工作。包括组织培训学员招生、理论授课、药学查房、中期考核和结业考核等。

6. 指导科室按照新定位、新格局和新观念，督促临床药学科研工作进展，形成以解决临床实际问题为目标的科学研究体系，注重与临床及基础研究的结合，推动科学研究成果的有效转化，服务于患者。

7. 完成上级交给的其他临床药学工作任务。

第二节　临床药学管理工作制度

一、参与临床治疗相关的工作制度

为认真贯彻落实《医疗机构药事管理规定》《处方管理办法》《关于加强药事管理转变药学服务模式的通知》及《关于加快药学服务高质量发展的意见》等文件精神，充分发挥临床药师作用，逐步实现以"患者为中心"的药学服务全覆盖。加强药师与医师及患者的交流，构建医药一体的合理用药治疗团队，为医师提供药物使用建议及方案，促进临床合理用药，降低患者药品负担，特制定以下制度。

（一）药学查房制度

药学查房是指以临床药师为主体，在病区内对患者进行的以合理用药为目的的查房过程，主要内容是以患者为中心，实施用药监护、进行用药教育、提供用药咨询、观察患者用药后的疗效及不良反应。药学查房是对患者药物治疗过程进行追踪和监护的一种手段，制度如下：

1. 临床药师每天常规进行查房，查房之前要查看患者的病历，了解患者既往史、现病史、用药史、过敏史、家族史及入院诊断，记录患者的各类检查结果，药物使用等信息，并根据患者的具体情况建立药历。

2. 观察患者的临床状况，确定药学监护计划，针对患者病情的发展判断药物治疗的有效性、安全性、经济性及依从性并进行评价，及时发现药物治疗中实际存在的潜在用药问题，确保用药安全有效。

3. 应采用通俗易懂的语言，对患者进行用药教育，内容包括：药物的药理作用及适应证，使用方法、使用剂量、注意事项、药物贮存条件以及可能出现的不良反应及处理措施，指导患者正确认识药物不良反应，特别讲解对其治疗的重要性和必要性，提升患者对药物治疗方案选择的知情度，提高治疗的依从性。

4. 临床药师应认真回答医师、患者提出的用药有关问题，不能现场回答的，应在查阅资料后尽快给予回复。

5. 查房结束后，应针对医疗查房中发现的问题进行讨论、查阅资料，及时完成查房记录，若有需反馈给医师的问题，应及时与医师沟通，并提出合理的用建议。

6. 对于查房中发现的药物不良反应和用药错误等涉及用药安全的事件，应按相关规章制度上报。

7. 药历的书写可采用 SOAP 模式，将所有信息建立完整的文件数据档案。

（二）药学监护制度

药学监护（pharmaceutical care）是一个过程，包括评估患者的药物治疗需要及其有效性、为实现治疗目标制订监护计划、对治疗结果进行记录和评估三方面内容。实行药学监护可促进药物的合理使用，预防药源性疾病的发生，节约药物资源，降低医疗费用，从而达到改善患者生活质量和延长寿命的根本目的，制度如下：

1. 与医师共同设计药物治疗方案，监测患者用药全程。

2. 根据患者的疾病种类、性质、发病时间、既往用药史、有无药物过敏等情况，选择安全有效的药物、适当的剂型、给药途径和给药方法。

3. 依据药动学和药效学知识决定剂量及疗程，对于特殊患者药给予重点关注：

（1）特殊生理患者：老年、小儿、孕妇、哺乳期妇女由于生理状况不同，药物动力学参数不同，给药方案不同。

（2）特殊病理患者：如肝肾功能损害的患者需调整给药剂量；如血液透析或腹膜透析、

抗凝、利尿、导泻、洗胃、催吐等，会影响药物的药动学和药效学；联合血透或腹透时，应结合药物的分子量、蛋白结合率、分布容积等确定给药时间和给药剂量。

（3）可能存在用药问题的患者：药物治疗方案复杂，同时使用多种药物，要关注药物之间的相互作用；药物治疗效果欠佳，要及时分析查找原因；使用的药品有严重的药物不良反应，需重点监护；使用治疗窗较窄的药物，需监测血药浓度，以免发生不良反应；使用新上市药品等。

（4）过敏体质患者。

（5）有药物不良反应史的患者。

（6）病情危重的患者。

4. 应对监护的患者进行用药教育。

5. 对医师、护士和患者进行药学指导，提供有关药物的信息咨询服务。

6. 监测患者用药过程，发现和报告药物不良反应，最大限度地降低药物不良反应及有害的药物相互作用的发生，保证用药安全、有效、及时、经济、合理。

7. 建立患者用药档案，并对药物治疗做出综合评价。

（三）患者用药教育制度

患者用药教育是指医务人员通过直接与患者及其家属交流，解答其用药疑问，介绍药物和疾病知识，提供用药咨询服务。根据医疗机构政策和规范的不同，实施教育的步骤也相应有所改变，制度如下：

1. 与患者建立合作的治疗关系。临床药师首先介绍自己，说明工作目的和所需时间，获得患者的同意并且使其愿意参与。

2. 对患者进行评估

（1）评估他/她的健康状况和对于药物治疗的认知。

（2）评估患者的体格状况以及正确使用药物的能力。

（3）评估患者对于健康问题和药物治疗的态度。

3. 询问患者每一种药品的治疗目的，期望的结果，并且请患者描述和展示他/她将如何服用药物。对于已经开始用药，并需要继续服药的，要请患者描述和展示他/她是怎么服用药品的，有没有问题，有没有担心或者有没有不确定的情况。

4. 从药学角度出发，讲解药物使用方法

（1）最佳服药及停药时间，正确服用药物的剂量和方法（如：用药前应保证缓控释药物的完整，某些给药装置如喷雾剂的使用方法，是否可以同时服用多种药物，漏服药物时的应对方法等）。

（2）药物剂量调整的依据，药物之间的相互作用，可能出现的不良反应及其避免和应对的方法。

（3）药物使用的注意事项，包括饮食禁忌，服用药物期间的行为禁忌（特别是不能驾驶的情况）。

（4）指导患者正确认识药物不良反应，提升患者对药物治疗方案选择的知情度和治疗的依从性。

（5）应提醒患者对影响疾病及药物相关指标进行监测。

（6）出院药物使用的注意事项，药品的储存与保管方法（特别是对温度有严格要求的注射剂和生物制剂），各剂型药品变质的识别方法和使用变质药品的危害。特别要强调的是，患者应当严格按照剂量和方法服用。

5. 应用口述并辅助视觉教具，示范操作以弥补患者的知识和理解上的不足。

6. 要提供书面的材料作为面对面教育的补充，有利于患者回忆有关药品的用法。

7. 证实患者对于药物治疗的理解和知识。请患者描述或者演示他们将怎样用药及怎样鉴定疗效。观察患者对于他们药物治疗计划的态度，以及他们用药准确性的能力。

（四）会诊制度

会诊主要是指由两个以上不同专科、有一定资历的临床工作者共同诊断和治疗疑难病症，可延伸为多个人共同解决某一个难题或研究某个问题。药学会诊分为普通会诊、急诊会诊及全院会诊，为规范临床药师会诊工作，明确其在会诊中的职责和责任，制定会诊制度，内容如下：

1. 对参加药学会诊的临床药学人员实行内部资格认定和准入制度，一般由具有一定专业技术职称和丰富临床经验的临床药师进行。

2. 鼓励临床药师积极参与各级各类药学会诊工作，并对临床药师参与药学会诊工作进行绩效考核。

3. 临床药师接收的药学会诊分为医疗主管部门会诊通知和临床科室的会诊请求，接收会诊的方式分为书面会诊单、电子会诊单和电话会诊请求，会诊形式包括现场会诊、远程会诊。

4. 临床药师接到会诊通知后，按照普通会诊、急诊会诊或全院会诊的时间要求，按时到场。

5. 药师参加会诊应认真阅读病例，听取主管医师和患者的病情归转，药物治疗相关情况的汇报，全面了解患者疾病状况和药物治疗情况，并实施药学查房。

6. 会诊药师应根据患者的临床实际并针对其用药问题提出合理化意见，会诊结束后临床药师应认真填写会诊记录表。

7. 会诊过程中，出现会诊药师本人不能解决的专业问题或与药学部门有关的其他问题，会诊药师应立即汇报上级临床药师或科室主任协调解决。

（五）处方/医嘱审核点评制度

处方（医嘱）审核是指药学专业技术人员运用专业知识与实践技能，根据相关法律法规、规章制度与技术规范等，对医师在诊疗活动中为患者开具的处方，进行合法性、规范性和适宜性审核的药学技术服务。依据《处方管理办法》《中华人民共和国药品管理法》《医疗机构药事管理规定》《医院处方点评管理规范（试行）》等，制定本制度。

1. 临床药师按照临床药学组的任务分配，承担门诊处方点评工作，制定和落实处方点评反馈管理机制，持续促进处方用药的适宜性和规范化水平，持续提高点评结果的规范化、适宜性、非超常处方的比例。

2. 临床药师按照临床药学组的任务分配，承担专项药物调查分析、利用研究，如抗感染药物、激素类药物等。制定、落实相应的反馈管理机制，持续提高抗菌药物、重点监控药物的使用与国家相关法规的相符率。

3. 遵循第六章“医院药事管理”中处方点评具体工作制度实施工作。

（六）慢病治疗管理制度

依据《关于加快药学服务高质量发展的意见》《2019年深入落实进一步改善医疗服务行动计划重点工作方案》要求，开展长期用药的药学服务，鼓励药师建立慢病用药管理模式，为长期用药慢性病患者提供用药信息和药学咨询服务，保障医疗质量和安全，特制定本制度。

1. 术语与定义

下列术语和定义适应于本文件。

（1）中华人民共和国国务院发布的《中国防治慢性病中长期规划（2017—2025年）》中指出：所称慢性病主要包括心脑血管疾病、癌症、慢性呼吸系统疾病、糖尿病和口腔疾病，以及内分泌、肾脏、骨骼、神经等疾病。

（2）慢病管理是指组织慢病专业医师、药师、护理、心理及其他相关人员，为慢病患者提供全面、连续、主动的管理，以达到促进健康、延缓慢病进程、减少并发症、降低伤残率、延长寿命、提高生活质量并降低医药费用的一种科学管理模式。在慢病管理的过程中，长期的药物治疗是主要手段之一，对慢病的药物治疗管理是保障患者用药的安全性、有效性及依从性。

（3）药物治疗管理服务（MTMs）是指具有药学专业技术优势的药师对患者提供用药教育、咨询指导等一系列专业化服务，以帮助患者树立对药物治疗的正确认识，提高用药依从性，发现和预防药物不良反应和不合理用药现象的出现。

2. 主要内容

（1）临床药师可参加家庭医师队伍，予以患者家庭服务，定期开展社区健康讲座，为患者提供用药咨询服务并予以患者门诊药物治疗管理服务。

（2）构建每位患者的健康评定、疾病状况、用药史、药物过敏史等，构建个人药物记录（PMR）档案，以备后期就诊时携带。

（3）为患者提供用药咨询及指导、用药健康宣教等，予以MTMs，包括：

1）进行药物治疗审核（MTR）：识别患者因服用药品引起的不良症状；评估患者所使用药品剂量的适当性考察患者是否存在重复用药和不必要用药的现象；评估患者用药的依从性、药品费用的合理性和药品的可及性；为识别出的药物相关问题（MRP）制订解决方案；向患者提供合理用药知识的教育和培训。

2）临床药师针对患者制订药物治疗行动方案（MAP），MAP中详细记录MTR中发现的用药问题，并阐述解决这些问题的方法。

3）在MTMs过程中，药师也可与医师协作开展，向医师提供药品选择使用的建议，共同对患者已经存在的或潜在的MRP进行干预，也可以直接对患者MRP进行干预。

4）建立良好文件系统，确保患者的记录得到妥善保存，保证患者治疗的连续性，MTMs的循环性。

（七）临床药师门诊管理制度

药师通过开设药学门诊，直接面向患者开展药学服务，对提高药物治疗水平，降低药物治疗费用具有显著作用。国家卫生和计划生育委员会《关于加强药事管理转变药学服务模式的通知》(国卫办医发〔2017〕26号)建议有条件的医疗机构可以开设药师咨询门诊,为患者提供用药咨询和指导;《国家级区域医疗中心(综合医院)设置标准》规定有关药学服务能力的其中一项指标是“药学门诊”每年度服务患者例数大于或等于200例。为推进与规范医疗机构的药学门诊工作的健康发展,特制定本制度。

1. 各医疗机构应参照医疗机构管理相关规定,成立相关管理组织,并纳入医疗机构门诊管理体系,由药学专业人员主导,统筹药师门诊建设、管理、评价等工作,保证药师门诊工作质量,保障患者用药合理安全。

2. 为保证药学服务工作的可持续发展,各医疗机构应开设收费药师门诊,就先开设免费药师门诊最终实现收费,可根据药师门诊的服务要求、内容、时长,参考医师门诊收费而定。

3. 药学门诊的坐诊药师需经临床药师规范化培训并获临床药师岗位培训证书,或具备经相应的资格证书,或具有高级职称资格从事临床药学工作。

4. 各医疗机构应定期组织培训,提高出诊药师的专业水平,鼓励以省级为单位进行统一培训。

5. 药师医师联合门诊可与医师共用诊室,药学专科门诊应设置固定的诊室,诊室环境有利于保护患者隐私。诊室电脑安装有门诊出诊系统、住院病历系统、药房系统,可以查询患者门诊及住院诊断、检验、检查、用药等资料。有条件的医疗机构应配备药师工作站,为患者建档管理。

6. 门诊楼设置有固定的诊间,每周设有固定的出诊时间,药师出诊时间不得随意变动,不得迟到、早退。门诊实行叫号就诊或预约就诊,做到一室一医一患,一对一服务于患者。

7. 出诊药师对首次就诊的患者应详细询问病史和用药史,建立完整的药物治疗管理档案,对于超范围的患者,负责转诊工作。

8. 不同专业出诊药师应成立药师门诊多学科合作团队,以出诊药师为主,其他药师协作,共同解决患者问题,保证药师门诊工作质量。

9. 出诊药师应做到礼貌、热情、大方,说话和气文明,耐心解决患者的问题,展示良好的医德医风。出诊药师应基于现有的循证证据,对患者提出个体化建议,对当时不能肯定回答的问题,事后通过查找资料或咨询专家找到答案后,应及时通知患者。

10. 鼓励各专业药师门诊制定统一的工作步骤和内容,可参考美国药物治疗管理服务(MTMs)服务模式,进行本土化改进,包括收集患者相关信息、药物治疗评价、用药方案调整、制订药物治疗相关行动计划、患者教育、随访等内容。

11. 医师药师联合门诊,可直接与医师沟通商量决定治疗方案的调整;药学专科诊,可通过协议处方权、与相关医师沟通等方式进行治疗方案的调整。

12. 药师门诊应为每位患者建立一套完整的药物治疗管理档案,定期查看患者检验检查结果和新开处方,电话随访并预约下次就诊时间。鼓励各专业药师门诊构建统一的药物治疗管理档案,信息化管理,医师药师联网共享。

13. 省级药事管理质控中心和各医疗机构应定期对药师门诊进行考核检查,可根据本标准中的评价指标进行质量控制，保证药师门诊工作质量。

14. 各医疗机构应根据实际情况制定绩效考核制度，鼓励药师积极开展工作。

（八）参与临床路径管理工作制度

临床路径是指针对某一疾病建立一套标准化治疗模式与治疗程序，是一个有关临床治疗的综合模式，以循证医学证据和指南为指导来促进治疗组织和疾病管理的方法。为达到提高医疗服务质量，强调医疗服务管理的制度化、诊疗行为的规范化、决策的程序化、医疗服务流程的原则化，根据《医疗机构临床路径管理指导原则》，特制定药师参与临床路径管理工作制度。

1. 适用范围截至2020年1月20日国家卫生健康委员会办公厅制（修）订了19个专业224个病种的临床路径，见表8-1，供各医疗机构参考使用。

表8-1　临床路径种类

专业	数量/个	专业	数量/个
耳鼻咽喉科	9	肾内科	5
妇产科	9	消化内科	12
骨科	21	小儿内科	23
呼吸科	8	小儿外科	12
口腔科	14	心血管外科	20
泌尿外科	8	心血管内科	10
内分泌科	7	胸外科	12
皮肤科	4	血液内科	4
普通外科	25	眼科	8
神经外科	13		

注：详细内容可参见http://www.nhc.gov.cn/yzygj/s7659/202001/b3c9e097b0c1471a969d7a63be471759.shtml。

2. 主要内容

（1）作为临床路径指导评价小组成员，参与制订临床路径培训方案。

（2）参与组织对相关成员进行针对性的分阶段培训，提高临床路径管理实效。培训内容主要包括以下几个方面：

1）对全院职工开展临床路径中药物治疗相关的基本政策、基本知识培训。

2）对科室医护人员重点培训临床路径的药物治疗相关内容及实施流程。

（3）组织对各科室的临床路径实施中的药物治疗情况进行质控、评价并提出改进措施，多结果上报医院临床路径管理委员会并讨论，把改进方案反馈到各个实施临床路径的科室以及相关医师。

（九）参与单病种管理工作制度

单病种通常是指单一的疾病，不伴合并症或伴随病。单病种管理是由医师、护师、药师和其他人员对特定的疾病，做最适当的时间性的计划安排，以减少康复的延迟及资源的浪费，控制医疗费用不合理增长、减轻患者负担。按照《卫生部办公厅关于印发第一批单病种质量控制指标的通知》《卫生部办公厅关于印发第二批单病种质量控制指标的通知》和《关于推进按病种收费工作的通知》特制定本制度。

1. 适用范围

截至2017年1月10日国家发展改革委遴选了320个病种，供各地在推进按病种收费时使用，并要求城市公立医院综合改革试点地区2017年底前实行按病种收费的病种不少于100个。根据各地市政策和规范的不同，实施病种范围也相应有所改变，2018年1月18日西安市卫生和计划生育委员会、西安人力资源和社会保障局确定了100按病种收费标准，可供参考。

2. 主要内容

（1）作为单病种指导评价小组成员，参与制订单病种管理培训方案。

（2）参与组织对相关成员进行针对性的分阶段培训，提高单病种管理实效。培训内容主要包括以下几个方面：

1）对全院职工开展单病种药物治疗相关的基本政策、基本知识培训。

2）对科室医护人员重点培训单病种的药物治疗相关内容及实施流程。

（3）组织对各科室的单病种实施中的药物治疗情况进行质控、评价并提出改进措施，多结果上报医院单病种管理委员会并讨论，把改进方案反馈到各个实施单病种的科室以及相关医师。

二、治疗药物监测与药物基因检测工作的相关制度

依据《医疗机构药事管理规定》《进一步改善医疗服务行动计划（2018—2020年）》以及《三级综合医院医疗服务能力指南（2016年版）》对临床药学服务的要求进行个体化给药方案的研究与检测，根据个人特质和生理病理状况制订最优用药方案，减少患者药费支出和药物不良反应的发生，特制定以下制度。

（一）实验室及人员管理制度

1. 开展治疗药物监测和药物相关基因检测的医疗机构应具备经过国家相关机构认证的实验室，例如国际通用的实验室认可准则ISO/IEC 17025：2017、中国合格评定国家认可委员会（CNAS）发布的2018年版《实验室认可规则》等。

2. 实验操作人员须经临床实验技能资格认证，出具检测结果报告及进行患者个体化用药方案设计的人员应为具备系统的药学专业知识及较扎实的临床知识的临床药学人员。

3. 开展治疗药物监测和药物相关基因检测的临床实验室文件体系至少应包括规章制度、程序文件及仪器、项目标准操作规程和相关记录等三个层次，涵盖人员管理、实验室的环境设施与安全管理、标本管理、仪器设备与试剂管理、检验方法评价、检验结果质量控制等方面。

4. 治疗药物监测和药物相关基因检测的质量控制与保证是个体化医学检测质量保证的核心内容，因此临床检验项目的计划和准备、试验性能确认 / 验证以及检验全过程都需要建立有效的质量控制体系。

5. 治疗药物监测和药物相关基因检测均需明确检测结果报告发放的程序和责任，设定并公示检测结果报告时间。报告时间是指从接收送检标本起，到检测结果发放的时间。

（二）治疗药物监测（therapeutic drug monitoring，TDM）制度

TDM 是在药物治疗过程中，监测患者血液或其他体液中药物浓度，利用药动学原理，分析判断药物应用合理性和制订合理给药方案的临床药学实践。TDM 可以在充分考虑每个患者的非遗传因素（性别、年龄、体重、生理病理特征以及正在服用的其他药物）的基础上，借助血药浓度监测结果，利用药动学原理和方法，制订安全、有效、合理、经济的药物治疗方案，以有效降低医疗费用的支出。制度如下：

1. 适用范围

（1）具备下列性质的药物通常需要进行 TDM：

1）治疗指数窄，毒性反应强的药物。

2）个体间血药浓度差异大的药物。

3）具有非线性药动学特征的药物。

4）肝肾及胃肠道功能障碍患者。

5）特殊人群，如新生儿、妊娠、老人等。

6）判断患者用药的依从性。

7）判断药物毒性反应。

8）合并用药产生相互作用。

各个医疗机构所用药物品种不同，TDM 的具体药物种类亦不同，临床常需要监测的药物见表 8-2。

表 8-2　临床需要进行 TDM 的药物

药品种类	药物名称
抗微生物药物	庆大霉素、妥布霉素、万古霉素、替考拉宁、氯霉素、伏立康唑
强心苷类药物	地高辛、洋地黄毒苷
抗心律失常药物	奎尼丁、利多卡因、普鲁卡因胺、胺碘酮、普萘洛尔、维拉帕米
抗癫痫、抗惊厥药物	苯妥英钠、卡马西平、丙戊酸、苯巴比妥、乙琥胺、扑米酮、地西泮、氯硝西泮
抗抑郁药物	阿米替林、丙米嗪、去甲替林、帕罗西汀
抗精神药物	氯丙嗪、氯氮平、利培酮、氟哌啶醇
免疫抑制剂	环孢素、他克莫司、吗替麦考酚酯、依维莫司、西罗莫司
抗肿瘤药	甲氨蝶呤、顺铂、环磷酰胺、多柔比星、氟尿嘧啶
平喘药	茶碱、氨茶碱

（2）在下列情况下不需要进行 TDM：

1）当药物的治疗浓度范围较大，安全性好，不需要个体化给药时。

2）当药效可用临床指标定量测出时。

3）血药浓度不能预测药理效应时。

4）因疾病的治疗疗程原因，患者在治疗期间不能受益于 TDM 时。

2. 主要内容

（1）根据临床诊断，选择合适的治疗药物，按照治疗的需要，进行相应的治疗药物血药浓度监测。

（2）依据不同药物的监测方法要求，确定采血时间点，进行血药浓度测定。

（3）及时对样品进行处理和测定，不需或不能即刻测定的样品应妥善保存，避免稳定性因素对结果产生影响。

（4）结合血药浓度检测结果，参考药物的安全有效浓度范围及中毒域，针对患者的临床表现进行结果解释：

1）当血药浓度在治疗尝试范围内，临床治疗有效，该用药方案较为合适。

2）当血药浓度小于最低有效浓度，而临床治疗有效，则可维持该用药方案。

3）当血药浓度小于最低有效浓度，临床疗效不佳，该用药方法需调整。

4）当血药浓度大于治疗浓度，应注意不良反应的发生，如临床治疗无效，则需修改治疗方案。

（5）对于需要进行剂量调整的情况，可采用适用的药代动力学模型（如稳态一点法、重复一点法、Bayesian 反馈法）计算给药剂量及给药间隔，以指导调整给药方案。

（6）临床药师应根据治疗药物监测结果，结合患者的临床症状、与监测药物相关的实验室检测值、影像学检测结果，科学、全面地分析，提出个体化药物治疗方案。

（7）将治疗药物监测过程记录于患者的病历及药历中，着重记录监测和监护、随访计划。

（8）对资料进行归档，定期进行分析。

（三）药物基因检测制度

药物基因检测即是药物相关基因检测，是对人体内编码药物代谢酶、转运体和受体的基因进行检测，以预测药物疗效以及毒副作用，为制订个体化药物治疗方案提供依据。药物基因检测可以在充分考虑每个患者的遗传因素（药物代谢、转运、受体和信号通路的基因类型）的基础上，借助基因多态性检测结果，制订安全、有效、合理、经济的药物治疗方案，有效降低了医疗费用的支出，特制定本制度。

1. 适用范围基于以下原则推荐开展药物基因检测工作：

（1）肿瘤个体化治疗以疾病靶点基因诊断信息为基础，以循证医学研究结果为依据，为患者提供接受正确治疗方案的依据，如卡培他滨、伊立替康。

（2）需要根据个体的遗传信息调整用药剂量，以增加药物疗效，减少药物不良反应的发生，如氯吡格雷、别嘌醇。

（3）需要根据个体的遗传信息确定用药的种类，避免应用针对特定基因型个体无效或可能产生严重药物不良反应的药物，如他汀类药物、卡马西平。

（4）截至 2019 年 6 月，美国 FDA 批准需要基因信息指导，进行个体化治疗的药物已经达到 362 个，与很多常见慢性疾病有关，可参照网址：https://www.fda.gov/drugs/science-and-research-drugs/table-pharmacogenomic-biomarkers-drug-labeling，制订本机构基因检测药物目录。

2. 主要内容

（1）根据患者治疗情况，建议是否进行相关药物基因的监测。

（2）负责药物基因样本的接收、检测和结果分析，并出具报告。

（3）及时对样品进行处理和测定，不需或不能即刻测定的样品应妥善保存，避免稳定性因素对结果产生影响。

（4）针对患者的检测结果，参考不同基因分型对药动学/药效学过程的影响，解读并说明检测结果，预测患者个体对药物的疗效反应或不良反应程度。

（5）结合患者具体临床情况，对药物的选择、剂量制定及不良反应监护等方面进行建议。

（6）加强用药后的药学监护，负责跟踪随访事宜，收集临床疗效及相关回馈反应，进行总结。

（7）借助循证医学方法和科学的文献分析，寻找或论证安全、合理的药物治疗方案，提供对治疗结果负责任的用药方案优化建议。

（8）对资料进行归档，定期进行分析。

三、提供用药信息与药学咨询服务的工作制度

为贯彻执行《医疗机构药事管理规定》《2019 年深入落实进一步改善医疗服务行动计划重点工作方案》以及《关于加快药学服务高质量发展的意见》等文件精神，为医、护、患提供药学信息支持及用药知识宣教，以保障用药安全，特制定以下制度。

（一）药学咨询工作制度

用药咨询是应用药师所掌握的药学知识和药品信息，包括药理学、药效学、药动学、毒理学、药剂学、药品安全信息等，承担医护人员和公众对药物治疗和合理用药的咨询服务，制度如下：

1. 对医护人员的用药咨询

（1）药师有义务对医师或护师提出的药品相关的问题进行查阅资料并进行解答。

（2）药师应针对问题认真查阅药品说明书、专业书籍、相关诊疗指南等文献和合理用药系统软件，确保解答的专业性、全面性和权威性，对于医护人员的角色不同，咨询答复的侧重点不同：

1）药师应围绕新药信息、药物禁忌证、药效学相互作用等内容主动传达给医师。

2）药师应围绕药物用法，配制溶媒、浓度，输液滴注速度，输液药物的稳定性、配伍的理化变化、配伍禁忌，输注顺序，药物不良反应等内容主动传达给护师。

（3）药师应善于对问题进行归类、分级，并通过适宜的表述对临床用药进行指导。

（4）药师应注意临床问题时限性，当遇到难以及时解决的问题，应留下咨询者的联系方式，查阅相关资料后及时给予解答。

（5）在咨询结束后，药师也应对结果进行总结，在药学咨询中积累临床知识。

2. 对患者的用药咨询

（1）药师接待患者药物咨询时，接待地点应固定，便于识别（如药师门诊咨询室或咨询窗口），环境舒适，适当隔离，保护患者隐私。

（2）药师应针对问题认真查阅药品说明书、专业书籍、相关诊疗指南等文献和合理用药系统软件，确保解答的专业性、全面性和权威性。

（3）药师应充分考虑患者的专业知识背景、文化程度等诸多因素，善于对问题进行归类、分级，并通过适宜的表述对临床用药进行指导。

（4）鼓励患者就药品使用提出问题，帮助其尽早发现药品使用中的不当之处。

（5）药师对下列特殊人群必须给予高度关注，以确保用药安全、有效、经济、适当：

1）妊娠期用药指导：药师应熟悉药物的妊娠期用药安全性分类。必要时可根据文献资料和经验做成小册子或电子版，方便查询。

2）哺乳期用药指导：药师应关注哪些药物可透入乳汁、透入量多少、对婴幼儿的影响如何，在对哺乳期妇女提供药学服务时提供特殊提示，以减少或避免因哺乳母亲治疗用药对婴幼儿带来的不良影响。

3）儿童用药指导：药师需要考虑两方面的问题，即儿童能否使用和可以使用的适当剂量。

4）老年人和慢性病患者的用药指导：应特别考虑老人是否需要减少剂量，以及用于多种疾病治疗的药物间的相互作用。

5）肝、肾功能不全患者用药指导：药师应熟悉药物的体内处置过程，清楚肝、肾功能不全时的药物选用和剂量调整，并指导患者正确使用。

（6）药师应注意临床问题时限性，当遇到难以及时解决的问题，应留下咨询者的联系方式，查阅相关资料后及时给予解答。

（7）药师在给予咨询建议时，应注意保护患者隐私等信息。

（8）在咨询结束后，药师应将所有的咨询和答复做书面记录并归档。

（二）合理用药宣传制度

根据《国家卫生健康委办公厅关于持续做好抗菌药物临床应用管理工作的通知》（国卫办医发〔2019〕12 号）提出，建立抗菌药物合理使用定期宣传机制，每年 11 月第三周与世界卫生组织同步开展宣传活动。“十三五”国家药品安全规划中同样强调，实施药品安全科普宣传项目，加大科普宣传力度，提升全民安全用药科学素养，特制定本制度。

1. 人员组成　需要培养和训练合格的专业宣传人员，组为储备队伍，轮流参与活动。

2. 形式及方式

（1）提供用药相关的健康知识讲座和教育资料，可采用宣传页、视听材料、宣传栏、病区内巡回的展板、网站、手机短信和微博等手段。

（2）在医疗机构、社区、公共场所等开展科学公益性讲座，为特殊人群提供用药相关教育，解答用药疑问。包括老人、儿童、妇女妊娠期和哺乳期安全用药、慢性病（如高血压、糖尿病）、抗生素、抗凝、戒烟、传染病的防治及疼痛缓解等相关健康问题的用药指导。

3. 宣传对象

（1）面向医院内部：医师、护师、住院患者。

（2）面向社会公众：普通人群。

4. 宣传内容

（1）宣传内容与公众健康紧密相关，必须向公众普及的相关知识。

（2）在某一时期公众急需了解的知识。

（3）编写宣传内容时，应注意公众的接受程度。

（4）不同人群、不同地区对于合理用药的了解程度不同，对合理用药知识的需求量也不同，需要针对特定条件宣传特定内容。

（5）编写的材料内容真实可信、有依据，公众能够广泛接受。

四、药学研究及教学工作制度

（一）药学研究工作制度

药学研究是以患者安全用药为中心，以学科研究和临床药学为支撑的理念下开展服务于临床安全、有效、经济用药的药学研究，关注药品质量、药品质量评价以及药品使用过程存在的各种问题，并以此为切入点进行药学研究，进而实现提升临床药物治疗水平和医疗质量的目的，制度如下：

1. 药学研究选题来自于临床，可贯穿于药品流通在医、药、护、技的各个领域，从而使药学研究最终产生良好的社会效益和经济效益，并在确保临床安全、有效、经济用药方面发挥重要作用。

2. 选择适宜的临床研究方法进行，如随机对照试验、病例对照研究、队列研究、横断面研究、个案病例研究等。

3. 鼓励临床药师积极开展研究工作，并对其进行绩效考核。

4. 遵循“药学科研管理”章节具体规章制度实施工作。

（二）临床药学教学工作制度

为规范医疗机构药学进修人员继续教育工作，不断提高专业技术人员培养质量，根据《中华人民共和国教育法》《执业药师继续教育管理试行办法》《继续医学教育规定（试行）》和《专业技术人员继续教育规定》等，特制定本制度。

1. 临床药学教学范畴包括高等本科教育、专科教育、研究生教育以及继续教育。

2. 教学围绕“药学服务”宗旨和“药学监护”理念，以培养高素质、应用型、实践型和服务型临床药学人才为目标。

3. 遵循第十一章“药学教学管理”具体规章制度实施工作。

五、临床药学绩效考核制度

临床药师的绩效考核是指药学部在既定的战略目标下，运用特定的标准和指标，对临床药师过去的工作行为及取得的工作业绩进行评估，并运用评估的结果对临床药师将来的工作行为和工作业绩产生正面引导的过程和方法。为贯彻执行《医疗机构药事管理规定》《关于加强药事管理转变药学服务模式的通知》等文件精神，充分调动临床药师工作积极性，特制定本制度。

1. 以提高药学服务质量为前提工作目标，制定下列考核指标，临床药师要遵照本机构要求，完成相应指标量：

（1）日常工作量指标：查房记录、药历、用药干预、用药教育、用药咨询、业务学习与授课、填写 ADR 报表、医嘱 / 处方点评、科室值班、临床会诊、TDM、药物基因检测、临床科室授课等。

（2）承担教学工作量指标：给在培临床药师授课、批改作业（药历、病例讨论、文献抄读、病例分析、批改用药教育）、监考等。

（3）承担科研工作量指标：论文、课题、开展新技术、新业务、专利、著作、各级学会投稿、参加学术交流等。

（4）其他软性指标：遵守部门规章制度和个人行为准则、医护患的满意度等。

（5）根据具体情况设置药师绩效奖励加分指标及标准，给予部门做出突出贡献的员工以绩效鼓励。

2. 质量管理小组对临床药师工作进行定期考核。

3. 每一级指标下有细化的二级指标及相应的评价标准，根据每一项的情况进行评分，最终得出总评分。按照月度、季度、年度科室完成考核指标情况，给予相应的奖励或者处罚措施，绩效奖惩与指标完成情况挂钩。

4. 临床药师考核合格才有参加科室评优资格；考核不合格的临床药师，在下一年度进行岗位调整。

5. 根据以上绩效考核内容，临床药师的每项具体工作都能做到有据可循，有原始表格资料追溯。

6. 全面分析考评结果，重点分析未达标的工作部分，找出原因及时沟通并加以修正。临床药师可对考核结果存有异议，对于考核项目中不适宜的条款或分值的比例，可根据实际的工作情况进行调整，以数量与质量相结合的原则，平衡指标内容，使得绩效考核更加完善。

第九章 静脉用药调配中心管理

静脉注射用药物和通过静脉输液滴注的给药途径是治疗疾病的重要手段，在临床工作中占有特殊地位。据调查，我国住院患者每人每日平均使用输液 3.5~5.0 袋，静脉输液使用量高于西方发达国家约 3 倍，不合理用药严重。药物的合理使用是医疗质量的核心之一，而药学部门和药师所学的专业及其基本职责就是保障患者药物治疗的安全、有效、经济、适当，防范用药错误，降低医保支出。静脉输液集中调配可以提高合理用药水平，降低药费支出，降低输液反应，加强医务人员职业防护水平，有利于药学部门药品管理。

《医疗机构药事管理规定》（卫医政发〔2011〕11 号）指出：医疗机构根据临床需要建立静脉用药调配中心（室），实行集中调配供应。静脉用药调配中心（室）应当符合静脉用药集中调配质量管理规范，由所在地设区的市级以上卫生行政部门组织技术审核、验收，合格后方可集中调配静脉用药。在静脉用药调配中心（室）以外调配静脉用药，参照静脉用药集中调配质量管理规范执行。肠外营养液、危害药品静脉用药应当实行集中调配供应。《关于加强药事管理转变药学服务模式的通知》（国卫办医发〔2017〕26 号）中强调：鼓励开展静脉用药集中调配。鼓励医疗机构根据需要建立静脉用药调配中心，将肠外营养液和危害药品静脉用药进行集中调配与供应。已经建立静脉用药调配中心的，要按照《静脉用药集中调配质量管理规范》（卫办医政发〔2010〕62 号）和其附件《静脉用药集中调配操作规程》，加强规范管理，保证用药安全。各类医院等级评审标准中均将设立静脉用药调配中心为取得该条款 B 级以上成绩的必备条件。

本章主要讲述静脉用药调配中心的管理要点，便于医疗机构总药师对相关工作进行督导、检查。

第一节 静脉用药调配中心建设要求

一、静脉用药调配中心建设和管理制度

为指导医院静脉用药调配中心的规范化建设和管理，规范临床静脉用药集中调配，保障用药安全、促进合理用药，降低职业暴露风险，根据《中华人民共和国药品管理法》《医疗机构药事管理规定》《二、三级综合医院药学部门基本标准（试行）》《医疗机构处方审核规范》

等法律法规及规章规范，制定本制度。本制度适用于二级及以上医院静脉用药调配中心建设和管理。

（一）总则

1. 静脉用药调配中心（pharmacy intravenous admixture service，PIVAS）（以下简称静配中心）是医院静脉用药集中调配的部门，是药学服务的重要组成部分。静配中心承担静脉输液的用药医嘱审核、加药混合调配、用药咨询等药学服务，为临床提供安全的直接静脉输注的成品输液。

2. 静脉用药集中调配是药品调剂的一部分，静配中心由医院药学部门统一管理，医院药事管理与药物治疗学委员会和药事管理质量控制组织负责监督和检查。

3. 医院应当加强静配中心的建设和管理，培养静配中心药学专业技术人员，确保成品输液质量，不断提高合理用药水平，保障用药安全和医疗质量。

4. 各级卫生健康行政部门应当加强对医院静配中心的指导和监督。

（二）基本条件

1. 医院采用集中调配和供应静脉输液的，应当设置静配中心。肠外营养液和危害药品静脉输液应当依据有关规定实行集中调配与供应。

2. 静配中心应当设置于周围环境无污染、人员流动较少的安静区域，并便于与医护人员沟通和成品输液的运送。禁止设置于地下室或半地下室。

3. 静配中心整体布局、相关设施、设备以及各功能区的设置和面积应当符合相关规定，与其工作量相适应，并能保证洁净区、非洁净控制区和辅助工作区的划分与合理缓冲衔接。

4. 静配中心各功能区应当有适宜的空间摆放相应的设施与设备。洁净区应当包括调配操作间，一次更衣室、二次更衣室及洗衣洁具间；非洁净控制区应当包括普通更衣室、用药医嘱审核、打印输液标签、摆药贴签核对、成品输液核对、包装配送和清洁间等区域；辅助工作区应当包括药品二级库、物料贮存库、药品脱外包区、转运箱/转运车存放区、会议示教休息室等。

5. 医院应当将静配中心纳入医院信息化建设规划，实现信息化管理。静脉用药信息技术软件系统的设计，应当与医院 HIS 系统完全兼容和信息共享，实现信息无纸化传输与处理。

6. 药师是用药医嘱审核的第一责任人，应当按《医疗机构处方审核规范》审核用药医嘱，防止用药错误，干预不合理用药。

7. 药师在静脉用药集中调配工作中，应当遵循安全、有效、经济、适当的原则，参与临床静脉用药治疗，宣传合理用药知识，为医护人员和患者提供相关药物信息与咨询服务。

（三）人员

1. 静配中心应当根据《医疗机构药事管理规定》和《二、三级综合医院药学部门基本标准（试行）》等文件规定，在药学部门人员编制外，按照每人每日平均调配 80~100 袋/瓶成品输液的工作量，配备数量适宜、结构合理的药学专业技术人员和工勤人员。

2. 静配中心负责人应当由具有药学专业本科以上学历、中级以上专业技术职务任职资格，有药学调剂工作经验和管理能力的药师担任。

3. 负责用药医嘱审核人员应当具有药学专业本科以上学历、药师以上专业技术职务任职资格、3 年以上临床药学或调剂工作经验，接受过处方审核岗位培训并考核合格。

4. 负责摆药贴签核对、加药混合调配人员，应当具有药士专业技术职务任职资格；成品输液核对人员，应当具有药师以上专业技术职务任职资格。

5. 从事静脉用药集中调配工作岗位的药学专业技术人员和工勤人员应当相对固定，并应当经岗位专业知识和技术操作规范培训考核合格，定期接受继续医学教育。

6. 从事静脉用药集中调配工作人员，每年至少进行一次健康检查，建立健康档案。对患有传染病或者其他可能污染药品的疾病或患有精神疾病等不宜从事药品调配工作的，应当调离工作岗位。

（四）环境、设施与设备

1. 静配中心筹建或改建应当建立预审制度。成立由主管院长牵头、药学专业技术人员为主的筹建组，负责选址论证、制订项目建设与设计方案，评估设计和施工企业的资质等。由省级医院静脉用药集中调配质量控制专家组进行技术指导、审核，符合有关规定后进行装修施工。

2. 静配中心装修施工与材料选用，应严格按照本节中“静脉用药调配中心建设流程与基本要求”有关规定执行。

3. 静配中心应当根据本医院床位、日调配工作量设计其规模，并依据当地空气质量和环境状况，建立符合国家或行业标准，具备通风、防潮、调温、洁净等功能的净化空调系统。

4. 静配中心应当根据调配静脉药物的性质分别建立不同的送、排/回风系统。洁净间内的气流循环模式、新风口和排/回风口数量和位置应当满足不同调配操作间对环境的需求。

5. 静配中心各功能区应当按要求设洗手池等清洁设施和上下水管道，各种水池设置的位置、尺寸大小应当适宜。静配中心内不设地漏、淋浴室及卫生间。

6. 静配中心设计与装修施工材料和工艺应当符合消防要求，预留消防通道，配备消防设施设备、应急灯等。非洁净控制区和辅助工作区设置喷淋系统和烟感探测器。洁净区内不设置喷淋系统，只设置烟感探测器。

7. 静配中心应当配置水平层流洁净台、生物安全柜、网络信息系统、医用冰箱等相应设备，水平层流洁净台和生物安全柜应当符合国家标准，且生物安全柜型号，应当能够符合调配特殊药品要求。药品、医用耗材和物料应当符合有关规定。

8. 静配中心建设项目、装修施工完毕后，应当对洁净区的洁净度、噪音、静压差、温度、相对湿度及工作区域照明度等进行检测，符合规定后方可投入使用。

（五）质量管理

1. 静配中心应当建立健全规章制度、人员岗位职责和相关技术规范、操作规程，并应当严格管理和执行落实。

2. 建立规范的档案文书管理体系，包括人员信息、健康与培训档案；药品账目，调配管理与工作记录、标签档案；项目设计、装修施工、设备设施和维护保养档案；督导检查与其他文书档案等。

3. 静配中心应当落实由药师审核用药医嘱的要求。实施人机结合、由信息系统支撑的药师审核工作模式，药师充分运用药学专业技术知识审核用药医嘱，对不适宜的用药医嘱，应当及时与医师沟通，要求修改或重新开具医嘱；对用药错误而医师又不同意修改的医嘱，药师应当拒绝调配，并按照有关规定记录和报告。

4. 静配中心药师应当与临床科室保持紧密联系，了解各临床科室静脉输液用药特点、总结临床典型案例；调研、评估临床静脉用药状况；收集临床科室有关成品输液质量反馈等。鼓励静配中心药师参与患者用药治疗方案设计，提出合理用药建议。

5. 严格遵守标准操作规程，做好清场、清洁和消毒工作。严格控制洁净区和非洁净控制区人员进出。

6. 加强设施、设备的使用、维护、保养管理。制定相关制度，开展设施、仪器、设备的使用知识和洁净环境的检测方法等培训。

7. 按照《医疗废物管理条例》有关规定，制定医疗废物管理制度，实行危害药品等医疗废物分类管理，做到分别包装放置、逐日清理，交由医院统一处理。

8. 静配中心应当建立应急预案管理制度与处置措施，包括危害药品溢出，水、电、信息系统与洁净设备、洁净环境等故障或火灾等。

（六）监督管理

1. 各省级卫生健康行政部门应当设置省级医院静脉用药集中调配质量控制专家组，专家组成员应当是药学专业技术人员，并具备以下条件：在静配中心工作 5 年以上；熟悉静脉用药集中调配工作模式与操作规范；具有高级药学专业技术职务任职资格。

2. 医院静脉用药集中调配质量控制专家组负责对辖区内医院静配中心建设进行预审、评估；日常运行的技术指导；根据《静脉用药集中调配质量管理规范》（卫办医政发〔2010〕62 号）及附件相关规定制定管理细则，进行督导检查。

3. 医院应当配合卫生健康行政部门及其委托的静脉用药集中调配质量控制专家组开展静配中心质量评估与督导检查，不得拒绝和阻挠，不得提供虚假材料。

4. 省级卫生健康行政部门应当建立和完善静配中心考评制度和退出机制，根据省级医院静脉用药集中调配质量控制专家组检查和评估结果，对不合格的静配中心要求限期整改，整改后仍不合格的，暂停其运行。

（七）专属用语的含义

静脉用药集中调配：是指医院药学部门根据医师用药医嘱，经药师适宜性审核，由药学专业技术人员按照无菌操作要求，在洁净环境下对静脉输注用药品进行加药混合调配，使其成为可供临床直接静脉输注使用的成品输液操作过程。

危害药品：是指能产生职业暴露危险或者危害的药品，即具有遗传毒性、致癌性、致畸性，或对生育有损害作用以及在低剂量下可产生严重的器官或其他方面毒性的药品，包括肿瘤化疗药品和细胞毒药品等。

成品输液：按照医师处方或用药医嘱，经药师适宜性审核，通过无菌操作技术将一种或数种静脉用药品进行混合调配，可供临床直接用于患者静脉输注的药液。

二、静脉用药调配中心建设流程与基本要求

（一）建设流程

建筑方案→项目设计→预审与评估→建筑装修施工→设施与设备安装→洁净环境检

测→检查审核。

（二）选址要求

1. 静配中心应当设于人员流动少、位置相对独立的安静区域，并便于与医护人员沟通和成品输液的运送。

2. 设置地点应远离各种污染源，保证周围环境、路面、植被等不会对静配中心和静脉用药调配过程造成污染。

3. 静配中心禁止设置在地下室或半地下室。

4. 洁净区采风口应设置在周围30m内环境清洁、无污染地区，离地面高度不低于3m。

（三）消防要求

1. 静配中心设计与装修施工应符合消防要求，设有安全通道，配备消防设施设备、应急灯等。

2. 洁净区内应设烟感探测器，但不设置喷淋系统。

3. 非洁净控制区和辅助工作区应设喷淋系统和烟感探测器。

（四）面积要求

1. 静配中心面积应与日调配工作量相适应。

（1）日调配量1 000袋以下：不少于400m^2。

（2）日调配量1 001~2 000袋：400~600m^2。

（3）日调配量2 001~3 000袋：600~800m^2。

（4）3 001袋以上，每增加500袋递增90m^2。

2. 洁净区面积应与设置的洁净台数量相匹配。

3. 上述面积不包括配套的空调机房面积。

（五）设计与装修施工企业资质

1. 设计与施工企业应有相关部门核发的经营许可证，且装修施工企业应具有建筑装修装饰工程专业承包二级及以上资质，并应具有机电安装工程专业承包三级及以上资质，具有安全生产许可证。

2. 设计与装修施工企业项目负责人及主要技术人员应经静配中心建设规范培训，熟悉静脉用药集中调配工作流程与技术操作规范相关规定。

（六）项目设计

1. 布局要求

（1）静配中心应设有洁净区、非洁净控制区、辅助工作区三个功能区。

1）洁净区设有调配操作间、一次更衣室、二次更衣室及洗衣洁具间。

2）非洁净控制区设有用药医嘱审核区域、打印输液标签区域、摆药贴签核对区域、成品输液核对区域、包装配送区域、清洁间、普通更衣区、药架存放区、推车存放区、摆药筐存放区等区域。

3）辅助工作区设有药品二级库、物料储存区、药品脱外包区、转运箱/转运车存放区以及会议示教休息室等。

（2）三个功能区之间的缓冲衔接和人流与物流走向合理，不得交叉。

（3）不同洁净级别区域间应当有防止交叉污染的相应设施，严格控制流程布局上的交叉污染风险。

（4）禁止在静配中心内设置地漏、卫生间、淋浴室。

2. 净化系统设计要求

（1）洁净级别要求。一次更衣室、洁净洗衣洁具间为十万级；二次更衣室、调配操作间为万级；生物安全柜、水平层流洁净台为百级。洁净区洁净标准应符合国家相关规定，经检测合格后方可投入使用。

（2）换气次数要求。十万级≥ 15 次 /h，万级≥ 25 次 /h。

（3）静压差要求。

1）电解质类等普通输液与肠外营养液洁净区各房间压差梯度：非洁净控制区＜一次更衣室＜二次更衣室＜调配操作间；相邻洁净区域压差≥ 5Pa；一次更衣室与非洁净控制区之间压差≥ 10Pa。

2）抗生素及危害药品洁净区各房间压差梯度：非洁净控制区＜一次更衣室＜二次更衣室＞抗生素及危害药品调配操作间；相邻洁净区域压差≥ 5Pa；一次更衣室与非洁净控制区之间压差≥ 10Pa；

3）调配操作间与非洁净控制区之间压差≥ 10Pa。

3. 其他设计要求

（1）一次更衣室、二次更衣室、调配操作间应当分别安装压差表，并选择同一非洁净控制区域作为压差测量基点。

（2）用于同一洁净区域的空气净化机组及空调系统开关、温湿度表、压差表宜设置于同一块控制面板上，安装在方便操作和观察记录的位置，并应当易于擦拭清洁。

（3）房屋吊顶高度设计要求。静配中心整体层高宜达 2.5m 以上。

（4）调配操作间应分别设置进物、出物传递窗，危害药品进物、出物传递窗。

（七）预审与评估

1. 项目设计与施工方资质应符合上述有关规定。

2. 项目建设与设计方案应事先获得当地省级静脉用药集中调配质量控制专家组技术指导与审核（表 9-1），在装修施工过程中，如变更流程、设计方案应当取得专家组评估同意。

3. 改扩建项目应将方案进行上述审核与评估，获得同意后方可施工。

4. 有可能影响空气洁净度的各项维修，竣工后应检测验证，符合洁净级别标准后，方可投入使用。

（八）设计与装修施工

1. 暖通系统设计与施工要求

（1）根据药物性质分别建立不同的送回风系统与送排风系统。

1）送回风系统：是指空调系统的空气循环方式，即新风送入洁净间后，确保不少于 30% 的空气排出到室外，另外 70% 的空气循环使用，同时空调系统补充等量新风。

2）送排风系统：是指空调系统的空气循环方式，又叫全新风系统，即新风送入洁净间后，100% 的空气排出到室外，新风全部从室外采集，补充进入净化空调系统。

表 9-1　静脉用药调配中心预审申请表

医院名称					
地址				邮编	
法人姓名			主管院长		
药学部门主任	技术职称		座机 / 手机电话		
电子邮箱			传真		
静配中心负责人	技术职称		座机 / 手机电话		
电子邮件			传真		
开放床位数与每位患者日输液用量			静配中心承担床位数		
计划日调配量			计划高峰时段调配量		
拟配药学技术人员情况	副高级药师以上　　人；主管药师　　人；药师　　人；药士　　人；其他人员：				
拟配备工勤人员数			调配工作内容		
静配中心面积与选址			生物安全柜型号与数量		
水平层流洁净台型号与数量			项目设计及建筑施工企业		

申请单位（公章）：　　　　　　　　　　　　　　　　　　　年　　月　　日

3）电解质类等普通输液和肠外营养液调配操作间，与其相对应的一次更衣室、二次更衣室、洁净洗衣洁具间为一套独立的送回风系统。

4）抗生素和危害药品调配操作间，与其相对应的一次更衣室、二次更衣室、洁净洗衣洁具间为一套独立的送排风系统，但危害药品调配操作间应隔离成单独调配操作间。

（2）每个独立的洁净间都应有独立的排 / 回风口和排 / 回风管道，采用与送风管相同的材料制作，不得使用裸露的墙体夹层进行排 / 回风；不得将排 / 回风直接排入摆药贴签核对、成品输液核对等非洁净控制区内或墙体夹层内；洁净区送风与排 / 回风应采用顶层送，下侧排 / 回风模式。

（3）室外排风口应置于采风口下风方向，其距离不得小于 3m，或者将排风口与采风口设置于建筑物的不同侧面。

（4）净化系统风管应当采用镀锌钢板，厚度根据相应标准要求执行，风管保温材料应符合消防要求。

（5）排风管道设备应安装防倒灌装置。

（6）洁净间内高效送风口数量应符合洁净设计要求，保证合理的送风量与新风量，且每个送风口均应设置碟阀；电解质类等普通药物和肠外营养液调配操作间气流模式应科学合理、符合规定。

2. 给排水系统设计与施工要求

（1）按要求设置洗手池、清洗池等清洁设施和上下水管道，各种水池设置位置应适宜，尺寸大小应以确保洗手或清洗物品时水不会溅到池外。

（2）下水管应设置 U 形存水弯。

（3）洁净区内洗手池、清洗池等清洁设施应选用陶瓷、SUS304 不锈钢或 OCr19Ni9 及以上材质。

3. 电气系统设计与施工要求

（1）弱电系统。按照实际需要并考虑未来信息化、自动化发展需求布置相应的弱电系统。

（2）照明系统。洁净间灯具应采用洁净灯具，按标准设计不低于 300lx。

4. 洁净间装修施工要求

（1）装修材料应当严格按照国家相关规定，符合环保、净化、防火等级要求，使用易清洁消毒、不落屑、接缝处密封好的材料。

（2）吊顶、墙面和地面应平整光滑，接口严密，无脱落物和裂缝，能耐受清洗和消毒，吊顶、墙面与地面交界处应用净化圆角连接。

（3）洁净间内窗户、技术夹层、进入室内管道、风口、灯具与墙壁或顶棚的连接部位均应密封，防止积尘和便于清洁。

（4）洁净间应装置可击碎式安全玻璃的安全门，并配备安全锤。

5. 非洁净控制区装修施工要求

（1）装修材料应当按照国家相关规定，符合环保、净化、防火等级要求，使用易清洁和消毒、不落屑、接缝处密封好的材料。

（2）地面应平整光滑，接口严密，无脱落物和裂缝，能耐受清洗和消毒。

（九）设施与设备

1. 应根据规模、任务、工作量以及当地空气质量和环境状况，建立具备通风、防潮、调温、洁净等功能的空调系统，并应当符合国家或者行业标准。

2. 洁净区设施与仪器设备

（1）调配操作间

1）配置水平层流洁净台，用于调配电解质类及其他普通输液和肠外营养液等成品输液，应当采用顶进风型、操作窗无前玻璃档板、无水龙头。

2）配置生物安全柜，用于调配抗生素和危害药品等成品输液，应当选用Ⅱ级 A2 型。

3）其他设备及材质要求：药架、推车、座椅、药物振荡器等材质应选用光洁平整、不落屑、不产尘、接缝处密封好、易清洁与消毒、耐腐蚀的不锈钢材质，推荐选用 SUS304 不锈钢材质。

（2）一次更衣室应配备鞋柜、洗手池及洗手消毒液等。

（3）二次更衣室应配备更衣柜、一次性无菌物品等。

（4）洗衣洁具间应配备清洁消毒配套用品和设备。

3. 非洁净控制区设施与仪器设备

（1）用药医嘱审核与输液标签打印区应配备计算机、打印机、电话机、条形码扫描设备，以及安装与医院 HIS 系统联网、具有用药医嘱审核提示系统软件等。

（2）摆药贴签核对区应配备相应药架、工作台、医用冰箱、摆药筐、摆药车、温湿度计等。

（3）成品输液核对包装区应配备成品输液核对检查与包装工作台、转运箱、转运车等。

（4）药架、药车、工作台应当选用光洁平整、不落屑、不产尘、接缝处密封好、易清洁与消毒、不易腐蚀的材质，推荐选用 SUS304 不锈钢。

4. 辅助工作区设备

（1）药品二级库应配备药架、医用冰箱及收发药品专用车等。

（2）会议室、示教室、休息室应配备有计算机、投影设备、桌椅等。

5. 室内应设置有防鼠、防虫的设施。

（十）洁净环境检测

1. 装修竣工后，应由第三方检测是否达到洁净级别标准。

2. 运行使用后，日常检测可以由各省市区卫生行政部门指定数家静配中心建设和日常管理规范的医院来承担。

3. 静脉用药调配中心洁净环境检测指标及标准，见表 9-2。

表 9-2　静脉用药调配中心洁净环境检测指标及标准（静态）

洁净级别	一次更衣室	洗衣洁具间	二次更衣室	调配操作间
	十万级		万级	
尘埃粒子	≥ 0.5μm/m^3	≥ 0.5μm/m^3	≥ 0.5μm/m^3	≥ 0.5μm/m^3
	≤ 3 500 000	≤ 20 000	≤ 350 000	≤ 2 000
细菌测试	沉降菌		沉降菌	
	≤ 10cfu/皿 .0.5h		≤ 3/cfu/皿 .0.5h	
换气次数	≥ 15 次 /h		≥ 25 次 /h	
静压差	非洁净控制区＜一次更衣室＜二次更衣室＜电解质类等普通输液和肠外营养液调配操作间 非洁净控制区＜一次更衣室＜二次更衣室＞抗生素类和危害药品调配操作间 （洁净区相邻区域压差≥ 5Pa，一次更衣室与非洁净控制区之间压差≥ 10Pa）			
温度	18~26℃			
相对湿度	35%~75%			
环境噪音	≤ 60dB			
设备噪音	生物安全柜≤ 67dB　　水平层流洁净台≤ 65dB			
工作区域亮度	≥ 300lx			
抗生素间排风量	根据抗生素间的设计规模确定			

第二节 静脉用药调配中心技术人员管理

一、静脉用药调配中心技术人员管理制度

1. 医院静脉用药调配中心以现代化的调配模式和全新的管理理念成为当代药学服务的新亮点，同时对传统服务模式下的药学人员的知识结构和技能水平要求更高。

2. 技术人员配备应符合《静脉用药集中调配质量管理规范》和《医疗机构药事管理规定》有关规定，具有药学专业技术职务任职资格且人员技术结构合理，经培训考核合格方可上岗，并且定期接受药学专业继续教育。

3. 实行定人定岗并落实岗位责任制，做到分工明确，各尽其责，又紧密配合、互相协作，人员统一管理和协调，提高工作效率，实现优势互补。

4. 静配中心负责人应当由具有药学专业本科以上学历、中级以上专业技术职务任职资格，有药学调剂工作经验和管理能力的药师担任。

5. 静配中心负责人应负责本中心技术和行政事务工作，组织实施静脉用药集中调配及质量监控，管理日常工作、人员安排及临床协调，组织人员岗位培训和继续教育。

6. 静配中心审方药师应当具有药学专业本科以上学历、药师以上专业技术职务任职资格、3 年以上临床药学或调剂工作经验，接受过处方审核岗位培训并考核合格。

7. 静配中心审方药师负责审核输液适宜性和合理性，对输液医嘱进行回顾性总结分析，与临床共同研讨安全用药方案，做好差错统计分析、ADR 工作上报。

8. 静配中心调配药师当具有药士以上专业技术职务任职资格，并应当经岗位专业知识和技术操作规范培训考核合格，定期接受继续医学教育。

9. 静配中心调配药师负责摆药、加药调配，输液成品核对，药品与物料管理，洁净区环境、操作台的消毒，仪器、设备的保养和维护。

10. 静配中心工勤人员应具有初中或以上文化水平，需经药学人员培训无菌操作要求，掌握基本常识。负责输液打包及配送，非洁净控制区环境的整洁及消毒。

二、静脉用药调配中心技术人员培训制度

1.《静脉用药集中调配质量管理规范》明确规定，从事静脉调配工作的药学专业技术人员，应当接受岗位专业知识培训并经考核合格，且定期接受药学专业继续教育。

2. 静配中心药学专业技术人员应系统培训相关的政策法规，例如：《中华人民共和国药品管理法》《静脉用药集中调配质量管理规范》《静脉用药集中调配操作规程》等，以及相关 PIVAS 规章制度。

3. 静配中心药学专业技术人员应进行相关操作技能培训，例如：净化操作的理论要求和实践操作，调配工作各步骤的操作重点、技能要求、流程规范，应急处理技能如危害药物的职业防护和溢出应急预案等。

4. 静配中心培训可借鉴模块式岗位培训（modules of employable skill，MES）的原理和方

法，建立相应的模块单元，包括物资管理模块、调配流程模块、流程控制模块、临床药学模块、洁净区控制模块、应急预案模块、信息系统单元、药物知识单元、调配技能单元、净化设备单元、人员管理单元等。

5. 静配中心人员根据不同分工，实行岗位管理。

6. 为了提高工作质量和效率，保证药物调配的质量，调动员工的积极性和能动性，需建立合理、有效的绩效考核机制。

第三节　静脉用药调配中心岗位职责

一、静脉用药调配中心组长岗位职责

1. 在科主任的领导下进行工作，制定本部门的标准操作规程、规章制度和相关规定，检查所属部门的工作情况；合理安排岗位人，保证员工工作顺利进行。

2. 监督和检查药师的药品准备、审方、核对、排药、包装发药等工作，如有问题及时指正并解决。

3. PIVAS 的净化必须达标，定期检查操作环境、卫生处理等情况，定期做菌落数检查，必须符合净化级别的要求。

4. 根据 PIVAS 的工作任务、要求和特点进行科学分工，合理安排和协调好本中心药师、护士和工勤人员的日常工作。

5. 加强自查，规范及完善各项工作，检查静脉药物调配过程中的各环节质量，严禁静脉药物调配差错的发生。

6. 协调本中心和各个临床科室之间的关系，确保本中心工作正常有序，良性运行。

7. 负责检查督促各类物品、器材设备的保管、保养，维修，确保本中心的工作正常运行。

8. 加强药品管理，定期检查贵重药品及其他药品的使用，工作管理情况，发现问题及时处理。

9. 了解用药情况，不断改进药品供应工作。

10. 定期考核调配中心人员的工作流程，组织讨论工作重点出现的问题并及时解决。

11. 负责本组绩效工资的计算及对本组人员的绩效考评、评估等各项工作。

12. 制订本中心技术人员、进修生、实习生培训计划和要求，不断提高技术人员思想素质和业务水平。

二、静脉用药调配中心审方药师岗位职责

1. 审方人员负责核对医嘱上的姓名、病区、规格、药名、剂量、数量。

2. 认真严肃审核处方用药的安全性、合理性，核查药物相互作用、配伍禁忌、相容性，稳定性和用法用量等。

3. 不合理用药或医嘱（处方）及不符合管理制度规定的处方，应及时与医师沟通做相应修改，必要时要报告登记。

4. 按照病区提取医嘱、保存药品。

5. 以病区为单位，及时接收医嘱，确认输液用药配伍合理后，根据定批次规则，对每位患者按用药时间顺序进行归类排序（定批次），确保患者安全、有效、合理用药。

6. 执行电话首接负责制，落实解决临床提出的问题。

7. 特殊静脉用药的标签上作醒目标记，如避光药物，化疗药物。

三、静脉用药调配中心摆药人员岗位职责

1. 根据静脉用药标签依次准备药品。

2. 由两名人员配合对次日长期医嘱进行摆药。

3. 将摆好并核对过的药物筐按批次、药品种类分别放置。

4. 制订拆药计划及时补充药品，为当日摆药做好准备工作。

5. 保持摆药间卫生环境整洁无渍。

四、静脉用药调配中心配置人员岗位职责

1. 工作人员具备严格的无菌操作概念，认真负责，具有慎独精神。

2. 按规定时间提前 10 分钟上岗。

3. 进入调配洁净间按规定洗手，戴好口罩和帽子，穿隔离衣。

4. 严格按照配置操作程序和要求进行配置，严格执行“三查七对”。

5. 在操作过程中严禁随意离开，确保配置质量。

6. 配置完毕的药液及时交予核对人员核对。

7. 随时保持调配洁净间，工作台清洁和整齐。

8. 在标签指定位置上签字并标注配置时间。

五、静脉用药调配中心二级库库管人员岗位职责

1. 在本中心组长的领导下，严格执行科室的各项规章制度。

2. 管理人员依据药库管理制度，按基数管理法的要求，定期制订用药进货计划，既要保证临床用药，又要防止库存积压造成浪费。

3. 严格把好质量关，在药品入库验收时必须核对药品的品名，规格、数量、批号、效期、合格单、外观质量等，发现问题及时与药库联系。

4. 药品入库应堆放有序，摆放在规定位置。储存在通风、干燥、避光及 20℃阴凉处，相对湿度保持在 40%~65%，每天记录库房温湿度，及时发现问题并采取应对措施。

5. 负责药品的出库、入库及养护工作。

6. 建立调剂药品记录本，严禁外借药品。

7. 与临床科室联系，发现药品暂缺时尽快与其他部门联系调剂，通知药库及时进药，做好药品管理、供应工作。

8. 定期组织盘点工作，做到账物相符。

六、静脉用药调配中心工勤人员岗位职责

1. 需接受培训，考核合格后方可上岗。

2. 协助药师或护士将包装好的成品输液按病区装上运送车，加锁。

3. 严格遵守运送约定时间，将配置好的成品输液送至各病区，要求病区护士在送达记录本及药品发送清单上签字。

4. 每日清洁非洁净区的场地，冲洗、消毒调配塑料筐，下班前必须倾倒各区域的垃圾，做到垃圾不过夜。

5. 负责各种车辆的清洁保养及废品、垃圾的清理工作。

第四节　静脉用药调配中心工作制度

一、静脉用药调配中心基本工作制度

1. PIVAS 参照卫健委《静脉用药集中调配质量管理规范》进行全面质量管理。

2. 中心工作人员需明确岗位职责，严格按操作规程进行各项操作。制定人员管理、安全、清洁卫生及消毒等制度，确保静脉配液质量和患者用药安全、有效。

3. PIVAS 由药学专业技术人员和护理人员组成，负责监督、管理中心的运转，药学人员运用专业知识检查处方药物的合理性，并负责配置药物，配置应严格遵守无菌操作原则。

4. 审核处方时，注意药物的相互作用及配伍禁忌，如有疑问及时与病区联系，准确无误后方可调配。拒绝调配有配伍禁忌、滥用药品、超剂量的处方。

5. 洁净区内严禁吸烟、会客，保持安静。

6. 非工作人员进入 PIVAS 需经主管领导批准，并遵守本中心各项规章制度。

7. 所有静脉配药品均应符合输液用药标准，药品更换厂家或批号时应进行登记。发现药品包装或外观有疑问时应停止使用，并与药库联系，做出相应处理。

8. PIVAS 应具有与配置间相适应的照明，温度、湿度、通风与五防（防尘、防污染、防暑、防蚊蝇、防异物）措施。

9. 静脉配液出现问题时应及时查找原因并作出相应处理。将问题的原因、当事人、处理结果等记录在案。

10. 在配置中不慎损坏的药品，要由当事人进行登记，经批准后报损。

11. 对静脉配液出现的质量问题要向药学部药检室药品质量管理监测网报告。

12. 对输液出现的严重不良反应向药学部临床药学科药品不良反应监测员报告。

13. 药学部对临床出现的静脉配液质量问题和患者用输液后的严重不良反应及时上报，并进行原因分析、总结，提出改进措施。

二、静脉用药调配中心交接班管理制度

1. 每日集体交接班一次，由组长主持，由各班当班人员负责报告，填写交班表并签名。

2. 每日交班前应提前做好准备，检查本班工作有无遗漏，对需要交代的事宜要认真逐项交清，并为下一班工作做好充分准备。

3. 摆药药师交接药品异常状况及药品暂缺情况及大剂量、配伍禁忌、不合理处方。

4. 核对药师交接所摆药品是否与标签一致及配置成品的准确性，发现问题及时处理。

5. 加药调配人员应交接配置间的温度、湿度、压差及设备运转情况，并报告在配置过程中发现配伍禁忌或存在调配差错的情况。

6. 白班人员交接无菌物品、消毒液浓度是否合格以及外间仪器运行情况。

7. 交班者应交代清楚未完成的工作，如有疑问当面问清，事后发现问题均由接班者负责。

8. 工作轮换时，交换双方均要对室内固定物品，特殊注意事项、操作规范等交接清楚，事后发现问题由接班者负责。

9. 交接水、电、门、窗的安全情况。

三、静脉用药调配中心人员管理制度

1. 全体工作人员必须遵守药学部和 PIVAS 的各项规章制度和决定。

2. 倡导树立集体观念，禁止任何人做有损静脉用药调配中心利益、形象、声誉的事情。

3. 从事静脉用药调配工作的药学专业技术人员应当接受岗位专业知识培训并经过考核合格，定期接受药学专业继续教育。

4. PIVAS 其他人员在上岗前均应进行专业技术、岗位操作、卫生知识的培训和考核，经过培训并通过考核合格后上岗。

5. PIVAS 的相关人员每年至少进行一次健康体检，建立健康档案，对患有传染病或者可能污染药品的其他疾病，或患有精神等不宜从事药品调剂工作的应当调离工作岗位。

6. 工作人员每年至少进行一次年度考核，考核应根据技术职务和工作岗位区别进行，每年根据考核成绩的优劣对工作人员进行适当调整。考核不合格者，普通人员调离所在工作岗位，管理人员调离管理岗位。

7. 提倡工作人员不断学习和进修，努力提高整体素质和水平。

8. 鼓励工作人员积极参与决策和管理，鼓励发挥才智，提出合理化建议。

9. PIVAS 各岗位工作时间不同，要求工作人员关注工作安排，准时到岗，按质按量完成工作任务。

10. 休假、请假应提前通知组长，以便安排工作。

四、PIVAS 仪器设备管理制度

1. PIVAS 所用仪器、设备的选型与安装应当符合易于清洗、消毒和便于操作、维修和保养的要求。衡量器具准确，定期进行校正。

2. 每台仪器、设备需建立档案，档案包括全套装箱文件、验收报告、维修记录、检验记录、使用记录等。

3. 仪器、设备由 PIVAS 组长负责管理。

4. 仪器、设备及附件定位存放，要按照标准操作规程擦拭、检验、维修、保养，使之处于完好状态，以保证日常工作任务完成。维修及保养有专门记录，并按时整理归档。

5. 仪器、设备发生故障或损坏时，要及时联系有关部门进行修理，如果需要厂方修理，需及时办理有关手续，方可送出修理。

6. PIVAS 工作人员对所使用的仪器、设备应熟悉其性能、掌握基本操作，并有一定的维修保养知识。

7. 如遇意外事件（失窃、失火、破坏或人身伤亡等），除立即组织抢救外，要保护好现场，并及时报告有关部门调查处理。

五、静脉用药调配中心药品管理制度

（一）药品入库

1. 药库管理员根据每天配药计划计算用药量，向药库申领。

2. 严格把好质量关，在药品进入 PIVAS 药库前，必须对药品的品名、规格、批号、数量、合格单、质量等进行验收，全部合格方可进入。

3. 发现问题拒绝接收，及时与药库联系，做进一步的调查处理，每一批药品入库要有记录。

（二）贮存

1. 药品的贮存与养护应当严格按照《静脉用药集中调配操作规程》等有关规定实施。

2. 大输液应在垫板上码放整齐，不同品种间要保持一定距离，药品位置相对固定并有明确标识。

3. 其他药品摆放在货架的规定位置，并能明显区分。

4. 按药品储藏要求保管：避光药品要放在储物盒内，需冷藏药品要放在冰箱内，贵重药品及生化药品应由专人监管，高警示药品应单独摆放，并按照分级管理，标识醒目，并做好防霉、防潮工作。

5. 贮存的药品失效期前半年，应与药库联系，做相应的调拨。

（三）药品出库

1. 药物领发应做到先进先出，近期先出。

2. 药库管理员发药前，应仔细检查，以免出错。

（四）其他事项

1. PIVAS 药库每月盘点一次，将盘点金额以报表形式上交药学部门，贵重药品每日清点数量。

2. 药库管理员应根据用药情况制订进货计划，保证用药需求。如药品暂缺，及时向其他部门调剂，通知药库加急进药。做好药品管理、供应工作。

3. 药品在运输过程中如有意外破损，需写明原因，由当事人和组长签字，每月以报表形式上交科室。

4. 药库内严禁烟火，与本中心无关人员不得入内。

六、静脉用药调配中心医用耗材、物料管理制度

1. PIVAS 医用耗材、物料应当按规定由采购中心统一采购，符合有关规定。

2. 医用耗材和物料的储存应有适当的二级库，按其性质和储存条件要求分类定位存放，不得堆放在过道和洁净区内。

3. 医用耗材和物料由专人根据实际需求进行请领，严格把好质量关，对品名、规格、质量等验收合格后方可入库。

4. PIVAS 所用的注射器等器具应符合一次性使用的国家标准产品，用前应检查包装，如有损坏或超过有效期不得使用。

5. 应定期对耗材和物料进行盘点。

七、静脉用药调配中心废弃物处理管理制度

1. PIVAS 废弃物由总务科人员负责统筹管理。

2. 总务科人员负责与医院废弃物处理单位进行交接，交接记录登记清楚并签名。

3. 各班次工作人员均须按管理要求执行，生活垃圾、医疗垃圾按规定分类放置、分类处理。

4. 普通医疗废物处理流程：普通医疗废物—装入黄色垃圾袋内密封，并注明科室名称、产生时间、垃圾种类—总务科工作人员交接、登记、集中运送，密封交接—送至医疗废物暂存地。

5. 损伤性医疗垃圾处理流程：损伤性医疗垃圾—装入利器盒内，并注明科室名称、产生时间、垃圾种类—总务科工作人员交接、登记、收集—医疗废物暂存地。

八、静脉用药调配中心房屋、设施和布局管理制度

1. PIVAS 设计布局、功能室的设置面积与工作量相适应，保证洁净区、辅助工作区和生活区的划分，不同区域之间的人流和物流出入走向合理，不同洁净级别区域间有防止交叉污染的相应设施。

2. PIVAS 的洁净区、辅助工作区有适宜的空间摆放相应的设施与设备洁净区，包括一次更衣、二次更衣及调配操作间。辅助工作区含有与之相适应的药品与物料贮存，审方打印，摆药准备，成品核对、包装和普通更衣等功能室。

3. PIVAS 洁净区的洁净标准应当符合国家相关规定，经法定检测部门检测合格后方可投入使用。

4. 各功能室的洁净级别要求：一次更衣室、洗衣洁具间为十万级；二次更衣间、加药混合调配操作间为万级；层流操作台为百级；其他功能室应当作为控制区加强管理，禁止非本室人员进出。

5. 洁净区应当持续送入新风，并维持正压差；抗生素类、危害药品静脉用药调配的洁净区和二次更衣室之间应当呈 5~10Pa 负压差。

6. 房屋、设施和布局由 PIVAS 组长负责管理。

7. 房屋、设施发生故障或损坏时，及时联系有关部门进行修理。

8. 房屋和设施要按照标准操作规程擦拭、消毒、检验、维修、保养，使之处于完好状态，以保证日常工作任务完成。维修及保养有专门记录，并按时整理归档。

9. PIVAS 洁净区的温度、湿度，气压等由专人监测并记录。

10. 工作人员应自觉维护房屋环境和设施，一旦出现相关问题，及时采取果断措施。

九、静脉用药调配中心清洁卫生与消毒管理制度

1. PIVAS 一切设备、用具应保持清洁、排列装齐、定位存放，与配置输液无关的物品不得带入和存放在配置间内。

2. PIVAS 应设置良好的供排水系统，水池应当干净无异味，其周边环境保持干净整洁。

3. 洁净区应当每天清洁消毒，清洁卫生工具不得与其他功能室混用。

4. 清洁工具的洗涤方法和存放地点应有明确的规定，选用的消毒剂应定期轮换，不能对设备、药品、成品输液和环境产生污染。进入洁净区域的人员应当严格控制，每月应定时检测洁净区空气中的菌落数并有记录。

5. 洁净区应定期更换空气过滤器，进行有可能影响空气洁净度的各项维修，经检测验证达到符合洁净级别标准后方可再次投入使用。

6. 每日清洁所有房间的地面、桌椅、水池、传递窗口、仪器设备表面，每周定期清洁排药架、墙壁一次，每月定期清洁天花板一次，所有洁具按不同净化级别区别使用。

7. 工作人员应注意个人清洁卫生，勤洗澡，经常换衣、袜，不留指甲，进入洁净区的工作人员不戴饰物、不化妆，按规定和程序更衣。

8. 工作服的材质、式样和穿戴方式应与功能室的性质、任务与操作要求、洁净度级别相适应，不得混穿，分别清洗。

9. 一般区域的工作衣帽、鞋每周清洗一次，洁净区的洁净服，鞋每日用 1∶200 的清洁消毒液清洗一次，在洁净区域内晾干。

10. PIVAS 每日产生的垃圾、废物按要求分类收集、存放后，统一处理。

11. 生活垃圾装入黑色垃圾袋内；医疗用一次性废弃物放于黄色垃圾袋内；注射器针头及各种空安瓿放于利器盒内。

十、静脉用药调配中心配置间管理制度

1. 配置时注意力集中，工作认真负责，避免出现差错。

2. PIVAS 所有人员均应经过培训，考核，合格后方能上岗。

3. 操作人员应身体健康，对患有消化系统或呼吸系统传染性疾病的，应立即通知部门主管进行人员调整。

4. 操作前必须开启紫外线灯和净化设施，待消毒 30 分钟后再行操作。

5. 先仔细核对摆好的药品，无误后方可加药，如发现错误应及时与药师联系，更改后再配置。

6. 遵守各项操作规程，进入配置间必须清洗双手，穿洁净服，戴口罩等，严格按照无菌操作原则配置。

7. 操作完毕，必须立即对工作环境、所用容器及用具等进行清洗消毒。按清场要求进行，不得遗留药物、药液、空瓶及安瓿等。

8. 认真填写各项记录，并签字。

9. 保持室内清洁、整齐、干燥，定期进行空气培养，对净化设备定期检查，必要时更换。

10. 下班前关闭水、电和门窗，并检查无误，确保安全。

十一、静脉用药调配中心清场管理制度

1. 各工作岗位操作结束后，操作岗位（间）不得存放药品、液体、消毒用品、医疗废弃物、标签、半成品、成品，上述物品应按规定返回专用库（柜）。

2. 因情况特殊不宜转移的半成品及相应设备应有工作状态标识，其周围环境必须清场到位。

3. 小型器具送至器具间进行清洗消毒后放入器具存放处。

4. 专用工具经清洁处理后定位存放。

5. 清场工作与消毒工作应相互结合，同时进行。

6. 清场的同时做好水、电、气、门、窗以及各种设施的检查。

7. 认真做好各操作岗位清场记录，并有清场人签字。

十二、静脉用药调配中心文件管理制度

1. PIVAS在工作中形成、使用或办理完毕的具有参考利用价值的文件、记录、出版物等都要齐全完整地收集，各种文件应符合相应法律法规的规定与要求。这些文件包括：①PIVAS各项规章制度、岗位职责、标准操作规程文件；②PIVAS工作人员健康档案文件；③处方医师与静脉用药调配相关药学专业技术人员签名记录文件；④自检，抽检及监督检查记录；⑤PIVAS日常工作中的各种记录文件，例如，药品领入记录、冰箱温湿度记录、各工作间温湿度记录、压差表记录、配置间菌检记录、废弃物处理记录、不合格处方记录等；⑥由PIVAS发放至其他部门的相关通知文件；⑦各种培训、学术会议资料。

2. 有关医师用药医嘱和静脉用药调配记录等医疗文件应保存1年备查。

3. 各种文件、档案根据其相互联系、保存价值分类整理。

4. 各种文件、资料按一定的特征进行排列，必须层次分明，编码后归档，交由专人负责整理，各种文件根据其性质定期归档，对破损的档案及时修复。

5. 过期并失去保留价值的资料可以定期销毁。

十三、静脉用药调配中心人员健康检查管理制度

1. PIVAS人员必须养成良好的卫生习惯。做到“三个不”“两个经常”：不洗手不配置、不留指甲、不留胡须及长发；经常洗澡，经常换衣、袜。

2. PIVAS人员配置前必须戴好一次性口罩，穿戴隔离衣、帽、鞋，戴上手套，不得佩戴饰物，不得化妆。

3. 工作人员不得在工作区吸烟、用餐。保持工作区内肃静。

4. 配置中,操作人员如去卫生间,要脱去工作服,并换鞋。

5. PIVAS员工不得患有传染病、隐性传染病及精神病。新员工进PIVAS必须进行全面的身体检查,只有全部合格的员工方可录用。

6. 与静脉用药调配工作相关的人员每年至少进行一次健康检查,建立健康档案。

7. 患有传染病(如肺结核、肝炎等)、严重的皮肤病(如手癣、银屑病、化脓性皮肤病等)和体表有伤口者,在未治愈前不得从事配置工作。

8. 患有传染病、精神病,被割伤或者有其他可能污染药品疾病者(尤其是患有消化道或呼吸道疾病)不宜从事药品调配工作,应通知组长采取措施或调离工作岗位。

9. 对患有传染病的工作人员的岗位环境、设施、设备、用具等立即采取有效的消毒措施,防止传染病蔓延。

十四、静脉用药调配中心人员培训与考核管理制度

(一)药师培训及考核

1. 定期进行全体工作人员培训学习,由每个药师自己查阅资料,轮流讲课,全组参与,定期由专业人员进行药品知识培训。

2. 参加药学部组织的专科学习。

3. 每年进行一次业务考核,考试成绩纳入年终考评。

(二)护理人员培训及考核

1. 参加护理部组织的护理继续教育培训学习。

2. 组织全体护理人员学习无菌操作规范、PIVAS-SOP,组长定期检查笔记。

3. 参与科室组织的药学知识学习。

4. 每月考核一次无菌技术操作。

5. 每年进行一次业务考核,考试成绩纳入年终考评。

十五、静脉用药调配中心差错、事故登记报告管理制度

1. 发生差错、事故后,有关责任者应及时进行差错和事故登记,上报组长和科室领导。

2. 药品使用差错的报告内容包括以下几个方面:差错发现及发生的时间、有关人员姓名;差错情况、特征的概述;差错的原因分析。

3. 药品使用事故的报告内容包括以下几个方面:事故发现及发生的时间、地点、有关人员姓名;事故情况、特征的概述;事故原因分析;事故的责任分析及责任者。

4. 发现差错、事故后,所在部门立即采取有效措施予以弥补和纠正,并立即上报科主任。科室当天报告医疗质量管理部门,并在1周内写出药品使用事故书面报告,送医疗质量管理部门,并按有关规定对责任人进行处理。

5. 差错、事故发生后,所有相关人员不得弄虚作假,隐瞒、掩盖事实,如有发现,要追查当事人的责任,并按有关规定严肃处理。

6. 发生内部差错应进行内差登记,定期分析。

第五节　静脉用药集中调配技术操作

一、静脉用药集中调配技术操作规程

静脉用药集中调配工作流程：药师接收医师开具静脉用药医嘱信息→药师对用药医嘱进行适宜性审核→打印输液标签→摆药贴签→核对→加药混合调配→成品输液核对与包装→发放运送→病区签收。

（一）审核用药医嘱

1. 按照《医疗机构处方审核规范》有关规定执行。

2. 审核静脉用药医嘱应当特别关注以下几点：

（1）评估静脉滴注给药方法的必要性与合理性。

（2）与医师紧密协作，根据医院《超说明书用药管理规定》，评估超说明书用药的必要性与适宜性。

（3）审核静脉用药医嘱的合理性、相容性和稳定性；选用溶媒品种与基础输液用量的适宜性。

（二）打印输液标签

1. 用药医嘱经审核合格后，方可打印生成输液标签。标签由电子信息系统自动编号，包括患者基本信息、用药信息及各岗位操作的药学专业人员信息。

2. 输液标签基本信息应与药师审核确认的用药医嘱信息相一致，有纸质或电子备份，并保存1年备查。

3. 对临床用药有特殊交代或注意事项的，应在输液标签上做提示性注解或标识，如需做过敏性试验的药品、高警示药品，在输注时方可加入的药品，对成品输液的滴速、避光、冷藏有特殊要求或需用药监护等。

4. 对非整支/瓶用药医嘱，应在输液标签上注明实际抽取药量等，以供核对。

（三）摆药贴签核对

1. 未经审核而打印的输液标签，不得摆药贴签。

2. 实行双人摆药贴签核对制度，共同对摆药贴签负责。

3. 摆药贴签核对时，操作人员应仔细阅读、核查输液标签是否准确、完整，如有错误或不全，应告知审核药师校对纠正。

4. 摆药贴签核对时，操作人员应核查药品名称、规格、剂量等是否与标签内容一致，同时应检查药品质量，包括包装有无破损及在药品是否在有效期内等，并签名或者盖章。

5. 摆药贴签核对结束后，应立即清场、清洁。

6. 按药品性质或病区进行分类，传递至相对应的调配操作间。

7. 摆药贴签核对注意事项

（1）标签不得覆盖药品名称、规格、批号和有效期等信息，以便核对。

（2）按先进先用、近期先用的原则摆发药品。

（3）高警示药品应设固定区域放置、并有明显警示标识；冷藏药品应放置于冷藏柜。

（4）从传递窗送入洁净区的药品和物品表面应保持清洁。

（5）按规定做好破损药品的登记、报损工作。

（四）加药混合调配

1. 调配操作前的准备工作

（1）在调配操作前30分钟，按操作规程启动调配操作间和超净工作台净化系统，并确认其处于正常工作状态。

（2）个人防护用品：洁净区专用鞋、洁净隔离服、一次性口罩与帽子、无粉灭菌乳胶（丁腈）手套、手消毒液等。

危害药品调配参照本节中的“危害药品调配技术操作规程”执行。

（3）药品、物品物料准备：按照操作规程洗手更衣，进入调配操作间，将摆放药品的推车放在超净工作台附近指定位置，并准备调配使用的一次性物品物料：注射器、75%乙醇、聚维酮碘、无纺布、利器盒、医疗废弃袋、砂轮、笔等。

（4）洁净工作台消毒。用蘸有75%乙醇的无纺布，从上到下、从内到外擦拭洁净工作台内部各个部位。

2. 混合调配操作

（1）调配操作前校对：操作人员应按输液标签，核对药品名称、规格、数量、有效期和药品外观完好性等，无误后进行加药混合调配。

（2）选用适宜的一次性注射器，检查并拆除外包装，旋转针头连接注射器并固定，确保针尖斜面与注射器刻度处于不同侧面。

（3）将药品放置于洁净工作台操作区域，用75%乙醇或聚维酮碘消毒基础输液袋/瓶加药处、药品安瓿瓶颈或西林瓶胶塞等。

1）调配注射液：应在洁净工作台侧壁打开安瓿，避免朝向人或高效过滤器方向，以防药液喷溅到人或高效过滤器上，用注射器抽取所需药液量，注入基础输液袋/瓶内轻轻摇匀。

2）调配粉针剂：用注射器抽取适量溶媒注入西林瓶内，轻轻摇动或置于振荡器上助溶，待完全溶解后，抽出所需药液量，注入基础输液袋/瓶内轻轻摇匀。

（4）危害药品加药混合调配：应执行此“静脉用药集中调配技术操作规程”及本节中的“危害药品调配技术操作规范”相关规定。

（5）肠外营养液加药混合调配：应执行此“静脉用药集中调配技术操作规程”及本节中“肠外营养液调配技术操作规程”相关规定。

3. 调配操作结束后

（1）应再次按输液标签核对药品名称、规格、有效期，以及注意事项的提示性注解或标识等，无误后在输液标签上签名或盖章。

（2）将调配好的成品输液以及空安瓿或西林瓶传送至成品输液核对区，进入成品输液核对包装程序。

危害药品成品输液应在调配操作间内完成核对程序。

（3）每日调配结束后，应立即全面清场，物品归回原存放处，清除废弃物，按清洁、消毒操作规程进行全面的清洁、消毒，并做好记录与交接班工作。

（4）按照更衣操作流程出调配操作间。

4. 注意事项

（1）每洁净工作台配备两人为一组进行加药混合调配，便于双人核对；不得进行交叉调配操作，即在同一操作台面上，同时进行两组或两组以上药品混合调配操作。

（2）严格执行无菌操作规程，按照规范要求洗手，无菌手套不能代替洗手过程。

（3）混合调配药品时，非整支 / 瓶用量，应在输液标签上有明确标注与实际用量，以便校对。

（4）肠外营养液、高警示药品和某些特殊药品混合调配非整支 / 瓶用药量计算等，应当实行现场双人核对与签名。

（5）操作台中物品摆放应规范、合理，避免跨越无菌区域。

1）水平层流洁净台大件物品放置相距不小于 15cm，小件物品相距不少于 5cm，距离台面边缘不少于 15cm，物品摆放不得阻挡洁净层流，距离层流洁净台后壁不少于 8cm。

2）生物安全柜内所有操作，应在离工作台外沿 20cm，内沿 8~10cm 并离台面 10~15cm 区域内进行，药品或物品不得阻挡生物安全柜散流孔，操作前将防护玻璃下拉至指定位置。

（6）调配操作以及清洁、消毒过程，应防止任何药液溅入高效过滤器，以免损坏器件或引起微生物滋生。

（7）每完成一组（批）混合调配操作后，应立即清场，用蘸有 75% 乙醇的无纺布擦拭台面，不得留有与下一批调配无关的药品、余液、用过的注射器和其他物品。

（8）混合调配抽吸药液时，抽液量不得超过注射器容量的四分之三，防止针筒脱栓。

（9）混合调配时使用的物品、药品有污染或疑似污染时，应当立即更换。

（10）混合调配过程中，输液出现异常或对药品配伍、操作程序有疑点时，应停止调配，报告当班药师，确认无误后方可重新调配并记录。

（五）成品输液核对与包装

1. 成品输液核对

（1）检查成品输液袋 / 瓶外观是否整洁，轻轻挤压，观察输液袋有无渗漏破损，尤其是加药及接缝处。

（2）检查成品输液外观有无变色、浑浊、沉淀、结晶或其他可见异物等；肠外营养液还应检查有无油滴析出、分层等。

（3）按输液标签内容，逐项核对药品与标签是否一致，再次检查药品配伍的合理性以及用药剂量的适宜性。

（4）检查抽取药液量准确性和西林瓶与安瓿药液残留量，核对非整支 / 瓶药品的用量与标签是否相符。

（5）检查输液标签完整性，信息是否完整、正确，各岗位操作人员签名是否齐全、规范，确认无误后，核对者签名或盖章。

（6）检查核对完成后，废弃物按规定分类进行处理。

2. 成品输液包装

（1）将合格的成品输液按病区、批次、药品类别进行分类包装。遮光药品应进行遮光处理，外包装上应当有醒目标识；危害药品不得与其他成品输液混合包装；肠外营养液应单独包装。

（2）核对各病区、批次和成品输液数量，确认无误后，将包装好的成品输液按病区放置于转运箱内，上锁或加封条，填写成品输液发送信息并签名。

（六）成品输液发放运送

1. 发放成品输液药学人员应与运送工勤人员交接运送任务，按规定时间准时送至各病房。

2. 成品输液送至各病房后，运送工勤人员与药疗护士当面交接成品输液，共同清点数目，双方签名、并记录。

3. 运送工勤人员返回后，将运送过程中发生的问题应及时向发药人员反馈信息并记录。

4. 运送工作结束后，清点转运工具，清洁、消毒成品输液转运箱、转运车。

5. 危害药品成品输液运送过程中须配备溢出处理包。

二、肠外营养液调配技术操作规程

为规范肠外营养液调配操作规程，保证肠外营养成品输液质量，保障患者合理用药，根据相关法规和本章第一节“静脉用药调配中心建设要求”，制定本操作规程。

（一）基本要求

基本操作应按照本节中“静脉用药集中调配技术操作规程”的有关规定执行。

（二）混合调配操作规程

1. 调配操作前准备工作

（1）按“静脉用药集中调配技术操作规程”规定，启动调配操作间和层流工作台净化系统，并确认其处于正常工作状态。

（2）个人防护用品：按照“静脉用药集中调配技术操作规程”准备。

（3）其他物品：一次性静脉营养输液袋、挂钩、网套等。

（4）按照操作规程洗手更衣，进入调配操作间，将摆放药品的药车推至超净工作台附近指定位置。

2. 混合调配操作　按“静脉用药集中调配技术操作规程”及以下规定操作。

（1）调配前校对：操作人员应按输液标签核对药品名称、规格、数量、有效期和药品包装完好性，检查一次性使用静脉营养输液袋完好性，确认无误后，进行加药混合调配。

（2）肠外营养液混合调配顺序。

1）加入药品前，关闭一次性静脉营养输液袋所有输液管夹。

2）将磷酸盐加入氨基酸或高浓度葡萄糖注射液中。

3）将其他电解质、微量元素加入葡萄糖注射液或氨基酸注射液中，注意钙离子和镁离子不能加入到同一稀释液中。

4）用脂溶性维生素溶解水溶性维生素后，加入脂肪乳剂中。如处方中不含脂肪乳，可将水溶性维生素加入5%葡萄糖注射液中。复合维生素，可加入5%葡萄糖注射液或脂肪乳注射液中。

5）加入药品顺序：先加入氨基酸注射液，再加入除脂肪乳注射液之外的其他液体，待上述注射液全部注入一次性静脉营养输液袋后，及时关闭相应两路输液管夹，防止进入过多空气，缓慢按压，充分混匀。检查一次性静脉营养输液袋内有无浑浊、异物、变色以及沉淀生成。加入液体时要不断按压一次性静脉营养输液袋。

6）最后注入脂肪乳，边加边轻轻振摇，待脂肪乳全部注入一次性静脉营养输液袋后，及时关闭相应输液管夹，防止进入过多空气。

7）拆除输液管，使一次性静脉营养输液袋口向上，将袋中多余空气排出后关闭截流夹，无菌帽套于输液管口上。

8）挤压一次性静脉营养输液袋，观察是否有液体渗出，如有渗出、沉淀、异物、变色等异常情况，应废弃并重新调配。

9）调配完成的肠外营养成品输液标签应注明总容量、成分、注意事项、建议输注时限和有效期等。

（3）调配中三腔袋所有操作，应按照药品说明书进行。

3. 混合调配操作注意事项

（1）混合调配肠外营养液，应在水平层流洁净台内操作。

（2）严格按照操作规程进行混合调配操作。

1）磷与钙、钙与镁不可加入到同一载体中，避免生成沉淀。

2）葡萄糖注射液不宜直接与脂肪乳剂混合，以免影响其稳定性。

3）电解质不能直接加于脂肪乳中，以免破坏乳滴稳定性，导致破乳。

4）多种微量元素注射液与甘油磷酸钠注射液，应分别加入两瓶氨基酸，避免局部浓度过高发生变色反应。

5）如需加胰岛素和肝素，则单独加在葡萄糖注射液或氨基酸注射液中。

（3）如果有非整支 / 瓶用量，应双人复核，并在输液标签上有明显标识，以便提示复核、校对。

4. 调配操作结束后

（1）按“静脉用药集中调配技术操作规程”要求操作。

（2）每组、每日混合调配操作完成后，应立即清场、清洁工作台台面，无遗留物。针头等放入利器盒，医疗废物置于黄色废物包装袋中。

（3）按照操作规程进行清洁、消毒工作。

（4）做好相关工作记录。

（三）注意事项

1. 肠外营养液调配应特别关注以下几点

（1）营养评估确认患者是否需要或适合使用肠外营养液。

（2）审核处方成分用量是否准确，推荐评估以下内容（成人用量）：

1）每日补液量控制，一般按以下原则计算：第一个 10kg，补 100ml/kg；第二个 10kg、补 50ml/kg；超过 20kg，补 20ml/kg；发热患者超过 37℃，每升高 1℃一般宜每日多补充 300ml。

2）糖脂比：（1~2）：1；热氮比：（100~200）：1。

3）不推荐常规加入胰岛素，必须加入时按照 10g 葡萄糖：1U 胰岛素加入。

4）电解质限度：一价阳离子（Na^+、K^+）不超过 150mmol/L；二价阳离子（Ca^{2+}、Mg^{2+}）不超过 10mmol/L。

5）丙氨酰谷氨酰胺应与至少 5 倍体积的载体混合。

2. 成品输液核对、包装与配送

（1）重点检查肠外营养质量，如有无变色、分层、破乳等。

（2）检查输液管夹、截流夹是否关闭、无菌帽是否已套上、输液袋是否有渗漏等。

（3）核对非整支 / 瓶用量药品标记是否完整清晰，计算是否正确。

（4）肠外营养液应用专用包装袋单独包装，与电解质等其他成品输液分开，以避免交叉污染。包装时一般每包 2~3 袋为宜，应轻拿轻放，避免重压。

3. 成品输液运送与交接

（1）用专用周转容器包装运送，避免重压及剧烈晃动，以防输液管夹与截流夹松动。

（2）与病房药疗护士交接时应注意输液管夹、截流夹是否处于关闭状态、液体是否有渗漏。

（3）如在使用时，有注意事项或其他特别交代事宜的，应在输液标签或用书面咨询书形式交代清楚。如有需要，应当面告知药疗护士。

4. 质量控制

（1）肠外营养成品输液应进行外观检查与目视检查。

（2）开展对肠外营养成品输液留样与质量检测工作。

三、危害药品调配技术操作规程

为规范危害药品调配操作规程，确保成品输液质量，保障患者合理用药，防止危害药品对调配操作人员职业暴露和对环境污染，依据相关法规制定本操作规程。

（一）基本要求

1. 基本操作应按照“静脉用药集中调配技术操作规程”“加药混合调配”项有关规定执行。

2. 危害药品混合调配应与抗菌药物隔开，设置独立单元的调配操作间。

3. 危害药品混合调配应选用Ⅱ级 A2 型生物安全柜。

4. 从事危害药品混合调配的工作人员，还应接受危害药品特点、负压调配技术与调配实践技能培训。

5. 从事危害药品混合调配的工作人员，根据各医院具体情况进行岗位轮换，怀孕和哺乳期应暂停危害药品混合调配岗位工作。

（二）混合调配操作规程

1. 调配操作前准备工作

（1）按“静脉用药集中调配技术操作规程”规定，启动调配操作间和层流工作台净化系统，并确认其处于正常工作状态。

（2）个人防护用品：除按“静脉用药集中调配技术操作规程”规定物品外，还应配备溢出包，用于危害药品溢出处理。

（3）更衣操作注意事项

1）按照操作规程洗手更衣，戴 N95 型口罩、一次性帽子和鞋套、穿连体洁净服，防止皮肤与头发暴露，并在洁净服外再穿一次性防护衣。

2）戴双层无粉无菌乳胶手套或者丁腈乳胶手套，内层手套应戴在防护衣袖口内，外层手套应戴在防护衣袖口外，确保手套和防护衣之间没有手腕皮肤暴露。

3）连续工作时每 30 分钟应更换手套。操作过程中，出现手套破损或一次性防护衣被污染时，应立即更换。

4）用过的一次性防护衣、鞋套、口罩、帽子、手套等物，按照医疗废物处理规定，在调配操作间内放入黄色医疗废物包装袋，并扎好带出处理。

2. 混合调配操作　按照“静脉用药集中调配技术操作规程”及以下规定操作。

（1）为防止危害药品污染台面，应在超净台台面中央铺一块医用吸附垫。

（2）调配前校对：调配人员应按输液标签核对药品名称、规格、数量、有效期和药品包装完好性，无误后进行加药混合调配。

（3）按照用药医嘱，对非整支 / 瓶用量，操作人员应按实际抽取用量进行计算。

（4）危害药品加药调配、计算结果与实际抽取药液量，应有双人核对确认并签名。

（5）混合调配操作，应严格执行负压无菌技术。

（6）用注射器抽取危害药品药液时，抽取药液量不宜超过注射器容量的四分之三，且药液中不得出现气泡，以免影响吸取药液量的准确性。

（7）调配完成后，注射器连同针头，丢弃利器盒中。不得将针头与注射器分离。

（8）调配完成后，检查空瓶残留量是否符合限度标准。

3. 调配操作结束后

（1）每组混合调配完成后，再次按照输液标签，核对药品名称、规格、用量、计算抽取药液量、使用注意等，准确无误后，操作人员和核对人员双签名或盖章，并再次清洁输液袋 / 瓶外表面和加药口，用专用密封袋单独包装密封，并注明“高警示药品”标识后传出调配操作间。

（2）清场、清洁、消毒同“静脉用药集中调配技术操作规程”要求。

（三）注意事项

1. 药品接收

（1）运送危害药品包装及小包装应使用专用周转容器，并有“高警示药品”标识。

（2）如有破损，按危害药品溢出应急预案处置。应妥善包装，再放置于专用周转容器中退还库房，做好记录。

2. 药品储存

（1）对于危害药品，静配中心应按 B 类高警示药品的管理要求进行管理和储存，并有统一的“高警示药品”标识。

（2）应在专区或专柜单独安全储存，应每日清点，发现账物不符，立即查找原因、汇报结果，并做好记录。

3. 审核用药医嘱

（1）应依照“静脉用药集中调配技术操作规程”“审核用药医嘱”有关规定执行。

（2）审核用药医嘱应特别关注以下几点：

1）审核选用药品与患者临床诊断是否相符，有无禁忌证。

2）应根据患者体表面积或肝肾功能计算药物剂量是否适宜。

3）对需要进行抗过敏预处理或水化、碱化治疗的，核查是否有相关预处理的用药医嘱。

4. 核对输液标签

（1）药师应综合考虑药物稳定性、滴速、相互作用、用药顺序等因素，合理安排用药医嘱调配批次。

（2）输液标签，应有“高警示药品”标识以及在临床使用时需要特别提示的注意事项。

5. 补充药品与核对

（1）摆药区补充危害药品时，操作人员应戴一次性手套，拆除外包装。脱包后，西林瓶或安瓿表面应用蘸有75%乙醇的无纺布擦拭，或风淋以除去危害药品残留物。核对人员校对后，按有效期近期先用的原则上架。

（2）用过的无纺布和手套等，应按医疗废物处理规定处置。

6. 成品输液发放与运送

（1）将包装好的成品输液，分病区、整齐放置于有“高警示药品”标识的专用周转容器内，按照《成品输液发送操作规程》运送，与病房药疗护士交接。

（2）易产生泡沫的危害药品成品输液，应放置于单独容器内或单独运送。

（3）运送过程中需配备危害药品溢出处理包。

四、应急预案管理与处置操作规程

（一）基本要求

1. 静配中心应建立应急预案，包括危害药品溢出，水、电、信息系统与洁净设备、洁净环境的意外事故或火灾等。

2. 静配中心应配备与处置各项应急意外事件相匹配的相关物品、工具设备。

3. 全体人员应按照各项应急预案进行培训和模拟演练，熟练掌握相关应急预案处置流程和处理措施，确保各项预案的可行性。

4. 对发生的意外事件应查明原因，吸取教训，制定改进措施，并做好记录。

（二）危害药品溢出应急预案

1. 危害药品溢出（含破碎）一般可分为注射用药液或粉末溢出。

2. 静配中心应配备溢出处理包，由专人负责、定期检查维护、便于随时取用。溢出处理包应备有纱布、吸水纸巾，一次性防护服、手套、口罩，专用垃圾袋，小铲子、镊子、剪刀，75%乙醇、含氯消毒液等。

3. 溢出处置操作

（1）评估药液或药品粉末溢出的污染程度和范围，包括人员、场地、设施设备。溢出严重的应张贴警示标识，限制他人接近泄漏区域。

（2）溢出物对人员污染

1）脱去被污染的防护服，置于危害药品垃圾桶内。

2）被污染的皮肤区域，应用肥皂和清水彻底冲洗，如有皮肤被划破，除冲洗外应控制出血，并及时接受治疗处理。

3）被污染的眼睛，应先用0.9%氯化钠溶液或清水冲洗，并及时接受治疗处理。

4）清理溢出物时，应防止皮肤划破。

5）事后应做好记录及上报工作。

（3）溢出物处理

1）依据溢出量，采用相应的物品吸附与控制溢出药液；粉末状危害药品应用湿布覆盖，用小铲收集，再用纱布轻轻擦拭。

2）用小铲或镊子将玻璃碎片收集后放入利器盒中。

（4）清洁消毒

1）根据被污染区域和溢出量情况，应先用水擦洗或冲洗，再用清洁剂擦拭、最后用含氯消毒溶液消毒。

2）如果是吸附性较强的危害药品，应选用适宜的溶剂再次擦拭消毒处理。

（5）被污染物的处理

1）反复使用的物品用清洁剂擦拭，再用水清洗并消毒。

2）处理溢出物的一次性耗材与物品，应放置于黄色医疗废物包装袋中，按有毒医疗废物处理，并标注警示标记。

（6）对危害药品溢出的药品名称、溢出量、处理过程、原因分析，溢出物对操作人员与环境的影响程度等，做好记录归档工作。

4. 生物安全柜内危害药品溢出处理

（1）在生物安全柜内发生的危害药品输液袋/瓶破裂，按溢出处置操作流程处理。

（2）应重视以下环节的处置：

1）认真擦拭、消毒生物安全柜内表面，特别是凹槽处。

2）如果高效过滤器被污染，应依据污染的程度，采用擦洗消毒或更换过滤器。

五、更衣操作规程

（一）进入非洁净控制区

1. 不得化妆，取下佩戴的手表、耳环、戒指、手镯等装饰品及手机。
2. 在普通更衣区更换专用工作鞋、工作服，并戴发帽。

（二）进入洁净区

1. 一次更衣室脱下专用工作鞋，换上洁净区用鞋，按七步洗手法洗手并烘干。
2. 二次更衣室戴一次性口罩与帽子、穿洁净隔离服，戴无粉灭菌乳胶手套。
3. 穿戴规范，无头发外露，皮肤应尽量少暴露。
4. 用手肘部推开门进入调配操作间，禁止用手开门。

（三）离开洁净区

1. 混合调配结束后，脱下一次性手套，弃于医疗废物包装袋内。
2. 在二次更衣室脱下洁净隔离服整齐放置，口罩、帽子弃于医疗废物包装袋内。

3. 在一次更衣室脱去洁净区用鞋，并放在指定位置。

(四)外来人员管理

1. 应建立非本中心人员接待与参观管理制度。非本静配中心人员未经中心负责人同意，不得进入；参观人员不得进入洁净区。

2. 进入非洁净控制区人员更衣，同本中心工作人员《更衣操作规程》。

六、清洁消毒操作规程

(一)非洁净控制区

1. 清洁

(1)清洁用品包括：拖布、清洁布、清洁盆、地巾、水桶、毛刷、吸尘器、清洁剂等。

(2)调配工作结束后，应立即整理物品，清除非洁净控制区内遗留物及废弃物，地面用吸尘器吸取表面粉尘，用适宜的清洁用品清除污迹，若有特别污染物，可用清洁剂擦拭、用水擦洗至无泡沫。

1)每日清洁：工作台、地面。

2)每周清洁：门、窗、墙面等。

3)每月清洁：天花板、公用设施。

2. 消毒

(1)消毒工具。清洁布、地巾、消毒剂等。

(2)推荐消毒剂。75% 乙醇、250mg/L 或 500mg/L 含氯消毒溶液。消毒溶液制备应采用清洁并对含氯消毒溶液不产生影响的容器，按规定浓度加入消毒剂和水混合均匀，消毒溶液应使用前配置。

(3)消毒前，应先进行清洁工作。用消毒溶液擦拭消毒，停留约 10~15 分钟后，再用水擦去消毒液。

1)每日消毒：工作台、地面。

2)每周消毒：门、窗、墙面等。

3)每月消毒：天花板、公用设施。

3. 辅助工作区如药品脱外包区、外送转运箱 / 转运车存放区、会议示教休息室与非洁净控制区紧密相连，应持续保持清洁卫生，并应 3 个月清洁消毒一次。

4. 摆药筐每日用 250mg/L 含氯消毒溶液浸泡 30 分钟，然后用水冲洗干净，自然晾干。危害药品摆药专用筐单独浸泡冲洗。

5. 外送转运箱、转运车每日用 250mg/L 含氯消毒溶液擦拭消毒，停留 10~15 分钟后，再用水擦去消毒液。

(二)洁净区

1. 清洁

(1)清洁用品：无纺布或其他不脱落纤维或颗粒物质的清洁用品、清洁不锈钢桶或塑料桶、清洁剂等。

(2)调配操作结束后，应立即清场，整理水平层流洁净台、生物安全柜，清除遗留物及废弃物。用适宜的清洁剂擦拭照明灯开关、工作台顶部，然后再从上到下清洁台面的两壁，最后清洁工作台面，用水擦洗至无泡沫。

1）每日清洁：工作台四周、座椅、所有的不锈钢设备，传递窗的顶部、两壁、台面，门框、门把手，废弃物桶，地面等。

2）每周清洁：门、窗、墙面等。

3）每月清洁：天花板、公用设施。

（3）清洁过程中，不得将清洁剂或水喷溅到高效空气过滤器上。

2. 消毒

（1）消毒工具：无纺布或丝绸、清洁不锈钢桶或塑料桶、地巾。

（2）推荐的消毒剂：75% 乙醇、500mg/L 含氯消毒溶液。消毒溶液制备同前。

（3）消毒前，应先进行整理、清洁，再用消毒溶液擦拭消毒，停留 10~15 分钟后，用水擦去消毒液。

1）每日消毒：

a. 用 75% 乙醇擦拭消毒水平层流洁净台、生物安全柜风机、照明灯开关的按键，工作台工作区顶部，然后从上到下清洁工作台的两壁，最后擦拭工作台面。

b. 选用适当的消毒溶液擦拭所有不锈钢设备、传递窗顶部、台面、两壁和门把手以及座椅、推车等等。

c. 用消毒溶液擦拭废弃物桶内外，按废弃物性质，套上相应颜色的包装袋。

d. 用消毒溶液擦地面，不得留有死角。

2）每周消毒：门、窗、墙面等。

3）每月消毒：天花板、公用设施。

（4）消毒过程中，应防止将消毒剂等液体喷溅到高效空气过滤器上。

（三）清洁工具的清洁、消毒

1. 手工清洁用品。用于擦桌面、墙面用清洁工具，应用清洁剂清洗干净。用 250mg/L 含氯消毒溶液或其他有效消毒剂浸泡 30 分钟，冲净消毒液，干燥备用。

2. 擦地面用清洁工具。清洗干净后，用 500mg/L 含氯消毒溶液浸泡 30 分钟，冲净消毒液，干燥备用。

3. 三个功能区以及洁净区内危害药品调配操作间清洁工具，应专区专用，清洗、消毒、分类存放。

（四）医疗废物处置

1. 危害药品废物，应在危害药品调配操作间内，成品输液进行双人核对后，一次性注射器连同废弃针头装入利器盒；废弃物须用黄色医疗废物包装袋包装扎紧，注明标识，按规定交由医院统一处理。

2. 普通药品废物，应在成品输液检查核对后，用黄色医疗废物包装袋包装扎紧，按规定交由医院统一处理。

第六节　静脉用药集中调配质量监测和验收

一、静脉用药调配中心洁净环境监测制度

在日常维护的基础上，每3个月通过取样对不同洁净级别区域进行空气监测、物体表面监测，以评估洁净区域环境质量状况。

（一）空气监测

空气监测是连续测定不同洁净级别区域空气中微生物和尘埃粒子数量，评估空气质量，以保证洁净的环境状况。

1. 空气中微生物监测

（1）空气中微生物监测主要采用沉降菌监测法。

（2）仪器与材料：培养基、培养皿、恒温培养箱、高压蒸汽灭菌器等。

（3）静态采样法：在操作全部结束、操作人员离开现场后，净化系统开启至少30分钟后开始采样。

（4）采样点和最少培养基平皿数：在满足最少采样点数目的同时，还应满足最少培养基平皿数，见表9-3、表9-4。

表9-3　最少采样点数目标准

面积 /m^2	洁净度级别 / 采样点数目		
	百级	万级	十万级
＜10	2~3	2	2
≥10~＜20	4	2	2
≥20~＜40	8	2	2
≥40~＜100	16	4	2
≥100~＜200	40	10	3

注：对于100级的单向流洁净室 / 区，包括100级洁净工作台，其面积指的是送风覆盖面积；对于10 000级以上的非单向流洁净室 / 区，其面积指的是房间面积；10 000级为二次更衣室。

表9-4　最少培养基平皿数

洁净度级别	最少培养皿数（φ90mm）
百级	3
万级	3
十万级	3

（5）采样点的位置：工作区离地面 0.8~1.5m 位置；两点采用左右摆放，三点采用左中右摆放。

（6）培养基平皿摆放：按采样点布置图逐个放置，从里到外打开培养基平皿盖，使培养基表面暴露在空气中，培养基平皿静态暴露时间为 30 分钟以上。

（7）采样次数：通常每个采样点采样一次。

（8）采样结果检测：全部采样结束后，微生物培养、菌落计数与致病菌鉴别等应送至本院检验科完成，并出具检测报告。

（9）检测结果判定：每个检测点的沉降菌平均菌落数，应低于评定标准中的界限，菌落数规定，见表 9-5。若超过评定标准，应重复进行两次采样检测，两次检测结果都合格时，才能评定为符合。

表 9-5　洁净区沉降菌菌落数规定（静态）

洁净度级别	沉降菌菌落数 / 皿　放置 0.5h
百级	≤ 1
万级	≤ 3
十万级	≤ 10

（10）记录归档：包括检测选用的培养基、培养条件、采样人员、采样时间和检测结果的判定等。

（11）注意事项

1）检测用具应进行灭菌处理，以保证检测结果的准确性。

2）采样前应仔细检查每个培养基平皿的质量，如发现变质、破损或污染的，应当剔除。

3）采样全过程应采取无菌操作，防止人为因素对培养基或培养基平皿的污染。

4）应在关键设备或者关键工作活动范围处增加采样点。

5）布置采样点时，应尽量避开尘粒较集中的回风口。

6）采样时，测试人员应站在采样口的下风侧，并尽量减少走动。

7）对单向流洁净台 / 室，培养基平皿采样口朝向应正对气流方向；对非单向流洁净室 / 区，采样口应当向上。

8）为排除培养基平皿因质量问题造成假阳性结果，在洁净区采样时，应同时进行对照试验，每次每个区域，取 1 个对照培养基平皿，与采样培养基平皿同法操作，但不打开培养基平皿盖，然后与采样后的培养基平皿一起放入培养箱内培养，结果对照培养基平皿应无菌落生长。

2. 空气中尘埃粒子监测

（1）空气中尘埃粒子监测采用计数浓度法监测洁净区悬浮粒子，即通过测定洁净区内单位体积空气中含大于或等于某粒径的悬浮粒子数，以评定洁净区的洁净度。

（2）仪器：激光尘埃粒子计数器。

（3）采样点数目：对于任何小的洁净室或局部空气净化区域，采样点的数目不得少于2个，最少采样点数目，见表9-3。

（4）采样点位置：采样点一般在离地面0.8m高度的水平面上均匀布置；采样点多于5个时，也可以在离地面0.8~1.5m高度的区域内分层布置，但每层不少于5个点。

（5）采样次数：对于任何小的洁净室或局部空气净化区域，总采样次数不得少于5次，每个采样点采样次数可以多于一次，且不同采样点的采样次数可以不同。

（6）采样量：不同洁净级别区域，每次最小的空气悬浮粒子采样量，见表9-6。

表9-6　洁净区空气悬浮粒子最小采样量

洁净度级别 最小采样量 粒径/（L/次）	百级	万级	十万级
≥0.5μm	5.66	2.83	2.83
≥5μm	8.5	8.5	8.5

（7）采样时间：应在操作全部结束，操作人员离开现场，开启净化系统至少30分钟后，开始采样。

（8）操作程序：使用测试仪器时，应严格按照说明书操作，并记录结果。

（9）结果评定

1）判定洁净级别时，悬浮粒子数要求，一是每个采样点的平均悬浮粒子浓度应当不大于规定的级别界限，即Ai≤级别界限；二是全部采样点的悬浮粒子浓度平均值的95%置信上限，应当不大于规定的级别界限，即UCL≤级别界限。

2）洁净区悬浮粒子数要求，见表9-7。

表9-7　洁净区悬浮粒子数要求

洁净度级别	悬浮粒子最大允许数/（个/m^3）	
	≥0.5μm	≥5μm
百级	3 500	0
万级	350 000	2 000
十万级	3 500 000	20 000

（10）记录归档：包括测试条件、方法、状态以及测试人员、测试时间和测试结果判定等。

（11）注意事项

1）在确认洁净室送风和压差达到要求后，方可进行采样。

2）对于单向流洁净室，粒子计数器采样管口应正对气流方向；对于非单向流洁净室，粒子计数器采样管口宜向上。

3）布置采样点时，应避开回风口。

4）采样时，测试人员应在采样口的下风侧，并尽量减少活动。

5）采样完毕后，应对粒子计数器进行清洁。

6）仪器开机、预热至稳定后，方可按测试仪器说明书的规定对仪器进行校正、检查采样流量和等动力采样头。

7）采样管口置于采样点采样时，在计数趋于稳定后，开始连续读数。

8）采样管应干净，防止渗漏。

9）应按照仪器的检定周期，定期对监测仪器进行检查校正，以保证测试数据的可靠性。

（二）物体表面监测

为控制污染风险，评估洁净区域物品洁净度质量状况，应每 3 个月对水平层流洁净台、生物安全柜等物体表面进行一次微生物检测。

1. 仪器与材料　培养基、培养皿、恒温培养箱、高压蒸汽灭菌器等。

2. 采样时间　一般采用静态检测，在当日工作结束，清洁消毒后进行。

3. 采样方法

（1）擦拭采样法：用于平整规则的物体表面，洁净工作台采样可用 5cm × 5cm 的标准灭菌规格模具板，放置于被检测物体表面，每一洁净工作台台面设置 2 个采样点。

（2）拭子采样法：用于不规则物体表面，如门把手等采用棉拭子直接涂擦采样，采样面积≥ $100cm^2$，设置 4 个采样点，用一支浸有无菌洗脱液的棉拭子，在规格板内横竖往返均匀涂擦各 5 次，并随之转棉拭子，剪去手接触部位后，将棉拭子投入 10ml 含无菌洗脱液试管内，立即送检验科检测判定；洗脱液一般用含 0.5% 硫代硫酸钠 +0.1% 吐温 80 的磷酸盐缓冲液。

（3）压印采样法：亦称接触碟法，用于平整规则的物体表面采样，如生物安全柜、水平层流洁净台、推车、墙面等表面以及地面、橡胶手套和洁净服表面等，采样时打开平皿盖，使培养基表面与采样面直接接触，并均匀按压接触平皿底板，确保其均匀充分接触，接触约 5 秒钟，再盖上平皿盖，立即送检验科检测判定。

4. 细菌培养　完成采样后的培养基平皿送本院检验科进行细菌培养，出具检测报告。

5. 结果判定　擦拭或拭子采样法细菌总数≤ $5cfu/cm^2$，未检出致病菌者为合格；压印采样法，即接触碟法，菌落数限定值，见表 9-8。

表 9-8　菌落数限定值（静态）

洁净度级别 / 菌落数	设施表面 /（cfu/ 碟）	地面 /（cfu/ 碟）	手套表面 /（cfu/ 碟）	洁净服表面 /（cfu/ 碟）
百级	≤ 3	≤ 3	≤ 3	≤ 5
万级	≤ 5	≤ 10	≤ 10	≤ 20

注：cfu 是菌落形成单位（colony forming units），指单位体积中的细菌群落总数。在活菌培养计数时，由单个菌体或聚集成团的多个菌体在固体培养基上生成繁殖所形成的菌落。

6. 记录归档 包括检测条件、检测方法、测试人员、测试时间和检测报告等。

7. 注意事项

（1）采集样本应当有足够的数量，且具有代表性。如洁净区可选择操作台、门把手等具有代表性的采样点。

（2）采样时，棉拭子应处于湿润饱和状态，多余的采样液可在采样管壁上挤压去除，禁止使用干棉拭子采样。

（3）压印采样法采样后，应立即用 75% 乙醇擦拭被采样表面，以除去残留琼脂。

（4）检测结果超过警戒限定值时，应分析原因，并进行微生物鉴定，调整清洁消毒方法，重新进行清洁消毒，然后再次进行取样检测。

二、静脉用药调配中心手监测制度

手监测主要是手卫生监测和手套指尖监测。

1. 方法 同物体表面监测。

2. 结果判定 检测细菌菌落总数≤ $10cfu/cm^2$ 则为合格。

3. 注意事项

（1）取样前，禁止接触 75% 乙醇等消毒剂，否则会造成假阴性结果。

（2）压印采样法：调配人员需以双手或手套 10 个指尖都接触琼脂接触碟，并在琼脂上留下轻微印痕，取样结束后，应当清洁双手或废弃手套。

（3）检测结果超出限定值，则应分析不合格原因，检查双手消毒、穿衣程序、手套和表面消毒等是否规范、正确。

三、静脉用药调配中心设施、仪器设备检测与维护制度

加强日常管理工作，执行落实设施、仪器设备维护保养制度，做好日常维护保养工作。

（一）洁净区仪器设备检测与维护

1. 检测仪器应每年进行一次校正。

2. 洁净区应每日至少进行一次整体的常规性巡视检查，以确认各种仪器设备与设施处于正常工作状态。

3. 水平层流洁净台和生物安全柜应每年进行一次各项参数的检测，并根据检测结果进行维护和调整。

4. 应定期检查水平层流洁净台预过滤器的无纺布滤材，并进行清洁消毒或更换。

5. 洁净工作台高效空气过滤器应定期检测。生物安全柜下降风速偏离正常值范围或菌落数监测指标结果不达标时，应及时更换，并请具有此专业资质的企业协助完成，更换后再次进行检测，合格后方可使用。

（二）空气处理机组检测与维护

1. 空气处理机组、新风机组应依据周围环境和当地空气质量状况制定定期检查制度。

2. 新风机组风口滤网一般每月清洁 1~3 次。

3. 初效过滤器一般 2~4 个月检查一次，4~8 个月更换一次，如发现污染和堵塞应及时

更换。

4. 中效过滤器一般4~8个月检查一次，10~15个月更换一次，如发现污染和堵塞应及时更换。

5. 末端高效过滤器一般每年检查一次，使用2~3年以上时宜更换。

6. 定期检查回风口过滤网，每日擦拭回风口，每周清洁一次，每年更换一次，如遇特殊污染，应及时检查更换，并用消毒剂擦拭回风口内表面。

四、静脉用药调配中心工作记录与追溯制度

严格执行落实文档管理制度，做好文档管理与各项工作记录。对全体工作人员进行相关技术规范、规章制度、文档管理与工作记录等知识培训，明确各岗位职责和任务，确保每道工序与成品输液质量的可追溯性。

（一）工作记录的设置要求

1. 工作记录封面应有记录文件名称、编号、科室名称、日期，同类工作记录封面应相同。

2. 与本规范有关的各项工作、操作流程各个环节都应有相关记录，可以电子信息记录或相关表格记录，以保证质量控制和工作量，并确保可追溯性。

3. 应备有外部相关科室和患者意见的信息记录。

（二）工作记录填写要求

1. 工作记录书写应及时、完整、准确。数值有效位数的保留应当与标准相符，不得提前填写、事后补记或臆造。

2. 不得撕毁或涂改工作记录。如发生书写错误，应在错误处划一横线，更正后签名，注明更改日期，并确保错误部分清晰可辨。

3. 工作记录表内容应书写齐全，不得留有空格。无填写内容时，在空格中写“无”，书写内容与前一项相同时，不得用省略符号或“同上”表示，书写名称和时间应规范，不得简写。

4. 对发生操作失误、数据偏差或其他异常情况的，应在“备注”或“异常情况”栏内说明真实情况。

（三）工作记录的检查与整理归档

1. 静配中心质量检查员应每天监督检查工作记录书写情况，对记录中存在异常、错误，应及时指出并督促更正。

2. 工作记录审核完成后，由专人整理登记并妥善保管。如需要查阅时，应经静配中心负责人同意。

3. 工作记录应按周、月、季、年集中连续性分类整理归档，以确保查询追溯。

4. 对采用电子信息保存的工作记录，应采用硬盘或其他存储方法进行备份，并应设置有电子信息归档后，不得再进行修改的安全保障功能，以确保工作记录的安全性。

5. 用药医嘱单保存，应按照《处方管理办法》第五十条规定执行，应有专人负责保存、销毁或删除，并有专人监督销毁，书写销毁、删除记录。

6. 静配中心负责人应定期召开质量评估会，记录、总结、优化或改进不足，建立持续质量改进措施。

五、静脉用药调配中心质量验收

（一）总则

1. 依据《静脉用药集中调配质量管理规范》和表9-9的相关内容，开展医疗机构静脉用药调配中心质量验收。

2. 医疗机构静脉用药调配中心质量验收必须经过预审，必须认真审核相关资料、人员配置、规章制度等，必须坚持现场验收，验收专家水平应达到相应要求。

3. 由县级和设区的市级卫生行政部门核发“医疗机构执业许可证”的医疗机构，设置静脉中心应当通过设区的市级卫生行政部门审核、验收、批准，报省级卫生行政部门备案；由省级卫生行政部门核发“医疗机构执业许可证”的医疗机构，设置静脉中心应当通过省级卫生行政部门审核、验收、批准。

4. 静脉中心必须经过卫生行政部门验收才能正式投入运行。

5. 静脉中心验收之前，需要经过一年的试运行。详见静脉用药调配中心验收标准。

（二）验收标准

1. 依据《医疗机构药事管理暂行规定》《处方管理办法》《静脉用药集中调配质量管理规范》和《静脉用药集中调配操作规程》制定验收标准。

2. 本标准共设检查项目73个。其中设否决条款6条（条款号前加“▲”），任何一款不合格即全项否决；一般条款67条，满分为1 000分。

3. 静脉用药调配中心（室）验收采取查阅文件资料、会议与工作记录；现场考核药学技术人员及相关人员；查看工作环境、工作程序以及现场考察；听取临床科室有关人员意见等方式进行。

4. 验收终评时，否决条款应全部合格；一般条款总分为1 000分，终评得分率不低于80%为合格，即不得低于800分。

（三）验收项目与内容

验收项目与内容详见“医疗机构静脉用药调配中心（室）验收评价表（试行）”（表9-9）、“静脉用药调配中心（室）验收申请表”（表9-10）、“静脉用药调配中心（室）自查表”（表9-11）。

表9-9　医疗机构静脉用药调配中心（室）验收评价表（试行）

项目		验收内容	检查方法	分值	评分细则
1. 人员基本要求（65分）	1.1	静脉用药调配中心（室）负责人，应当具有药学专业本科以上学历，本专业中级以上专业技术职务任职资格，有较丰富的实际工作经验，责任心强，有一定管理能力	检查相关资质证书	15	查学历证书、职称证书等资料，不符合条件一项扣5分

续表

项目		验收内容	检查方法	分值	评分细则
	1.2	负责静脉用药医嘱或处方适宜性审核的，应当具有药学专业本科以上学历、五年以上临床用药或调剂工作经验、药师以上专业技术职务任职资格	检查相关资质证书，现场询问	15	查学历证书、职称证书，一人不符合条件，扣5分
	1.3	负责摆药、加药混合调配、成品输液核对的人员，应当具有药士以上专业技术职务任职资格。护理人员可以参与加药调配操作程序	检查相关资质证书，现场询问	10	查学历证书、职称证书，一人不符合条件，扣2分
	1.4	从事静脉用药集中调配工作的药学专业技术人员和护理人员，应当接受岗位专业知识培训并经考核合格，定期接受药学专业继续教育	检查记录	15	查岗前培训及继续教育计划、内容，考核内容、成绩，签到记录，缺一项扣2分
	1.5	与静脉用药调配工作相关的人员，每年至少进行一次健康检查，建立健康档案。对患有传染病或者其他可能污染药品的疾病，或患有精神病等其他不宜从事药品调剂工作的，应当调离工作岗位。健康档案保留三年	检查健康档案	10	查岗前健康检查和每年健康检查记录，缺一人次扣2分；检查项目不全扣5分；不符合健康要求有一人扣2分，健康档案保留时间少一年扣2分
2. 房屋、设施和布局基本要求（200分）	2.1	静脉用药调配中心（室）总体区域设计布局、功能室的设置和面积应当与工作量相适应，并能保证洁净区、辅助工作区和生活区的划分，不同区域之间的人流和物流出入走向合理，不同洁净级别区域间应当有防止交叉污染的相应设施	现场检查	30	无区域划分扣10分，布局不合理扣5分，不同洁净级别区域间没有防止交叉污染设施扣5分，人流与物流走向不合理扣5分，面积与工作量不相适应扣2分
	2.2	静脉用药调配中心（室）应当设于人员流动少的安静区域，且便于与医护人员沟通和成品的运送	现场检查	10	查看整体布局图，实地查看区域设置情况。区域布局不合理扣6分，不便于运送和沟通扣4分

续表

项目		验收内容	检查方法	分值	评分细则
	2.3 ▲	设置地点应远离各种污染源，禁止设置于地下室或半地下室，周围的环境、路面、植被等不会对静脉用药调配过程造成污染	现场检查	一票否决	于2010年4月20日前，已设置于地下或半地下室的调配中心，各项指标必须达到“规范”规定的要求，并严格管理，有加强监测记录 于2010年4月20日后设置的，一票否决
	2.4	洁净区采风口应当设置在周围30m内环境清洁、无污染地区，离地面高度不低于3m	现场检查	20	离采风口30m内有污染场地扣10分，离地面高度小于3m扣10分
	2.5	静脉用药调配中心（室）的洁净区、辅助工作区应当有适宜的空间摆放相应的设施与设备；洁净区应当含一次更衣、二次更衣、洗衣洁具间及调配操作间；辅助工作区应当含有与之相适应的药品与物料贮存、审方打印、摆药准备、成品核查、包装和普通更衣等功能室	现场检查	40	缺少一个功能区扣5分
	2.6	静脉用药调配中心（室）内应当有足够的照明度，洁净区内的照明度应大于300lx	现场检查	10	小于300lx不得分
	2.7	调配中心（室）洁净区的墙面和地面应平整光滑，接口严密，无脱落物和裂缝，能耐受清洗和消毒，墙与地面的交界处应成弧形，接口严密	现场检查	10	一项不符合扣2分
	2.8	洁净区内的窗户、技术夹层、进入室内的管道、风口、灯具与墙壁或顶棚的连接部位均应密封，以减少积尘、避免污染和便于清洁	现场检查	10	一项不符合扣2分
	2.9	静脉用药调配中心（室）洁净区应当设有温度、湿度、气压等	现场检查 相关记录	30	查洁净区温度、湿度、气压等监测设备和通风换气设施缺一项不得

续表

项目		验收内容	检查方法	分值	评分细则
		监测设备和通风换气设施，保持静脉用药调配室温度15~26℃，相对湿度40%~70%。保持一定量新风的送入			分，无一定量新风的送入不得分，无记录不得分；记录不全扣2分
	2.10▲	静脉用药调配中心（室）洁净区的洁净标准应当符合国家相关规定，经法定检测部门检测合格后方可投入使用。各功能室的洁净级别要求（具体要求见《静脉用药操作规程》） 1）一次更衣室、洗衣洁具间为十万级 2）二次更衣室、加药混合调配操作间为万级 3）层流操作台为百级	检查相关文件记录	一票否决	查看当地法定部门出具的检测合格证
	2.11▲	其他功能室应当作为控制区域加强管理，禁止非本室人员进出。洁净区应当持续送入新风，并维持正压差；抗生素类、危害药品静脉用药调配的洁净区和二次更衣室之间应当呈5~10Pa负压差	现场检查	一票否决	对照仪表记录现场查看。洁净室（区）与室外大气的静压差应>10Pa，空气洁净级别不同的相邻房间之间的静压差应>5Pa，普通加药混合调配操作间与二次更衣室之间的静压差应>5Pa，抗生素类、危害药品静脉用药调配的洁净区与二次更衣室之间应当呈5~10Pa负压差
	2.12▲	静脉用药调配中心（室）应当将抗生素类药物与危害药物和肠外营养液药物与普通静脉用药的加药调配分开。需分别建立两套独立的送、排（回）风系统	现场检查	一票否决	对照图纸现场查看
	2.13	药品、物料贮存库及周围的环境和设施应当能确保各类药品质量与安全储存，应当分设冷藏、阴凉和常温区域，库房相对湿度40%~70%	现场检查	10	无冷藏设备不得分，无温度、湿度记录不得分，记录不完整扣2分，温湿度不达标扣2分

续表

项目		验收内容	检查方法	分值	评分细则
	2.14	二级药库应当干净、整齐，门与通道的宽度应当便于搬运药品和符合防火安全要求。有保证药品领入、验收、贮存、保养、拆外包装等作业相适宜的房屋空间和设备、设施	现场检查	10	不符合药品库房管理要求缺一项扣2分；房屋拥挤扣2分，无相应设施设备扣2分
	2.15	静脉用药调配中心（室）内安装的水池位置应当适宜，不得对静脉用药调配造成污染，洁净区不设地漏	现场检查	10	洁净区内有地漏不得分，水池位置对洁净区造成污染不得分，二更安装水池扣5分，加药区（洁净区）安装水池不得分
	2.16	室内应当设置有防止尘埃和鼠、昆虫等进入的设施并达到相应效果	现场检查	10	工作区与外界无缓冲区扣3分；无灭虫灯扣2分，有蚊蝇、蟑螂或鼠迹不得分
	2.17 ▲	在静脉用药调配中心（室）内不得设置淋浴房及卫生间	现场检查	一票否决	淋浴室及卫生间远离净化控制区
3. 仪器和设备基本要求（70分）	3.1	静脉用药调配中心（室）应当有相应的仪器和设备，保证静脉用药调配操作、成品质量和供应服务管理。仪器和设备须经国家法定部门认证合格	现场检查	10	查看法定部门出具的洁净台合格证及温湿度计和压力表校验合格证或相关证明，缺一项扣2分
	3.2	静脉用药调配中心（室）仪器和设备的选型与安装，应当符合易于清洁、消毒和便于操作、维修和保养	现场检查	10	对照仪器设备，现场查看清洁消毒和维修保养记录，无记录不得分，一项不符合扣2分
	3.3	衡量器具准确，定期进行校正，并保留校正记录	现场检查	10	未定期进行校正的（至少一年一次），不得分，无记录扣5分（无衡量器具者此项不列入总分计算）
	3.4	所有仪器设备应有相关使用管理制度与标准操作规程，应有专人管理，定期维护保养，做好使用、保养记录，建立仪器设备档案	检查相关文件及记录	10	查看洁净台、冰箱、电脑、打印机、洗衣机、振荡器等使用管理制度、标准操作规程和维修保养记录，缺一项扣2分
	3.5 ▲	静脉用药调配中心（室）应当配置百级生物安全柜，供抗生	现场检查	一票否决	对照相关图纸资料现场查看，不符合全项否决。生物安全柜不低

续表

项目		验收内容	检查方法	分值	评分细则
		素类和危害药品静脉用药调配使用；设置营养药品调配间，配备百级水平层流洁净台，供肠外营养液和普通输液静脉用药调配使用			于国家建筑工业行业标准（JG170-2005）Ⅱ级A2型要求，不符合本项否决
	3.6	与药品内包装直接接触的物体表面应光洁、平整、耐腐蚀、易清洗或消毒，不与药品包装发生任何反应，不对药品和容器造成污染	现场检查	20	查看摆放药品的容器（周转箱、塑料盒、塑料袋等），不符合要求有一项扣1分
	3.7	设备、仪器、衡器、量具的使用者应进行使用前培训，并有记录	检查培训记录	10	查岗前培训记录，缺一次扣2分
4. 药品、耗材和物料基本要求（80分）	4.1	静脉用药调配所用药品、医用耗材和物料应当按规定由医疗机构药学及有关部门统一采购，应当符合有关规定	现场检查记录	10	查药品、注射器和针头、标签、手套、口罩、帽子等领用记录，无记录不得分
	4.2	药品、医用耗材和物料的储存应当有适宜的二级库，按其性质与储存条件要求分类定位存放，不得堆放在过道或洁净区内	现场检查	10	药品与耗材未分类定位存放扣2分，无拆包装区扣2分，堆放在过道或洁净区不得分
	4.3	药品的贮存与养护应当严格按照《静脉用药集中调配操作规程》等有关规定实施。静脉用药调配所用的注射剂应符合《中华人民共和国药典》静脉注射剂质量要求	现场检查	30	①药品储存应按药品性质分类集中存放；对高警示药品应设置显著的警示标志；并应当做好药库温湿度的监测与记录；②具备药品与物料储存要求的温湿度条件：常温区域10~30℃，阴凉区域不高于20℃，冷藏区域2~8℃，库房相对湿度40%~65%；③药品堆码与散热、供暖设施、距离墙壁间距、距离房顶及地面间距符合要求；④规范药品堆垛，遵守药品外包装图示标志要求存放；⑤每种药品应当按批号及有效期远近依次或分开堆码并有明显标志，遵

续表

项目		验收内容	检查方法	分值	评分细则
					循“先产先用”“先进先用”“近期先用”和按批号发药使用的原则；⑥对不合格药品有确认、报损、销毁等规范的制度和记录。一项不符合规范要求扣2分
	4.4	静脉用药调配所使用的注射器等器具，应当采用符合国家标准的一次性使用产品	现场检查	10	查注射器和针头生产企业和供应商的资质，一项不符合不得分
	4.5	建立药品和医用耗材的效期管理制度，效期前使用不完的应及时退库，超过效期的药品和医用耗材不得使用，应退回药库销毁并记录	检查相关记录	10	无制度扣2分，使用超效期药品或耗材不得分
	4.6	一次性耗材用后应按有关规定进行毁型处理	现场检查	10	查看一次性耗材回收袋（垃圾袋），未分类处置扣5分，未做毁型处理不得分
5. 规章制度基本要求（60分）	5.1	静脉用药调配中心（室）应当建立健全各项管理制度、人员岗位职责和标准操作规程	检查相关文件	30	①工作制度：负责人及相关人员工作制度、审方发药贴签核对工作制度、混合调配工作制度、清场工作制度、清洁消毒工作制度、仪器设备维修保养工作制度、成品输液核对工作制度、成品输液包装运输工作制度、废弃物处置工作制度、二级库药品管理制度、文件保管工作制度、安全保卫制度、人员培训考核管理制度；②岗位职责：负责人及相关人员岗位职责、审方发药贴签核对岗位职责、混合调配岗位职责、清场岗位职责、清洁消毒岗位职责、成品输液核对运输岗位职责、成品输液包装运输岗位职责、废弃物处置岗位职责、仪器设备养护岗位职责、二级库药品管理岗位职责、文件保管岗位职责、安全保卫岗位职责；③操作规程：审方发药贴签

续表

项目		验收内容	检查方法	分值	评分细则
					核对操作规程、混合调配操作规程、清场操作规程、清洁消毒操作规程、成品输液核对操作规程、成品输液包装运输操作规程、废弃物处置操作规程、仪器设备养护操作规程、二级库药品管理操作规程、文件保管操作规程、安全保卫操作规程。缺一项扣 10 分
	5.2	静脉用药调配中心（室）应当建立相关文书保管制度：自检、抽检及监督检查管理记录；处方医师与静脉用药集中调配相关药学专业技术人员签名记录文件；调配、质量管理的相关制度与记录文件	检查相关记录	10	缺一项扣 2 分
	5.3	建立药品、医用耗材和物料的领取与验收、储存与养护、按用药医嘱摆发药品和药品报损等管理制度，定期检查落实情况	检查相关文件记录	10	缺一项扣 2 分
	5.4	药品应当每月进行盘点和质量检查，保证账物相符，质量完好	检查相关记录	10	未定期盘点不得分，无常规质量检查扣 5 分，账物相符率未达 100% 扣 5 分
6. 卫生与消毒基本要求（130 分）	6.1	静脉用药调配中心（室）应当制定卫生管理制度、清洁消毒程序	检查相关文件记录	10	缺一项扣 2 分
	6.2	各功能室内存放的物品应当与其工作性质相符合	现场检查	10	物品摆放不整齐扣 2 分，存放无关物品有一件扣 2 分
	6.3	洁净区应当每天清洁消毒，其清洁卫生工具不得与其他功能室混用	现场检查	15	未做到每天清洁不得分，无每天清场消毒记录扣 5 分，洁净区与非洁净区卫生工具混用扣 5 分
	6.4	清洁工具的洗涤方法和存放地点应当有明确的规定	现场检查	10	无洗涤管理规定扣 2 分，存放地点无明确标识扣 2 分
	6.5	选用的消毒剂应当定期轮换，不会对设备、药品、成品输液和环境产生污染	检查相关记录	10	查看消毒记录，未定期更换消毒剂扣 2 分

续表

项目		验收内容	检查方法	分值	评分细则
	6.6	每月应当定时检测洁净区空气中的菌落数，并有记录	检查相关记录	20	查正常运行以来每月定时检测洁净区空气中的菌落数检测报告（沉降菌检测），缺1个月扣2分
	6.7	进入洁净区域的人员数应当严格控制	现场检查相关制度	15	无洁净区人员进出管理制度不得分，非工作人员进入洁净区有一人扣7.5分
	6.8	洁净区应当定期检查、更换空气过滤器。进行有可能影响空气洁净度的各项维修后，应当经检测验证达到符合洁净级别标准后方可再次投入使用	检查相关记录	40	①查法定部门出具的洁净区空气质量检测合格证，未检测或不合格不得分（每年一次）；②无高效过滤器定期更换记录扣5分；③无中效、初效过滤器定期清洗记录扣5分；④维修后有可能影响洁净度，未经检测合格即投入使用的不得分
7. 电子信息系统（60分）	7.1	实现用药医嘱的分组录入、药师审核、标签打印以及药品管理等，各道工序操作人员应当有身份标识和识别手段，操作人员对本人身份标识的使用负责	现场检查	10	无每道工序操作人员身份标识和识别手段扣2分
	7.2	药学人员采用身份标识登录电子处方系统完成各项记录等操作并予确认后，系统应当显示药学人员签名	现场检查	10	以身份标识登录，并操作确认后不能显示药师身份扣2分
	7.3	电子处方或用药医嘱信息系统应当建立信息安全保密制度，医师用药医嘱及调剂操作流程完成并确认后即为归档，归档后不得修改	现场检查	10	无信息安全保密制度扣5分，用药医嘱发药确认归档后又进行修改扣5分
	7.4	静脉用药调配中心（室）应当逐步建立与完善药学专业技术电子信息支持系统	现场检查	20	未建立与完善药学专业技术电子信息支持系统扣10分
	7.5	医疗机构药事管理组织与质量控制组织负责指导、监督和检查《静脉用药集中调配质量管理规范》、操作规程与相关管理制度的落实	检查相关制度和落实记录	10	查看医疗机构药事管理组织与质量控制组织指导、监督和检查《静脉用药集中调配质量管理规范》、操作规程与相关管理制度的落实情况记录，无记录不得分

续表

项目		验收内容	检查方法	分值	评分细则
8. 静脉用药集中调配的全过程规范化质量管理（335分）	8.1	静脉用药调配中心（室）由医疗机构药学部门统一管理		20	未列入药学部门管理不得分
	8.2	医师应当按照《处方管理办法》有关规定开具静脉用药处方或医嘱；药师应当按《处方管理办法》有关规定和《静脉用药集中调配操作规程》，审核用药医嘱所列静脉用药混合配伍的合理性、相溶性和稳定性，对不合理用药应当与医师沟通，提出调整建议。对于用药错误或不能保证成品输液质量的处方或用药医嘱，药师有权拒绝调配，并做记录与签名	现场检查相关记录	20	现场查看药师审方过程，对于不合理用药及配伍的医嘱与医师不沟通、无记录的，发现一例扣5分
	8.3	摆药、混合调配和成品输液应当实行核对制	现场检查	10	查看输液标签上发药、加药、成品核对签字或条形码扫描，未实行核对不得分
	8.4	静脉用药调配每道工序完成后，操作人员应当按操作规程的规定，填写各项记录，内容真实、数据完整、字迹清晰	现场检查各项记录	10	检查审方记录、贴签记录、排药记录、复核记录、成品核对记录，缺一项扣2分
	8.5	各道工序与记录应当有完整的备份输液标签，并应当保证与原始输液标签信息相一致，备份文件应当保存一年备查或符合《电子病历基本规范（试行）》规定	现场检查	10	系统备份输液标签的信息与原始输液标签信息不一致扣2分，备份文件保存不足1年扣2分
	8.6	医师用药医嘱经药师适宜性审核后生成输液标签，标签应当符合《处方管理办法》规定的基本内容，并有各岗位人员签名（章）的相应位置或符合《电子病历基本规范（试行）》规定。书写或打印的标签字迹应当清晰，数据正确完整	现场检查	30	药师未进行医嘱适宜性审核扣5分，标签的基本内容（床位号、患者姓名、药品名称、用法、用量、包装）缺一项扣2分。书写或打印的标签字迹不清晰、数据不完整扣2分

续表

项目		验收内容	检查方法	分值	评分细则
	8.7	药师在静脉用药集中调配工作中，对在临床使用时有特殊注意事项，药师应当向护士作书面说明	检查相关记录	20	查输液标签或书面说明书上无皮试、滴速（特殊高警示药品）、避光等特殊注意事项的标注，缺一项扣2分
	8.8	静脉用药集中调配全过程应当严格执行标准操作规程，每完成一组输液的调配，应及时清场，不得交叉加药调配或者多张处方同时调配，发现任何异常，应立即停止，待查明原因后，继续工作	现场检查	30	现场查看加药调配全过程，每完成一组输液的调配，未及时清场扣10分，交叉加药调配扣10分，非同一药品多张处方同时调配扣10分
	8.9	加药调配好的成品输液由药师检查质量合格并签字后方可放行	现场检查	20	现场查看药师核对成品输液质量全过程，无检查不得分，无签名扣2分
	8.10	成品输液应有外包装，危害药品和高警示药品应有醒目标记	现场检查	20	成品输液无外包装扣2分，危害药品和高警示药品无醒目标记扣2分，危害药品与普通药品混包装扣2分
	8.11	有专用封闭车或箱，有专人运送到护士工作站，由病区主班护士查验并签收	现场检查记录	10	现场检查成品输液运送情况，无专人无密封（车/箱）运送扣5分，病区主班护士无查验无签收记录扣5分
	8.12	在静脉用药调配中心（室）内发生调配错误的输液，应当重新调配，因各种原因从病区退回未使用的成品输液，一般应销毁，不得再使用，并有记录	检查记录	10	查看病区退回的成品输液销毁记录，无记录不得分
	8.13	静脉用药调配中心（室）各级工作人员完成各项工作后，应及时填写各项记录并签名，需更改调整时，修改人应在修改处签字，各种副联记录至少保存一年备查	现场检查记录	10	查各项记录，缺一项记录扣3分，记录不完全扣2分，修改后未经签字一次扣1分，记录保存小于一年扣2分
	8.14	每天加药调配完成后，应及时清场并填写清场记录。每天调配前应确认无前次遗留物	现场检查记录	10	现场查看清场全过程，留有前次遗留物不得分，查看每天清场记录，无记录不得分，缺一天扣1分

续表

项目		验收内容	检查方法	分值	评分细则
	8.15	洁净区内至少每月检查一次、确认各种设备和工作条件是否处于正常工作状态，并有记录；每年至少检测一次净化设施风速、检查一次空气中的尘埃粒子数；每月检查沉降菌落数，并有记录	检查相关记录	35	查看相关记录，缺一次检查扣5分，在检查中不达标，且无整改措施的扣10分
	8.16	制定有成品输液质量检查标准，按规定进行质量检查，并有记录	检查相关制度	10	查看质量检查标准及检查记录，无标准或无记录不得分
	8.17	无论在静脉用药调配中心（室）内还是在病区，如果发现成品输液出现沉淀、混浊、变色、分层、有异物的情况，均不得使用；成品输液有破损、泄漏、无标签或标签不清晰的不得使用，应退回静脉用药调配中心（室），查明原因，按规定进行处置，并有记录	检查相关记录	10	查看记录，无记录不得分，将不合格成品输液送至病区有一例扣2分，对当事人无处置扣2分
	8.18	静脉用药调配中心（室）加药调配所使用的注射器及针头等器具应一次性使用的，临用前应检查包装，有破损或超过有效期的不得使用	现场检查	10	使用非一次性注射器和针头扣5分，临用前不检查包装扣4分，使用包装破损和超有效期的注射器和针头不得分
	8.19	静脉用药调配中心（室）调配的成品输液在临床使用过程中如出现输液反应、药物不良反应，应查明原因及时采取相应处置措施，做好记录	检查相关记录	10	查看记录，无记录不得分，未及时报告输液反应及ADR扣2分，未及时协调处置扣2分
	8.20	应建立应急预案管理制度，以预防可能出现的危机情况	检查相关制度	20	无停电应急预案、细胞毒药物破损和溢出应急预案、信息系统故障应急预案、空调净化系统故障应急预案、发生火灾应急预案，缺一项扣4分
	8.21	静脉用药调配中心（室）负责人对成品输液质量负责，质量	检查相关制度与记录	10	查看质量管理制度、质量管理组织、质量管理措施、质量改进记

续表

项目		验收内容	检查方法	分值	评分细则
		管理组织具体组织实施，并监测、自查静脉用药集中调配标准操作规程和质量管理制度的执行与改进，并有记录			录、月质量点评制度及记录，缺一项扣 2 分

备注：
（一）各条款评分标准以达到该条款规定要求的程度来判定分值。有累计扣分的条款只累计扣完该条款总分，不倒扣分。
（二）验收终评时，否决条款应全部合格；一般条款总分为 1 000 分，终评得分率不低于 80% 为合格，即不得低于 800 分

表 9-10 静脉用药调配中心（室）验收申请表

机构名称	（章）				
地址				邮编	
法人姓名			主管院长		
药学部门主任			联系电话		
电子邮箱			传真		
调配中心（室）负责人			电话		
电子邮件			传真		
批准床位数			实际床位数		
门急诊人次		平均每日调配量（袋/瓶）		集中调配服务病床数	
药师以上技术人员数	主管药师以上　　人；药师　　人		其他技术人员数	药士　　人；护士　　人	
工人数			调配工作范围		
专家组检查验收意见： 专家签名　　　　年　月　日					
卫生行政部门审核、批准意见： 年　月　日					

（此表一式两份）　　　　年　月　日

表 9-11　静脉用药调配中心(室)自查表

单位:__________(盖章)　　　　　　　　　　　　填写时间:________年____月____日

<table>
<tr><td colspan="3">填表说明:在"□"中打√,在 ____ 处填写文字</td><td>备注</td></tr>
<tr><td colspan="4">一、医院基本情况</td></tr>
<tr><td colspan="3">医院名称 __________　　地址 __________
邮政编码 __________　　医院等级 __________</td><td rowspan="2"></td></tr>
<tr><td colspan="3">实际床位数 ______张　　静脉调配中心设立时间 ______年____月
使用面积 ______m^2　　建筑面积 ______m^2</td></tr>
<tr><td colspan="4">二、静脉用药调配中心机构及人员配置</td></tr>
<tr><td>机构设置</td><td colspan="2">□隶属于药学部(或药剂科)　　□隶属于护理部
□药、护共管　　□独立设置</td><td rowspan="9"></td></tr>
<tr><td rowspan="2">服务范围及床位数</td><td colspan="2">服务范围
□对全院所有临床科室配置,包括肠外营养药
□对全院所有临床科室配置,不包括肠外营养药
□仅配置具生物毒性或危害性药物和肠外营养药　　□仅配置肠外营养药
□仅配置长期医嘱静脉用药,门、急诊、临时用药科室自配　　□其他方式(请注明):________</td></tr>
<tr><td colspan="2">服务床位数:____张</td></tr>
<tr><td rowspan="6">调配中心人员配置</td><td colspan="2">总人数____人。固定编制____人。</td></tr>
<tr><td colspan="2">1. 药剂人员____人,固定编制____人
学历:硕士____人,本科____人,大专____人,中专____人
职称:高级____人,副高____人,中级____人,初级____人</td></tr>
<tr><td colspan="2">2. 护理人员____人,固定编制____人
学历:硕士____人,本科____人,大专____人,中专____人
职称:高级____人,副高____人,中级____人,初级____人</td></tr>
<tr><td colspan="2">3. 负责人:□固定　□兼职　□其他________
原专业:□药剂　□护理　□其他________
技术职称:______________</td></tr>
<tr><td colspan="2">4. 审方人员:□无　□有(继续填写)人数____人
临床药师____人,专业职称________;药学专业技术人员____人,专业工作年限____年。
其他人员________,____人,专业工作年限____年。</td></tr>
<tr><td colspan="2">5. 摆药人员
□药学专业人员　□护理人员　□工人</td></tr>
</table>

续表

	6. 加药调配人员________人，固定________人。 □药学专业技术人员________人 □经过专业培训的护理人员________人 □其他人员________，____人	
	7. 成品输液核对人员 □药学专业人员 □护理人员 □工人	
	8. 工勤人员 □无 □有（继续填写），人数____人	
	9. 其他人员________人	
人员培训	所有人员上岗前经过专业培训及考核 □是 □否 □部分是 □培训但未考核	
	已上岗人员每年进行再培训及考核 □是 □否 □部分是 □培训但未考核	
健康检查	所有人员每年至少进行一次健康检查 □是 □否 □部分是	
	建立健康档案 □是 □否 □部分是	
规章制度	建立健全各项规章制度、岗位职责和标准操作规程 □是 □否	
	建立质量管理制度与记录 □是 □否	
	药品每月盘点和质量检查制度 □是 □否	
	制定肠外营养液、高警示药品和特殊药品调配加药顺序操作规程 □是 □否	
三、布局流程		
选址	设在地下室或半地下室 □是 □否	
	远离污染源 □是 □否	
	洁净区取风口设在无污染的相对高处 □是 □否	
	中心内有防止污染、昆虫和其他动物进入的有效设施 □是 □否	
功能区设置	洁净区、辅助工作区、生活区分开 □是 □否	
	不同区域之间，人流和物流走向合理 □是 □否	
	不同空气净化级别区域之间有屏障防止交叉污染 □是 □否	
	二级药品库、无菌物品库房存放符合要求 □有 □无	
	普通更衣区 □有 □无	
	洁净区内一次、二次更衣区 □有 □无	
	审方打印区 □有 □无	
	排药准备区 □有 □无	

续表

	药品调配操作间　□有　□无	
	成品核对区　□有　□无	
	有拆除药品、无菌物品外包装的专门区域　□是　□否	
	拆除药品、无菌物品外包装后，如有尘埃，需擦拭清洁后再入库上架　□是　□否	
	洁具清洗区　□有　□无	
内部装饰	顶棚、墙壁、地面平整、光洁、防滑，便于清洁　□是　□否	
	屋顶、地面与墙壁交界处弧形设计，接口严密　□是　□否	
	洁净区内窗户、技术夹层连接部密封　□是　□否	
	进入室内的管道、风口、灯具与墙壁或顶棚的连接部位密封　□是　□否	
四、洁净、卫生与设备维护管理		
各功能区洁净要求	洁净区有级别不同的空气净化设备　□是　□否	
	抗菌药物、危害药品与肠外营养液配制、普通药物配置分开 □否 □是（请继续填写）　是否有排（回）风口系统　□是　□否	
	十万级区域有 ______、______、______、______、______、______ 万级区域有 ______、______、______、______、______、______ 百级区域有 ______、______、______、______、______、______ 抗菌药物、危害药品操作台局部空气级别为______级。	
	洁净区具有温湿度调节及空气监测设备　□是　□否	
	静脉用药调配中心投入使用前的尘埃粒子数检测　□做　□未做	
	使用过程中洁净区域内尘埃粒子数监测频率　□1次/年　□1次/半年　□未监测	
	万级及以上级别洁净区内不设水池和地漏　□是　□否	
	工作区、污染区内是否放置与工作无关的生活用品或食品　□是　□否	
	静脉用药调配中心（室）内是否设置淋浴、卫生间　□是　□否	
卫生与消毒	制定不同区域卫生管理制度和清洁消毒程序　□是　□否	
	工作区域整洁无尘　□是　□否	
	各区域每天清洁，洁净区每天清洁、消毒且消毒工具单独使用　□是　□否	
	消毒剂定期轮换，无污染　□是　□否	
	进入洁净区的人员严格控制　□是　□否	
	每天清场，各种废弃物及时处理　□是　□否	
	生物安全柜每月作沉降菌监测，并记录　□是　□否	
	水平层流洁净台每月作动态浮游菌监测，并记录　□是　□否	

续表

	每天工作结束用专用拖把擦洗地面　□是　□否	
	每周彻底清洁消毒地面、污物桶一次　□否　□是（继续填）常用消毒剂________	
	每次调配结束对操作台及周边物品表面进行清洁　□是　□否	
	每日工作结束再次对工作区内物体表面进行清洁　□是　□否	
	每周一次消毒剂擦拭工作台、成品输送容器、药车、不锈钢设备、凳椅、门框及门把手　□是　□否	
	台面抹布清洗、消毒、保存方法________________	
	及时更换生物安全柜过滤器的活性炭　□是　□否	
	更换空气过滤器或对空气洁净系统进行维修后，应经检测达到相应洁净级别标准方可使用　□是　□否	
废物处置	医疗废物、生活垃圾分类收集，分设暂存处，标识清楚　□是　□否	
	废弃一次性针尖按医疗废物处理，及时放入专用利器盒收集　□是　□否	
设备维护维修	空气净化设施维护保养频率________，记录完整　□是　□否　□无记录	
	风口清洁频率________，记录完整　□是　□否　□无记录	
	每年对生物安全柜、水平层流洁净台进行各项参数检测，保存检测报告　□是　□否	
五、药品、耗材和物料		
药品、耗材和物料	所用药品、耗材、物料按规定由药学及有关部门统一采购、符合质量要求　□是　□否	
	储存条件符合要求，不得堆放在过道或洁净区内　□是　□否	
	使用前检查包装完整性和有效期　□是　□否	
	建立效期管理制度　□是　□否	
	一次性耗材按规定毁形处理　□是　□否	
六、电子信息系统		
电子信息系统	处方审核、标签打印、药品管理等各道工序有身份标识　□是　□否	
	电子处方和用药医嘱信息安全保密，一经确认不得修改　□是　□否	
	逐步完善电子信息系统　□是　□否	
七、质量持续改进与保障		
质量管理	静脉用药调配中心由药学部门统一管理　□是　□否	
	药师对处方或医嘱逐一审核，发现问题及时沟通　□是　□否	
	摆药、混合调配和成品实行双人核对制　□是　□否	
	各道工序有备份输液标签，签名并保存1年，符合《电子病历基本规范（试行）》规定　□是　□否	

续表

	每道工序均有记录，签名清晰	□是　□否	
	有特殊注意事项药品向医师、护士及时沟通、书面说明或在标签上醒目标识	□是　□否	
	成品输液有外包装	□是　□否	
	高危药物有特殊标志和固定位置	□是　□否	
	成品由封闭车专人运送，有交接记录	□是　□否	
	从病区退回的成品输液一般应销毁，不再使用，并有记录	□是　□否	
	每次输液调配操作完成清场后，立即清洁、消毒台面，去除残留药液	□是　□否	
	有成品输液质量控制标准，按标准进行成品质量检查	□是　□否	
	集中调配的成品输液在使用中出现输液反应、药物不良反应时及时查明原因，做好处置	□是　□否	
八、操作规程			
工作流程	中心流程符合《静脉用药集中调配操作规程》的基本要求	□是　□否	
	输液标签内容完整	□是　□否	
	按药品顺序、性质、用药时间、批次、病区分别摆药，并放置在不同的容器	□是　□否	
	同一患者所用同一药品批号相同	□是　□否	
	输液标签不得将原始标签覆盖	□是　□否	
调配前准备	摆备好的粉针剂药品经清洁后进入洁净室	□是　□否	
	摆好的粉针剂药品传入洁净室前不将西林瓶盖去掉	□是　□否	
	工作人员进入静脉调配操作间应经过两次更衣，穿洁净区专用鞋和洁净隔离衣	□是　□否	
	进入万级洁净区前手消毒，戴一次性手套	□是　□否	
调配中无菌操作	肠外营养液和普通输液在百级层流洁净操作台进行	□是　□否	
	抗生素、危害药物在百级生物安全柜内进行	□是　□否	
	一副针筒一种药物，不混用	□是　□否	
	安瓿瓶颈或西林瓶胶塞每次消毒　□是　□否　消毒剂名称＿＿＿＿＿＿		
	输液袋（或瓶）加药处每袋（或瓶）次消毒　□是　□否　消毒剂名称＿＿＿＿		
	调配好成品输液与空西林瓶、安瓿、输液标签副联一并放入转运筐内，经传递窗送至成品核对区	□是　□否	
	调配操作程序符合《静脉用药集中调配操作规程》的基本要求	□是　□否	
	不交叉调配	□是　□否	

续表

	非整瓶（支）用量药品在标签上明显标注剂量	□是　□否	
	两种以上药物按药品说明书和药物性质顺序加入	□是　□否	
	危害药物调配时生物安全柜前窗玻璃不高于安全警戒线	□是　□否	
	生物安全柜的操作在离工作台外沿 20cm、内沿 8~10cm，台面 10cm 以上区域进行	□是　□否	
	洁净工作台上的物品与高效过滤器之间随时保持"开放窗口"	□是　□否	
	水平层流洁净台划分为内区、工作区和外区 3 个不同功能的区域	□是　□否	
调配后处理	每次输液调配操作完成后，立即清场，清理出与下次调配无关药物、余液、注射器及其他物品	□是　□否	
	每次输液调配操作完成清场后，立即清洁、消毒台面，去除残留药液	□是　□否	
	对成品输液进行药液、标签、剂量、签名等检查核对	□是　□否	

第十章 药物临床试验管理

药物临床试验是新药研发过程中非常重要的环节。随着政府部门大力倡导临床试验机构的建设，支持临床试验机构和人员开展药物临床试验，国内获得实施药物临床试验资格的医疗机构也越来越多。

整个药物临床试验过程中，保障受试者的权益和安全，保证药物临床试验设计科学、过程规范、结果可信是药监部门、临床试验机构、研究者和申办者共同追求的目标。其中，药物临床试验管理工作对保证药物临床试验质量有举足轻重的作用。

总药师应全面负责本医疗机构药物临床试验组织管理工作。根据国家有关规范和程序对药物临床试验机构和伦理委员会的重大事项进行决策。通过对机构办公室和伦理委员会的领导，统筹安排机构和伦理委员会的具体任务，负责与医院有关职能科室的协调，实现对药物临床试验机构和伦理委员会的全面管理，使药物临床试验机构和伦理委员会工作与医院的整体工作相适应。

本章依据《赫尔辛基宣言》《中华人民共和国药品管理办法》和《药物临床试验质量管理规范》等法规文件，重点介绍药物临床试验过程中涉及的机构管理规定、组织结构及岗位职责，药物临床试验工作流程、管理制度及应急预案，独立伦理委员会的职责、章程和岗位职责等，为医疗机构总药师熟悉药物临床试验管理工作各重点环节，提高医疗机构药物临床试验管理水平、保证药物临床试验质量提供借鉴和参考。

第一节 概　述

药物临床试验（drug clinical trial），指以人体（患者或健康受试者）为对象的试验、研究，意在发现或验证某种试验药物的临床医学、药理学、其他药效学作用、不良反应，或者试验药物的吸收、分布、代谢和排泄，以确定药物的疗效与安全性的系统性试验。

药物临床试验通常包括Ⅰ、Ⅱ、Ⅲ、Ⅳ期临床试验，生物等效性试验等。

Ⅰ期临床试验：初步的临床药理学及人体安全性评价试验。其目的是观察人体对药物的耐受程度和药代动力学，为制订给药方案提供依据。

Ⅱ期临床试验：治疗作用初步评价阶段。其目的是初步评价药物对目标适应证患者的治疗作用和安全性，也包括为Ⅲ期临床试验研究设计和给药剂量方案的确定提供依据。可以根据具体的研究目的，采用多种形式，包括随机盲法对照临床试验。

Ⅲ期临床试验:治疗作用确证阶段。其目的是进一步验证药物对目标适应证患者的治疗作用和安全性,评价利益与风险关系,最终为药品上市许可申请的审查提供充分的依据。一般为具有足够样本量的随机盲法对照试验。

Ⅳ期临床试验:新药上市后应用研究阶段。其目的是考察在广泛使用条件下的药物的疗效和不良反应,评价在普通或者特殊人群中使用的利益与风险关系以及改进给药剂量等。

生物等效性试验,是指用生物利用度研究的方法,一般以药代动力学参数为指标,比较同一种药物的相同或者不同剂型的制剂,在相同的试验条件下,其活性成份吸收程度和速度有无统计学差异的人体试验。

根据药物研制规律,原则上药物临床试验可按照Ⅰ、Ⅱ、Ⅲ、Ⅳ期的顺序实施,也可根据药物特点、适应证以及已有的支持信息,采用灵活的方式开展适用的试验。药物的临床试验(包括生物等效性试验),必须经过国家药品监督管理局批准,且必须执行《药物临床试验质量管理规范》。药品监督管理部门应当对批准的临床试验进行监督检查。

药物临床试验应当符合《赫尔辛基宣言》原则及相关伦理要求,受试者的权益和安全是考虑的首要因素,优先于科学和社会获益。同时要保证药物临床试验过程规范、可追溯,数据和结果的科学、真实、可靠。

支持临床试验机构和人员开展临床试验,将临床试验条件和能力评价纳入医疗机构等级评审。对开展临床试验的医疗机构建立单独评价考核体系,仅用于临床试验的病床不计入医疗机构总病床,不规定病床效益、周转率、使用率等考评指标。鼓励医疗机构设立专职临床试验部门,配备职业化的临床试验研究者。完善单位绩效工资分配激励机制,保障临床试验研究者收入水平。鼓励临床医师参与药品、医疗器械技术创新活动,对临床试验研究者在职务提升、职称晋升等方面与临床医师一视同仁。要求发展改革部门要支持医药高科技产品的发展,将临床试验机构建设纳入医疗机构建设发展的重要内容。卫生行政部门要加强对临床试验机构建设的指导,加强伦理委员会管理和临床试验研究者培训。

第二节 药物临床试验机构管理规定

药物临床试验机构是指具备相应条件,按照《药物临床试验质量管理规范》(GCP)和药物临床试验相关技术指导原则等要求,开展药物临床试验的机构。

药物临床试验机构应当具备的基本条件包括:

1. 具有医疗机构执业许可证,具有二级甲等以上资质,试验场地应当符合所在区域卫生健康主管部门对院区(场地)管理规定。开展以患者为受试者的药物临床试验的专业应当与医疗机构执业许可的诊疗科目相一致。开展健康受试者的Ⅰ期药物临床试验、生物等效性试验应当为Ⅰ期临床试验研究室专业。

2. 具有与开展药物临床试验相适应的诊疗技术能力。

3. 具有与药物临床试验相适应的独立的工作场所、独立的临床试验用药房、独立的资料室,以及必要的设备设施。

4. 具有掌握药物临床试验技术与相关法规,能承担药物临床试验的研究人员;其中主要研究者应当具有高级职称并参加过 3 个以上药物临床试验。

5. 开展药物临床试验的专业具有与承担药物临床试验相适应的床位数、门急诊量。

6. 具有急危重病症抢救的设施设备、人员与处置能力。

7. 具有承担药物临床试验组织管理的专门部门。

8. 具有与开展药物临床试验相适应的医技科室，委托医学检测的承担机构应当具备相应资质。

9. 具有负责药物临床试验伦理审查的伦理委员会。

10. 具有药物临床试验管理制度和标准操作规程。

11. 具有防范和处理药物临床试验中突发事件的管理机制与措施。

12. 卫生健康主管部门规定的医务人员管理、财务管理等其他条件。

从事药品研制活动，在中华人民共和国境内开展经国家药品监督管理局批准的药物临床试验（包括备案后开展的生物等效性试验），应当在药物临床试验机构中进行。新药 I 期临床试验或者临床风险较高需要临床密切监测的药物临床试验，应当由三级医疗机构实施。药物临床试验机构应当符合上述规定条件，实行备案管理。仅开展与药物临床试验相关的生物样本等分析的机构，无须备案。

药物临床试验机构应当自行或者聘请第三方对其临床试验机构及专业的技术水平、设施条件及特点进行评估，评估符合本规定要求后备案。

“药物临床试验机构备案管理信息平台”用于药物临床试验机构登记备案和运行管理，以及药品监督管理部门和卫生健康主管部门监督检查的信息录入、共享和公开。备案的药物临床试验机构增加临床试验专业，应当形成新增专业评估报告，按照备案平台要求填录相关信息及上传评估报告。药物临床试验机构名称、机构地址、机构级别、机构负责人员、伦理委员会和主要研究者等备案信息发生变化时，药物临床试验机构应当于 5 个工作日内在备案平台中按要求填写并提交变更情况。

药物临床试验机构未按照本规定备案的，国家药品监督管理部门不接受其完成的药物临床试验数据用于药品行政许可。

第三节　药物临床试验机构的组织结构及岗位职责

药物临床试验机构备案后，应当按照相关法律法规和《药物临床试验质量管理规范》要求，在备案地址和相应专业内开展药物临床试验，确保研究的科学性，符合伦理，确保研究资料的真实性、准确性、完整性，确保研究过程可追溯性，并承担相应法律责任。药物临床试验机构设立或者指定的药物临床试验组织管理专门部门，统筹药物临床试验的立项管理、试验用药品管理、资料管理、质量管理等相关工作，持续提高药物临床试验质量。

一、药物临床试验机构的组织结构

药物临床试验机构作为药物临床试验的实施主体，需具备完善的组织结构和必须的设备设施，通常药物临床试验机构是由机构领导小组、机构办公室、相应的临床专业科室、试验相关辅诊科室、试验药房组成，医疗机构还应具备独立监督审查药物临床试验工作的伦理委员会，为了加强对药物临床试验工作的技术指导和质量监管，可成立药物临床试验专家委员会、药物临床试验质量管理委员会或学术委员会。

（一）药物临床试验机构的职责

药物临床试验机构是药物临床试验实施的主体，承担本单位药物临床试验工作运行的监督管理任务。其职责如下：

1. 熟悉并严格执行《赫尔辛基宣言》、《药品临床试验管理规范》（GCP）、《人用药品注册技术要求（国际协调会议）临床试验质量管理规范》（ICH-GCP）以及我国政府的有关法规。

2. 对本机构承担的临床试验进行全面管理。

3. 承担国家药品监督管理局批准的药物临床试验任务。

4. 建立较为完善的药物临床试验质量管理体系。

5. 对所开展的药物临床试验进行严格的质量管理。

6. 负责和上级主管部门、申办者、伦理委员会等协调沟通，对机构内各专业进行组织协调、技术指导、人员培训。

7. 开展临床研究咨询及信息交流。

8. 承担卫生健康委员会和国家药品监督管理局下达的其他任务。

（二）机构办公室职责

药物临床试验机构下设机构办公室，是机构行政领导的办事机构，负责实施日常的行政管理和后勤保障工作，在机构负责人的领导下履行下列职责：

1. 按照国家药品监督管理局的各项政策法规，在机构主任的领导下，负责机构日常行政管理和协调保障工作。

2. 负责机构的组织建设，组织制定管理制度、人员职责、标准操作规程、设计规范等，并组织培训与实施，对执行情况进行监督检查、考核考评。

3. 负责制订机构年度工作计划与工作总结。

4. 负责机构有关会议的组织、记录及整理会议纪要，对会议决议、决定及领导指示的贯彻执行有催办、查办的责任。

5. 负责机构行政公文的处理工作，统一管理机构文书、试验档案；负责机要公文的打印、复印。

6. 负责机构建设，保障设施与条件满足安全有效地进行临床试验的需要。

7. 负责对各专业科室人员资格、资质进行审核，负责研究人员的培训管理。

8. 负责承接国家药品监督管理局批准的药物临床试验项目。

9. 负责对本机构承担的临床试验进行业务管理，统筹临床试验的立项管理、试验用药物管理、资料管理、临床研究协调员（CRC）管理及质量管理、合同经费管理等相关工作。

10. 负责和上级主管部门及申办者等协调沟通，负责各专业组之间、各专业组与医院其他科室之间的综合协调工作。

11. 负责与伦理委员会沟通，以确保受试者的尊严、安全和权益。

12. 负责上级药监及卫生行政管理部门的检查和接待工作。

13. 负责了解和掌握机构各专业组的试验进程，协助处理各类不良事件。

14. 负责机构财产、资产的管理和经济类合同的监督，负责掌握机构印章的使用。

15. 承办机构负责人临时交办的其他工作。

二、药物临床试验机构的人员组成及职责

依据国家《药物临床试验机构资格认定复核检查标准》的要求，结合各医疗机构单位的自身情况，药物临床试验机构一般设机构主任 1 名，实行主任负责制，负责机构工作的日常管理和具体运行，必要时设副主任 1~2 名，在主任因故无法履行职责时，由副主任替代行使其职能。机构办公室设主任 1 名，必要时设副主任 1 名，秘书 1~2 名，另设机构质量管理员、药物管理员和资料管理员若干。

（一）机构主任、副主任职责

1. 机构主任　机构主任全面负责本机构药物临床试验组织管理工作。根据国家有关规范和程序对机构的重大事项进行决策。通过对机构办公室的领导，统筹安排机构的具体任务，负责与医院有关职能科室的协调，实现对机构的全面管理，使机构工作与医院的整体工作相适应。其具体职责如下：

（1）负责机构的行政管理工作，审批和决策机构建设发展的重大问题，保证机构健康发展。

（2）负责设置相应的机构管理部门，配备相应管理人员。

（3）负责保证机构的设施与条件能够满足安全有效地进行临床试验的需要。

（4）负责保证所有研究者都具备承担临床试验的专业特长、资格和能力，并经过相关培训。

（5）负责督促相关部门及专业科室制定临床试验管理制度、人员职责与标准操作规程，并审核、批准机构管理制度、人员职责与标准操作规程的实施。

（6）负责保证临床试验受试者的权益得到充分保障。

（7）负责督促机构办公室实施项目的组织、协调、质量检查与动态管理，落实临床试验的质量管理。

（8）监督、检查机构各级人员履行职责，认真执行各项规章制度和操作规程。

（9）授权机构代表签发机构文件。

2. 机构副主任　负责协助临床试验机构主任履行上述职责。

（二）机构办公室主任、副主任职责

机构办公室主任负责协助机构主任对机构进行管理，处理机构的日常事务，完成机构领导交办的各项任务，其具体职责如下：

1. 机构办公室主任

（1）熟悉国家有关药物临床试验的法律法规、机构的各项管理规章制度、标准操作规程及临床试验技术规范等，在机构主任领导下，负责机构办公室、档案室、药库的日常行政管理工作，负责临床试验相关专业科室的协调、检查、督促工作，对临床试验项目实行全面的管理。

（2）负责制订机构办公室的工作计划、报告、总结；负责审查、批转公文、信函、报告等行政公文，并提出处理意见。

（3）负责组织制定和实施机构管理相关的规范化文件，包括管理制度、人员职责、标准操作规程等。

（4）负责审查研究者资质，且保证设施与条件应满足安全有效地进行临床试验的需要，并负责规范实验室及专业科室仪器的使用与维护。

（5）负责评估、组织有关承接法规准许范围内的药物临床试验项目的工作，并及时与伦理委员会沟通，接受伦理委员会对临床试验项目的科学性、伦理合理性的初始审查和跟踪审查，以确保受试者的尊严、安全和权益不受损害。

（6）负责有计划地组织相关人员参加院内外 GCP 培训，并统一组织研究者进行临床试验方案启动培训及临床试验流程、相关文件和标准操作规程等的培训。

（7）负责与申办者 / 合同研究组织（CRO）、主要研究者共同起草临床试验合同，议定临床试验费用，签订临床试验合同，并负责临床试验经费的管理工作。

（8）组织对机构档案室、机构药库及专业科室进行质量检查。建立机构药物临床试验的质量管理体系，确保研究者认真执行各项管理制度、试验方案和标准操作规程。

（9）负责审核临床试验准备阶段、进行阶段及结束阶段的相关文件是否齐全，并审核临床试验小结或总结报告。

（10）全面了解掌握机构建设和运行情况，对存在的问题提出处理意见。

（11）定期向机构主任汇报工作进展，完成机构主任交办的其他工作。

2. 机构办公室副主任负责协助临床试验机构办公室主任履行上述职责。

（三）机构办公室秘书职责

机构办公室秘书接受办公室主任的直接领导，协助办公室主任对机构的日常管理，完成机构办公室主任交办的各项工作。其职责如下：

1. 熟悉并落实国家有关药物临床试验的法律法规、机构的各项管理规章制度、标准操作规程及临床试验技术规范等，在机构办公室主任领导下，负责办公室日常文秘工作。

2. 负责起草机构办公室的管理制度、人员职责及标准操作规程和工作计划、工作总结，上情下达、下情上报。

3. 负责收集试验方案及其附属文件、各项 SOP 的修订申请，组织审核修订并做好审核修订记录。

4. 负责与申办者 /CRO 进行临床试验文件的接收、审核，并负责与专业科室的交接和记录。

5. 负责资料档案的管理，负责接收、登记、保管、下发文件，负责发文的编号、登记、复印、盖章工作。

6. 负责与伦理委员会的沟通，协助对临床试验相关文件进行初始审查和跟踪审查，协助申办者和研究者报告和记录严重不良事件。

7. 负责协助主任组织相关人员参加院内外 GCP 培训，负责组织临床试验方案启动培训，并负责会议的签到、记录及会务工作。

8. 负责机构办公室文件资料的管理，保证文件资料管理完整有序；负责及时更新相关资料，包括研究者履历、培训情况等。

9. 协助机构质量管理工作。

10. 协助审核临床试验经费到账和使用情况，并进行经费的结算。

11. 负责与申办者 /CRO 和各中心的联络协调工作，与申办方共同商定合同具体细节，并起草合同文件。记录并保存研究过程中重要的书信、电话、电子邮件和人员来访及其他相关信息。

12. 负责完成机构办公室主任交给的其他工作。

（四）机构质量管理员职责

为确保药物临床试验的质量，及早发现并纠正研究者在临床试验过程中的错误或疏漏，机构设立了临床试验质量检查人员，其主要职责如下：

1. 在机构办公室主任领导下，负责临床试验实施过程中各个环节的质量检查，撰写试验项目内部质量检查报告。

2. 负责检查各专业科室设施、条件是否符合试验要求，参与项目的研究者资质是否合格，研究者是否按职责要求进行试验。

3. 负责审核知情同意书签署的规范性。

4. 负责检查临床试验是否严格遵照试验方案和标准操作规程执行，同时掌握试验进程。

5. 负责核查研究者观察、发现的内容是否及时记录，数据记录是否完整、准确、真实、规范；检查不良事件和严重不良事件是否按规定处理、记录与随访，严重不良事件是否按规定报告。必要时进行溯源检查或核对受试者电话、住址与身份。

6. 负责检查机构药库和专业科室试验药物的使用记录，包括数量、运送、接收、发放、应用后剩余药物的回收与销毁等是否符合 GCP 规定及相关规定。

7. 负责检查实验室质量管理的落实，包括实验室环境条件、人员资格、制度与职责、仪器设备运行状态、操作规程等，并监控实验室评价的质量。

8. 负责在质量检查中及时发现问题，及时反馈和提出整改意见，及时了解整改情况，进行整改后评价并记录。发现重大问题及时向主要研究者、机构办公室主任报告，并记录处理意见。

9. 提请并参加机构为确保药物试验质量所制订的管理制度和 SOP 的增补修订。

（五）机构药物管理员职责

机构办公室的药物管理员在机构办公室主任的领导下，遵照《药物临床试验质量管理规范》及药物临床试验机构临床试验用管理的相关规定，监督、管理各专业组的试验药物相关的工作，负责全院临床药物试验用药物的接收、保存、发放、回收的监督、检查工作。其职责如下：

1. 负责试验用药物及相关物资的接收、验收、保管、发放、回收、退回等环节的管理。

2. 参加 GCP 相关法规培训和项目培训，保证试验用药物管理符合《药物临床试验质量管理规范》及试验方案要求。

3. 负责试验用药物的接收并检查药物资质是否齐全，核对药物的名称、数量、批号、效期、生产厂家、运输过程中的条件是否与贮存条件相符、药物编号和标签等相关信息，及时做好接收记录。

4. 严格按照药物的贮存条件分类、分区、分柜管理试验用药物，定期清点和检查，并详细记录。

5. 负责向专业科室药物管理员发放试验用药物及相关物资，试验结束后与科室药物管理员核对剩余试验用药物和空包装，并详细记录。

6. 负责将剩余药物退回给申办者，并详细记录。

7. 负责督促申办者将药物销毁记录复印件返回。

8. 负责对机构药库温湿度进行监测和调控管理，定期将温湿度记录数据备份到移动硬盘并妥善保存。

9. 负责每年对机构所有温湿度监测设备传感器进行校准。

10. 负责在临床试验项目结束后，将药物记录的全部资料递交至机构办公室审阅并归入项目档案。

11. 机构药物管理员需制订试验用药物检查计划，定期、不定期联系专业组药物管理员检查药物的保存是否符合条件；药物的发放是否符合要求；试验药物是否账物相符；相关的发放记录、温湿度记录是否完备；是否有近效期的药物需退回申办，并及时提醒申办者提供合格的药物。

12. 组织制订机构的各专业组药物管理员培训计划并组织药物管理员的培训、考核工作。

13. 提起并参加机构临床试验药物管理相关的管理制度和 SOP 的增补修订。

（六）机构资料管理员职责

资料管理员负责机构临床试验所有档案的收集、整理、保管并提供利用，其主要职责如下：

1. 在机构办公室主任领导下，负责机构档案室的管理工作。

2. 严格执行临床试验资料档案管理制度，负责临床试验资料的收集、登记、整理、归档和保管工作。

3. 负责临床试验法律法规、制度、指导原则及上级管理部门下发的各种文件资料，以及办公室文件：包括机构管理人员和各专业科室研究人员的履历、学历资历证书、培训证书、培训资料、培训记录等资料的保存与管理。

4. 负责机构与各专业科室制定的各版本的管理制度、人员职责与标准操作规程的归档保存与管理。

5. 负责临床试验项目文件类（在研项目档案、完成项目档案）资料的保存。

6. 负责临床试验项目的资料档案的归档，包括方案及其相关文件、试验用药物和相关物资的接收 / 发放记录、伦理审查档案、实验室检查相关档案、试验协议等的归档。

7. 负责审核试验各阶段文件资料是否齐全，保证保存、归档符合 GCP 相关要求。

8. 严格遵守机构临床试验资料档案管理相关制度，做好档案文件查阅、借阅的管理，对查阅、借阅过程记录并保存。

9. 保证档案室防护措施，符合防火、防盗、防霉、防潮、防光、防尘、防虫、防高温、防污染等要求；定期检查以确保正常运转；定期进行通风、除湿等工作，确保档案管理安全。

10. 做好档案统计工作。收集、销毁、使用档案都必须登记、造册，对档案收进、移出和保管情况有相关记录。

11. 做好档案鉴定工作，对应销毁的文件材料及时清理，按规定销毁。

12. 积极完成主管领导布置的其他临时性工作。

（七）研究者职责

研究者（investigator）是具备某项临床试验专业特长、资格和能力，并具体对受试者实施临床试验的人员。一般按照研究者在临床试验中承担任务的不同，将他们分为主要研究者（principal investigator，PI）、合作研究者（co-investigator，CI）、助理研究者（sub-investigator，SI）及协调研究者（co-ordinator，CO）。主要研究者是一项临床试验在一个单位的总负责人，也就是通常所说的项目负责人，主要研究者应当监督药物临床试验实施及各研究人员履行其工作职责的情况，并采取措施实施药物临床试验的质量管理，确保数据的可靠、准确。主要研究者的主要助手称为合作研究者。其他参加试验的人员，如护士、技师、药师、资料管理员等称为助理研究者。

在多中心临床试验中负责协调各中心研究者工作的研究者称为协调研究者，在我国一般由组织单位的主要研究者承担。

每位研究者在临床试验中担负着各自的重要职责。临床试验是否能够顺利且高质量地完成在很大程度上取决于研究者。所以，CH-GCP 以及各国的 GCP 都对研究者的资格、能力与职责做了具体的要求和规定。

我国 GCP 明确规定了负责临床试验的研究者应具备以下条件：在医疗机构中具有相应专业技术职务任职和行医资格；具有试验方案中所要求的专业知识和临床经验；对临床试验方法具有丰富经验或者能得到本单位有经验的研究者在学术上的指导；能熟悉申办者所提供的与临床试验有关的资料与文献；有权支配参与该项试验的人员和使用该项试验所需的设备。研究者职责包括：

1. 必须详细阅读和了解试验方案的内容，并严格按照方案执行。

2. 了解并熟悉药物的性质、作用、疗效及安全性（包括该药物临床前研究的有关资料），掌握临床试验进行期间发现的所有与该药物有关的新信息。

3. 研究者必须在有良好医疗设施、实验室设备、人员配备的医疗机构进行临床试验，该机构应具备处理紧急情况的一切设施，以确保受试者的安全。实验室检查结果应准确可靠。

4. 研究者应获得所在医疗机构或主管单位的同意，保证有充分的时间在方案规定的期限内负责和完成临床试验。研究者需向参加临床试验的所有工作人员说明有关试验的资料、规定和职责，确保有足够数量并符合试验方案的受试者进入临床试验。

5. 研究者应向受试者说明经伦理委员会同意的有关试验的详细情况，并取得知情同意书。

6. 研究者负责作出与临床试验相关的医疗决定，保证受试者在试验期间出现不良事件时得到适当的处理或治疗。

7. 研究者有义务采取必要的措施以保障受试者的安全，并记录在案。在临床试验过程中如发生严重不良事件，研究者应立即对受试者采取适当的治疗措施，同时报告药品监督管理部门、申办者和伦理委员会，并在报告上签名及注明日期。

8. 研究者应保证将数据真实、准确、完整、及时、合法地载入病历和病例报告表。

9. 研究者应接受申办者派遣的监查员或稽查员的监查和稽查及药品监督管理部门的稽查和视察，确保临床试验的质量。

10. 研究者应与申办者商定有关临床试验的费用，并在合同中写明。研究者在临床试验过程中，不得向受试者收取试验用药所需的费用。

11. 临床试验完成后，研究者必须写出总结报告，签名并注明日期后送申办者。

12. 研究者中止一项临床试验必须通知受试者、申办者、伦理委员会和药品监督管理部门，并阐明理由。

第四节　药物临床试验工作流程、管理制度及应急预案

一、药物临床试验工作流程

由于新药的临床试验种类有所不同，包括药品注册类别的差异和临床试验分期的不同，实施的临床试验机构也不同，在具体的试验环节或是机构内部管理程序的细节上也可存在差异，但是开展某项药物临床试验的基本流程都是大同小异的，概括起来有以下几个步骤：

申办者 /CRO 若有意在医疗机构开展药物临床试验，应首先与机构就研究科室、PI 等相关问题进行商洽，向机构办公室提交药物临床试验批件 / 临床试验默示许可公示截图、经营许可证或生产许可证、企业法人营业执照、药物临床前研究相关资料、临床试验药物药检报告以及试验的初步方案等。如为合同研究组织（CRO），还需递交申办者的委托函。机构办公室根据药物临床作用以及专业科室具体情况来确定是否接受该申请。

所有临床试验项目必须经药物临床试验伦理委员会审批通过后方可实施。

1. 作为临床试验组长单位　临床试验文件经项目实施研究者会议讨论通过后，由主要研究者（PI）提交药物临床试验伦理委员会审批。

2. 作为项目研究协作单位　国内开展多中心临床试验的，经临床试验组长单位伦理审查后，其他成员单位应认可组长单位的审查结论，不再重复审查。

经伦理委员会批准后，研究者应向机构办公室递交备案资料，主要包括：①药物临床试验伦理委员会审批件；②药物临床试验方案及附件；③知情同意书样本；④研究者履历及声明等。

机构办公室审核所有资料完备合格后，由机构和申办者共同签订临床试验合同，双方法人代表签名及加盖公章，必要时增加主要研究者签名，合同至少 3 份，分别由申办者、主要研究者和机构办公室各保留 1 份。

申办者与机构办公室交接试验方案、病例报告表、知情同意书、研究者手册等试验所需文件及试验用药物等，机构办公室再与相关专业科室办理交接手续。

临床试验工作开始前，主要研究者还应会同申办者代表和监查员召开启动会，及时组织所有研究人员学习 GCP 知识、试验方案、标准操作规程、工作流程以及注意事项。

临床试验实施过程中，各专业科室应严格按照试验方案及各项标准操作规程要求开展试验，试验记录应真实、及时、准确、完整、规范，不得涂改、伪造数据，主要研究者对试验的整个过程负责，专业科室负责人和机构办公室有责任监督控制试验的质量，协调试验过程中各相关科室的工作。

临床试验观察结束后，主要研究者审核全部试验记录，确认无误方可交申办者或统计人员进行数据处理，由统计人员进行分析总结并撰写统计报告，申办者及主要研究者撰写试验总结报告。

专业科室、机构办公室、申办者三方完成剩余药物的清点、退回或销毁以及资料归档等相关手续。

若临床试验因各种原因中止，应及时报告机构办公室并取得同意，必要时同时报药物临床试验伦理委员会审批同意，并按中止临床试验项目的要求完善相关手续。

二、药物临床试验相关管理制度

临床试验管理制度是临床试验机构为了保证临床试验的各项工作正常开展，依据相关法律法规结合机构工作特点制定的、要求涉及临床试验工作的所有人员共同遵守的规定和原则。制定严格的临床试验管理制度是规范临床试验工作的有力保障。结合《药物临床试验机构资格认定复核检查标准》中列为重点检查的项目文件，应重点熟悉以下制度。

（一）药物临床试验运行管理制度

1. 机构依据《中华人民共和国药品管理法》《药品注册管理办法》《药物临床试验质量管理规范》《药物临床试验伦理审查工作指导原则》等法律法规及机构各项管理制度和标准操作规程（SOP），开展药物临床试验项目运行的管理工作。

2. 机构办公室负责接待申办者，接收并审核申办者提交的临床试验相关材料。负责与专业科室负责人沟通，根据各方提供的背景材料，结合机构专业科室的资质、条件、设施、人员情况及目标受试者数量等，确定项目的立项，并确定主要研究者和项目负责人，安排临床试验项目任务，负责药物临床试验的协调、人员培训、严重不良事件报告及经费管理，接受监查、稽查、视察、现场检查等管理工作。

3. 主要研究者负责向机构办公室递交临床试验立项申请和项目评估，并和机构办公室、申办者共同洽谈并签订临床试验合同。组建研究团队明确人员分工并授权，培训研究人员，与申办者共同准备接受伦理审查相关的工作，组织临床试验的实施，保护受试者，检查研究质量。

4. 研究者在试验中认真执行临床试验方案、管理制度和标准操作规程。

5. 药物管理员

（1）机构药房统一发药模式：机构具备中心药房，机构药物管理员负责临床试验用药物（应急信件）及相关物资的接收、验收、保存、发放、回收、退回（或销毁）等工作。

（2）机构药库与专业科室发放试验药物的模式：机构药物管理员负责临床试验用药物（应急信件）及相关物资的接收、验收、保存，与专业科室药物管理员进行交接、回收、退回（或销毁）等工作。专业科室药物管理员负责试验药物的领用、科室保存、发放、清点回收、退回机构药库等工作。

6. 机构质量管理人员负责检查临床试验项目的实施过程，接受并配合监查和稽查，确保临床试验运行质量。

7. 机构办公室秘书负责项目文件的形式审核，与机构档案管理员共同负责审核试验各个阶段文件齐全，负责临床试验原始资料的归档、保存和管理工作。

8. 科室资料管理员负责临床试验记录文件的领取、分发、回收和保存。负责将临床试验记录文件收回，交主要研究者审核后，再由机构办公室秘书复审后存入机构档案室。

（二）药物临床试验质量控制管理制度

1. 机构应具备药物临床试验所需的条件与能力，保证研究者在有良好的医疗设施、实验室设备、人员配备的条件下进行临床试验。

2. 机构负责药物临床试验运行质量管理，包括对药物临床试验研究的相关部门如财务管理部门、实验室（检验科、功能检查相关科室等）、药学部门、信息工程部门和临床专业科室对相关法规、制度、SOP 等的执行进行监督和协调管理。

3. 机构和专业组应制定完善的管理制度、岗位职责和 SOP，研究者应履行各自职责，严格遵循试验方案，认真执行标准操作规程，确保临床试验规范有序。

4. 机构负责培养合格的研究人员。通过组织派出培训、机构内部培训及组织临床试验开始前培训等方式，提高研究人员实施临床试验项目的能力。

5. 机构受申办者委托，组织主要研究者参加临床试验协调会议，对设计临床试验方案提供技术支持，完善研究方案的设计；保证临床试验方案的科学性，保护受试者的权益。

6. 机构可结合医院实际情况采取机构办公室和专业组二级质控体系或机构办公室、专业组和项目组三级质控体系来确保临床试验的质量及受试者的安全。

（1）机构办公室设质控小组，每启动一项新的药物临床研究，机构办公室指定一名质控员全程跟踪，从试验启动、中期及结束对临床试验各个重要环节进行跟踪检查，以保证试验项目的质量。其主要职责为：临床试验开始前，协助申办方准备药物临床试验启动会，组织所有临床试验参加人员接受方案、GCP 培训，讨论该项目在医院实施的 SOP，由负责培训的人员对启动会内容进行记录，并有 PI 对研究团队人员进行授权；临床试验进行中负责巡查临床试验的进展情况，检查并记录存在的问题，通报给 PI 和专业负责人并协调解决；检查专业组药物管理员对药物发放、使用、登记是否符合规程，是否按试验方案进行；抽查病例报告表上的数据是否可以溯源，是否真实。与申办者保持联系，定期接受监查员的访视。定期向机构办公室主任汇报试验进展情况，发现问题时要求及时予以纠正；质控检查中发现较为严重问题应及时给机构办公室主任汇报，机构应立即与 PI 沟通协调解决；质量管理员将对既往检查中的问题整改情况进行追踪；临床试验结束后对项目资料完整性和试验操作规范性进行全面检查。

（2）专业组 / 专业组和项目组负责人指定具有一定药物临床试验经验、熟悉 GCP 规范要求的人员负责，专业组 / 项目组质控员应严格执行 GCP 及遵守国家有关法律法规，严格按试验方案进行质控，并保证有充分时间对临床试验全过程进行质控。其主要职责为：对临床试验全过程进行质控，掌握临床试验的进度，将试验过程中发现的问题及时向专业负责人和机构办公室报告，以便及时改进；严格按试验方案的要求对病例的纳入排除标准、临床检验检查、临床用药等的记录及疗效判定等进行审查和核对，对发现的问题及时与研究人员取得联系并督促其解决；审核知情同意书是否按相应的标准操作规程签署；核对受试者的门诊或住院病历记录以确认研究者记录的源文件是真实、准确、完整的，核对源文件与病例报告表（CRF）的一致性，确认 CRF 上的数据来源于源文件并与源文件一致。

7. 应建立包括机构办公室、申办者和临床试验相关人员三方面的临床试验项目质量控制系统。

（1）申办者根据项目特点，明确申办方 /CRO 的监查频率；要求申办方 /CRO 的监查员重视前几名受试者的入组及随访；根据项目特点，要求申办方 /CRO 聘请经验丰富的 CRC，并签署三方协议。

（2）临床试验相关所有人员必须从思想上重视临床研究，充分认识到临床试验工作高于一般临床诊疗；主要研究者为临床试验项目质量的第一责任者，负责审签临床试验文件（研究病历、病例报告表），负责协调安排对实施项目试验质量的检查和监督；研究者素质是保证临床试验质量的重要因素，加强研究者素质培训和梯队建设。①请临床试验有心得的研究者介绍经验；②组织参观学习；③请有丰富核查经验的专家授课；④注重年资较低医师的 GCP 培训。

（3）机构办公室为监查员提供信息和办公设备，积极配合监查员的工作并接受监查员的监查，如与监查员在所检查的项目上出现歧义，通知申办方和研究者，按照 GCP 规范和试验方案及 SOP 共同协商解决；积极配合稽查、药监部门视察人员的工作，不能以任何理由和借口妨碍稽查、视察人员的正常工作，对于稽查、视察人员提出的问题不回避、不隐瞒，对于在稽查、检查工作中提出的意见和建议应积极组织讨论并给出明确的答复，以保证试验质量；针对监查、稽查、检查发现的问题，督促研究者提出改进措施并进行整改，跟踪整改过程，评估改进效果，并根据临床试验违规情节的程度，采取相应的处罚措施；机构办公室负责每年组织对临床试验项目质量进行评估，向主管部门提交评估报告，提出整改计划和措施。

8. 质控规程

（1）每项临床试验启动前，机构要组织召开启动会，对所有临床试验参加人员进行培训，熟悉“试验方案”与流程，并对培训情况进行记录。

（2）每项临床试验启动时，各级质控人员根据具体项目的特点制订质控计划，并按计划进行检查，定期向机构办公室汇报检查情况，发现问题时要求及时予以纠正。

（3）每项临床试验完成后，各级质量控制人员检查项目资料完整性，对项目质量进行评估。

（三）临床试验药物管理制度

1. 试验用药物是指用于临床试验中的试验药物、阳性对照药品或安慰剂。机构接收试验用药物时，必须审核该药的临床试验批件和申办单位提供的试验药物检验报告书，试验用阳性对照药品应为已经由国家药品监督管理局批准上市有效期内的合格药品。

2. 临床试验用药物由机构办公室和专业科室共同管理。配备专门设施和设备以符合临床试验用药物的储存要求。指定接受过 GCP 培训的专业人员对临床试验用药物实行专人管理。

3. 申办者负责免费向临床试验机构提供符合《药物临床试验质量管理规范》要求的试验用药物（包括试验药、对照药或安慰剂）和药检报告，保证试验用药物的质量合格。按试验方案要求对临床试验用药物进行适当包装与贴标签，并标明为临床试验专用，同时注明批号或系列号及有效期。在双盲临床试验中，试验药物与对照药品或安慰剂在外形、气味、包装、标签和其他特征上均应一致。

4. 试验用药物由机构办公室负责接收，依据研究方案查验试验用药物包装是否完好，核对品名（或编码）、剂型、数量、规格、贮存条件、生产日期、有效期、批号、生产厂家、“临床试验专用”标识。

5. 临床试验项目主要研究者必须指定专人管理试验用药物，负责临床试验用药物的验收、保管、发放、剩余药物的回收、退回或销毁。试验药物需按药物贮存要求、专柜加锁保管，登记入册，定位放置。

6. 建立试验用药物供给、使用、贮存及剩余药物处理过程的标准操作规程，研究者必须严格按照试验用药物使用的标准操作规程进行操作。

7. 临床试验用药物的使用由研究者负责，研究者必须保证所有试验用药物仅用于该临床试验的受试者，试验药物不得对外销售，不得向受试者收取费用，试验用药物的剂量和用法与试验方案一致，试验用药物的各种记录完整；试验结束后剩余试验用药物退回申办者，不得转交和转卖。

8. 试验用药物使用记录应包括试验药物的数量、装运、递送接收、支配、剩余药物回收与销毁等方面的信息。试验药物的使用记录和实际试验用药的数量应保持一致。所有不一致的情况均应核实并做出说明。

9. 试验启动前，机构办公室药物管理员应制订药物检查计划，定期或不定期检查机构药库试验用药物保存、发放、回收等使用情况，以及温湿度监测系统运行检查记录、药物是否近效期、储存状态是否达标等。若发现试验用药物出现问题，应及时报告项目 PI 及申办方，以便酌情处理。

10. 试验完成后，专业组药物管理员负责将所有记录文件交机构档案室保存。

11. 试验过程中应接受申办者 /CRO 派遣的监查员或稽查员对试验用药物的供给、使用、储藏及剩余药物退回的监查、稽查及药品监督管理部门的稽查和视察，以及机构药物管理员、质量管理员的检查，对存在的问题及时整改，确保临床试验用药物管理的质量。

（四）仪器设备管理制度

1. 所有仪器设备要建立相关的保养、校正和使用方法的标准操作管理规程及管理要求，在研究中如遇特殊情况需要偏离 SOP 时，必须报告负责批准 SOP 执行的领导，及时修订原有的 SOP，按新制定的 SOP 执行，同时废止原 SOP，并在原始记录中记录。

2. 仪器室内应保持清洁、干燥，使仪器经常处于最佳状态。室内不得大声喧哗，禁止在室内吸烟或吃东西。

3. 严格执行使用登记制度，贵重精密仪器均需建卡存档，备有仪器“使用登记本”“维修登记本”，其使用、检查、测试、校正及故障维修应详细记录。每台仪器由专人负责管理，定期进行检查、清洁保养、维护、测试和校验，不得随意搬动，确保仪器设备的性能稳定可靠。每次用完后认真填写使用记录。

4. 非相关人员未经许可不得使用或借用仪器，须经主管人员同意，方可使用。实习、进修人员应在带教老师指导下使用仪器，不得擅自操作。

5. 操作者应精心爱护和保养仪器。设备使用前实行岗前培训，使用者必须熟悉仪器设备的性能和使用操作方法。严格遵守操作管理制度及实验室的管理规章制度。使用前应检查仪器性能，如发现问题，不得使用，并立即报告。

6. 加强仪器设备的维护和保养工作，发生故障时应立即停止使用，报告有关人员，请专人维修，并如实记录故障、维修情况，以确保仪器设备处于完好状态。

7. 仪器设备应定期进行剂量校准。根据《中华人民共和国计量法》及有关卫生计量法规规定进行周期检定，获得计量合格证书后方可使用。属于计量强检的仪器按规定进行计量检验，合格者加贴检验合格证标签，并注明日期。不属于强检的仪器，由使用人员严格按照操作手册，经常对仪器或器具进行校验。

8. 除仪器正常损耗外，其他非正常人为损坏，按该仪器价格和所造成的后果，酌情赔偿处理。

9. 仪器使用结束后，应按规定关闭、切断电源，盖好仪器罩，确保安全，并进行登记。

（五）人员培训管理制度

1. 机构办公室负责制订年度培训计划与实施，对年度培训计划的执行情况进行自查，针对存在的问题和不足进一步强化人员培训与管理。负责组织项目的相关培训。

（1）培训内容包括：GCP 及相关法律法规、技术指南、机构制定的管理制度和 SOP、项目试验方案、有关受试者保护及研究利益冲突等伦理原则。

（2）培训类型主要包括：派出培训、机构内培训、专题讲座、研究者研讨会、临床试验项目启动培训、继续教育相关培训等。

（3）培训要求：机构负责人、专业科室负责人和主要研究人员必须参加国家 / 省市级 GCP 培训，并取得合格证书后，方可参与临床试验。相关人员应定期参加继续教育培训，更新知识。

2. 培训档案由机构办公室秘书负责建立，包括国家 / 省市级 GCP 培训合格证书扫描件 / 复印件，专题讲座授课资料、签到资料和考试试卷等，并由机构办公室存档。各专业组的内部培训时间、内容及参加人员等情况必须进行记录并存档。

3. 专业组必须根据本专业情况建立培训计划。有计划的组织安排已接受过正规培训的研究人员在科内进行讲课培训，使专业科室的所有研究人员（包括护士）都对药物临床研究的相关知识有所了解，包括 GCP 及相关法律法规、机构制定的管理制度和 SOP、本专业组制定的管理制度和 SOP、临床试验专业知识等。

4. 每承担一项药物临床试验时，机构与项目 PI 必须组织全体参研人员学习 GCP、标准操作规程、临床试验方案及流程、病例报告表内容及病历填写要求与注意事项、不良事件及严重不良事件的记录、报告与处理、破盲方法与要求。

5. 机构和专业组应在每项试验前、试验中及临床总结的各个阶段结合具体问题进行培训。

（六）临床试验资料档案管理制度

1. 机构档案室 是机构临床试验资料集中统一保管、归档的部门，由机构办公室资料管理员负责管理。

2. 档案室 必须认真执行防护措施，符合防火、防盗、防霉、防潮、防光、防尘、防虫、防高温、防污染等要求；严禁放置易燃易爆品，不准吸烟；定期进行通风除湿。

3. 文件资料分类及管理

（1）临床试验资料档案实行分类管理，临床试验文件包括管理类文件和项目类文件，管理类文件包括法律法规、管理制度、技术规范、SOP及其更新文件、年度总结及计划、机构研究人员专业档案（包括机构管理人员及各专业科室研究人员的履历、学历/资历证书、培训证书及培训资料、培训记录）等；项目类文件包括临床试验项目所有相关文件和项目实施过程中产生的原始资料等，按项目立卷。

（2）机构资料管理员负责对所有资料档案进行登记、编目、统计、分类和必要的整理、归档管理，分区保存，对已存档文件应建立查询目录。

（3）专业组资料管理员负责保存专业组的管理类文件及在项目实施过程中必须在专业科室保存的档案和资料的管理[包括知情同意书、研究病历、病例报告表（CRF）、受试者日记卡、药物发放回收记录表等]及其他数据（包括但不限于书面的、打印的、图片的、影像资料及任何计算机数据库或计算机可读表中包含的信息）。在项目完成后，病例报告表由PI签字，试验资料由监查员（CRA）和PI指定人员整理完整后移送至机构档案室归档保存。专业组药物管理员负责保存项目实施过程中的各类药物、物资管理文件（试验用药物及其相关物资领取、出入库及退回等记录等），项目完成后移交机构资料管理员归档保存。接收归档案卷资料时，机构管理员与移交人员双方应根据目录清点核对，双方履行签字手续。

4. 文件资料的形成、积累与归档 原始资料的形成、积累由专人完成，并按试验阶段及时归档。

5. 档案保存及销毁 临床试验资料按照规定时间保存。文件销毁应严格履行销毁审批程序，任何人不得私自销毁文件。

6. 借阅

（1）阅览资料档案必须经机构办主任/PI同意，办理阅览手续。资料管理员负责查阅登记管理，及时记录查阅时间、查阅内容、查阅人员和经办人等信息。根据GCP规定查阅资料人员应限于机构管理人员、PI/研究人员、监查员、国家药品监督管理局/省级药品监督管理局管理人员等。阅览人员应爱护档案，注意安全和保密，严禁涂改、拆散。所需查阅的档案材料一般不得带出档案室。

（2）密级以上的档案原则上不准借出，未经批准不得复制、摘抄，只能在档案室内查阅。若因特殊情况需外借，需经机构办公室主任/PI审批并办理书面借阅手续后方可借出。

（3）借阅者对所借档案材料要确保安全、完整，不得涂改、勾画、转借和拆卷，如发现损坏档案，视情节给予处理。

（4）借用档案者如多次超期借用并且有意推迟归还日期，机构办公室有权取消其借阅档案资格。

（5）如遇借阅人员将档案丢失，应及时报告机构办公室主任，写出书面材料，以利于及时采取措施。

（七）合同管理制度

在获得药物临床试验伦理委员会准许开展临床试验的审批件后，为保障临床试验顺利进行，所有临床试验必须与申办者/CRO签订临床试验合同，明确双方各自的责任、权利与义务。

1. 合同的签署

（1）临床研究合同由申办者/CRO、PI及机构办公室共同起草，经双方协商达成一致。

（2）研究合同签署应由机构授权代表、PI及申办单位/CRO负责人在公平、公正、公开的前提下，共同协商后签订。

（3）合同的主要内容包括：合同各方；研究目的；申办者的责任、权利和义务；研究者的责任、权利和义务；临床试验费用、履行计划和时限；受试者合法权益保护，利益损害及赔偿；发生不良事件/严重不良事件（AE/SAE）处理、评估、赔偿的措施；研究结束后，根据试验风险评估，必要时，安排受试者跟踪随访治疗；各方代表签字，单位盖章后生效。

（4）临床试验合同中应明确规定：如因试验和试验药物引起的不良事件或因不良事件引起的医疗纠纷由机构对受试者进行救治并由申办方承担相应责任和经济补偿；申办者及时向机构告知可能影响受试者健康或安全的违背方案事件；试验过程中以及试验结束后，申办者发现影响受试者安全的情况应及时告知药物临床试验机构；任何可能影响受试者安全、影响研究开展或影响临床试验伦理委员会同意开展研究的情况，应当在获悉后30天内告知机构。

（5）合同应明确研究例数、药物数量、研究经费、论文成果、药物引起损害的补偿原则、试验进度、违约处罚等。

（6）合同应明确关于临床试验结果公开和发表的事宜，本着对临床试验科学负责的态度，本机构研究者应有权在不对申办者专利保护等造成损害的情况下对试验阴性结果和阳性结果加以发表和公开。

（7）机构办公室和临床专业组不得借洽谈试验经费向申办者/CRO索要个人利益，不得接受任何可能影响试验科学性和道德行为规范的宴请或酬劳。违反规定者按照医院相关规定处理。

（8）合同一般要求一式三份，机构、主要研究者和申办者/CRO各执一份。

2. 合同的履行

（1）各专业组应严格遵守合同，保证质量，按时完成试验任务。

（2）机构应定期检查、督促临床专业组按合同内容实施临床试验，临床专业组有义务严格按合同要求进行试验，并对合同履行情况负责。

3. 合同的更改

（1）任何人不得无故或以不正当的理由要求更改合同。

（2）若有特殊情况（如SAE的发生），合同上某些条例需要更改，如试验经费的提高、试验期限的延长等，由机构办公室出面与申办方/CRO协商，得到同意后，方可签署补充合同或重新签署合同。

4. 合同的保存

（1）所有合同（包括补充合同或重新签署的合同在内）由机构办公室统一保存。

（2）合同由专人妥善保管，按照规定程序销毁并记录。

5. 合同的查阅

（1）只有机构负责人、机构办公室人员、专业组人员有权要求查阅合同。

（2）其他部门或人员若要求查阅合同，必须要有正当的理由，并征得机构办公室主任同意后方可查阅。

（八）财务管理制度

1. 药物临床试验经费的管理

（1）机构办公室负责临床试验项目的经费管理，包括制定相关的管理制度、经费收支情况的记录及经费结算、公布临床试验经费分配情况等。

（2）临床试验开始前必须签订临床试验合同书，公开办事程序与行为规范，所有临床试验经费必须按合同书明示入账，实行专账管理，不得收取现金，试验经费先支付成本，剩余费用按比例进行核算。

（3）临床试验相应的分配原则由机构办公室起草，按照规定程序审核批准。

（4）财务部门对药物临床试验机构研究经费收支实行独立核算。按临床试验项目分别建账，并按照合同的经费科目列支；申办方 /CRO 负责按照临床试验合同以银行转账方式汇入医院指定帐户，财务科收到经费后，向申办者 /CRO 开具正规票据；提前中止的临床试验，由财务科退还剩余的临床试验经费。

（5）药物临床试验检查费用应按合同书相应条款单独列支。伦理委员会审查收费标准和委员劳务费应公开。

（6）劳务费分配采用实名制，依法纳税。

（7）财务应做到账目清楚、手续完备、数字准确，并妥善保管账物材料。

（8）机构办公室负责督促申办者或 CRO 及时支付试验经费，临床试验研究经费应严格按合同进行登记入账。

2. 药物临床试验经费使用

（1）临床试验经费由临床试验观察费、机构管理运行费用、临床试验劳务费、伦理审查费、临床试验牵头费等构成。临床试验经费去除临床试验观察费后结合医院情况按比例分配到专业组和机构办公室，专业组应作为医务人员临床试验劳务费和科研建设费用，同时专业组应给财务科提供发放明细（包括研究者姓名、银行卡卡号以及金额）；机构办公室应作为药物临床试验机构管理费，用于机构建设和发展。财务根据费用明细清单转入指定账户，按规定发放。

（2）临床试验观察费包括：受试者检查费、住院费、食宿费、手术费、药费、受试者补偿费等。该项费用根据临床试验合同和财务制度规定，专款专用，除受试者补贴外凭发票在财务报销。

1）试验过程中产生的受试者检查费根据医院相关规定实施免费检查制度，机构负责与各检查科室对产生的检查费核实无误后，支付给各检查科室。

2）试验过程中如产生受试者补偿费（包括交通补贴、误工补贴、餐费补贴等），按照受试者完成的随访周期，由受试者提供身份证复印件，并在该复印件上注明"领取 ×× 临床试验项目 ×× 补贴共计 ×× 元"，由承担项目的科室指定专人收集，汇总后交机构办公室，同时提供由专业组负责人及经办人签字的受试者签名汇总清单，汇总后交机构办公室，按照医院财务规定给受试者报账支付。

（3）机构运行管理费：用于机构认定、上级部门的现场检查、机构建设、人员培训、学术交流、聘请专家、咨询、机构管理人员劳务费、年终奖励等支出，列入医院预算管理，经机构办公室主任、机构主任及院长审批同意后均可从中列支。

（4）临床试验劳务费包括研究者观察费、受试者招募费、培训费、试验药物管理费、档案管理费、质量控制管理费、机构管理人员参与项目劳务费等，按合同列支。

（5）机构运行管理费、临床试验劳务费由机构办公室统一申请，并按医院经费审批程序和权限，经院领导审批后，通过院财务支付，机构运行管理费进入专账。临床试验劳务费分配实行实名制，各专业组汇总明细后交机构办公室统一申请。

（6）伦理委员会审查费：伦理审查费应实行公开收支原则，申办者不能直接向研究人员和临床试验伦理委员会支付现金。设定每项伦理审查费、会议审查项目的委员审查劳务费等，伦理审查费从临床试验项目的合同经费中列支。

（7）药物临床试验牵头费：凡以医院为牵头单位的临床试验，根据项目的难易程度及风险高低收取牵头费。

（8）医学统计专家评审劳务费由申办者另行支付。

（9）临床试验结束后经机构质量检查无遗留问题，根据合同规定支付临床试验各项费用。

（10）经质量核查不合格项目，存在一般缺陷或严重缺陷（造假、严重违反方案、合用违禁药物）未得到妥善处理时，按照合同相关规定处理。

（11）在试验过程中，确因参加临床试验导致受试者利益受到损害时，按照合同中规定（如申办者购买保险）经有关部门鉴定后给予相应的治疗和赔偿，如有不可协调者或情节严重者按照法律程序处理。

3. 审批程序

（1）严格执行经费审批制度。有关机构其他经费事宜，根据实际情况按批示执行。

（2）审核报销程序按医院财务管理相关规定执行。

三、药物临床试验相关应急预案

1. 临床试验应急预案是指临床试验机构为最大程度地减少受试者损害、突发事件及其造成的损害，预先制订的能迅速、科学、有序应对临床试验中的受试者损害及突发事件的工作方案。

2. 应急预案是各研究者降低受试者损害、规避各种风险的基础。临床试验过程中建立受试者损害和突发事件的防范处理是保护受试者安全的重要措施之一。虽然试验药物的安全性有一定的前期实验研究为基础，但其风险仍然远远大于成熟的临床医疗工作，因此受试者损害和突发事件应急预案应该是各机构都必须考虑制订的。

3. 针对受试者损害的应急预案应明确受试者损害的种类（药物不良反应、不良事件及严重不良事件）、相应责任人（专业科室负责人、主要研究者及项目负责人）、急救流程、处理措施（救治、记录、报告、随访）等内容；针对公共突发事件［突发公共卫生事件、自然灾害（火灾、水灾、地震及极端天气等）、事故灾难（停电、停水等）、社会安全事件等］的应急预案应明确组织指挥机制、应急专项处置小组、资源布局、不同种类突发事件发生后的资源调用程序等内容。

4. 各专业科室根据专科不同特色还应制订专业特色的急救预案及不良反应处理预案如心血管专业的急性左心衰竭急救预案、呼吸专业的呼吸衰竭急救预案等。

5. 各机构还应根据各自的具体情况制订一些特定应急预案，包括特定突发事件应急预案和特定医护人员损害应急预案等。

6. 特定突发事件应急预案：各机构的突发事件防范处理并不仅限于本书中提及的突发公共卫生事件、事故灾难等，临床试验的各种处理预案也要根据机构的具体情况具体制订。

在此仅提供机构制订的受试者损害应急预案和突发事件应急预案。

（一）防范和处理受试者损害预案

药物临床试验是以人为对象的研究，根据《药物临床试验质量管理规范》《药物临床试验伦理审查工作指导原则》的要求，试验必须符合《赫尔辛基宣言》和国际医学科学组织委员会颁布的《人体生物医学研究国际道德指南》的道德原则，即公正、尊重人格、力求使受试者最大程度受益和尽可能避免伤害受试者权益。受试者的权益主要包括知情权、隐私权、自愿参加和退出权、发生不良反应时获得及时救治权和发生严重不良事件时获得补偿的权利。在药物临床试验的过程中，认真执行本预案可以积极有效地防范和处理药物临床试验中受试者损害，保护受试者的安全。

1. 相关定义

（1）不良事件（adverse event，AE）是患者或临床试验的受试者接受一种药物后出现的不良医学事件，但不一定与治疗有因果关系。

（2）严重不良事件（serious adverse event，SAE）的定义：临床试验过程中发生需住院治疗、延长住院时间、伤残、影响工作能力、危及生命或死亡、导致先天畸形等事件。

（3）不良反应（adverse drug reaction，ADR）指在按规定剂量正常应用药物的过程中产生的有害的而非所期望的、与药物应用有因果关系的反应。在一种新药或药物新用途的临床试验中，其治疗剂量尚未确定时，所有有害而非所期望的、与药物应用有因果关系的反应，也应视为药物不良反应。

（4）可疑非预期严重不良反应（suspected unexpected serious adverse reaction，SUSAR），指临床表现的性质和严重程度超出了试验药物研究者手册、已上市药品的说明书或者产品特性摘要等已有的资料信息的可疑并且非预期的严重不良反应。

2. 指导原则

（1）贯彻统一领导、分级负责、反应及时、措施果断、加强合作的原则。

（2）参加临床试验人员按照职责要求，各司其职。

（3）制订临床试验各个环节的标准操作规程，参加试验人员严格按标准操作规程执行，减少操作事故发生。

（4）在临床试验期间，研究人员密切观察受试者用药后出现的各种反应，及时发现不良反应、可疑非预期严重不良反应、不良事件及严重不良事件，给予及时有效的处理，并积极随访。

3. 处理措施

（1）不良事件处理措施

1）治疗：根据发生的不良事件的性质、程度，研究者应及时予以处理，并向主要研究者汇报，初步判断与试验药物之间的因果关系、相关性及损害程度，根据病情决定必要的诊断与治疗措施，包括决定是否需要中止临床试验，如发生的不良事件不影响受试者健康，则密切观察，可不予或酌情给予对症处理。

2）记录：研究者应填写不良事件报告表，记录不良事件及所有相关症状描述、发生时间、终止时间、程度和发作频度、因不良事件所做的检查、是否需要治疗（如需要，记录给予的治疗）、不良事件最终结果、是否与临床试验药物有关等，保证记录真实、准确、完整、及时、合法，签名并注明日期。对试验期间出现的所有不良事件，不管是否与临床试验药物有因果关系，研究者均应在原始病历中记录，并转抄在病例报告表（CRF）中。

3）随访：所有不良事件都应追踪调查，直至妥善解决或病情稳定，对化验异常者，应追踪正常或稳定在基线范围，追踪随访方式可以根据不良事件轻重程度选择住院、门诊、家访、电话、通信等方式。

（2）严重不良事件处理措施

1）救治：研究者、主要研究者或接诊医师为第一责任人，应迅速赶到现场，按照急救预案立即采取一切必要措施全力抢救，专业科室不能独立处理的严重不良事件，由机构办公室与医疗质量管理部门联系协调，指派专家会诊组成员会诊及协助救治；情况紧急时，尽可能快地转入 ICU 救治，如为盲法试验，研究者判断患者发生严重损害可能与药物相关，而知道所服试验用药有利于抢救时，由主要研究者决定是否紧急揭盲，根据标准操作拆应急信封，并采取针对性措施，积极组织抢救及给予加速药物排泄等措施，在原始病历中述明理由、签字并注明日期。研究者将处理结果通知监查员，同时在原始病历、CRF 表中详细记录紧急揭盲的原因、日期和签字。

2）报告：一旦发生严重不良事件，研究者应立即采取必要的处置措施，立即向主要研究者报告，初步判断与试验药物之间的因果关系、相关性及损害程度，并迅速通知机构办公室和专业科室负责人。如在节假日或夜间，当班医护人员应立即通知医院总值班工作人员，由总值班通知主要研究者和机构办公室主任，并根据相关病例救治情况，随时调配院内各临床、医技科室专家会诊。研究者应通过机构办公室在获知 24 小时内以传真方式向药物临床试验伦理委员会、申办者及国家药品监督管理局、省级药品监督管理局、国家卫健委报告。

3）记录：研究者应在原始病历和 CRF 表上记录受试者的症状、体征、实验室检查、损害出现的事件，持续时间、程度、是否与应用试验药物有关、处理措施和经过等，记录应按 GCP 要求，做到真实、准确、完整、及时、合法，并妥善保存受试者病历资料和 CRF，同时认真填写严重不良事件报告表，记录报告时间、方式，签名并注明日期。

4）随访：研究者根据病情决定随访时间，在随访过程中给予必要的处理和治疗措施，直到妥善解决或病情稳定，若化验异常应追踪至恢复正常，以确保将受试者损害降至最低，充分保障受试者安全，并详细记录随访经过和处理结果。

（3）药物不良反应处理措施

1）治疗：研究者根据受试者症状、体征或实验室检查结果、出现时间、持续时间、程度进行相应处理。

2）记录：应将其症状、体征或实验室检查结果、出现时间、持续时间、程度和处理措施、经过等记录于原始病历，由研究者签名并注明日期。

4. 处理受试者损害流程

（1）应急预案流程

1）一旦出现受试者损害，研究者要第一时间迅速而有重点地进行病史询问和检查。

2）研究者立即通知主要研究者尽快赶到现场指导应急工作，并做好抢救准备。主要研究者启动应急预案，尽快分析判断不良事件、严重不良事件与试验药物的关系，排除原发病本身因素。

（2）实施应急措施

1）对受试者出现不良事件、严重不良事件按上述相应处理措施进行救治，按流程报告、记录和随访。

2）对受试者出现的急、重症按急救流程和相应急救标准操作规程进行救治，情况紧急的立即联系 ICU 医师会诊，必要时转运至 ICU 救治，同时研究者在原始病历中详细记录。

5. 防范措施

（1）机构办公室遵照《药物临床试验质量管理规范》《药品注册管理办法》等法规以及机构制定的制度与标准操作规程（SOP），对临床试验发起人的资质、条件以及项目性质与内容进行审核；对研究人员的资质、科室条件等进行审核；及时组织研究人员学习新的法规、SOP；定期对试验项目进行质控。

（2）伦理委员会临床试验方案需经伦理委员会审议同意后方能实施；临床试验进行期间，试验方案的任何修改均需经伦理委员会批准后方能执行；试验中发生严重不良事件，需向伦理委员会报告；伦理审查与知情同意书是防范医疗中受试者损害及不良事件的发生、保障受试者权益的主要措施。

（3）受试者应被告知有关临床试验的详细情况，并且有充分的时间考虑是否愿意参加试验，受试者有权在试验的任何阶段随时退出试验而不会遭到歧视或报复，其医疗待遇与权益不会受到影响；如发生与试验相关的损害时，受试者可以获得治疗和相应的补偿；受试者自愿确认其同意参加临床试验的过程，须以签名和注明日期的知情同意书作为文件证明；受试者有配合研究者的义务，有任何不适应及时向研究者反映；受试者应向研究者提供真实详尽的健康背景，对患有慢性疾病但确属药品试验适宜人员之列者应提供既往病历和检查结果；试验过程中应对主要检查指标定期复查。

（4）研究者必须参加过国家 GCP 培训，熟悉《药物临床试验质量管理规范》及相关的国家法律法规;试验前必须详细阅读和了解试验方案的内容,并严格按照方案执行;必须熟悉掌握试验中所有药品的相关资料并且了解和熟悉试验药物的性质、作用、疗效及安全性,同时也应掌握临床试验进行期间发现的所有与该药物有关的新信息;必须具备独立分析和解决本专业医疗急症的能力,掌握该专业所必须的专业知识和临床经验;试验过程中有权调动支配试验组相关的仪器设备及护理人员,应密切观察受试者出现的各种反应,以便及时发现不良事件或严重不良事件,给予及时处理。

(5)申办者应提供翔实具体的药物相关资料,充分介绍临床试验用药物可能具有的毒副作用和可能发生的并发症,让所有研究者均全面了解和掌握临床试验用药物的毒副作用和可能发生的并发症等有关信息,做到事先在心理、环境、物资等方面有充分准备。

6. 相关保障措施

(1)人员保障:所有参与临床试验人员均经过GCP和SOP培训,熟悉突发事件的处理预案。机构办公室负责指导严重不良事件(SAE)的处理与报告。相关临床科室配备有足够的机动医护人员(须参加过GCP培训)以便调动。医院专家组成员负责对严重不良事件及疑难病症进行会诊,并负责协调相关科室之间的合作。必要时受试者可转科或转院治疗。

(2)后勤保障:各科室之间应密切协作,优先保证对抢救所需的物资、药品的免费供应。平时应对急救药品进行必要的储备。

(3)通讯保障:各专业组负责人及主要研究者的手机应保持畅通,各专业组应配有主要负责人的通讯联系方式。

(4)财力保障:对严重不良事件的受试者应建立绿色通道,对其住院和抢救费用均采取先免费救治,事后由机构办公室和申办者负责解决。

(5)急救设备配置:临床试验的病房应备有急救车、供氧及吸引器、简易呼吸器、心电图机、监护仪等抢救设备,急救药品齐备,对上述仪器设备及药品,由专人定期检查、清点,以备随时使用。院内有ICU,以备出现严重不良事件时对受试者进行抢救。

(6)交通保障:院内应配有专门的推车、轮椅等。院外发生的不良事件,经请示专家组负责人后,由医院负责派车进行接送,或者住院治疗。

(7)与外院建立绿色通道:通过医疗质量管理部门与其他兄弟医院建立良好的临床会诊制度与合作,需要时请求医疗协助。

(8)技术保障:各专业主要研究者应具备独立分析解决本专业医疗急症的能力,熟练掌握本专业所必需的试验技能。成立医疗机构防范和处理受试者损害医疗救护小组,负责防范和处理受试者损害和参与医疗抢救。

(二)防范和处理突发事件应急预案

突发事件特指因外界因素造成临床试验不能按预定研究方案完成的突发性事件。这些事件包括突发公共卫生事件及自然灾害(水灾、火灾、地震及极端天气等)、事故灾难(停电、停水等)造成临床试验不能按预定研究方案正常进行的事件。突发公共卫生事件是指突然发生,造成或者可能造成社会公众健康严重损伤的重大传染病疫情、群体性不明原因疾病、职业中毒及其他严重影响公众健康的事件。

实行预防为主、预防与应急相结合的原则。做到统一领导、分级负责、依靠科学、依法管理、加强合作、常备不懈，及时有效。

医疗机构成立突发事件应急工作领导小组，领导小组由医疗机构领导及有关部门人员和专家组成，负责医疗机构突发事件应急工作管理，确保科学和民主决策。

1. 应急预案

（1）突发公共卫生事件处理的应急预案

1）信息报告：科室发生突发公共卫生事件，应立即报告医疗机构相关职能部门（如医疗质量管理部门/总值班室），及时上报突发事件应急工作领导小组并按规定程序在规定时限内报市卫健委或疾病预防控制中心。由应急工作领导小组统一协调，对突发事件进行综合评估，初步判断突发事件的类型，根据事态严重程度决定是否启动突发公共卫生事件应急预案。

2）启动应急预案：应急预案启动后，医疗机构各部门应当根据预案规定的职责要求，服从应急工作领导小组统一指挥，立即到达规定岗位，采取有关控制措施。包括以下几点：

应急通讯：医院当日值班领导全面负责突发事件；所有相关人员 24 小时手机开通，确保联络通畅。接到通知的人员必须在最短时间内赶到指定地点。

人员调配：应急人员的应急调配由相关职能部门（如医疗质量管理部门、护理部及人事部门）共同负责，根据事件的性质确定并选择应急人员，通知急救队队员在规定时间内赶赴医院。

物资、后勤保障：有关应急物资的配备由药学部门、医疗器械管理部门和医疗质量管理部门负责调配。

感染现场控制：医疗机构各科室采取卫生防护、消毒杀菌处理措施，在医院感染管理部门指导下防止交叉感染和污染。保卫科负责突发公共卫生事件急救通道的通畅、现场医疗秩序的维护及院内的安全。

救援及转送：急诊科为医院承担救治突发公共卫生事件患者的第一科室，接诊医务人员应向护送人员了解事件性质、病员病情及处理情况，医务人员需严格遵守防护措施，对患者进行紧急医疗救护和现场救治；对需要转送的患者，应当按照规定将患者及其病情介绍送至指定的医疗机构。

3）记录：书写详细、完整的病历记录。

4）密切注意有关部门与媒体等对传染病疫情等的预报，及时将受试者转移到安全的地方，并采取针对性的预防措施；对于门诊受试者和门诊随访者，应提前通知受试者，并妥善安排访视时间，以保障受试者的安全。

（2）突发自然灾害处理的应急预案

1）信息报告：自然灾害发生时，医务人员应立即与“119”或“110”联系，并向相关职能部门（如医疗质量管理部门/总值班室）报告，及时上报突发事件应急工作领导小组，由应急工作领导小组统一协调，对突发事件进行综合评估，初步判断突发事件的类型，根据事态严重程度决定是否启动突发应急预案。

2）启动应急预案：应急预案启动后，医疗机构各部门应当根据预案规定的职责要求，服从医院的统一指挥，立即到达规定岗位，采取有关的控制措施。包括以下两点：

人员调配：各相关科室人员和医院急救队的人员，均需无条件地投入到紧急救援工作中，根据自然灾害严重程度，再抽调在院医护人员组成紧急救援队伍，确保在院患者和受灾群众得到及时救助。

物资、后勤保障：完善救灾储备管理制度，确保应对自然灾害的急救药品、设施的供应。应急物资可采取储备与应急调运相结合的方式。

3）记录：对处置过程进行详细、完整的记录。

4）密切注意有关部门与媒体等对自然灾害的预报，及时将受试者转移到安全的地方，并采取针对性的预防措施；对于门诊受试者和门诊随访者，应提前通知受试者，并妥善安排访视时间，以保障受试者的安全。

（3）停电停水事故处理的应急预案

1）信息报告：一旦科室突然停电、停水，医护人员应当立即电话通知相关后勤保障部门（如电工班 / 水工班），由相关后勤保障部门立即安排水电应急抢修人员赶赴现场紧急抢修，尽快恢复供电供水。

2）启动应急预案：应急预案启动后，医疗机构各部门应当根据预案规定的职责要求，服从突发事件应急工作领导小组的统一指挥，立即到达规定岗位，采取有关的控制措施。包括以下几点：

停电应急预案：接到停电通知后，后勤保障部门工作人员必须认真做好停电前的各项准备工作，必须在两个小时内将发电机组、线缆及其他保障装置安装到位，实施对接碰口，确保重点部门的用电需求。通知各相关部门，做好相应准备，积极认真地做好配合工作。

在实施保障发电过程中，留专人对发电机组进行监护。保障结束后，迅速送电，拆除线缆及其他保障装置。认真做好保障记录。

停水应急预案：当得知故障发生时，应立即向相关后勤保障部门（如水工班）汇报。相关后勤保障部门迅速组织人工到达故障地点，分析原因，提出解决办法，确保医院临床和生活用水供应。

科室应急程序：科室接到停水、停电通知，务必提前安排好工作，避开该时间段进行的相关检查或治疗。对于临床试验方案中要求当天检测的标本，应在确保标本质量的前提下妥善保存，待供水或供电恢复后再行检测。

3）记录：对处置过程进行详细、完整的记录。

4）预防措施

停电：电工日常应做好备用第二配电设备的维护保养工作，保证第二电源随时投入使用；电工平时要掌握供电知识和操作规范，注意操作安全；临床科室常规备有应急灯、电筒等照明用物，定期检查，保持完好状态。

停水：日常做好供水管路、阀门的检查，发现问题及时处理；对维修人员进行培训，使之都能知晓应急供水、布局及操作流程；供水维修人员保证与各科室的联系，做到 24 小时信息畅通。

2. 操作要求

（1）一旦出现突发事件，医务人员应第一时间迅速通知相关职能部门（如医疗质量管理

部门 / 总值班室）并逐级上报。

（2）尽快对突发事件进行综合评估，初步判断突发事件的类型，根据事态严重程度决定是否启动突发事件应急预案，同时应在原始病历中详细记录突发事件的处理过程。

第五节　药物临床试验中的伦理委员会

药物临床试验机构是药物临床试验中保护受试者权益的责任主体。而伦理委员会负责审查药物临床试验方案的科学性和伦理合理性，审核和监督药物临床试验研究者的资质，监督药物临床试验开展情况，保证伦理审查过程独立、客观、公正。伦理委员会应当按照《涉及人的生物医学研究伦理审查办法》要求在医学研究登记备案信息系统公开有关信息，接受本机构和卫生健康主管部门的管理和公众监督。

一、药物临床试验伦理委员会建设

伦理委员会（institutional review board/IRB，independent ethics committee/IEC），指由医学、科学及非科学背景人员独立组成，其职责是通过审查、同意、跟踪审查试验方案及相关文件、获得和记录受试者知情同意所用的方法和材料等，确保受试者的权益、安全受到保护。

临床试验机构应成立伦理委员会，负责审查本机构临床试验方案，审核和监督临床试验研究者的资质，监督临床试验开展情况并接受监管部门检查。各地可根据需要设立区域伦理委员会，指导临床试验机构伦理审查工作，可接受不具备伦理审查条件的机构或注册申请人委托对临床试验方案进行伦理审查，并监督临床试验开展情况。

注册申请人提出临床试验申请前，应先将临床试验方案提交临床试验机构伦理委员会审查批准。在我国境内开展多中心临床试验的，经临床试验组长单位伦理审查后，其他成员单位应认可组长单位的审查结论，不再重复审查。国家临床医学研究中心及承担国家科技重大专项和国家重点研发计划支持项目的临床试验机构，应整合资源建立统一的伦理审查平台，逐步推进伦理审查互认。

（一）伦理委员会的组成和运行应当符合以下要求

1. 伦理委员会的委员人数不得少于 5 人，应当有医药专业委员和非科学背景委员，应当有临床试验机构以外的委员。所有委员均接受过伦理审查的培训，能够审查临床试验相关的伦理学和科学等方面的问题。伦理委员会可以视情况设置某些类别委员的替补委员，保证会议审查能够及时进行。

2. 审查临床试验的伦理委员会应当在卫生行政部门备案，所有的工作应当按照《药物临床试验管理规范》和卫生行政部门的要求实施。

3. 伦理委员会应当按照其制度和标准操作规程履行工作职责，审查应当有书面记录，并注明会议时间及讨论内容。

4. 伦理委员会会议审查意见的投票委员应当参与会议的审查和讨论，包括了各类别委员，具有不同性别组成，并满足其规定的人数。会议审查意见应当形成书面文件。

5. 投票或提出审查意见的委员应当独立于被审查临床试验项目。

6. 伦理委员会应当有其委员的详细信息，并保证其委员具备伦理审查的资格。

7. 伦理委员会应当要求研究者提供伦理审查所需的各类资料，并能回答伦理委员会提出的问题。

8. 伦理委员会可以根据需要邀请委员以外的相关专家参与审查，但不能参与投票。创新药物临床试验的伦理性和科学性的审查，必要时可邀请更多相关专业的专家参加。

（二）伦理委员会应当建立以下书面文件并执行

1. 伦理委员会的组成、组建和备案的规定。

2. 伦理委员会会议日程安排、会议通知和会议审查的程序。

3. 伦理委员会初始审查和跟踪审查的程序。

4. 对伦理委员会同意的试验方案的较小修正，采用快速审查并同意的程序。

5. 向研究者和临床试验机构及时通知审查意见的程序。

6. 对伦理审查意见有不同意见的复审程序。

（三）伦理委员会的职责是保护受试者的权益和安全，特别应当关注弱势受试者

1. 伦理委员会应当审查的文件包括：试验方案和试验方案修订版；知情同意书及其更新件；招募受试者的方式和信息；提供给受试者的其他书面资料；研究者手册；现有的安全性资料；包含受试者补偿信息的文件；研究者资格的证明文件；伦理委员会履行其职责所需要的其他文件。

2. 伦理委员会应当对临床试验的科学性和伦理性进行审查。

3. 伦理委员会应当对研究者的资格进行审查。

4. 为了更好地判断在临床试验中能否确保受试者的权益和安全，伦理委员会在审查过程中可以要求提供知情同意书内容以外的资料和信息。

5. 实施非治疗性临床试验时，若受试者的知情同意是由其法定代理人替代实施时，伦理委员会应当特别关注试验方案中是否充分考虑了相应的伦理学问题以及法律法规。

6. 若试验方案中明确说明紧急情况下受试者或其法定代理人无法在试验前签署知情同意书时，伦理委员会应当审查试验方案中是否充分考虑了相应的伦理学问题以及法律法规。

7. 伦理委员会应当审查是否存在受试者被强迫、利诱等不正当的影响而参加临床试验。

8. 伦理委员会应当确保在知情同意书、提供给受试者的其他书面资料内说明给受试者补偿的信息，包括补偿方式和计划。

9. 伦理委员会应当在合理的时限内完成临床试验相关资料的审查，并给出明确的书面审查意见。审查意见应当包括审查的临床试验名称、文件（含版本号）和日期。

10. 伦理委员会的审查意见有：同意；必要的修改后同意；不同意；终止或暂停已同意的研究。审查意见应说明要求修改的内容，或者否定的理由。

11. 伦理委员会应当关注并明确要求研究者立即报告：临床试验实施中对受试者造成紧急危害的试验方案偏离；增加受试者风险或者显著影响临床试验实施的改变；所有可疑非预期严重不良反应；可能对受试者的安全或临床试验的实施产生不利影响的新信息。

12. 伦理委员会有权暂停、终止没有按照要求实施或者受试者出现非预期严重损害的临床试验。

13. 伦理委员会应当对正在实施的临床试验定期跟踪审查,审查的频率应根据受试者的风险程度而定,但至少一年审查一次。

14. 伦理委员会应当受理并及时处理受试者保护的相关要求。

(四)伦理委员会应当保留伦理审查的全部记录

包括伦理审查的书面记录、委员信息、递交的文件、会议记录和相关往来记录等。所有记录保存时间与必备文件相一致。研究者、申办者或药品监督管理部门可以要求伦理委员会提供其标准操作规程和伦理审查委员名单。

二、药物临床试验伦理委员会章程

(一)总则

第一条 为保护临床研究受试者的权益和安全,加强对伦理委员会临床试验伦理审查工作的指导和监督管理,规范伦理委员会临床试验伦理审查工作,保证临床试验符合科学和伦理道德要求,根据《涉及人的生物医学研究伦理审查办法》(中华人民共和国国家卫生和计划生育委员会令第 11 号)、《药物临床试验质量管理规范》(国家食品药品监督管理局令第 3 号)和《药物临床试验伦理审查工作指导原则》(国食药监注〔2010〕436 号)、《中医药临床研究伦理审查管理规范》(国中医药科技发〔2010〕40 号)、《赫尔辛基宣言》(2013)和世界卫生组织与国际医学科学组织理事会共同制定的《涉及人类受试者的生物医学研究国际伦理准则》等国际国内相关的法律法规和指南,制定本章程。

第二条 伦理委员会的宗旨:药物临床试验伦理委员会对临床研究进行独立、公正、公平和及时的审查,从而对研究项目在科学、伦理和规范方面是否符合国际和国内相关的规范和标准发挥监督作用。其宗旨是保护受试者的尊严、安全和权益,以促进生物医学研究科学、健康地发展。

第三条 伦理委员会依法在药品监督管理部门、本机构的执业登记机关备案,并在医学研究登记备案信息系统登记。接受政府的卫生行政管理部门、药监行政管理部门的指导和监督。

第四条 药物临床试验伦理委员会章程是一套关于委员组成、职责、审批项目、投票权、审查原则、工作规则、审批程序等的标准。所有医疗机构承担的药物临床试验研究,必须经伦理委员会审批,并严格按本章程执行。

(二)组织

第五条 药物临床试验伦理委员设置伦理委员会办公室,负责伦理委员会日常事务的管理工作,下设秘书 1~2 名。

第六条 职责:伦理委员会负责对医疗机构承担的临床研究进行独立、公正、公平和及时的审查。所有研究项目须经临床试验组长单位或本医疗机构药物临床试验伦理委员会审议同意并签署批准意见后方可实施。

第七条 工作范围:对研究项目进行伦理审查,提供伦理咨询、指导性建议,向研究人员和伦理委员会委员提供伦理学方面的培训、学习和教育建议。

第八条 权力:伦理委员会的运行独立于申办者和研究者。伦理委员会的组成和工作不受任何参与研究者的影响。伦理委员会对研究项目进行审查监督可以行使的权力包括：有权批准/不批准一项研究项目、对批准的研究项目进行跟踪审查、终止或暂停已经批准的研究项目。

第九条 行政资源：医疗机构为伦理委员会提供独立的办公室，必要的办公条件与设备，有可利用的档案室和会议室，以满足其职能需求。任命伦理委员会秘书1~2名，根据工作需要可以增加任命一定数量的工作人员，以满足伦理委员会高质量工作的需求。医疗机构为委员、独立顾问、秘书与工作人员提供充分的培训，使其能够胜任工作。

第十条 经费管理：伦理委员会的行政经费列入医疗机构财政预算，经费使用按照医疗机构财务管理规定执行。

（三）组建与换届

第十一条 委员组成：伦理委员会委员的组成应与所审查项目的专业类别相匹配，伦理委员会委员应由不同学科专业背景的委员组成，包括医学、药学、法学、非本机构的社会人士。人员数量至少7名，并有不同性别的委员。医院院长、机构主任不兼任伦理委员会委员。

第十二条 委员产生：伦理委员会采取公开招募的方式，结合有关方面的推荐并征询本人意见，形成委员候选人名单。应聘者应能保证参加培训，保证有足够的时间和精力参加审查工作。

第十三条 委员任命的机构与程序：医疗机构负责伦理委员会委员的任命事项，伦理委员会组成人员以医疗机构正式文件方式任命。任命文件递交政府相关管理部门备案。

接受任命的伦理委员会委员应当参加GCP及相关法律法规知识、伦理审查相关知识、本伦理委员会制度、人员职责和SOP等培训；提交本人简历和GCP培训证书；同意并签署利益冲突声明，保密承诺；同意公开自己的姓名、职业和隶属机构，同意公开与参加伦理审查工作相关的交通、劳务等补偿费用。

第十四条 主任委员：伦理委员会设主任委员1名，副主任委员1名，首届伦理委员会主任委员可以由医疗机构通过选举任命产生，从第二届起伦理委员会主任委员由伦理委员会委员协商推举。主任委员负责主持审查会议，审签会议记录与审签决定文件。主任委员因故暂不能履行职责时，可以委托伦理委员会副主任委员履行主任委员的全部或部分职责。

第十五条 任期：伦理委员会委员实行任期制，可以连任，自动续期。

第十六条 换届：换届应考虑审查能力的发展，以及委员的专业类别。委员人数可根据需要有所变更。应有部分委员留任，以保证伦理委员会工作的连续性。

第十七条 免职：以下情况可以免去委员资格。本人申请辞去委员职务者；因各种原因每年缺席一定比例以上伦理审查会议者；因健康或工作调离等原因不能继续履行委员职责者；因行为道德规范与委员职责相违背（如与审查项目存在利益冲突而不主动声明），不适宜继续担任委员者；不接受伦理、GCP及相关法律法规知识培训、考核，不能胜任伦理审查工作者，按照医疗机构免职程序免去药物临床试验伦理委员会相应职务。

第十八条 替换：因委员辞职或免职，可以启动委员替换程序。根据资质、专业相当的原则推荐候选产生替补委员。

第十九条　独立顾问：如果委员专业知识不能胜任审查某研究项目的专业需要，或某研究项目的受试者与委员的社会与文化背景明显不同时，可以聘请独立顾问。独立顾问可以是伦理或法律方面的、特定疾病或方法学的专家，或者是特殊疾患者群、特定地区人群 / 族群或其他特定利益团体的代表。独立顾问应提交本人简历，签署保密承诺与利益冲突声明。独立顾问应邀对研究项目的一些问题向伦理委员会提供咨询意见，但不具有伦理审查表决权。

第二十条　委员培训和继续教育：伦理委员会成员有责任定期参加培训和继续教育，以保证伦理委员会成员对研究项目进行充分完整、有专业质量的审查。

（四）运作

第二十一条　审查方式：伦理委员会的审查方式有会议审查、紧急会议审查和快速审查。实行主审制，为每个审查项目安排主审委员，填写审查工作表。会议审查是伦理委员会的主要审查方式，一般每月安排一次（根据需要可增减审查会议次数），委员在会前预审送审项目。当研究过程中出现重大或严重问题，危及受试者安全的情况时，应召开紧急会议审查。必要时应采取相应措施，保护受试者的安全与权益。快速审查是会议审查的补充形式，目的是提高工作效率，主要适用于伦理审查意见为“修改后批准”，按照伦理委员会的审议意见修改方案后，再次送审的研究项目；对伦理委员会已经批准的研究项目方案的较小修改并且不影响研究的风险 / 受益比的修正案审查；研究中未发生影响受试者安全、健康或权益的年度 / 定期跟踪审查；研究中发生影响受试者安全、健康或权益的事件，已按要求提请伦理委员会审查的年度 / 定期跟踪审查；不影响受试者安全、健康或权益的暂停 / 终止研究审查、违背方案审查以及研究完成 / 总结审查。

第二十二条　会议法定人数：到会委员人数应超过委员半数，并不少于 7 人；到会委员应包括医药专业、非医药专业、独立于研究项目的组织机构和研究实施机构之外的委员，并有不同性别的委员。

第二十三条　审查决定：送审文件齐全；到会委员符合法定人数的规定；项目负责人、研究项目相关人员、独立顾问以及与研究项目存在利益冲突的委员回避；遵循审查程序，按审查要素和审查要点进行充分的审查讨论后，以投票的方式做出决定；没有参加审查会议的委员不能由其他委员代替投票。伦理委员会做出决定应当得到伦理委员会全体委员的二分之一以上同意，当投出反对票和同意票的人数相等时，应再次充分讨论并重新投票表决。会后及时（一般不超过 5 个工作日）传达审查决定。如果研究者或研究利益相关方对伦理委员会的审查决定有不同意见，可以提交复审，与伦理委员会委员和药物临床试验机构办公室沟通交流。

（五）管理

第二十四条　利益冲突管理

研究利益冲突是指个人的利益与其研究职责之间的冲突，即存在可能影响个人履行其研究职责的经济或其他的利益。当该利益不一定影响个人的判断，但可能导致个人的客观性受到他人质疑时，就存在明显的利益冲突。当任何理智的人对该利益是否应该报告感到不确定，就存在潜在的利益冲突。

临床试验机构利益冲突是指机构本身的经济利益或其高级管理者的经济利益对涉及机构利益的决定可能产生的不当影响。

临床试验机构利益冲突的管理：临床试验机构主任与临床试验项目申办者及其委托方存在经济利益关系、医院接受研究项目的申办者（企业）赞助时应主动声明，必要时进行审查并根据规定采取必要的限制性措施。

研究项目经费由按照医疗机构相关办法统一管理，申办者不能直接向研究人员支付临床试验费用。

研究人员利益冲突的管理：主要研究者在提交伦理审查时、研究人员在项目立项或启动时，应主动声明和公开任何与临床试验项目相关的经济利益，并签署研究经济利益声明。

伦理委员会应审查研究人员与研究项目之间的利益，必要时采取限制性措施，如：更换研究人员或研究角色；不允许在申办者处拥有净资产的人员担任主要研究者；不允许有重大经济利益冲突的研究者招募受试者和获取知情同意；限制临床专业科室承担临床研究任务的数量；满负荷或超负荷工作的研究者，限制其参加研究，或限制研究者的其他工作量，以保证其有充分的时间和精力参与研究。

伦理委员会利益冲突的管理：遵循利益冲突政策，与研究项目存在利益冲突的委员、独立顾问应主动声明并退出该项目审查的讨论和决定程序。

接受监督：接受药品监督管理部门、卫生行政主管部门的监督与检查；接受公众的监督；鼓励任何人监督并报告任何可能导致研究利益冲突的情况；委员 / 独立顾问以及研究人员应监督并报告任何可能导致利益冲突的情况。

处罚：对于违反研究利益冲突管理制度者，将给予公开批评，伦理委员会委员将被免职，独立顾问将建议不再被邀请咨询项目，研究人员将被限制承担新的研究项目，产生不良后果者将被取消研究者资格。

第二十五条 保密管理

制定文件保密和文件与档案管理的标准操作规程，保证文件和档案的安全与保密性。

伦理委员会委员、独立顾问和工作人员对送审项目的文件负有保密责任和义务，审查完成后，及时交回所有送审文件与审查材料，不得私自复制与外传。

第二十六条 协作管理

医疗机构所有与受试者保护相关的部门应协同伦理委员会工作，明确各自在伦理审查和研究监管中的职责，保证医疗机构承担的临床研究项目都提交伦理审查，确保受试者的尊严、安全和权益得到保护；保证开展研究中所涉及的组织机构利益冲突、委员和研究人员的个人利益冲突得到最大限度地减少或消除；有效地报告和处理违背法规与方案的情况；建立与受试者、研究者或研究利益相关方有效的沟通渠道，对他们所关心的问题和诉求做出回应。

伦理委员会应建立与其他伦理委员会有效的沟通交流机制。多中心临床研究的伦理审查应以组长单位审查的结果为准，避免重复审查。

第二十七条　文件管理

文件管理要求：伦理委员会建立独立的档案文件管理系统，对所有提交申请并实施伦理审查的项目进行文件整理归档。伦理委员会建档存档的文件包括管理性文件和项目审查文件。

伦理委员会档案文件由伦理委员会秘书负责管理。

管理性文件的保存：管理性文件包括（但不限于）伦理委员会的章程、标准操作规程、伦理审查申请表、伦理审查技术指南、相关法律法规及国际指南；伦理委员会的委员任命文件、委员的履历与培训记录，以及委员签署的保密协议和利益冲突声明；伦理委员会年度工作计划和年度总结等。

审查项目文件的保存：伦理委员会项目审查文件均按项目单独归档，保存在伦理委员会档案室的资料柜中，包括（但不限于）伦理审查申请表；申请人（研究者申办者）提交的所有送审材料；伦理委员会会议议程、会议签到表、会议记录、投票表决单、投票汇总表等；伦理审查批件和相关沟通信件。

文件保存时限：管理性文件应长期保存。旧版本文件应至少保存一份，其余及时销毁；项目审查文件应妥善保管至临床试验医学研究结束后至少五年，或根据相关协议要求延长保存期限。

文件借阅：归档文件仅允许伦理委员会成员、秘书接触和借阅。相关医药卫生行政管理部门有权借阅。所有文件不得带离资料室，以保证文件档案的安全和保密性。

文件销毁：需要销毁的归档文件，应由主任委员批准后方可执行销毁，并填写文件销毁记录。

第二十八条　质量管理

建立完善的、符合 GCP 要求的伦理委员会质量管理体系文件，包括章程、职责和 SOP，并严格按要求执行。

伦理委员会接受本单位对伦理委员会工作质量的检查评估；接受卫生行政部门、药品监督管理部门的监督管理；接受独立的、合法的、外部的质量评估或认证；伦理委员会对检查发现的问题采取相应的改进措施。

第二十九条　财务管理

伦理委员会的经费来往纳入医疗机构财务管理中，由本单位财务部门的专业财务人员管理。每年伦理委员会向本单位递交财务预算报告，财务开支，由本单位审计部门审核。

伦理委员会服务费包括两部分：项目伦理审查费、项目过程管理费。项目伦理审查费和项目过程管理费由医疗机构财务部门统一收取，统一专项管理。项目伦理审查费和项目过程管理费由申办者直接交与医疗机构财务部门并获取发票，不得由研究人员和伦理委员会转交。项目伦理审查费和项目过程管理费的收入和支出应在医疗机构财务的账面中清楚可查。

具体的每项伦理审查收费，会议审查项目和跟踪审查项目的委员审查劳务费：可结合医疗机构具体情况制定。审查劳务费由临床试验伦理委员会办公室提供领取人名单（包括姓名、金额及银行卡卡号）在财务报销，财务按照签收单金额转入指定账户。会议材料费按实际支出列支。伦理审查费从临床试验项目的合同经费中列支。伦理委员会活动费包括四部分:办公费、专家审查劳务费、委员培训及学术交流费、国家管理部门或第三方机构对伦理委员会工作评估认证费等。

办公费、委员培训及学术交流费、工作评估认证费按获得批准的年度计划执行。

第三十条 监督管理

伦理委员会办公室向本单位医学伦理委员会报告工作,向医疗机构、药品监督管理部门报告年度伦理审查工作情况。伦理委员会按规定要求向药品监督管理局、本机构的执业登记机关备案,并在医学研究登记备案信息系统登记。对伦理委员会违反法规的“同意”决定,医疗机构医学伦理委员会要求伦理委员会重审或中止批准的研究项目。

三、药物临床试验伦理委员会岗位职责

(一)药物临床试验伦理委员会职责

1. 以《赫尔辛基宣言》为原则,以维护人们的健康利益、促进医学科学的发展、提高以患者为中心的服务意识为工作目标,遵循“不伤害、有利、公平公正、知情同意”的伦理原则和“合法、独立、称职、及时、有效”的工作原则开展工作。

2. 全面负责医院临床研究伦理工作,建立完善的伦理审查体系。

3. 对临床研究项目的科学性、伦理合理性进行审查。

4. 定期跟踪审查和督导临床研究中的医疗行为,审查研究项目出现的严重不良事件,终止和暂停已批准的项目。

5. 接受有关医学伦理学和相关法律法规的咨询,进行有关医学伦理学和相关法律法规的宣传和培训。

6. 本伦理委员会成员应接受有关医学伦理学和卫生法律法规的继续教育和培训,以不断提升委员的素质和能力。

7. 遵循保密原则,对伦理审查的相关资料和信息进行保密,包括受试者信息、患者信息及其他需要保密的信息。

8. 本伦理委员会每月按时召开一次会议,也可根据需要增加会议次数。

9. 伦理委员会办公室负责伦理委员会日常事务工作。

(二)主任/副主任委员职责

主任委员职责:

1. 全面负责伦理委员会的管理工作,主持伦理审查会议。

2. 组织制定并批准伦理委员会的章程、人员职责和标准操作规程。

3. 审核确认免除审查的项目。

4. 决定送审项目的审查方式、主审委员、实地访查。

5. 聘请独立顾问。

6. 审签会议记录、审查的决议文件、年度总结报告、年度经费预算、年度培训计划及受试者投诉的处理意见。

7. 批准会议列席者。

8. 参加项目审查并承担委员的审查职责。

9. 授权副主任委员或委员负责相应工作。

10. 组织接受国家行政部门对伦理委员会的稽查和视察。

11. 组织接受院内外相关部门或国际相关组织对伦理委员会的建设及伦理审查能力、伦理审查的检查、评估 / 认证。

12. 评估委员的审查能力，负责评估办公室工作的 SOP 依从性，反馈评估意见，跟踪改进情况。

副主任委员职责：副主任委员经主任委员授权，承担授权范围内的主任委员职责。

（三）办公室秘书职责

1. 协助伦理委员会主任委员工作。

2. 组织各类标准操作规程及指南的准备、审阅、修订和分发。

3. 告知主要研究者 / 申办者提交伦理审查申请 / 报告的程序，指导主要研究者送审材料的完整性和规范性。

4. 准备伦理审理会议，包括提议主审委员 / 独立顾问、编制会议日程、给委员分发审查材料、确保到会委员符合法定人数、安排会场及会议用设备。

5. 准备和传递研究项目送审材料、审查决议材料。

6. 负责伦理委员会相关的信息数据管理和信息沟通与交流。

7. 建档、归档、存档、更新和管理伦理委员会的文件档案，并执行安全管理规定。

8. 协助准备年度工作报告、年度经费预算和年度培训计划。

9. 安排人员参加院内外组织的伦理审查相关培训。

10. 受理受试者的投诉并与相关部门或人员协调处理。

11. 报送主任委员审签相关文件。

12. 跟踪人体试验相关的最新伦理进展，为委员提供相关的最新文献。

13. 负责组织接待稽查、视察和检查、评估 / 认证的人员并安排、准备和落实相关工作。

14. 通过网站或其他方式向公众公开伦理审查的程序，批准研究的标准，伦理委员会审查研究项目的决定。

（四）伦理委员会委员职责

1. 参加 GCP、伦理审查相关法规及相关知识及本伦理委员会章程和标准操作规程的培训和继续教育。

2. 提交本人简历、资质证明文件，GCP 与伦理审查培训证书。

3. 遵循研究利益冲突政策，主动声明与审查项目相关的利益冲突。

4. 遵循保密原则，对伦理审查的相关资料和信息进行保密，包括受试者信息、患者信息及其他需要保密的信息。

5. 担任送审项目的主审委员。

6. 参加会议审查和伦理委员会相关工作，对提交审查的研究项目进行充分审查、讨论和评价，每年会议出席率不低于 50%。审查严重不良事件报告并建议采取适当的措施。

7. 监督正在进行的研究是否恰当。

8. 评价研究总结报告及结果。

（五）独立顾问职责

1. 应邀对所咨询的研究方案、研究人群或特定的问题发表意见。
2. 没有投票决定权。
3. 遵循研究利益冲突政策，主动声明与咨询项目相关的利益冲突。

第十一章

药学教学管理

人才是学科的核心竞争力，学科的发展离不开人才培养，而教学工作是人才培养的基石。加强教学质量管理，强化药学人才梯队建设是提升医院药学影响力的关键环节。医疗机构总药师承担着医院药学学科建设和药学人才培养计划制订的责任，培养以解决临床实际问题的实战型药学专业人才是提升药学服务质量，促进医疗机构药师由单纯保障型向“以患者为中心”的临床服务型转变的重要措施。教学医院主要承担药学相关专业本科生、研究生、进修生、临床药师及师资培训学员等不同轨道的教学任务。总药师熟悉和掌握各类学生的管理规章制度对开展教学管理工作、全面把握人才培养质量具有重要作用。

第一节　药学教学岗位职责

一、总药师教学岗位职责

中华医学会临床药学分会《中国总药师制度专家共识（2018）》规定制订药学学科发展规划及药师人才培养计划是总药师的主要工作之一。总药师在国家教育方针政策指导下，切实贯彻药学学科的教育培养理念，依照医院的各项规章制度，实施教学、人才培养与管理等各项工作。具体工作任务如下：

1. 在医院党委、院领导的带领下，负责制订药学学科发展规划与人才培养计划，加强师资队伍建设。

2. 负责医院药学相关专业本科生、研究生、进修生、临床药师及临床药师师资培训学员的教学管理工作。

3. 组织实施医院教学工作计划，制定教学方面有关规章制度及有关教学文件，督促检查制度的贯彻落实。

4. 组织制订本科生、研究生、进修生、临床药师及临床药师师资培训学员等各类学员的人才培养方案、教学计划、课程标准、教学大纲等各项教学文件。

5. 负责安排本科学生临床实习带教工作。包括制订实习计划、编排实习轮转表等，组织落实出科考核、教学查房及专题讲座等。

6. 负责研究生教学管理工作，如组织协调研究生入学复试、研究生开题报告、课题中期检查和毕业答辩等。

7. 负责临床药师和临床药师带教师资的培训工作。包括组织培训学员招生、理论授课、药学查房、中期考核和结业考核等。

8. 负责药学进修生教学管理和日常管理工作，组织落实进修生入科前岗位培训、轮转带教及结业考核等。

9. 制定教师教学质量检查及量化考核制度。积极进行教学过程质量控制，掌握教学质量信息，审核教员授课资格，根据存在问题积极进行整改，提高教学质量。

10. 组织开展各种教学研究与改革活动，包括组织教师研究教学方法、教学岗位比赛、教学改革项目，精品课程的组织申报与协调，教学课题的申报、立项和管理；教学成果奖申报和成果转化等工作。

11. 负责组织落实教师的教学工作量及带教费统计工作，协助完成教师的教学考核、评先评优工作。

12. 负责教师课时费、外请专家讲课费及差旅费等相关教学经费审批及发放。

13. 负责各教学秘书的工作分配，协调各岗位工作。

14. 完成上级交给的其他教学任务。

二、带教教师的岗位职责

教师是履行教学职责的专业人员，承担着教书育人、培养社会主义现代化事业的建设者和接班人的历史使命。教学工作是教师的基本职责，医院所有教师都有承担教学工作的义务。不同岗位带教教师职责如下：

（一）本科生导师岗位职责

1. 本科生导师必须由具有讲师（含讲师）以上职称或硕士以上学位的人员担任，并且具有较丰富的教学经验、较高的学术水平，教风严谨，责任心强。

2. 本科生指导教师应对学生整个论文阶段的教学活动全面负责。

3. 导师指导学生选择课题，并根据课题要求指导学员填写《毕业设计任务书》。

4. 导师应向学生介绍进行毕业设计（论文）的工作思路和方法，介绍、提供有关参考书目或文献资料，审查学生拟定的设计方案或写作提纲。

5. 负责指导学生进行文献查阅、方案制订、实验研究、论文撰写、论文答辩等工作。

6. 全程检查学生毕业设计的进展情况，帮助学生解决遇到的困难，适时调整和完善研究计划，确保毕业设计工作的顺利进行。

7. 按时完成对毕业论文的审阅，提出具体修改意见，并认真填写考核评语。

（二）研究生导师岗位职责

1. 研究生导师是研究生培养的第一责任人，立德树人是导师的根本职责。导师应认真了解并执行国家关于学位与研究生教育方面的法律法规和学校规章制度，积极参加各类导师培训计划。

2. 导师应提升研究生的思想政治素质，引导研究生树立正确的世界观、人生观、价值观；注重对研究生的人文关怀，关心研究生生活和身心健康，保护研究生合法权益，建立良好的师生互动机制。

3. 导师应培养研究生的学术创新和实践创新能力。按照因材施教和个性化培养理念，积极参与制订研究生培养计划，鼓励研究生推进科研成果转化应用，提升创新创业能力。

4. 导师应指导研究生恪守学术道德规范，培养研究生严谨认真的治学态度和求真务实的科学精神，在研究生培养的各个环节，强化学术规范训练，加强职业伦理教育，提升研究生的学术道德涵养，提高知识产权保护意识，杜绝学术不端行为。

5. 导师应对研究生个人培养计划整体把关，积极创设良好的学术交流平台，鼓励研究生潜心参与科学研究或技术研发，并根据实际情况，为研究生提供相应的经费支持。

（三）进修生带教教师岗位职责

1. 负责督促进修生学习及遵守医院和科室各项规章制度。

2. 负责落实进修生培训计划、培训大纲及培训考核等教学内容。

3. 指导进修人员正确处理各方面的人际关系（如与医护关系、患者关系等）。

4. 指导进修生树立正确的人生观、价值观和职业道德，督促进修生严格遵守劳动纪律，确保廉洁行医。

5. 负责指导进修生的业务理论学习和临床实践技能。指导进修生完成药学查房、会诊、不良反应判断与处理、病例汇报及文献阅读等，全面培养进修生分析问题和解决问题的能力。

6. 督促进修生参加各类学术讲座、病例讨论；每月完成科室内讲课 2 次。

7. 进修生成绩评定与总结鉴定：从业务能力，政治思想道德，服务态度，组织纪律等方面加以评定。

（四）临床药师（师资）带教教师岗位职责

1. 负责督促临床药师（师资）学员学习及遵守医院和科室各项规章制度。

2. 带教老师负责按照各《专科临床药师培训指南》要求完成各项培训任务。

3. 负责落实临床药师（师资）学员培训计划、培训大纲及培训考核等教学内容，指导并监督学员完成培训大纲所要求的培训内容。

4. 指导临床药师（师资）培训学员开展查房、会诊、患者用药教育、病例讨论、文献阅读、病例分析、教学药历书写及不良反应事件处理等，负责学员问题解答及点评。

5. 负责指导和督促培训学员完成的相关作业，确认作业内容的真实性，并对完成情况做出合理性评价，提出改进意见。

6. 负责培训学员的阶段性考核和结业考核的组织、实施和管理。

7. 临床医师以带教临床知识为主，临床药师以带教药学知识为主，带教组中各成员应分工协作，相互支持，保证教学工作的顺利完成。

8. 根据各学科自身的特点，采取多种教学方法，有意识地培养学员的临床思维、表达能力、沟通交流技巧等。

三、教学秘书岗位职责

（一）本科生教学秘书岗位职责

1. 负责落实药学专业本科生临床理论课和临床实践课教学任务。

2. 负责组织编制本科生教学实施计划、课表；负责协助督促落实每学期课程及其他教学环节的教学任务、考核方式。

3. 负责组织协调本科室临床实践带教教师及轮转科室安排表。

4. 负责组织本科生授课教师任课资格审核，理论授课集体备课、新教师预讲及教学督导专家听查课等。

5. 负责组织进行教学理论、课堂讲授技巧、幻灯制作等方面教学技能培训。

6. 负责组织师资建设（国家优秀教师，省级优秀教师及精品教员等）申报工作。

7. 负责组织教学成果奖、教学课题及精品课程的申报工作。

8. 负责组织药学本科生毕业设计的开题、中期及答辩工作。

9. 负责组织协调教学督导及教学检查工作。

10. 负责提醒教师授课及协调调课工作。

11. 负责本科生带教工作量统计。

12. 负责本科教学文档管理和保存工作。

（二）研究生教学秘书岗位职责

1. 负责制定科室研究生管理相关规章制度。

2. 负责组织编制研究生教学实施计划、课表；负责协助督促落实其他教学环节的教学任务、考核方式。

3. 负责组织研究生授课教师任课资格审核，理论授课集体备课、新教师预讲及教学督导专家听查课等。

4. 负责组织进行教学理论、课堂讲授技巧、幻灯制作等方面教学技能培训。

5. 负责科室研究生导师及招生资格申报工作。

6. 负责提醒研究生导师授课及协调调课工作。

7. 负责组织科室研究生入学复试工作。

8. 负责组织研究生文献阅读报告，学术讲座等工作。

9. 负责组织科室研究生开题论证、中期考核及毕业答辩工作。

10. 负责科室研究生毕业答辩资料审核工作。

11. 负责科室研究生原始记录本检查及保存工作。

12. 负责组织申报省级和国家级优秀研究生论文。

13. 负责组织优秀研究生导师申报工作。

14. 负责研究生带教工作量统计。

15. 负责研究生教学文档管理和保存工作。

（三）进修生教学秘书岗位职责

1. 负责制定及落实进修生管理相关规定和办法。

2. 负责进修生进修资格审核、入科岗前培训及带教工作安排。

3. 负责组织进修生培训课程设置及轮转安排。

4. 负责组织进修生病例讨论、文献阅读报告等。

5. 负责检查进修生工作情况及作业完成情况。

6. 负责组织进修生专题讲座。

7. 负责进修生日常管理及评优评先工作。

8. 负责进修生中期考核和结业考核相关工作。

9. 负责进修生带教工作量统计。

10. 负责进修生教学文档管理和保存工作。

（四）临床药师（师资）教学秘书岗位职责

1. 根据国家相关要求负责制定科室临床药师规章制度。

2. 根据上级部门的招生计划，负责制定临床药师与带教师资培训基地的年度招生简章，明确具体报名方式、审核材料、培训费用与培训要求等。

3. 负责本培训基地临床药师及带教师资学员招生和培训资格审核工作。

4. 负责制订临床药师和带教师资培训计划、培训方案及培训大纲等。

5. 负责临床药师及带教师资学员信息采集及学员登记表统计管理工作。

6. 负责组织培训学员的入科理论考核及实践考核。

7. 负责安排理论授课内容及邀请国内外专家授课。

8. 负责组织安排临床药师培训学员药学和临床带教老师。

9. 负责组织临床药师及带教师资培训学员开展病例讨论、文献阅读、病例分析、教学药历点评等，并做好签到记录工作。

10. 定期检查临床药师及带教师资学员的培训作业（如查房记录、会诊记录、ADR 事件记录、用药教育记录、医护患满意度调查表等）。

11. 负责组织临床药师及带教师资学员的结业考核及考核成绩上报工作。

12. 负责考核合格学员培训证书的发放工作。

13. 负责接待上级单位的教学督导及教学检查工作。

14. 负责临床药师带教工作量统计。

15. 负责临床药师及带教师资学员的教学文档管理和保存工作。

第二节　药学教学管理工作制度

一、本科生教学工作管理制度

（一）总则

第一条　为适应高校人才培养工作的新形势新任务，进一步加强教学管理，规范本科教学工作，提高本科教学质量，根据《中华人民共和国教育法》的相关规定，特制定本制度。

第二条　医疗机构应认真贯彻党的教育方针，按照人才培养方案，课程标准要求，结合药学职称考试大纲，不断更新教学内容，改进教学方法，积极教学改革，努力提高教学质量，圆满完成教学任务。

（二）教学组织工作

第三条　医疗机构应根据上级部门下达的教学任务，成立教学小组，由总药师任教学组长负责教学工作的实施，总药师指定专人负责具体的日常教学管理工作。所有教授、副教授均应参加本科生教学，并承担 60% 以上的本科理论课主讲任务。

第四条　教学组应根据课程标准的要求进行教学设计，制订实施计划，严格执行新教员任课资格审核、集体备课、预讲、规范教案、检查性听课、教学座谈会、课后总结分析和专家评教评学等教学制度，经常检查教学效果，开展教学方法研究，撰写教学论文，及时总结交流教学经验，不断改进教学方法，提高教学质量与教员水平。

第五条　教研室必须健全教学文档，将历年来的教学实施计划（上级教学文件、教学计划、教学人员名单、课程考核方案等）、教学组织情况（集体备课、预讲、听查课、座谈记录及教案等）和教学总结、教学成果、试卷、考试成绩等资料整理归档，并实现信息化管理。可指定教学秘书负责。

（三）教学准备工作

第六条　教研室根据本学科特点和教学要求，应组织力量，研究课程标准和教材，收集教学资料和病例，总结教学经验，培养师资队伍，进行教学实践研究与方法创新等工作。

第七条　教研室应对新任课教员进行教学技能、教学组织等能力的培训，经部院系组织的任课资格审核合格者，方可参加理论课授课。

第八条　教师应根据课程标准，以教材为基本内容，准备好教案、多媒体课件。教案内容包括上次课程的复习、本次课题、教学目的与要求、课程小结和课外作业等。

第九条　开课前，在授课教师充分备课的基础上，教研室应坚持集体备课和预讲制度，明确教学任务，规范教学要求，确保教学质量。

（四）教学实施工作

第十条　课堂讲授

1. 课堂讲授是教学的主要环节，必须根据课程标准，认真精选内容，明确目的，突出重点；概念正确，讲解透彻，语言生动，板书简明，合理使用各种教学媒体；具有思想性、科学性和针对性。在讲授基础理论、基本知识的同时，注重临床实践能力的培养。

2. 恰当地运用图表、模型、实物和多媒体技术等现代化教学手段，提高教学效果。

3. 授课教员应负责课堂纪律，包括检查学生到课率、维护课堂秩序等。

4. 教学组应定期组织检查性和观摩性听课，检查课堂效果，进行课后分析及时总结交流教学经验。

第十一条　实验（实习）指导

1. 注重培养学生创新性思维和独立分析问题、解决问题的能力，实事求是的科学态度和良好的医德医风。

2. 指导实验（实习）时，必须切实贯彻“精讲多练”的原则，做到目的要求统一，本内容统一，基本操作统一。

3. 充分发挥学生的主动性和积极性。教师要言传身教，态度严肃，组织严密，要求严格，操作正规，秩序良好。

4. 根据教学要求，指导和督促学生书写实验（实习）报告；教师应认真批改实验报告，及时给学生发还报告，并择机进行讲评。

第十二条 自学指导是解决疑难问题，指导学习方法，培养和提高学员的自学能力的重要手段，通常由以下形式：指导答疑、个别指导、课外兴趣小组、专题报告和阶段复习等。

第十三条 课程结束后根据人才培养方案要求进行考核，考核实施教考分离。考核目的是促进学生全面系统掌握所学知识，提高学习能力，检查教学效果，总结教学经验和改进教学方法。具体考核办法根据各医疗机构培养要求制定。

（五）教学总结工作

第十四条 在完成课程教学任务后，教学组应进行教学总结。着重总结执行课程标准及教学计划情况，分析教学质量，总结教学经验，拟定改进措施，统计教师教学工作量、学生的教学评价。整理好文书和资料档案。

二、教学责任事故管理制度

（一）总则

第一条 为了巩固教学工作地位，维护教学管理秩序，提高教学质量，妥善处理教学事故，根据《中华人民共和国高等教育法》《中华人民共和国教师法》等规定，制定本制度。

第二条 教学事故是指在教学组织、教学管理或教学保障过程中，教师、教辅人员或教学管理人员在教学或管理过程中发生的影响正常教学秩序和违反相关规定的事件。

第三条 教学事故的认定和处理，应以事实为依据，坚持公平、公正、及时补救的原则，教育、惩戒相结合，按规定程序进行。

第四条 教学事故视情节轻重分为一般教学事故、严重教学事故和重大教学事故。

（二）教学事故认定

第五条 凡有下列情形之一的，构成一般教学事故：

1. 未经学校教学主管部门同意，擅自调课，对教学秩序影响轻微。
2. 无不可抗拒原因，教师上课或监考迟到、早退、拖堂 10 分钟以内。
3. 授课过程中，讲授与教学无关内容，并影响教学计划完成的。
4. 在上课过程中未对课堂秩序进行管理，从而影响教学秩序的。
5. 备课不充分，未按课程标准完成讲授内容或内容出现明显错误而未能及时改正。
6. 未严格履行监考职责，监考过程中存在脱岗、闲聊、看书等行为。
7. 未按规定建立原始试卷档案。
8. 其他影响教学秩序或违反相关规定，构成一般教学事故的情形。

第六条 凡有下列情形之一的，构成严重教学事故：

1. 未经学校教学主管部门同意，擅自调课，扰乱正常教学秩序，造成一定影响。
2. 上课迟到、早退、拖堂 10 分钟（含 10 分钟）以上、20 分钟以内。
3. 无正当理由，拒绝接受学校教学工作安排或不完成学校安排的教学项工作的。
4. 对学生使用侮辱性语言，严重侵害学生人格权益的。
5. 课程的教学大纲未经审批，或教师未按照教学大纲授课，引发负面影响的。
6. 由于教学设施、设备前期准备不足，造成教学不能正常进行。
7. 监考期间极度不负责任或者随意离开，造成考场秩序混乱的。

8. 在考试安排中，错排或漏排班级、考试课程，严重影响考试秩序的。

9. 其他严重影响教学秩序和教学质量，构成严重教学事故的情形。

第七条　凡有下列情形之一的，构成重大教学事故：

1. 教学过程中，有违反宪法，违反四项基本原则，违反政治纪律，传播封建迷信、法轮功等言论。

2. 未经教学主管部门同意，擅自停课、缺课、调课扰乱全校教学秩序并造成重大影响。

3. 故意泄露试题或协助考生作弊。

4. 擅自更改考试成绩。

5. 故意隐瞒或拖延处理违纪行为或教学事故的。

6. 其他构成重大教学事故的情形。

（三）教学事故处理

第八条　对一般教学事故责任人的处分：在本院（系）或部门内通报批评，取消 1 年内参加评选教学先进资格。

第九条　对严重教学事故责任人的处分：在本院（系）或部门内通报批评；根据情节轻重对事故责任人扣发一定的绩效工资，取消责任人和所在单位 1 年内参加评选教学先进资格。

第十条　对重大教学事故责任人的处分：对事故责任人在全校内进行通报批评，对事故责任人扣发部分直至全年绩效工资，取消教师任教资格 1 年，触犯法律的移交有关部门处理。

三、本科生毕业设计（论文）管理制度

（一）总则

第一条　为规范本科学员毕业设计（论文）工作，提高人才培养质量，根据有关规定，结合教学实际情况，特制定本制度。

第二条　毕业设计（论文）是人才培养方案的重要组成部分，是本科教学过程中重要的实践教学环节，是对学生素质与能力培养的全面检验，是学生毕业和学位资格认证的重要依据，对全面提高人才培养质量具有十分重要的意义。

第三条　本办法适用于药学相关专业本科生。

（二）基本要求

第四条　毕业设计（论文）包括选题、开题、实验研究、论文撰写和答辩等环节。

第五条　毕业设计（论文）的目的

1. 加深对所学的基础理论、基本技能和专业知识的理解，培养学生综合运用所识的能力。

2. 培养学生独立工作、独立思考和分析解决实际问题的能力，特别是培养学生创新能力和实践能力。

3. 培养学生的实验设计、数据处理、文件编辑、文字表达、文献查阅、计算机应用、工具书使用等基本工作实践能力，使学生初步掌握科学研究的基本方法。

4. 培养学生符合国情和生产实际的正确设计思想，以及严谨细致、实事求是、刻苦钻研、勇于探索、开拓创新、善于合作的科学态度和工作作风。

第六条　时间安排

1. 毕业设计（论文）工作安排在最后一学年进行，由各专业系教学办公室负责具体的组织与协调工作。

2. 毕业设计的选题和开题由各实习单位负责安排，一般在实习开始的1个月完成。

3. 毕业论文的撰写、评阅、答辩及成绩上报等工作一般在每年6月份进行。

第七条　毕业论文须符合学术论文的基本要求，结构完整、逻辑严密、论据充分可靠、格式规范、文字通畅。

（三）选题原则

第八条　符合专业培养目标、满足教学基本要求，使学生得到全面的科研和专业基本训练。

第九条　课题应有一定的深度与广度，工作量饱满，是学生在规定的时间内经过努力能够完成的任务。在符合专业人才培养目标的前提下，力求与生产实践、科学研究和社会经济发展相结合。

第十条　课题的选择应贯彻因材施教的原则，使学生在原有的水平和能力上有较大提高，并鼓励学生有所创新。

第十一条　课题难度适宜，使学员能在规定时间内按时完成。

第十二条　毕业论文（设计）课题必须做到一人一题。学生团队参与的大课题，则要求每位学生独立完成一个专题。

第十三条　下列情况的课题不宜安排学生做毕业论文（设计）：

1. 课题偏离本专业所学基本知识和专业培养目标。

2. 课题范围过专过窄或课题内容简单，达不到综合训练的目的。

3. 毕业设计（论文）期间难以完成或不能取得阶段性成果。

（四）毕业答辩

第十四条　毕业论文在指导老师评阅通过后，方能呈送答辩委员会的专家进行评阅。

第十五条　毕业答辩工作由各教研室负责组织。在答辩前，各单位要充分做好各项准备工作，成立答辩委员会。答辩委员会一般设主席1人，委员5~7人，秘书1人。答辩委员会专家一般由中级（含）以上职称人员担任。

第十六条　答辩程序

1. 学生报告毕业论文的研究内容与方法、结果分析、讨论和小结等。

2. 答辩委员会专家就毕业论文涉及基本理论、基本技能、实验结果、分析与讨论等内容进行提问或质疑，学员答辩。

第十七条　答辩过程应包括学生毕业设计（论文）报告、答辩及考核评议3个环节。答辩时间控制在学生讲解10~15分钟，教师提问及答辩5~10分钟。

第十八条　论文答辩会应有完整的记录，并作为教学资料妥善保存。毕业论文应独立完成。凡弄虚作假，剽窃他人成果，严重违背科研道德者；一经发现即定性为学术行为不端，按照相关规定处理。

第十九条　对不及格或有争议的毕业论文，各单位要组织复议并给出最终结论。毕业论文最终不及格者不发毕业证和学位证书；在一年内补做毕业设计（论文），经答辩通过者，可补发毕业证和学位证书。

四、研究生课程教学管理制度

课程教学是研究生培养工作的重要环节，是研究生掌握基础理论、专业知识、科研技能和方法的主要途径，是开展科学研究的基础。为进一步完善研究生课程体系，加强课程管理，提高教学质量，充分发挥课程教学在研究生培养中的作用，根据国家有关规定，特制定本制度。

（一）教学计划与课程表

第一条　根据各学科、专业培养方案规定的课程设置和要求，研究生院制订每学年的公共课程教学计划，以课程表的形式印发各有关单位、全体导师和新入学的研究生。

第二条　课程表是实施教学活动的指令性文件，是组织安排课程学习的具体计划。各级人员必须严格按照课程表组织教学，未经批准不得擅自调整更改。

第三条　各科室在学年正常开设的专业基础课和专业课教学计划，经各部院系审核后，应于上一学年结束前报研究生院教学培养处备案，并同时印发本单位拟参加学习的全体研究生和导师。

第四条　各部院系和科室开设新课程或更改课程名称、学时、学分以及教学大纲，必须在课程开出前半年报研究生院审批，批准后方可列入新学年课程计划。

（二）课程管理

第五条　研究生课程分为公共学位必修课、专业学位必修课（含专业基础课、专业课）、选修课三类。

第六条　公共学位必修课和选修课由学校统一开设，专业学位必修课中的专业基础课可以是学校统一开设的研究生公共课程中的课程，也可以是各部院系和学科专业根据需要，依据各自培养方案，经研究生院批准后开设的课程。专业学位必修课中的专业课一般由培养研究生的学科、专业自行开设。

第七条　所有课程应制定详细的教学大纲，并积极引进国内外先进教材以及本课程涉及的最新成果，及时更新教学内容。

第八条　研究生课程实行学分制，理论课程每 20 学时计 1 个学分，实验课程每 30 学时计 1 个学分。

第九条　研究生课程表中列出的课程为研究生公共课程，必须按时开课，并应在开课前两周将课程教学进度表、实验课开支预算等报送教学培养处。

第十条　各单位开设的专业基础课和专业课要结合培养需要，并考虑师资力量、教学资源等情况综合确定。一经批准开设的课程，不得随意调整或更改，未经研究生院批准开设的课程，所修学分不予认可。

第十一条　公共课程选课人数连续两年少于 10 人的，研究生院将不再安排专门的教学场所，由该门课程的负责人与选课研究生协商确定教学方式和授课地点。

第十二条　公共课程选课人数连续三年少于5人的，将不再列入课程目录。如有特殊需要，由设课教研室主讲教员或导师指导研究生学习，考核合格者，可获得相应学分。

第十三条　研究生公共课程的教学一般安排在第一学年，各单位开设的专业基础课和专业课的教学须在第二学年结束前完成。

（三）任课教员资格

第十四条　公共课程任课教员应是教学、科研经验丰富的具有高级专业技术职务的人员，或具有硕士以上学位的优秀中级专业技术职务人员。凡列入当年课程表目录的任课教员不得随意变动。

第十五条　各单位自行开设的专业基础课和专业课任课教员应具有一定的科研工作经历，或公开发表过与讲授课程有关的高水平研究论文。

第十六条　新增课程的教员任教资格和首次承担教学任务的教员任教资格由各部院系审定后报教学培养处备案。

第十七条　任课教员应严格遵守学校关于教学管理的各项规章制度。在教学检查与质量评估中，对认真负责、教学效果良好、治学严谨者进行表彰和奖励；对责任心不强、教学效果较差、发生教学事故者，减扣学时补贴直至取消其授课资格。

（四）授课与课堂管理

第十八条　任课教员必须按照教学大纲要求，精心准备教案，认真实施教学。

第十九条　任课教员应在课程表规定的时间和场所授课，不得提前上下课，不得随意将授课改为自习或进行与教学无关的活动，如遇特殊情况确需调课的，须报教学培养处批准。

第二十条　自学和讨论活动必须事先做出安排，一般在教学场所进行，任课教员要全程参加。

第二十一条　任课教员应根据课程特点认真备课，不断完善教学内容，充实学科发展的最新研究成果。同时加强实践环节，注重培养研究生的实践能力。

第二十二条　任课教员应结合教学内容适当安排课外作业，并至少批改听课人数1/3以上的作业。

第二十三条　任课教员课前应认真清查到课人数，维护正常的课堂秩序。对违反课堂纪律者应严肃批评，对旷课或迟到、早退情况做好记录，并及时将有关情况报教学培养处。

第二十四条　每门课程教学结束后，课程负责人应召集全体授课教员对本次教学活动进行小结，提出改进意见和建议并书面报教学培养处。

（五）教学方法与手段

第二十五条　任课教员应积极稳妥地进行教学方法和手段的改革。基础课程讲授要注重理论性和系统性，专业课讲授要注重前沿性和应用性。

第二十六条　倡导开展研讨式、启发式、交互式、案例式等教学方法，引导研究生进行学术探索和争鸣，充分调动研究生的学习主动性和积极性，注重创新思维能力的培养。

第二十七条　课程教学要有重点/难点、精讲/略讲等区别，要有利于研究生对课程内容的理解和掌握。

第二十八条 任课教员应充分利用现代化教学手段，积极制作教学课件，增强教学效果。

（六）选课与学习

第二十九条 研究生应在导师的指导下，根据本专业培养方案及个人培养计划确定学习的课程，在规定的时间内进行网上选课并打印选课单，选课单经导师签字同意后报教学培养处备案。

第三十条 对已选课程，研究生必须随班听课，并参加该课程的全部教学活动，遵守课堂纪律，不得旷课或迟到、早退，并认真完成课程作业。

第三十一条 学有余力的研究生经导师批准后，可选培养计划之外的课程，以进一步拓宽知识面。选学培养计划之外的课程，一般不计入学分。

（七）课程考核与成绩记载

第三十二条 研究生必须按照培养方案的要求，进行入学入伍教育、课程学习、科学研究、教学（临床）实践、学术活动等必修环节的训练，参加各种教育教学环节的考核。

第三十三条 研究生各类课程均须按照教学大纲确定的考核方式进行严格考核，考核合格后，方能取得规定的学分。

第三十四条 课程考核结束后，任课教师应及时、认真地评定成绩。公共课程于两周内将成绩单报送教学培养处；各单位开设的专业基础课和专业课成绩单须于第二学年结束前报送教学培养处。

第三十五条 因故不能参加课程考核，须提前提出缓考申请，经院、系审查后，报研究生院审批。经批准缓考课程的考核成绩，按正常成绩记载。

第三十六条 研究生若于入学前 3 年内已正规学习过培养计划所列课程（指课程名称、课程内容、考核方式等都与培养计划所列课程相同），可在开课前提出课程免修申请。免修课程总数一般不超过 3 门，政治理论课程一般不能免修。免修审批由研究生院教学培养处负责。

第三十七条 研究生课程考核成绩 60 分（含）以上为合格。考核不合格者，必须重修重考，并缴纳相关学习与考核费用。重修重考成绩合格的，该课程成绩按实际成绩记录，并注明“重修”“重考”字样。

第三十八条 在 1 学期内，因公中断学习超过该学期总学时的 1/2，或因个人原因缺课累计超过该学期总学时的 1/3 者，视情节延长学习年限，因个人原因造成的由本人承担延长期限内的培养费用。

第三十九条 在 1 学期内，1 门课程累计缺课超过该课程总学时的 1/3 或旷课 3 次以上者，取消其该课程的考试资格，并重修重考。

第四十条 研究生可以根据校际间协议跨校修读课程。研究生应预先提出跨校修读课程申请，经研究生院同意后，方可进行跨校修读，在他校修读的课程成绩（学分）由研究生院审核后予以承认。

（八）教学检查与评估

第四十一条 根据国家及省级主管部门的要求，研究生院积极主动开展教学检查与评估，并适时安排校常委进行听查课。各部院系应经常跟踪检查课程教学情况，发现和解决教学中存在的问题，对重大教学问题，须及时报研究生院研究解决。

第四十二条　教学检查与评估的内容包括授课质量、教学改革、教学管理、课程建设和学风考纪等方面。

第四十三条　教学检查与评估采取领导和专家组听查课，召开任课教员、导师和学员座谈会、问卷调查等方式进行。

第四十四条　各开课单位应重视对研究生课程教学的指导和管理，保证课程教学的顺利进行，积极组织教学研讨，开展教学改革，促进教学质量的不断提高。

第四十五条　各开课单位应按照研究生院的统一部署，每 3~4 年对本学科（专业）研究生课程设置计划作一次全面的修订，及时增补能反映该学科最新进展和动向的新课程，取消内容过时、水平不高的陈旧课程。

五、研究生学位论文课题过程管理办法

（一）总则

第一条　为加强研究生培养过程管理，规范研究生学位论文课题开题论证和中期考核，提高学校研究生培养整体质量，依据国家有关规定，制定本办法。

第二条　本办法是实施研究生学位论文课题开题论证和中期考核管理的基本依据，适用于在校学术学位博、硕士研究生及同等学力攻读学位人员。

（二）研究生学位论文课题开题论证

第三条　学位论文课题研究是研究生教育培养中的重要内容。学位论文开题论证报告作为课题研究工作的重要环节，是保证课题研究科学性、创新性、可行性的有效手段，是提高学位论文质量的有力措施。

第四条　研究生在课题研究工作开始前，必须进行开题论证报告，经本学科及相关学科教师讨论审议，研究生个人修改完成后方可实施。

第五条　开题论证组织形式

1. 学位论文课题论证报告一般应以教研室（科室、研究所）为单位集体组织实施，也可以由属于同一学科、专业的相关教研室（科室、研究所）共同组织进行。

2. 培养科室应邀请与研究生课题研究方向密切相关的本专业或相关专业具有副高以上职称的教师 3~5 人组成论证小组进行审议。

第六条　开题论证组织程序

1. 研究生汇报。包括课题名称，研究内容、意义、立论依据、科研设计、预期结果等，博士生的课题研究要着重汇报课题创新点。一般应采取多媒体形式汇报。

2. 论证小组专家质疑及研究生回答问题。论证小组成员就研究生汇报内容提问质疑，研究生进行答辩。

3. 论证小组讨论。论证小组专家对选题科学性、先进性、以及可行性等内容进行讨论，对于博士生的开题报告要特别重视课题设计及预期研究成果创造性的讨论，提出修改意见。

4. 结论。论证小组应对课题设计及报告情况进行审议，提出建议和修改意见，做出书

面评价意见及同意或不同意开题的结论。

第七条　开题论证时间安排。硕士研究生的开题论证报告会一般应在第二学年第一学期的10月份进行，博士研究生一般应在第一学年第二学期的5月份进行，调整培养计划的研究生，可按以上时间提前或推后一年进行。

第八条　学校各研究生培养单位应合理计划、统筹安排本单位所属教研室（科室、研究所）研究生的开题论证报告会的时间，以便单位自查和学校检查。

第九条　研究生开题论证报告会应公开进行，积极邀请本学科及相关学科专业的在读研究生、教员参加。

第十条　开题论证通过的，研究生应根据论证小组意见，修改论证报告的内容，经导师和科室同意后，开始进入研究阶段，同时报部院系主管单位审批备案。

第十一条　开题论证未通过的，应重新修改课题选题或设计，在1个月内重新组织专家论证。

（三）中期考核

第十二条　中期考核是考察研究生发展能力和培养前景的重要环节，是保证研究生培养质量的重要方法。

第十三条　中期考核内容

1. 政治思想和道德品质。考核研究生的思想政治素质和道德品质，遵守国家各项法律法规、学校有关制度等方面的情况。

2. 课题研究。主要考核开题以来研究工作进展情况、已取得的科研成果、下一步的工作计划等。

3. 实践能力。考核研究生教学实践或临床实践的情况，特别是研究生参与学术活动以及在实际工作中提出问题、分析问题和解决问题的能力。

第十四条　中期考核方式

1. 研究生自我总结。包括政治思想、课程学习、工作表现等，重点汇报课题研究的阶段性成果、存在的主要问题和拟解决的途径，后续工作打算、预期结果及完成时间。

2. 导师评议。导师根据研究生的思想品德表现、学习成绩、科研工作能力和课题进展情况等做出评议。

3. 专家组考核。专家组质疑研究生，并对其具体情况提出建议，给出考核意见。

4. 在国外执行联合培养计划的学员，以书面形式接受中期考核。

第十五条　中期考核时间原则上为课题开展一年后，各学科、专业应提前一周公布考核时间与研究生名单。

第十六条　考核工作由培养单位具体组织。由相关学科副高职以上专家3~5人组成专家组，设组长1人。被考核研究生的导师不能担任考核组成员，但可列席考核。研究生院负责监督检查。

第十七条　中期考核合格者，方可申请答辩。

第十八条　中期考核不合格的，限其在3个月内重新进行考核，如仍不合格，按结业处理。

第十九条　无故不参加中期考核者，按退学处理。

第二十条　各培养单位在考核完毕后，应及时将考核情况记入“研究生中期考核表”，报研究生院审核。

六、学位论文作假行为处理办法

（一）总则

第一条　为规范学位论文的管理，加强科学道德和学风建设，提高人才培养质量，根据《中华人民共和国学位条例》、《中华人民共和国高等教育法》、教育部《学位论文作假行为处理办法》及原国家卫生和计划生育委员会《医学科研诚信和相关行为规范》，制定本办法。

第二条　本办法适用于申请博士、硕士、学士学位所提交的博士学位论文、硕士学位论文和本科学生毕业设计 / 论文（统称为学位论文）。

（二）学位论文作假行为

第三条　本实施细则所称学位论文作假行为包括下列情形：

1. 购买、出售学位论文或者组织学位论文买卖的。
2. 由他人代写、为他人代写学位论文或者组织学位论文代写的。
3. 剽窃他人作品和学术成果的。
4. 伪造数据的。
5. 有其他严重学位论文作假行为的。
6. 有违反《研究生学术道德管理规范》行为的。

（三）学术道德和规范建设

第四条　学位申请人员应当恪守学术道德和学术规范，在指导教师指导下进行研究，并独立完成学位论文。

第五条　指导教师应当树立严谨的治学态度和求实的科学精神，自觉遵守学术规范，坚守学术诚信，增强责任意识。同时要对学位申请人加强学术道德和学术规范教育，对其学位论文研究和撰写过程予以指导，对其学位论文是否独立完成进行审查。

第六条　各部（院、系）和联合培养单位应当加强学术道德和规范建设，严格学位论文真实性、原创性审核，在开题论证、中期考核、论文撰写、毕业答辩等各个环节规范程序、严格把关。

（四）认定程序与机构

第七条　研究生院负责受理、统筹各级各类学位论文作假行为认定工作的组织与实施。发现学位论文有作假嫌疑的（包含在学位论文答辩阶段，答辩委员会提供的论文作假嫌疑；论文评审阶段，评审专家提供的论文作假嫌疑；学位论文抽查或因他人举报提供的论文作假嫌疑等），由研究生院学位与学科建设处组织召开各学位评定分委员会（也可召集相关专业领域专家组）和学位评定委员会进行认定。涉及本科生的认定工作由训练部教务处负责。

第八条　各学位评定分委员会（相关专业领域专家组）负责对本部（院、系）学位论文作假行为进行审查工作，审查意见报学位评定委员会审议；学位评定委员会作为学位论文作假行为的最终认定机构，对出现购买、由他人代写、剽窃、伪造数据等学位论文作假行为进行认定，并负责解决复议及存在争议事宜。

（五）处理与申诉

第九条　学位申请人员的学位论文出现购买、由他人代写、剽窃或伪造数据等作假情形的，取消其学位申请资格；已经获得学位的，根据相关规定撤销其学位，并注销学位证书。取消学位申请资格或者撤销学位的处理决定向社会公布。从做出处理决定之日起3年内，不再接受其学位申请。

第十条　为他人代写学位论文、出售学位论文或者组织学位论文买卖，代写的人员若为在读学生，给予开除学籍处分；为本校工作人员，给予通报批评并根据相关管理规定给予相应处理。

第十一条　指导教师未履行论文指导和审查把关等职责，其指导的学位论文出现作假行为的，情节较轻且未造成社会影响者，暂停该指导教师招生资格；情节严重或造成恶劣影响者，取消该指导教师资格并提出处理意见。

第十二条　各部（院、系）和联合培养单位未尽到管理、教育、监督职责，导致本单位出现学位论文作假行为的，予以通报批评并追究相关负责人责任。

第十三条　对学位申请人员、指导教师及其他有关人员做出处理决定前，应当告知并听取当事人的陈述和申辩。当事人对处理决定不服的，可以依据相关管理规定提出申诉、申请复议或者提起行政诉讼。

七、继续教育管理制度

为规范医疗机构药学进修人员继续教育工作，不断提高专业技术人员培养质量，根据《中华人民共和国教育法》《执业药师继续教育管理试行办法》《继续医学教育规定（试行）》和《专业技术人员继续教育规定》等，特制定本制度。

第一条　药学专业进修生继续教育是以学习新理论、新知识、新技术、新方法为主的一种非学历教育，是不断提高专业技术水平，提高药学服务质量适应医改新形势的发展。

第二条　药学进修人员应具备初级以上（含初级）专业技术职务，从事药学专业技术工作的人员。

第三条　总药师在院党委领导下负责依据相关政策确定医疗机构药学继续教育工作规划，制定及落实上级部门关于进修生管理的规定和办法。负责检查和监督继续教育工作实施情况。

第四条　总药师指定专人具体负责药学专业进修生继续教育管理工作，包括对进修人员的资格审核、岗前培训，课程设置，带教工作安排及结业出科考核等日常管理工作。

第五条　继续教育内容可包括：

1. 最新药事管理相关法律法规、部门规章和规范性文件。
2. 职业道德准则、职业素养和执业规范。
3. 药物合理使用的技术规范。
4. 常见病症的诊疗指南。

5. 药物治疗管理与公众健康管理。

6. 国内外药学领域的新理论、新知识、新技术和新方法。

7. 药学服务信息技术应用知识等。

第六条　继续教育应按需施教，讲究实效的原则。积极探索多种形式的教学方式，如可采取面授、远程教学、函授等，有效运用现代多媒体技术拓展培训空间，提升培训效率。

第七条　进修人员必须服从医疗机构的日常工作安排及调遣，履行各自的岗位职责。不能单独参加会诊，以及对患者进行用药建议或用药教育，上述均需在带教老师的指导下完成。

第八条　进修人员必须遵守医院的各项规章制度，恪守药学人员的职业道德，全心全意为患者服务。进修生进修期间如果工作表现不符合要求，业务考核不合格者或存在违反医院规章制度者，经调查、核实后，将终止进修学习，退回原单位。

第九条　进修专业和期限需按计划进行，中途不得随意更改专业或延长进修时间。凡进修期限未满提前离院者或擅自更改进修计划者，不发结业证，并通报原单位。

第十条　进修人员原则上不安排年假、探亲假、哺乳假、产假等。如因特殊情况需请假者，按照各医疗机构请销假制度执行。

第十一条　进修人员结业时应按医疗机构规定的结业时间办理离院手续，不得擅自提前离院。凡未经批准擅自离院的进修生，不再补办结业手续。

第十二条　继续教育实行学分等级制度，学分为Ⅰ类和Ⅱ类学位，具体要求按各医疗机构继续教育学分相关管理规定执行。

八、进修生管理制度

为维护医疗机构正常的医、教、研工作秩序，保证医疗质量，有必要加强对进修生的管理，特制定以下制度，请各科室遵照执行。

第一条　进修生招生

1. 进修生应毕业于正规的医学或药学院校，具有本科学历，取得初级资格证书，并有三年以上工作经验，不符合上述条件者概不接收。

2. 进修生每年接收两期，进修期限分为半年和一年期，每年共分两批报到。

3. 由进修生所在单位向拟进修单位寄送进修表、学历证书、工作证及职业资格证书复印件各一份。如符合招生条件，由进修生培训单位组织科室命题考试、择优录取。

4. 未经医院医疗质量管理部门同意，各科室不得擅自接收进修生，对科室擅自接收的进修生一律不补办进修手续，如果出现任何责任事故，由接收科室及本人负责。

第二条　基本要求

1. 各科室设专人（中级师以上人员）负责进修生管理工作，关心进修生的学习、工作、生活，对进修生严格要求，严格管理。各科室根据具体情况及进修生要求制订培养计划，于新生报到后上报教育处。

2. 不允许中途改变进修专业和期限，进修生来院工作三个月内，工作表现不符合要求，或有违反医院规章制度者，经教育处和院领导同意，终止进修学习。

3. 不允许进修人员收藏、携走医院病历、X光片、病理切片、血片等资料和标本，不允许以进修单位的名义对外宣传与联系。

4. 对在进修期间服务态度恶劣、工作责任心差、值班脱岗、医德医风差、向患者索取红包、劳动纪律差、发生医疗差错或责任事故，给医院造成一定损失和影响的进修生，立即终止进修学习。

第三条　请假制度

1. 进修期间，如确有特殊原因请事假者，必须由原单位组织来函，医院酌情批假。请事假三天以内，由科主任批准，三天以上假期经科主任审批后上报教育处批准。

2. 进修半年者病假累计超过二周，事假累计超过一周；进修一年者，病假累计超过1个月，事假累计超过二周，不发予结业证书。因病超期休假者，回来后可继续学习，但进修期限不顺延，不发予结业证书。

3. 请事假、病假须由科室上报教育处备案，否则进修生在休假期间出现的一切问题由科室及其本人负责。

4. 未经科主任允许擅自离岗或请假逾期不归者，立即终止进修学习。

第四条　医疗活动

1. 在院进修期间，进修生一律担任初级药师工作，履行初级药师的岗位职责（具体要求服从科室规定）。

2. 进修生参加急诊值班者不得脱岗或私自与他人换班，确有原因需换班者，经科主任批准方可更换。

3. 进修生在院进修期间发生差错，应暂停工作，待培训及考核合格后方可重新上岗。

4. 如因进修生本人责任造成的医疗纠纷，需给予患者家属的经济补偿或赔偿时，所需费用按医院规定，进修生本人应承担部分经济赔偿。

第五条　结业管理

1. 进修生应按医院规定的结业时间办理离院手续，不得擅自提前离院。

2. 进修生办理离院手续时，应由进修生本人亲自办理，不得由他人代办，凡未经教育处批准擅自离院的进修生，不补办进修结业手续。

3. 进修生应在离院前办妥医院离院手续，否则不予寄出进修生鉴定表。

4. 出现下列问题者将不予发给结业证书：

（1）进修期间违反法律和治安管理条例；违反劳动纪律，服务态度恶劣，工作责任心差，值班脱岗；医德医风差，向患者索取钱物；发生医疗差错或医疗责任事故，给医院造成一定损失和影响者。

（2）私藏及带走医院书籍、病历、X光片、病理切片、涂片等资料和标本。

（3）进修半年者病假累计超过二周，事假累计超过一周；进修一年者，病假累计超过1个月，事假累计超过二周。

（4）因病、事超期休假者（包括经所在科室主任同意，回来后继续学习者）。

（5）无故不来上班者。

（6）未经科主任允许擅自离岗或请假逾期不归者。

违反以上第 1~6 条者还将终止进修学习。

第六条　进修生在医院进修期间，各种补贴一律回原单位办理。

九、临床药师和带教师资规范化培训管理制度

（一）总则

第一条　为建立健全我国可持续发展的临床药师规范化培训制度，提高培训质量，培养一支高素质的临床药师专业技术队伍，满足日益增长的临床药学服务需求，根据《中华人民共和国药品管理法》《医疗机构管理条例》《医疗机构药事管理规定》《处方管理办法》，以及《中华医学会临床药学分会临床药师规范化培训方案》等相关要求，制定本制度。

第二条　本制度所称临床药师，是指以系统掌握临床药学专业知识为基础，熟悉药物性能与应用，了解疾病治疗要求和特点，参与药物治疗方案制订、实施及评价，保障药物合理使用和患者用药安全的专业技术人员。

第三条　临床药师规范化培训中心分为师资培训中心和学生培训中心。临床药师师资培训中心和临床药师学生培训中心是指由各省、自治区、直辖市临床药学分会遴选，由主管部门组织专家认定，能够实施临床药师师资带教及学生理论与实践技能培训的医疗机构。

第四条　临床药师规范化培训本着以解决临床用药问题为导向的药学服务理念，坚持安全、合理、有效、经济地使用药物的工作原则，为促进临床药学工作的创新发展提供有力保障。

（二）组织管理

第五条　医疗机构成立临床药师规范化培训领导小组，负责贯彻落实临床药师规范化培训的相关政策和工作要求及临床药师培训的具体业务和日常管理工作。

第六条　医疗机构总药师任培训组长，小组成员应包括药学、教育、医疗管理、人事和相关科室负责人，统筹管理本中心临床药师规范化培训工作，负责建立本培训中心临床药师规范化培训质量控制等管理制度，并协助临床药师规范化培训指导委员会具体实施师资队伍建设工作。

第七条　总药师负责临床药师规范化培训与临床药师师资的培训计划、培训方案及培训大纲的制订，组织协调培训学生中期考核、结业考核等工作。

（三）临床药师师资培训

第八条　为培养带教老师的教学能力，保证临床药师规范化培训工作的规范开展，师资培训中心统一组织与实施临床药师师资培训。

第九条　临床药师师资培训的带教药师需从事临床药师工作 5 年以上，取得中级以上专业技术职称及临床药师规范化培训证书；临床药师师资培训的带教医师应具有高级专业技术职称，需从事医院临床医师工作 10 年以上。

第十条　培训模式：集中授课，统一培训。课程的设置与教学重点突出师资带教能力的培养，建立统一的培训课程，设置有效的教学方法，重点培养带教师资的教学能力。

第十一条　考核管理：临床药师师资的考核方案由临床药师规范化培训指导委员会全面负责、组织有关专家统一制定。

第十二条　考核合格者，授予"临床药师师资培训证书"。

第十三条　临床药师师资培训中心实行动态管理，并接受定期考核督导，每三年重新复核一次。

（四）临床药师培训

第十四条　临床药师学生培训每年两期，包括集中理论培训（40学时）和临床实践培训（半年）两个阶段，理论培训考核合格后方可申请参加临床实践培训。

第十五条　理论培训：由各临床药学分会负责组织集中理论培训与考核，培训方案和教材全国统一。其中理论培训推荐网络教学、集中授课、自学等多种教学方式，培训教材统一发放。

第十六条　实践培训：临床药师学生培训中心采取自愿申报的原则，由各省临床药学分会组织遴选，报主管部门批准，申报成立培训中心应符合下列基本条件：

1. 经省级以上卫生行政主管部门审核认证的三级甲等综合医院或者三级甲等专科医院，具有良好的社会信誉和医疗服务质量。

2. 具有已获得临床药师规范化培训证书并参与临床药师治疗工作的专职临床药师不少于5名。

3. 具有已获得临床药师师资培训证书并具备中级以上药学专业技能职务任职资格的带教临床药师不少于2名。

第十七条　各省、自治区、直辖市临床药学分会成立省级临床药师规范化培训管理办公室，负责统一招收培训学生，集中理论培训考核，统筹分配至相应的培训中心。培训学生应满足下列条件之一：

1. 具有高等院校医药学专业大学本科及以上学历，在医疗机构从事临床药学工作两年以上。

2. 具有高等院校临床药学专业大学本科及以上学历，在医疗机构从事临床药学工作一年以上。

第十八条　专业设置：由临床药师规范化培训指导委员会统一设置，经批准后统一公布。

第十九条　考核管理：考核内容包括理论考核和临床实践考核。理论考核全国统一试卷，临床实践考核由省级临床药师规范化培训管理办公室组织专家统一进行，具体参见培训相关实施细则。

第二十条　考核合格者，由中华医学会临床药学分会授予"临床药师规范化培训证书"。

第二十一条　培训中心应严格按照中华医学会临床药学分会统一制定的临床药师规范化培训大纲、教学计划组织实施，建立健全培训中心管理、学生管理和考试考核等规章制度，保证保障措施，确保培训质量。

第二十二条　临床药师学生培训中心实行动态管理，并接受定期考核督导，每三年重新复核一次。

（五）教学保障

第二十三条　各培训中心的医院领导应重视临床药师规范化培训中心建设，能为培训提供必需的基础建设和经费支持。

第二十四条　各培训中心药学部主任应切实将临床药师规范化培训建设作为本单位工作和临床药学学科建设的核心工作之一，并能按有关规定认真落实。

第二十五条　各培训中心应具备基本的教学条件，成立相应的工作小组，实施日常培训和管理工作：

1. 各培训中心药学部设有临床药学室（科），并有适宜的临床药师工作室。

2. 各培训中心具有能与临床药师规范化培训专业相适应的临床科室，床位不少于30张；设有临床微生物室等相关辅助科室，并具有能承担指导工作的带教师资。

3. 各培训中心配备有与培训规模相适应的基本教学设备和授课教室。

4. 各培训中心图书馆馆藏种类齐全，能为临床药师规范化培训提供相关书籍和参考文献，具有互联网等获取相关信息的渠道和实施、设备。

5. 各培训中心能为学生提供基本的学习生活条件。培训费和住宿费等收费标准符合当地的规定。

第二十六条　培训学生在培训期间，需遵守各项规章制度，树立良好的医德医风，积极参加并认真完成各项培训考核任务。如有违反，可视其严重程度，给予批评教育、顺延培训或者终止培训等相应处理。

第十二章 药学科研管理

药学学科的发展规划是总药师的职责之一，学科发展中最重要的一个环节就是药学科研。《医疗机构药事管理规定》（卫医政发〔2011〕11 号）第二十二条规定，医疗机构应当结合临床和药物治疗，开展临床药学和药学研究工作，并提供必要的工作条件，制定相应管理制度，加强领导与管理。由此可见，科研也是医院药学的重要工作内容之一。药学科研的目的与意义在于服务患者和临床，解决临床药物治疗中的实际问题。通过科学研究，获得具有社会效益和经济效益的药学科研成果，如新的药物治疗技术、新制剂、新药等；培养人才，提高医院药学工作者的科研素质和业务水平，体现医院药学部门的学术价值和科研实力。因此，要求临床药学科研工作从“以实验研究为主”向“参与临床用药实践，促进临床合理用药”转变，以临床问题为导向，以科学研究为动力，形成以解决临床实际问题为目标的科学研究体系，注重与临床及基础研究。本章将对总药师药学科研管理的岗位职责和相关工作制度加以详细叙述。

第一节　药学科研岗位职责

一、总药师的科研岗位职责

根据国家和教育部相关法规文件以及医院学科建设要求，总药师承担推动医院药学学科建设的责任，履行下列职责：

1. 根据医院科研工作计划和科室科研方向，拟定本科室科研长远及年度工作计划，经科室核心组确定后，组织实施。

2. 组织科室人员进行院内外各类科研项目申请，并对申报的科研项目进行专业审核。

3. 做好本科室在研科研项目的管理、安排、实施和协调保障工作，包括项目中期检查和结题总结，协助做好科研设备和精密仪器的保管和维护工作，以确保科研项目的顺利进行。

4. 及时总结科室科研成果，协助组织科研成果的鉴定、科技奖申报和成果推广应用，推进新技术创新和成果转化工作。

5. 定期组织全科人员进行文献报告会，追踪国内外学术进展，学习和运用国内外先进经验，开展新技术和新疗法。积极组织科室人员参加院内外举办的各种学术活动，包括全院学术论文报告会、临床病例讨论会、新知识、新技术进展专题讲座等。

6. 对科室人员定期进行科研工作考核，包括发表论文数、在研科研项目数、成果数、参加各类学术活动数等。

7. 年底拟定科室科研工作总结和明年科研工作设想，提交科室确认后，上报科研处。

8. 定期向学校或医院科研处汇报本科室科研工作情况，需按时完成科研处布置的工作。

9. 协助完成科研处布置的其他工作。

二、科研秘书岗位职责

药学部门可设立科研秘书岗位，协助总药师管理负责本科室日常科研工作。其主要职责包括：

1. 认真学习有关科研管理工作的相关法律法规，提高科研管理工作水平。

2. 负责科研文件的管理、科研文件、通知的下发。

3. 负责组织各级各类政府项目的申报。包括信息发布、申报的组织、申报材料的汇总、登记、审核、报送，以及项目批准情况传达、到位项目登记，项目进展情况、结题材料的组织与报送等工作。

4. 负责组织各级各类科研奖励的申报工作。负责奖励申报信息的提供、奖励申报的组织、材料报送和奖励信息登记。

5. 负责本科室横向科研课题的登记、合同存档、项目管理。

6. 负责本科室成果鉴定、专利申请等相关文件的办理和相关会议的组织与服务。

7. 负责本科室科研档案的建立和保管，及时完成科研情况的统计与汇总，负责上级主管部门要求的相关信息的上报。

8. 负责本科室网站科研信息的更新与维护。负责随时搜集本科室科技信息，及时归类整理和上网发布。采取积极措施，加强本科室科研工作的对外宣传，促进科研项目推广。

9. 加强对外交流，建立畅通的信息通道，将社会科技需求信息及时反馈给主管科研的主任，促进本科室与社会间的信息交流与科技合作。

10. 参加学校或医院相关科研管理会议。负责本科室科研工作会议的组织和服务。积极配合本科室承办的各级各类科研会议的组织和服务。负责本科室邀请的国内外专家的接待，报告会的组织、登记工作。

11. 担负信息员的工作，认真做好本科室日常科研信息的整理和上报。

12. 负责对上级各类科研统计的核实工作。

13. 负责本科室职工职称聘任、岗位考核中科研业绩部分的审核与数据、资料的提供。

14. 掌握本科室科研工作的第一手资料，及时、全面、准确地把握本科室的科研工作情况，能够及时提供本科室需要的科研统计信息。

15. 为本科室科研工作提供热情、周到的服务。要求工作及时、到位。

16. 完成总药师或主管科研主任交办的其他工作，并积极协助其他部门开展工作。

三、科研人员岗位职责

本科室凡从事科研工作的人员应坚守以下岗位职责：

1. 贯彻执行上级领导对科研工作的指示和要求。

2. 科研人员应有高尚的职业道德、严谨的科学态度，按计划、目标做好药学研究工作。

3. 积极参与科研队伍、科研基地的建设，科研项目、科研成果的申报工作；积极协助上级领导做好有关实验室规划管理、项目申报等工作；跟踪本学科国内外学术前沿重大理论和现实问题，积极参与学科建设。

4. 积极参与并完成科研开发，科研成果的推广、转化与应用的管理工作，以及科研成果的鉴定、评审、奖励与管理等相关的组织、实施工作等。

5. 负责完成科研基金资助项目的申报、审批、立项以及课题研究的检查、协调管理和结题鉴定、验收等全程管理工作。

6. 按照上级部门的科研管理要求，协助科研秘书完成各种科研文件、资料、管理制度等收集、整理及归档工作。

7. 应根据医疗、教学、科研的需要，开展新药、新制剂、新剂型的研究。按照"新药审批办法"做好药品研究项目的设计审批工作，新药或新制剂应在取得生产批准文号或制剂注册文号后，方可进行生产、配制、用于临床。

8. 定期开展科室内的学术讲座活动，报告自己的科研进展和成果；积极参加国内外各类学术会议和科研活动，掌握最新的专业基础理论和技术知识，不断提高专业水平和科研水平；承担上级领导交办的各类学术研讨活动的前期准备与组织工作。

9. 严格遵守实验室的各项规章制度，做好实验室的安全卫生工作，保持实验室的整齐、清洁，保证防火、防盗安全到位；做好实验室的管埋工作。

10. 研究工作应建立技术操作规程、实验记录清晰、完整，随时记录，不得涂改，按时总结，发现问题及时解决。

11. 完成上级领导交办的其他工作。

第二节　药学科研管理相关工作制度

一、纵向科研项目管理制度

（一）总则

第一条　为落实国务院《关于改进加强中央财政科研项目和资金管理的若干意见》（国发〔2014〕11 号）和《关于深化中央财政科技计划（专项、基金等）管理改革的方案》（国发〔2014〕64 号）文件要求，进一步规范学校或医院科研管理，加强组织创新，促进科研事业健康可持续发展，保证科研计划项目的顺利实施和按质按期完成，提高学校或医院整体科研水平，根据科技部《关于进一步加强国家科技计划项目（课题）承担单位法人责任的若干意见》（国科发计〔2012〕86 号）和教育部《关于进一步加强高校科研项目管理的意见》（教技〔2012〕14 号）等有关规定，制定本制度。

第二条　纵向科研项目指由全国哲学社会科学工作办公室、国家发展和改革委员会、国家科学技术部、国家自然科学基金委员会、国家国防科技工业局和中央军委装备发展部和省、市(厅、局、委等)、自治区、直辖市、各地级行政市、自治州政府等下达或资助的各类计划研究项目,其立项依据为上级有关部门下达的立项通知书、立项批复文件、计划任务书等文件。纵向科研项目按项目来源分为国家级、省部级和地厅级三类,其共同特点是经费来源性质属于中央或地方财政资金。

(二)项目申报与立项管理

第三条　纵向科研项目的申报应面向学术前沿、国家战略和社会经济发展要求,结合自身优势特色,集成院内、外优势资源,开展有组织创新,遴选、推荐基础好、水平高且符合相关规定要求的项目申报各级各类科研计划项目。要综合考虑申请人和研究团队科研项目执行能力,加强统筹协调。申报各类纵向科研项目的基本条件:

1. 符合有关部门提供的项目指南要求。
2. 研究内容和目标明确,技术路线可行。
3. 具有合理的研究队伍及相应的研究工作基础。
4. 经费预算合理。
5. 申请国际合作的项目必须保证不损害国家利益和国家安全,并符合保密的有关规定。

第四条　项目申报管理程序

1. 科研处根据上级有关部门下达的计划通知,面向全校或全院统一布置项目申报工作。
2. 各部门或各科室按照通知要求组织本单位项目申报工作。
3. 科研处对于申报的项目审查汇总,签署推荐意见,办理相关手续,报送有关主管部门。
4. 项目批准后,学校或医院科研主管部门应及时将项目批准信息通知项目负责人和相关院系或科室。院系或科室应督促项目负责人在规定的时间内签订项目合同书(任务书)、审核项目预算,一式两份,一份存档备查,一份学校或医院科研主管部门存档。

第五条　结合学校或医院学科建设与发展、人才培养的需要,对于申报的各级各类项目,科研处将进行宏观指导和筛选调控。

(三)项目实施管理

第六条　所有项目应建立完整的科研项目档案。各项目负责人及相关院系或科室应及时组织项目的实施,学校科研主管部门根据下达部门的规定按进度计划要求设定检查节点,确保项目按计划完成。

第七条　严格对合作(外协)项目的审核把关。学校科研主管部门和各院系或科室应结合项目研究任务目标的需要,强化对合作(协议)真实性、可行性和合规性的审核。项目负责人应对合作(外协)业务的真实性、相关性负责。

第八条　严肃项目计划任务的调整。项目合同(任务书)一经批复应认真履行,任务目标原则上不予调整,确需调整并符合国家规定调整范围的,应依据相关管理要求履行有关程序。对于涉及项目实施过程中研究目标、研究内容、研究进度和执行期、主要研究人员、合作单位等重大事项的变更,项目负责人应提出书面申请,经院系签署意见,学校科研主管部门审查并组织专家论证,报请项目主管部门或有关项目委托单位行文审批同意后,方能按调整后的计划实施。

第九条　严格科研项目经费管理。各类科研项目经费必须纳入学校财务统一管理,学校应严格按照国家有关规定、办法要求以及合同书（任务书）和预算批复，组织科研人员合理使用科研项目经费。具体实施按照本章“科研项目经费管理制度”执行。对于外协经费，项目负责人有义务告知外协单位科研经费使用和管理的相关政策，并明确要求协作单位的科研专项经费单列账户，专款专用。学校应根据合同和任务进度拨付协作经费。

第十条 项目负责人的变更和中止。项目负责人因出国、进修或退休以及其他原因无法继续从事研究工作的，须提前半年提出变更或中止申请报告，待办理完相关报批手续后，再做好阶段性研究工作总结、档案资料和研究工作的移交手续，最后才可正式变更项目负责人和办理其他相关手续。项目承担单位的变更按项目主管部门相关管理规定办理。

第十一条 重视在研项目的检查和督促。学校或医院对科研项目进行分级管理。

1. 各院系或科室对科研项目负有监督和管理责任。科研项目执行采用项目负责人制，跨院系或科室项目应由参加项目各方签订书面合作协议。

2. 对于重大重点科研项目，学校科研主管部门应协助相关院系或科室按照项目主管部门的要求及时对其进展的各个关键节点实施检查；对于一般科研项目学校科研主管部门检查的内容主要包括项目进展、质量和经费使用情况。科研主管部门应协助解决项目执行中出现的突出问题。

3. 所有在研项目须认真总结项目的执行与完成情况，按主管部门要求及时提交年度进展报告、中期进展报告和科技报告等各类材料，相关报告经学校科研主管部门审核后按规定报出。

（四）项目结题与验收管理

第十二条 项目验收结题应按相关程序执行。由项目负责人提交相关材料（如验收申请、总结报告、结题报告、项目的财务决算表等资料，以及项目委托方的有关证明或双方约定的其他材料等），经所在单位和学校科研主管部门审核，报项目主管部门批准，然后进行结题验收。

第十三条 项目无法按期完成时，项目负责人应提前 3 个月申请办理延期手续（包括项目研究内容、目标调整及延期原因等），经所在单位审核同意后，由学校科研主管部门报项目主管部门批准或经合同委托方认可后生效。因合同委托方原因导致项目无法按期完成的除外。

第十四条 项目无法完成时，项目负责人应及时提出终止申请，经所在单位及学校科研主管部门审核同意后向项目主管部门提出申请，获得批准后生效。同时应完成财务决算和审计，项目经费按规定退还经费下达方或交由学校处理。项目负责人应承担合同终止所产生的相应责任。

第十五条 注重成果与知识产权管理，鼓励科技成果转化。学校尊重成果完成人的贡献，积极创造条件，鼓励科研项目成果的保护、转化、应用及申报知识产权。科研项目产生的知识产权归属依据国家法律法规规定以及科研合同的约定确定，涉及科技成果转化事项按学校相关规定执行。

第十六条 规范科研项目资料档案管理。课题组应配合学校科研主管部门将结题或终止项目申请书、合同书(任务书)、成果鉴定证书等资料原件整理成完整的项目管理档案材料,移交学校档案馆,确保科研项目资料档案的完整性、真实性和系统性。

(五)项目结题审计

第十七条 对已经终止、完结、转移的项目应该进行项目结题审计。项目结题审计主要内容为:

1. 结题项目是否及时进行财务决算;财务决算是否真实、准确、完整、账实相符,有无隐瞒、遗漏或弄虚作假的问题。

2. 项目资产、债权债务等是否按照规定进行清理。

3. 项目结余资金的处理和使用是否符合规定。

4. 结题项目是否经过评估验收,结题报告、项目成果是否进行归档管理。

5. 纵向项目转移、终止是否获得主管部门批准。

第十八条 科研项目审计完成后,应征求项目被审计单位负责人、项目负责人、科研主管部门和财务部门的意见,对其合理意见应予以采纳,并出具审计报告。

(六)服务和监督

第十九条 对有保密要求的科研项目,项目有关人员应严格遵守《中华人民共和国保守国家秘密法》(主席令第28号)和《科学技术保密规定》(科学技术部、国家保密局令第16号)等国家和学校相关保密规定。项目相关人员应签订保密责任书,在项目实施过程中严格履行相应保密义务和承担相应保密责任,严防泄密事件发生。

第二十条 加强科研诚信建设,将维护科研诚信、弘扬科学道德作为重要职责,加强组织建设,完善科研诚信相关的科研管理制度建设,健全教育、制度、监督并重的科研诚信体系,对申请、执行各类科研项目的院系和个人建立诚信档案,签署科研诚信承诺书。

第二十一条 严肃惩处各类违规行为。对于发生学术造假、违纪违法等行为按照国家和学校、医院相关规定,给予严肃处理或依法移送司法机关追究刑事责任。

二、横向科研项目管理制度

(一)总则

第一条 为落实中共中央国务院《关于深化科技体制改革加快国家创新体系建设的意见》等文件精神,进一步规范学校或医院的科研管理,鼓励科研人员积极承担横向科研项目,促进科研事业健康可持续发展,推动地方经济建设和社会发展服务,解决生产实践中遇到的难题,根据《中华人民共和国合同法》、国务院《关于改进加强中央财政科研项目和资金管理的若干意见》(国发〔2014〕11号)、教育部《关于进一步加强高校科研项目管理的意见》(教技〔2012〕14号)等有关规定,制定本制度。

第二条 横向科研项目包括:

1. 各类企业、事业单位委托的科研项目。

2. 学校或医院设立的其他科研项目,以及学校或医院各部门自筹经费正式立项并报学校科研主管部门备案的科学研究项目。

3. 科研人员自选科研项目,即由科研人员自筹经费经学校或医院科研管理部门批准列入科研项目管理计划的项目，参照自立科研项目管理。

4. 相关学会或机构等设立的其他科研项目。

（二）项目立项

第三条　横向科研项目是由项目委托方和项目研究方共同合作来完成的一种带有商业行为的科研活动，必须按照《合同法》的有关规定，事先确立双方相互间的权力和义务并签订书面合同。合同内容和条款一般包括以下内容：

1. 项目名称：是指项目合同的全称。

2. 项目的内容、范围和要求：是当事人双方权利和义务的主要依据。

3. 履约的计划、进度、期限、地点和方式：对于执行期限较长的项目合同，应当载明合同履行的总体计划、年度计划和具体步骤，履行所要求达到的目标，并列出时间表以及合同履行的具体地点。

4. 技术情报和资料的保密：项目合同的内容涉及国家秘密和重大商业秘密的，应当在合同中注明涉及国家秘密事项的范围、密级和保密期限。属于商业秘密的，应当注明保守商业秘密的期限和各方所承担的义务。

5. 风险责任的承担：在合同履行过程中，因出现无法克服的技术困难，致使研究开发失败或部分失败的，该风险责任由当事人约定。

6. 验收标准和方法：项目合同中应当载明验收时所采取的评价、鉴定和其他考核办法。合同验收标准，可以是技术合同所约定的各项内容，也可以是当事人双方约定的国家标准、行业标准、企业标准，或者是双方当事人认定的其他验收标准。

7. 研究经费、报酬及其支付方式：由当事人自由约定。利用合同研究经费、报酬购置的设备、器材、资料的财产权属受托方所有，利用代购设备费购置或必须向委托方交付的装置、设备等除外。

8. 技术成果的归属和收益的分成办法：合同应当对研究中所产生的技术发现、技术发明创造和其他技术成果权益归属、使用以及由此产生的收益分配等内容作出约定。

9. 违约金或者损失赔偿的计算方法：在项目合同中，当事人应当约定违约责任及违约金额。同时，还须说明约定的违约金与损害赔偿的关系以及损害赔偿的计算方法。

10. 解决争议的办法：当事人可以约定合同履行中出现争议的解决办法，在一般情况下，项目合同争议主要由双方当事人协商解决。不能达成协议可以向人民法院起诉。

11. 名词和术语的解释：项目合同专业性较强，为避免因重要的关键词和术语发生歧义或者误解引起争议，可对定义不特定的词语和概念作特定的界定，以免引起误解或留下漏洞。

第四条　合同的附件包括与项目合同有关的技术背景资料、可行性论证、验收标准、技术协议、廉洁协议等，是合同有效组成部分。学校科研主管部门、院系和项目负责人各执一份，委托方所需合同文本数根据需要而定。

第五条　项目立项以签订项目合同为准。合同一旦签订，项目负责人、院系和学校对合同及其履行承担相应责任。

第六条　加强项目涉密工作的管理。严格执行《中华人民共和国保守国家秘密法》和《科学技术保密规定》等国家和学校相关保密规定，各院系加强对从事涉密科研项目的科研人员和学生的管理、教育和培训。对于泄露国家秘密、商业秘密和个人隐私的，依法追究其法律责任。

第七条　科研处为全校或全院横向科研项目管理的职能部门，受法人委托，代表学校或医院与委托单位签署合同。原则上不经授权，任何单位和个人均不得以学校或医院的名义对外签署横向科研项目，否则后果自负，学校不承担任何责任。

（三）项目实施

第八条　立项项目都应按规定要求及时建档，根据项目合同约定的进度计划要求设定检查节点；项目负责人及院系应及时组织项目实施，确保项目保质保量按计划完成。科研处负责对项目的进展及完成情况进行监督、检查，并督促项目负责人对项目进展情况向委托方适时通报。

第九条　重视在研项目的检查和督促。

1. 院系对项目负有监督和管理责任，项目执行采用项目负责人制，跨院系项目应由参加项目各方签订书面合作协议。

2. 科研主管部门应协助相关院系按照合同的要求对其进展的各个关键节点实施检查；检查的内容主要包括项目进展、完成质量和经费到账以及使用情况。学校科研主管部门应协助解决项目执行中出现的突出问题。

第十条　项目合同履行过程中，合作双方涉及到协商变动合同条款、改变履约情况等电信函件，均为合同的有效附件，应妥善保存。合同的变更和解除程序与合同订立程序相同。在合同履行过程中，因故不能继续履行的项目，经双方同意并签署补充延期协议。因故使合同权利、义务关系暂处于停止状态，经双方同意签署补充中止协议。

第十一条　项目负责人因出国、进修或退休以及其他原因无法继续从事研究工作的，须提前半年提出报告，待办理完相关报批手续后，再做好阶段性研究工作总结、档案资料和研究工作的移交手续，最后才可正式变更项目负责人和办理其他相关手续。

第十二条　项目经费纳入学校财务统一管理，学校应严格按照国家有关规定、办法要求以及合同书约定，组织科研人员合理使用科研项目经费。具体实施按照本章“科研项目经费管理制度”执行。

（四）项目结题与验收

第十三条　项目结题。项目完成后，对于重点项目，由学校科研主管部门和院系会同委托方组织对项目依约进行验收，一般项目则由院系会同委托方组织对项目依约进行验收。项目结题形式有正常结题、院校内结题和合同终止三类。

正常结题：项目完成后，合同经费已全部到账，由委托方出具正式的验收报告，项目负责人提出结题申请，经院系主管领导签署结题意见并加盖院系公章后报送学校或医院科研主管部门，项目为正常结题。

院校内结题：对于经费全部到账且按合同要求已完成，但委托方不愿出具验收报告的横向科研项目，或者经费因故未全额到账但合同到期已满一年的横向科研项目，由项目负责人提出结题申请，经院系主管领导签署结题意见并加盖院系公章后报送学校或医院科研主管部门，项目为院校内结题。

合同终止：合同执行期满，项目因故未完成，经双方同意并签署终止协议或项目负责人提出申请，经院系主管领导签署项目终止意见并加盖院系公章后报送学校或医院科研主管部门，项目为合同终止。

第十四条　注重成果与知识产权管理，鼓励科技成果转化。学校尊重成果完成人的贡献，积极创造条件，鼓励项目成果的保护、转化、应用及申报知识产权。项目产生的知识产权归属依据有关国家法律法规以及科研合同的约定确定。在项目完成验收后一个月内，项目组应将补充协议，与合同有关的书信、函件、技术文件、总结报告、验收报告等材料整理归档，并配合学校科研主管部门将资料原件整理成完整的项目管理档案材料，移交学校档案馆。

（五）项目结题审计

第十五条　对已经终止、完结、转移的项目应该进行项目结题审计。项目结题审计主要内容为：

1. 结题项目是否及时进行财务决算；财务决算是否真实、准确、完整、账实相符，有无隐瞒、遗漏或弄虚作假的问题。

2. 项目资产、债权债务等是否按照规定进行清理。

3. 项目结余资金的处理和使用是否符合规定。

4. 结题项目是否经过评估验收，结题报告、项目成果是否进行归档管理。

5. 横向项目转移、终止，委托受托双方是否签订协议；项目成果权属是否明确。

第十六条　科研项目审计完成后，应征求项目被审计单位负责人、项目负责人、科研主管部门和财务部门的意见，对其合理意见应予以采纳，并出具审计报告。

（六）科研项目的保密

第十七条　所有参与研究工作的人员都应加强保密意识，项目参与者和其他接触技术秘密的有关人员均应签订保护技术秘密承诺书。研究成果需要按技术秘密进行保密的，项目组应制订技术秘密保护方案，并报学校科技主管部门批准。

第十八条　凡是具有密级的科研项目，按《科学技术保密规定》（科学技术部、国家保密局令第 16 号）进行管理。

第十九条　泄露学校或医院技术秘密，给学校或医院造成损失的，将追究当事人的责任，并有权要求其赔偿相应的损失。

三、科研项目经费管理制度

（一）总则

第一条　为切实加强科研项目经费管理，规范科研成本预算与核算，提高科研经费使用效益，充分调动广大科研人员积极性，促进学校科研事业发展，依据《关于进一步完善中央财政科研项目资金管理等政策的若干意见》（中办发〔2016〕50 号）、《国务院关于深化中央财政科技计划（专项、基金等）管理改革的方案》（国发〔2014〕64 号）、《国务院关于改进加强中央财政科研项目和资金管理的若干意见》（国发〔2014〕11 号）等国家和相关部委有关规定，制定本制度。

第二条　科研项目经费依据管理性质不同，分为纵向科研项目经费、横向科研项目经费。

（二）科研经费管理职责

第三条　学校或医院是科研经费管理的责任主体。学校或医院实行“统一领导、分级管理、责任到人”的科研项目经费管理体制，进一步明确学校或医院科研、财务、设备、审计、纪检监察等职能部门及院系、项目负责人的责任和权限，确保经费使用权、管理权和监督权的有效行使。

第四条　科研主管部门负责科研项目管理、合同管理，以及科研项目实施的过程管理，审核预算调整、大宗材料和外协加工、科研协作费的拨付等重大支出，提供科研项目结题信息，协助财务主管部门做好科研项目经费使用的审核、监督工作。

第五条　财务主管部门负责科研经费的财务管理和会计核算，指导项目负责人编制项目经费预算，审查项目决算，协助项目负责人进行项目结题审计。监督、指导项目负责人按照国家、省市、学校或医院有关科技政策和科研经费管理规定，在项目立项书或合同约定范围内，科学、合理地使用科研经费。

第六条　固定资产管理部门负责由科研经费形成的固定资产管理工作。包括大型和批量仪器设备等货物的购置论证、采购及使用效益评价，固定资产的验收、建账、调拨、报废及回收处理，促进仪器设备开放共享。

第七条　审计部门负责对科研经费的管理与使用情况进行监督审计，对重大、重点科研项目开展过程跟踪审计等。

第八条　监察部门加强对科研和科研管理人员从业行为的监督检查，重点加强对相关职能部门院系单位履行监管责任情况的监督检查。

（三）预算管理

第九条　项目负责人根据相关科研项目经费管理办法的规定，结合科研活动的特点和实际需要，按照目标相关性、政策相符性和经济合理性的原则，科学合理、实事求是地编制科研经费预算，经科研主管部门审核和财务处审批后，按规定报批、备案。横向科研项目经费预算依据科研项目合同规定执行。

第十条　科研项目经费预算包括收入预算和支出预算。

收入预算包括申请的专项经费和自筹经费。自筹经费预算应提供自筹经费的资金证明，并保证自筹经费及时足额到账。自筹经费和专项经费均必须独立核算，专款专用。

支出预算包括与项目研究有关的直接费用和间接费用。项目负责人应按照上级主管部门经费管理办法规定的经费开支范围编制科研经费支出预算，并对各项支出的主要用途、与课题研究的相关性及测算方法、测算依据等进行详细说明。

1. 直接费用是指在课题研究过程中发生的、与研究活动直接相关的费用，一般包括设备费、材料费、测试加工费、燃料动力费、差旅费、会议费、国际合作与交流费、出版/文献/信息传播/知识产权事务费、劳务费、专家咨询费及其他相关业务费等。

2. 间接费用是指学校或医院在组织和支持课题研究过程中发生的无法在直接费用中列支的相关费用。主要包括学校或医院为项目研究提供的现有仪器设备及房屋、公共设施水电气暖消耗等支出，以及为提高科研工作绩效安排的绩效支出。

第十一条　项目总预算不变的情况下，直接费用中材料费、测试化验加工费、燃料动力费、出版/文献/信息传播/知识产权事务费、其他支出预算如需调整,项目组和项目负责人根据实施过程中科研活动的实际需要提出申请,由项目承担单位审批,科研主管部门在中期财务检查或财务验收时予以确认。设备费、差旅费、会议费、国际合作与交流费、劳务费、专家咨询费预算一般不予调增,如需调减可按上述程序调剂用于项目其他方面支出。间接费用不得调整。

(四)收入管理

第十二条　凡以学校或医院名义获得的科研项目经费,不论其资金来源渠道,均为学校或医院收入,全部纳入学校或医院财务统一核算,专项管理,专款专用。

第十三条　科研项目经费到账后,由学校或医院科研主管部门根据科研合同审核、确认,通知各院系或科室、项目负责人到财务处办理经费立项、分配上账手续。

第十四条　对于项目计划任务书或合同书明确需要转拨给合作单位的研究经费,不提管理费。

(五)支出管理

第十五条　横向科研项目经费的支出包括在项目组织实施过程中,与研究开发活动直接相关的、由项目经费支付的各项费用,必须按照与委托方的约定,以及国家相应的管理规定开支,据实报销。

第十六条　纵向科研经费的直接费用支出必须按照上级主管部门批复的预算或合同约定以及相应的经费管理办法的要求开支,据实报销。

第十七条　严格科研经费转拨与外协支出管理。拨付给分承研单位的研究经费,严格按照批复执行;外协支出是指因学校自身技术、工艺和设备等条件限制,委托外单位的检测、加工、设计、试验等支付的费用。

第十八条　严格科研仪器设备、软件及大宗材料采购管理。使用科研经费购置或形成的仪器设备、软件等作为固定资产必须全部纳入学校管理。凡属于交付委托方的仪器设备、软件等,需依据项目合同提出书面申请,项目负责人签字,由二级单位和科研院审批。

第十九条　因野外考察、数据采集等科研活动中无法取得发票或财政性票据的支出,项目负责人应当提供具有收款人签名或手印的凭证以及项目负责人对相关情况的书面说明,按实际发生额报销。

第二十条　项目负责人暂离学校 3 个月以上,为保障项目持续进行,原则上应由项目负责人提出经费使用委托申请,经二级单位、科研院审批后,在财务处办理相关手续。

第二十一条　各类科研支出应严格按照相关规定、预算批复或合同约定的开支范围,严禁以任何方式挪用、侵占、骗取科研经费;严禁违规将科研经费转移到利益相关的单位和个人;严禁借科研协作之名,将科研经费挪作他用;严禁编造虚假合同、虚构经济业务、使用虚假发票套取科研经费;严禁虚列、伪造名单,虚报冒领科研劳务性费用;严禁购买与科研项目无关的设备、材料;严禁在科研经费中报销个人家庭消费支出;严禁设立"小金库"。

(六)决算管理

第二十二条　科研项目研究结束后,项目负责人应当会同科研、财务、资产等管理部门及时清理账目与资产，如实编制项目资金决算，不得随意调账变动支出、随意修改记账凭证。有多个单位共同承担一个项目的，依托单位的项目负责人和合作研究单位的参与者应当分别编报项目资金决算，经所在单位科研、财务管理部门审核并签署意见后，由依托单位项目负责人汇总编制。

第二十三条　纵向科研项目实施期间，年度剩余资金可结转下一年度继续使用。项目完成任务目标并通过验收后，结余资金按规定留归项目承担单位使用，在两年内由项目承担单位统筹安排用于科研活动的直接支出；两年后未使用完的，按规定收回。

第二十四条　横向科研项目结题或通过验收后，结余经费按照项目合同约定办理，若无合同约定，则按学校或医院相关规定办理结余经费结算结转，或由项目负责人凭结题报告或委托方的验收证明办理结题结账手续。

（七）财务审计

第二十五条　项目经费收入审计重点内容：

1. 项目任务书和委托合同等是否在科研管理部门进行归口管理，并登记台账。

2. 项目利用人力和设备对外服务有无记录，重要事项是否签订合同。

3. 项目经费是否按照合同约定及时到位并纳入财务统一核算和管理，有无截留、隐瞒收入、转移资金和私设“小金库”等问题。

4. 超过合同期限没有到位的项目经费，是否进行催收，存在坏账风险的是否采取法律手段进行维权。

第二十六条　项目经费支出审计重点内容：

1. 是否严格执行有关财务管理制度，签批程序是否落实到位，支出是否合法合规。

2. 支出内容是否与课题研究相关，是否符合相关性原则，有无挤占挪用项目经费现象。

3. 是否符合真实性原则，有无以拨代支和虚列支出等问题。

4. 是否符合预算和相关制度的规定，有无超范围和标准支出的现象。

5. 仪器设备购置和使用是否执行固定资产管理有关规定，属于政府采购的设备是否实行政府采购。

6. 大宗、贵重材料购置是否按照招投标等办法实行统一购买并设置专门登记保管措施，材料采购是否有专人进行验收。

7. 委托外协业务有无合同，合同是否按照程序进行审批，合同执行结果有无专门部门和人员进行验收，外协经费的支付是否以合同、工作进度和验收单为依据，纵向任务合同方是否为项目任务书规定方。

8. 召开的各种会议是否有会议预算、决算、会议通知、会议名单等相关文件，会议结算是否真实合规，会议费的支付是否有严格的审批手续。

9. 项目负责人的关联方交易是否事先报主管领导审批，是否存在影响公平交易的利益冲突，对未经领导审批和明显存在利益冲突的关联交易应实施延伸审计。

10. 对项目子课题经费使用情况是否进行必要的监督。

第二十七条　学校科研、财务、资产、审计及监察等管理部门、二级单位和项目责任人应各负其责、密切配合，做好科研经费使用的监督检查工作。对在科研经费使用中发现的违纪违规行为，学校将依照法律法规及相关规定及时纠正并追究相关人员责任。涉嫌犯罪的，依法移送司法机关追究刑事责任。

四、科研成果管理制度

（一）总则

第一条　为加强科研成果的管理，保证成果鉴定计划的实施，促进科技成果的完善和科技水平的提高，鼓励在科研工作中做出突出贡献的科技工作者，调动其积极性和创造力，提高综合实力，根据国家科技部国务院办公厅《关于深化科技奖励制度改革方案的通知》（国办函〔2017〕55号）、《国家科学技术奖励条例》等文件精神，建立公开公平公正的评奖机制，特制定本制度。

第二条　本制度的奖励范围主要包括科技获奖、重大项目和科研平台、学术论文与专著、知识产权等。

第三条　院校科技奖励采用现金奖励，由科研主管部门负责组织实施。

（二）科技成果奖奖励

第四条　学校或医院为第一获奖单位获得的国家科学技术奖、国家自然科学奖、国家技术发明奖、国家科学技术进步奖、国防科学技术奖、省部级科学技术奖、国家级创新团队奖、省部级创新团队奖等，奖励标准由学校或医院学术委员会讨论制定。

第五条　与外单位合作获得的国家或省部级奖项，按奖励金额的 $1/N$ 给予奖励，其中“N”为学校或医院在奖项目的主要完成单位排序中的序号，或者署名单位为学校或医院的完成人员在奖项目的主要完成人员排序中的序号。

（三）重大项目和科研平台奖励

第六条　学校为第一责任单位主持的国家横向或纵向重大项目、牵头项目、重点项目、国家自然科学基金创新群体项目、国家纵向一般项目或省部级重大项目等，奖励标准由学校或医院学术委员会讨论制定。

第七条　学校或医院作为第一单位或唯一单位，新增的国家级科研平台、新增的省部级科研基地，以及评估优秀的国家级科研平台，奖励标准由学校或医院学术委员会讨论制定。

（四）学术论文与专著奖励

第八条　学校或医院署名为第一完成单位发表的学术论文和学术专著，奖励标准由学校或医院学术委员会讨论制定。

（五）知识产权奖励

第九条　学校或医院为第一权利人的国内授权发明专利，学校或医院为第一专利权人的国外（指美国、日本、澳大利亚、德国、法国、英国和俄罗斯）授权发明专利，奖励标准由学校或医院学术委员会讨论制定。

第十条　学校或医院为第一完成单位，正式发布的国际标准、国家标准（GB），奖励标准由学校或医院学术委员会讨论制定。

（六）实施办法

第十一条　科研主管部门每年开展科技奖励专项工作，对科研人员或团队在一年取得的科技成果、重大项目和平台进行奖励;申报奖励的材料由学院负责收集和初审,公示无异议后报科研主管部门;科研主管部门进行资格复审,审核结果公示无异议后按照相关的奖励标准进行奖励。

第十二条 在奖励材料初审公示期间,对申报奖励的材料有异议的单位或个人,可通过口头或书面形式向所在学院或科研主管部门反映;所在学院或科研主管部门在接到反映后,应及时核实,并在公示期结束前给予相应的回应;如果有较大争议的内容,由科研主管部门提交院校学术委员会最终审定。

第十三条 剽窃他人科技成果或弄虚作假者,经核实后追回奖励资金,并按照本章“学术道德和科研诚信规范管理制度”和相关法律法规予以处理。

第十四条 获奖的认定以授奖单位颁发的获奖证书或相关文件为依据;授权专利的认定以各国专利行政部门颁发的专利证书为依据;学术论文的认定以学术官网公布的年度学术论文统计数据为依据;重大项目和科研平台的认定以立项文件为依据。

第十五条 本科生或研究生参与完成的科技成果,奖励额度由导师或科研团队负责人按照其贡献大小进行分配。

第十六条 科技奖励收入的个人所得税由受奖励者个人缴纳,奖励金额不受个人工资总额的限制。

五、科研档案管理制度

(一)总则

第一条 为了提高学校或医院科研档案的质量和管理水平,充分发挥科研档案在院校和国家经济、社会发展中的作用,根据《高等学校档案管理办法》(教育部第27号令)和《科学技术研究档案管理暂行规定》(国档发〔1987〕6号)的有关规定,特制定本制度。

第二条 科研档案是在科学研究管理和研究活动中直接形成的,具有保存价值的文字、图表、数据、声像等各种形式载体的文件材料。它是科研活动的真实记载,是科学技术储备的一种形式,是国家和学校的宝贵财富。科研档案实行集中统一管理,确保科研档案的完整、准确、系统和安全,有利于科研档案的开发和利用。

(二)科研档案机构及其职责

第三条 档案管理部门是学校或医院档案工作的归口管理部门,负责指导、督促科研主管部门、院系或同类二级管理机构、各课题组做好科研档案的形成、积累与立卷归档工作。

第四条 科研管理部门应督促各课题组按规定将应归档的材料及时归档,并负责科研管理性文件材料和部分科研项目材料的收集、积累与归档工作。各院系或同类二级管理机构负责督促、检查本单位课题组做好科研全过程中档案的形成、积累与归档工作。

(三)科研档案形成和归档

第五条 确定归档范围的原则:

1. 归档的科研实践活动中形成的文件材料,必须对学校、医院和社会当前与长远具有参考价值和凭证作用。

2. 归档的科研文件材料，必须反映科研管理、科研实践活动的全过程，保证完整、准确、系统。

3. 协作完成的研究项目，由主持单位归档保存一整套档案，协作单位保存自己所承担任务中形成的科研文件材料。如确系涉及协作单位的合法权益，应在协议、合同或委托书中明确其科研文件材料的归属。

第六条 科研档案的归档范围：

1. 科研综合管理性文件材料 科研行政管理、科研计划管理、科研成果管理、科研经费管理、申报科学基金及有关批复及重要学术活动材料。

2. 科研准备阶段 科研项目审批文件、任务书、委托书、开题报告、调研报告、方案论证和协议书、合同等文件。

3. 研究实验阶段 各种载体的重要原始记录（必须经过整理），实验报告、计算材料、专利申请的有关材料、设计图纸、关键工艺文件、重要的来往文件等。

4. 总结鉴定验收阶段 工作总结、科研报告、论文、专著、参加人员名单、技术鉴定材料、科研投资情况等。

5. 成果和奖励申报阶段 成果和奖励申报材料及审批材料、推广应用的经济效益和社会效益证明材料等。

6. 推广应用阶段 推广应用方案、总结、扩大生产的设计文件、工艺文件、生产定型鉴定材料、转让合同、用户反馈意见等。

第七条 科研档案的归档要求：

1. 坚持实行科研文件材料形成单位立卷制度。各课题组对所承担的科研项目研究所形成资料的收集、整理负责。科研管理部门对所承担科研管理工作范围内形成的档案材料的收集、整理负责。

2. 科研档案应当按时归档。科研档案一式二份，科研管理部门和课题组各执一份存查。涉密科研档案的移交，按照《科学技术保密规定》执行。

3. 归档的科研文件材料一律使用原件。如无原件应注明原因。归档材料必须字迹工整、图文清晰，归档文件材料不得使用铅笔、圆珠笔、红水笔、复写纸、易褪色的材料书写、绘制，科研文件材料一般归档一份，其中重要和经常使用的文件可酌加副本。

第八条 各课题组对已完成的各个科研项目进行鉴定、验收和申报奖励时，须由档案馆出具证明方可进行；科研档案归档不符合要求的项目，原则上不得进行鉴定、验收和申报奖励。

（四）科研档案管理与利用

第九条 科研档案管理要实行标准化、规范化，严格按照规则，对接收的科研档案进行分类、编目、登记，同时结合学校或医院管理工作的现代化进程，逐步实现科研档案的现代化管理。

第十条 科研档案的鉴定与销毁。由课题组、科研主管部门和档案管理部门组成科研档案鉴定工作小组，根据科研档案科学价值，以及对经济建设、科技发展、社会进步的作用，进行档案价值的鉴定。对于超过保管期限的档案进行认真审查，提出鉴定意见，编制销毁清册，经院校领导批准后进行销毁。

第十一条　凡利用馆藏档案者，均应按档案管理规定办理利用手续。科研主管部门、院系或同类二级管理机构、各课题组可查阅已自身移交的档案。其他单位或个人查阅归档材料原则上需经科研主管部门同意，查阅科研项目材料原则上需经该课题组同意。

第十二条　档案馆应当努力开发利用科研档案，为提高本院校教学、科研水平，提高社会效益和经济效益服务。

1. 档案管理部门定期编制科研档案目录，在内部提供利用。并根据科研和管理工作的需要，积极创造条件，编辑各种形式的参考资料，专题汇编、文件资料等，为利用者服务。

2. 充分发挥科研档案的法律凭证作用，为保护科技成果所有权及处理科研工作中的各种权益问题提供凭证。

3. 结合本单位管理工作现代化的进程，逐步应用计算机进行档案材料的检索、汇编等，提高开发利用科研档案的能力。

六、科研工作绩效考核办法

为进一步促进科研工作的开展，全面、客观、公正地评价职工在科研方面的工作业绩，调动科研工作积极性，提高科研产出，依据《国务院关于优化科研管理提升科研绩效若干措施的通知》（国发〔2018〕25 号）、《国务院办公厅关于加强三级公立医院绩效考核工作的意见》（国办发〔2019〕4 号）等法规文件，特制定本办法。

（一）考核目的

科学评价各级岗位人员的工作成果和工作表现，为下一步的岗位聘任、薪资分配、教育培训等工作提供依据。同时通过加强绩效考核与资源配置的关联度，强化职工绩效意识，促进团队与个人绩效的提高，推动医院科研工作的进一步发展。

（二）考核原则

1. 考核工作应当坚持客观公正、真实准确、民主公开、注重实绩的原则，充分听取职工本人、其他职工以及单位领导的意见。

2. 被考核者应如实提供与绩效考核指标相关的数据、事实，不得虚报。

3. 考核者必须客观公正地评价他人，不得利用考核徇私舞弊，弄虚作假。

（三）考核对象

全部业务科室。本管理办法分个人绩效考核及科室绩效考核两个层次。

（四）考核内容

1. 个人考核主要评分点包括成果情况、课题情况、专利、著作及论文情况、参加学术会议情况。

2. 科室考核主要评分点包括成果类（论文发表、科研成果、专利申请及批准等），课题类（研究方向、在研课题等）和其他（学术交流等）。

（五）考核方式

考核采取量化计分的方法。科研主管部门根据院内外科研工作实际情况，对个人及科室完成的上述考核内容评分点赋予不同的分值进行业绩评分。

（六）考核结果

个人考核结果将作为医院综合考核的依据之一和医院科研奖励评选的依据。

科室考核结果将作为医院综合考核的依据之一和科室科研奖励评选的依据。

七、学术道德和科研诚信规范管理制度

（一）总则

第一条　为加强学风建设，维护学术道德与诚信规范，严明学术纪律，规范学术行为，依据2018年中共中央办公厅、国务院办公厅《关于进一步加强科研诚信建设的若干意见》，《医学科研诚信和相关行为规范》（国卫科教发〔2014〕52号），《高等学校预防与处理学术不端行为办法》（教育部令第40号）等国家相关法律法规，制定本制度。

第二条　本办法适用于在本单位工作、学习和进修的人员；也适用于获得资格以本单位名义从事学术活动（包括申报科研项目、进行科学研究、发表研究成果、申报科研成果奖励、申请学位等）的各类人员。

（二）基本学术道德与诚信规范

第三条　科研人员在学术研究活动中应自觉遵守国家有关法律法规，以及教育部等国家部委、省（市）厅局有关加强学术道德建设的文件精神。

第四条　在学术研究中引用他人研究成果，必须注明原始文献的出处，不使用未经亲自阅读过的二次文献；参照而未引用他人成果或受他人成果启发而未直接使用他人成果，也应做出说明，避免遗漏和错误，防止和杜绝侵害他人知识产权。

第五条　学术成果的署名应实事求是。署名者应对该项成果承担相应的学术责任和法律责任。学术成果应按照合作者对研究成果所作贡献大小的顺序署名，但另有合法约定的除外。学术成果在公开前应经所有署名人审阅，所有署名者应对本人完成部分负责，成果第一完成人或主持人应对成果整体负责。学术成果应注重学术质量，不应重复发表。

第六条　在科研过程中，科研人员要认真记录研究的原始数据与材料，并责成专人管理，如实报告实验结果和统计数据，防止和杜绝编造、篡改数据等不良行为。

第七条　各类资助项目应如实全名标注，不得随意改变项目级别。

第八条　对于未经学术界严谨论证或鉴定的重大科研成果，须在论证完成后并经科研主管部门批准，方可向外界公布。

第九条　在对自己或他人的成果进行介绍、评价时，应遵循客观、公正、准确的原则，进行全面分析、评价和论证。

第十条　在工作、学习期间，执行本单位的任务或者主要是利用本单位的物质技术条件所完成的研究成果发表、申报专利、科技转化时，完成单位应署名本单位。

第十一条　遵守其他学术界公认的学术道德规范。

（三）违反学术道德和科研诚信的行为

第十二条　抄袭与剽窃的行为：在学术活动过程中抄袭他人的观点、论据和论述，剽窃他人的数据、公式、图表、资料或实验数据、调查结果，隐瞒他人学术观点、结论（包括未发表的演讲、通讯、工作论文）等行为。

第十三条　伪造与篡改的行为：在自己的研究结果中，捏造、伪造、篡改实验数据、结论、注释或引用资料等行为。

第十四条　伪造学术经历和成果的行为：在填写有关个人学术简历和情况时，不如实报告学术经历、学术成果，捏造虚假的学术经历、夸大学术成果、学术影响等行为；或伪造专家鉴定、证书及其他学术能力证明材料等行为。

第十五条　虚假署名的行为：未参加实际研究或者论著撰写，而在别人发表的作品中署名；未经同意而署他人姓名等行为。

第十六条　代写论文的行为：请他人代写文章或代他人撰写文章的行为。

第十七条　滥用学术信誉的行为：利用自身的工作职务、学术地位、学术评议及评审权力，为个人或单位谋取不当利益。如在产品鉴定、项目评估等活动中弄虚作假等行为；故意夸大自己或他人研究成果的学术价值、经济及社会效益，收受贿赂，故意压制、诋毁他人学术活动、学术思想和成果；利用专家身份，在媒体或其他公开场合为企业或产品做虚假、夸大等不实宣传的行为。

第十八条　其他违背学术界公认的学术道德规范的行为。

（四）监督与处理

第十九条　科研人员有上述违反学术道德和科研诚信的行为，视情节严重程度，依照法律法规及有关规定对学术不端行为人给予相应的纪律或行政处分；情节严重的，给予低聘、解聘或记大过、撤职处分；情节特别严重的，给予开除处分；触犯国家法律的，移送司法机关处理。对其从事的学术活动，予以暂停、终止科研项目并追缴已拨付的项目经费、取消其获得的学术奖励和学术荣誉等，在一定限期内取消其申请科研项目和学术奖励资格。以上处理方式，可以单独做出，也可以并用。

第二十条　学校或医院各单位、相关部门在人事录用、职称晋升、岗位聘任、项目审批和检查评估过程中，对有严重违反学术道德和科研诚信行为并经查实者，实行一票否决。

第二十一条　学校学术委员会应下设学术监督委员会，监督和指导学术规范、学术风气、学术道德建设，对有关学术道德和科研诚信问题进行调查，并向学校提供调查结果和处理建议。

第二十二条　学校学术委员会应下设办公室，负责受理对学术道德和科研诚信方面的署名投诉或申诉。

第二十三条　学术监督委员会及其办公室在调查过程中应采取适当可行的措施保护投诉人、申诉人和证人，一切调查工作和资料均在保密范围，有关人员不得泄露调查细节和处理情况。

第二十四条　学术监督委员会及其办公室成员，涉及学术道德问题，或与当事人有近亲属关系或其他利益关系的，应主动提出回避，退出调查。

第二十五条　被举报人如对处分决定有异议，可向校学术道德委员会提出申诉，申诉期内不停止处理决定的执行。

第二十六条　对恶意诬告者，参照有关规定做出相应处理。如违反相关法律，恶意诬告者须承担相应的法律责任。

八、科研工作保密管理制度

（一）总则

第一条 为了更好地服务科技创新，规范科研项目保密管理，根据《中华人民共和国保守国家秘密法》（主席令第28号）和《科学技术保密规定》（科学技术部、国家保密局令第16号）制定本制度。

第二条 本制度适用于学校或医院主持和参与的各类涉密项目和委托类科研项目（课题）的保密管理。

（二）组织实施

第三条 学校或医院设立保密办公室，具体负责涉密科研项目保密管理工作。二级单位主管科研和保密工作的负责人为项目保密工作的主要负责人，项目负责人为第一责任人。

第四条 项目负责人应与学校或医院签订保密协议，明确研究中的保密要点，严格限定知悉、接触保密要点的人员范围。

第五条 项目承研单位（项目组）须按保密要求，为科研项目配备保密设施与设备。涉密科研项目研究、实验场所须具备完善、可靠的保密防范条件。

第六条 本科生不得参与涉密科研项目的研究工作，研究生一般不得参与涉密科研项目的关键技术研究。

第七条 项目负责人应指导项目组成员和研究生接受保密教育与培训，并负责全过程的保密监督与检查。

第八条 项目组成员若需离岗，必须提前半年提出申请，经批准后办理脱密手续，方可脱离岗位，同时须将所有资料、软件、图纸、实物等移交给项目组。

（三）过程管理

第九条 在项目申报和答辩过程中，参与人员应按照有关保密要求，严格保守国家秘密，不得擅自向外界透露项目申报内容；严格遵守相关纪律，注意相关资料、文档的保存和保密。

第十条 项目立项后，项目负责人应按任务分工和接触国家秘密事项的密级确定参研人员的涉密等级，建立各密级人员的管理档案，签订保密协议，并报所在单位保密办公室备案。

第十一条 在项目研究过程中，项目负责人要按照保密要求对项目进行密级和事项及保密期限界定，做到仪器、设备、文档、资料有标识，日常维护有专人负责。

第十二条 所有项目的资料、软件、图纸、实物等的保管与传输应严格执行保密规定，确保不发生失密、泄密情况。涉密计算机及其他办公自动化设备禁止连接互联网。

第十三条 项目的检查、验收、鉴定等事宜，须报请保密办公室同意，相关场所应做好保密工作。会议现场严禁使用无线通信、无线话筒和具备上网、摄录功能的电子通信设备；所有参会人员须签订保密协议。

第十四条 在项目的申请、实施、验收、鉴定等过程中，以及项目结题后的保密期限内，任何组织和个人必须严守秘密，不得以任何形式向外泄露。

（四）成果管理

第十五条 项目组成员发表与涉密科研项目研究内容相关的论文或对外开展学术交

流，必须经过保密审查。涉密研究生的学位论文的管理，参照学校相关文件执行。

第十六条　涉密科研项目成果转让时，必须在合同中明确规定技术的密级、保密期限，保密要点及受让方承担的保密义务。

第十七条　涉密科研项目的专利申请，应按《国防专利条例》（国务院、中央军事委员会令〔第418号〕）相关规定执行。

第十八条　涉密科研项目的成果报奖，按照《国防科学技术奖励办法》（中华人民共和国工业和信息化部第14号令）规定执行。

（五）监督考核

第十九条　保密办公室会同相关部门，负责对所有涉密科研项目进行日常保密监督与检查。

第二十条　项目负责人应当督促本课题组涉密人员每月进行保密自查，涉密科研项目负责人应当定期接受专项保密检查。

第二十一条　涉密科研项目的保密监督检查结果与承研单位的年度考核挂钩，同时作为对部门和个人进行保密奖惩的依据。

第二十二条　对违反本制度或其他保密规定的人员，将依据情节轻重给予相应处分；构成犯罪的，依法移送司法机关追究刑事责任。

九、学术交流活动管理制度

（一）总则

第一条　为进一步促进学术交流，活跃学术气氛，把握国内外学科发展前沿动态，促进相关学科的教学与科研发展，增进院校与国内外学术界的联系与合作，加强学术活动管理的规范化、制度化，特制定本制度。

第二条　医院鼓励和支持各类人员积极参加国内外学术团体，担任学术职务，开展学术交流活动，同时鼓励各科室邀请校外专家、学者来本院进行学术交流活动。

第三条　根据学术活动来源、批准部门等情况，学术活动可分为国际性、全国性、地方性和院校内学术活动：

1. 国际性学术活动：经上级主管部门批准，由国内单位或学术团体主（承）办，或国内单位或学术团体与与国外著名大学、研究机构或学术团体等单位联合举办的有一定数量国外同行专家参与的国际性学术会议。

2. 全国性学术活动：全国一级学会及其专业委员会主办的、有全国大多数省市（自治区）专业人员参与的学术交流活动。以及与国家一级学会、在国内外有较大影响的全国性研究会等单位联合举办的国家级年会等。

3. 地区性学术活动：省、市级以上学会在某地区范围内开展的学术交流活动。

4. 院校内学术活动：学校、医院和所属各单位根据科研工作的需要和医学科学技术发展的动态，不定期举办的学术讲座、国内外知名专家讲学等学术交流和科室学术活动等。

（二）组织与管理

第四条　组织和管理学术活动是科研管理工作的重要组成部分，由科研部归口管理。

各单位科研管理部门为本单位学术活动的归口管理部门。

第五条　主(承)办学术会议的组织与管理:国际性学术活动由科研部会同相关部门组织实施并承办会务工作;全国性、地区性学术活动,由各单位科研管理部门承办会务工作。凡拟由本院校主(承)办的各类学术活动,有关单位事前须报学校或医院批准后,方可对外承诺或提出申请。

第六条　各类学术活动须由主办单位提前向有关部门提出申请。

1. 国际性会议应提前两年向国家科技部、中国科协提出申请。

2. 全国性会议提前一年向中国科协或其一级学会提出申请;地区性会议一般也应提前一年向地区性科协(学会)提出申请。

3. 各单位或科室承接的小型学术活动(研讨会、交流会等)应提前半年向科研部申报。

4. 申请内容包括:学术活动名称、时间、地点、会期、参加人数、主要议题、经费来源及概算、主(承)办单位,联络人等。

第七条　学校或医院各部门收到批准部门下达或通报主(承)办该学术活动任务的批件及其他具有认可效力的文件后,即可开始组织筹备。

第八条　科室学术活动的组织管理。全院业务科室应每周定期组织学术活动,并于会后形成活动纪要,以备管理部门查阅。学术活动的主要内容包括:交流国内外学科研究动态,汇报课题研究进展,传达学术会议精神,推广新技术新方法和讨论疑难病例等。

第九条　严格执行国家、学校和医院科技保密规定,科研人员投稿时,各单位要做好科技保密审查;学术、技术交流过程中,要注意做好保密工作。

第十条　学术会议由举办或承办单位主要负责人负责。科研处负责检查会议方案落实情况,并在活动举行时派相关人员全程参与活动,对活动的全过程进行监督和指导。

第十一条　为保障学术会议按计划顺利实施,不得无故变更学术会议计划。因某种原因确需变更的,应提前一个月向科研处报告说明,对于不遵守学术会议管理程序,或未提前说明而不按计划执行的,一年内不再补助其开展的各类学术交流活动并追究其行政责任;因学校或医院工作需要,确需对计划进行调整的,将及时通知所在单位。不经学校或医院批准,任何单位或个人均不得以学校或医院名义对外联络或组织举办相应活动,否则追究其个人和单位领导行政责任。

第十二条　邀请国外专家讲学和出国参加国际学术会议应提前向学校或医院外事部门申报审批。参加学术会议的代表,一般应限于论文的第一作者,参加的会议应与其从事的专业或研究课题有关。

第十三条　参加会议者凭会议邀请,以书面申请形式由所在单位领导审批签署意见后报科研主管部门审批。学校或医院积极支持教学科研人员外出参加各类学术交流活动,对优秀学术报告人和组织者给予表彰和奖励,按照《关于规范差旅伙食费和市内交通费收交管理有关事项的通知》(财办行〔2019〕104号)资助差旅费。

第十四条　会议资料的管理:

1. 院校主(承)办的学术会议,承办单位会后须将会议申报材料、征文通知、会议通知、组织工作文件、论文集、通讯录和会议总结等材料交科研部存档。

2. 外出参加学术会议的科技人员必须将会议有关的政策性文件、规划、简报和会议论文集交本单位科管部门存档。

（三）经费管理

第十五条　资助费用原则："勤俭节约、以会养会、收支平衡"。严禁利用主（承）办学术活动开发创收和乱发钱物。各部门举办的国内外学术会议，可以按照国家、学校、医院的有关规定，收取适当的会务费或资料费等，如收取的费用不足，凡有项目经费支持的学术会议的费用由项目经费开支；无项目经费支持、经科研处批准的学术会议，在学术会议申请表中预先列出预算详单，根据各单位提交的科研活动计划及预算和需要资助的实际情况，学校或医院给予适当的资助。

第十六条　会议经费应专人管理，严格执行财务制度和经费预算计划，所有经费支出事前须经会务组组长同意，必要时应报请会议筹备领导小组或院（所）系领导批准后方可执行。收支票据经办人签名并经会务组组长审核后方可报销，会议工作人员不得私自开支或挪用会议经费。

第十七条　会议结余经费原则上应由财务部门划归对口专业科室，作为教学、科研费用。由学会、协会、专业组或厂商企业部分资助的学术会议，其结余经费经部、院（所）、系领导批准，存入学会、协会或专业组账户作为学术活动经费。任何单位和个人，不得以任何名义截留私分会议经费。

十、科研人员行为规范管理制度

（一）总则

第一条　为践行社会主义核心价值观，加强医学科研诚信建设和职业道德修养，预防科研不端行为，营造良好学术环境，提升学术质量，促进院校科研事业的繁荣发展，依据《关于印发医学科研诚信和相关行为规范的通知》（国卫科教发〔2014〕52号）、《教育部关于进一步规范高校科研行为的意见》（教监〔2012〕6号）、《教育部关于进一步加强高校科研项目管理的意见》（教技〔2012〕14号）、《高等学校预防与处理学术不端行为办法》（教育部令第40号）、《国家科技计划实施中科研不端行为处理办法（试行）》（科学技术部令第11号）等相关要求，特制定本制度。

第二条　所有开展科研工作的人员或机构均应当遵守本制度，加强教育培训和制度建设，倡导学术民主，净化学术环境，追求真理、实事求是、崇尚创新，遵循科研伦理准则，尊重同行及其劳动，防止急功近利、浮躁浮夸，自觉抵制科研不端行为。

（二）科研行为规范的要求

第三条　科研人员在科学研究过程中，应恪守学术道德和学术诚信，规范科研行为，坚持严肃认真、求真务实、一丝不苟的科学态度，杜绝学术不端行为的发生，努力做学术道德的维护者、践行者和弘扬者。

第四条　科研人员在项目申报过程中，要坚持实事求是，充分考虑自身研究力量，加强可行性论证，对申报项目的工作基础、研究现状、人员组成等做真实陈述，必须保证所提供的学历、工作经历、发表论文、出版专著、获奖证明、引用论文、专利证明等项目申报材料的真实性。不得隐瞒与项目协作单位以及参与人员的利益关系，不得进行关联交易或利益输送，不得以任何方式影响项目的评审。

第五条　科研人员在项目执行过程中，要严格按照项目合同（任务书）的预期目标和要求，认真完成各项研究任务。不得随意变更项目承担单位、项目负责人、研究目标、研究内容、研究进度和执行期、主要研究人员；不得违反规定将科研任务外包、转包他人，利用科研项目为特定关系人谋取私利；不得泄露国家秘密、商业秘密和个人隐私，确保科研项目安全。

第六条　科研人员在科研活动中要遵循涉及人的生物医学研究伦理审查办法相关规定，自觉接受伦理审查和监督，切实保障受试者的合法权益。

第七条　科研人员在采集人体的样本、数据和资料时要客观、全面、准确；对涉及秘密和个人隐私的，要树立保密意识并依据有关规定采取保密措施。在涉及人体或动物的研究中，应当如实书写病历，诚实记录研究结果，包括不良反应和不良事件，依照相关规定及时报告严重的不良反应和不良事件信息。在研究结束后，对于人体或动物样本、数据或资料的储存、分享和销毁要遵循相应的科研管理规定。

第八条　科研人员在动物实验中，应当自觉遵守《实验动物管理条例》，严格选用符合要求的合格动物进行实验，保障动物福利，善待动物。

第九条　科研人员在发表论文或出版学术著作过程中，要遵守学术论文投稿、著作出版有关规定或学术规范。在使用他人尚未公开发表的设计思路、学术观点、实验数据、图表、研究结果和结论时，应当获得本人的书面知情同意，同时要公开致谢或说明。科研人员与他人进行科研合作时应当认真履行诚信义务或合同约定，发表论文、出版著作、申报专利和奖项等时应根据合作各方的贡献合理署名。

第十条　科研人员作为导师或科研课题负责人，在指导学生或带领课题组成员开展科研活动时要高度负责，严格把关；对于研究和撰写科研论文中出现的不端行为要承担责任。

第十一条　科研人员所发表科研论文中涉及的原始图片、数据（包括计算机数据库）、记录及样本，要按照科研档案管理有关规定妥善保存，以备核查。对已发表研究成果中出现的错误和失误，应当以适当的方式公开承认并予以更正。

第十二条　科研人员在项目验收、成果登记及申报奖励时，须提供真实、完整的材料（包括发表论文、文献引用、第三方评价证明等）。

第十三条　科研人员在学术交流、成果推广和科普宣传中要有科学态度和社会责任感，避免不实表述和新闻炒作。对于来自同行的学术批评和质疑要虚心听取，诚恳对待。

第十四条　科研人员在开展学术交流、学术评价和学术评审活动、应邀审阅他人投寄的学术论文或课题申报书时，应当尊重和保护他人知识产权，遵守科技保密规则，坚持科学标准，遵循客观、公正原则，认真履行评审、评议职责，遵守保密、回避规定，不得从中谋取私利。

第十五条　医学科研人员应当严格遵守科研经费管理规定，不得购买与科研活动无关的设备、材料；不得隐匿、私自转让、非法占有学校用科研经费形成的固定资产和无形资产；不得虚列、虚报、冒领、挪用科研资金。

（三）监督与管理

第十六条　坚持党委领导，科技、社科、财务、审计、纪监、人事、学院等单位共同参与，加强对科研项目和科研经费的监管,不断完善科研行为管理制度和科研工作服务保障机制,强化责任意识,完善责任体系。

第十七条　项目负责人是科研经费使用的直接责任人,对经费使用的合规性、合理性、真实性和相关性承担法律责任,自觉接受监督。各学院主要负责人和主管领导,要切实履行对本单位科研人员的服务和科研活动的监管职责。

第十八条　各主管部门应增强管理和服务意识,认真履行监管职能,加强对科研人员的服务、指导、管理、监督。科研管理部门要加强对项目申报材料的指导,科研项目的过程管理;财务管理部门要加强对科研项目预算编制的指导,经费开支的管理和监督;审计部门要加强对科研项目经费的审计;纪检部门要加强对科研人员科研行为的监督,加强教育;人事处要将法律法规、廉洁从业培训纳入岗位培训和职业培训之中,将科研人员科研行为情况纳入考核评价体系;学院要认真履行对本单位科研行为的监管责任,对项目执行、经费使用等情况予以指导和监管,及时掌握情况,及时跟进相关问题。

第十九条　严肃查处科研活动中的违法违规行为。对于违反科研行为规范的,视情节轻重,按照国家有关法律法规等进行处理。

十一、实验室管理工作制度

(一)实验室管理规定

1. 实验室是教学、科研的重要基地,在实验室进行教学、科研活动,必须根据教学、科研计划的要求,经实验室主管统一安排方可进行。

2. 进入实验室的一切人员,必须严格遵守实验室的各项规章制度,做到文明、肃静、整洁,保持室内良好的环境和秩序。

3. 非本室人员到实验室做实验或使用仪器设备时,需经实验室主管批准,按规定办理有关手续后方可接受,操作人员无权私自接受外来样品或外借仪器设备。一切无关人员(来访、参观、联系实验的除外),不得随意进入实验室,更不允许随意动用实验设备和工具。

4. 使用实验室的仪器设备,应严格遵守操作规程,若发现丢失、损坏等情况要立即报告实验室主管,以便及时处理。

5. 实验室内不得存放任何与实验无关的物件,对易燃、易爆物品,有毒物品及辐射物质等要设有专库或专处存放,并制定专人保管。

6. 严格遵守国家环境保护工作的有关规定,不随意排放废气、废水、废物,不得污染环境。严格遵守安全保密制度,切实做好防火、防盗、防破坏工作,一旦发现事故,应立即采取措施并报告实验室主管。

7. 实验室工作人员各司其职,做好分片管理,同时要求做到团结协作,积极完成各项任务。

(二)实验室日常管理规章制度

1. 实验室工作人员必须热爱社会主义,遵守校、院、室的一切规章制度,认真负责地进行科学研究。不弄虚作假,坚持实事求是的科研作风。

2. 实验室内不得饮食、不得吸烟、不得随地吐痰、不得大声喧哗,纸屑杂物扔入指定容器中。严禁非试验人员进入实验室；严禁在实验室打游戏、看视频等与实验无关的活动。

3. 实验人员在进行各种实验前，所需试剂及小型设备、器械要事先准备好，使用大型仪器事先要与仪器管理人员约定。

4. 实验室仪器设备分类存放，管理人员必须注意防尘、防潮、防震、防热、防晒、防磁、防霉。实验室仪器设备一般不得任意搬动，不得借出，若有必要，须经主管领导批准，并办理交接手续，用完及时归还。

5. 严格按有关安全规则操作实验，做好安全用电、防火、防盗、防毒、防爆、防污染等安全防范工作，保证人身和仪器设备安全。

6. 对实验室中化学试剂或药品，严格按照危险化学品的管理办法执行，不允许把实验室药品和试剂携带出室外或挪作非实验用，遗失指定管理的物品要给予当事人处罚。

7. 所有化学试剂的废液，同位素的废液及剩余的有害实验材料如细菌、微生物、病毒必须按有关规定妥善处理，不得随意丢弃。

8. 实验室可对外提供技术服务、技术培训、外单位科研人员可带课题来室进行科研工作。实验室工作人员不准用个人名义与外单位合作或开展其他工作。对外开放活动由实验室主管统一指挥管理，指定专人负责，并按规定收取有关技术服务费用。

9. 每年定期对实验室所有仪器设备做一次全面性维护和保养。

（三）实验室安全工作守则

1. 实验室工作人员必须牢固树立安全意识，做好“四防”（防火、防爆、防盗、防事故）工作。

2. 实验室安全责任人每周应进行一次安全保卫检查，并将检查结果记录在“安全工作记录本”上，出现安全隐患应及时采取有效措施进行处理，并书面向实验室主管汇报，必要时上报学校或医院保卫处。

3. 实验完毕，每位实验人员要认真检查实验室的环境和实验用器具，及时切断水电，消除不安全因素，注意关窗锁门。

4. 实验室一般不允许使用明火和裸露电炉等，若实验中必须使用电炉及取暖设备时，应严格按照操作规程进行，并按学校有关部门规定的程序申请使用。

5. 实验人员实验过程中要严格按照“操作规程”操作，以免发生意外。对违反“操作规程”的行为，任何人都有义务及时制止，对不听劝告而导致任何安全或其他问题的人员，实验室将视情况进行严肃批评、停止实验、罚款等处理。

6. 实验用和医用物资和大型精密贵重仪器设备指定专人保管。实验用和医用物资应存放在安全的地点，建立保管、借用和交接制度，严防丢失、被盗和毁坏。

7. 实验室安全负责人组织本室实验人员对易燃、易爆、剧毒、毒菌、放射性等危险品以及精神与麻醉药品（包括高压灭菌器、压缩气体钢瓶等）实施具体管理，其中包括上述物品的领取、保管（存放）、使用，及污物处理，管理程序应严格执行上级的有关规定。在使用易燃易爆气体时，盛装氧、氢等气体的气瓶应与实验室相应设施隔离。

8. 实验室安全负责人应组织实验人员学习使用本室消防器材，一旦发生灾情，实验人员应及时扑救，同时上报校保卫处。

9. 非本室工作人员未经允许不得进入实验室；未经允许本室工作人员也不得带非本室工作人员进入实验室；凡持有本实验室钥匙的人员，均不得私自将钥匙转借他人，若有违反，实验室将收回钥匙并作相关处罚。

10. 较长时间的节、假日，实验室在做好安全检查后及时封门。

11. 凡违反实验安全工作守则人员，依据学校相关规定进行相应处罚。

（四）实验室安全管理制度

1. 实验室的仪器设备、工具、器材等应放置整齐，保持清洁，无漏水、漏油、漏气现象，废料、废液要及时清除并按安全操作程序处理，不得随意倾倒。

2. 电气设备或线路必须按规定装设，禁止超负荷用电，不准私自乱扔乱接电线，因实验需要拉接的临时线，必须保障安全，用毕应立即撤除。

3. 未经有关部门审核批准，严禁使用电炉、电加热器具。

4. 各种压缩气体瓶，不可靠近热源，离明火距离不得小于 10m。夏季要防止烈日曝晒，使用中禁止敲击和碰撞。

5. 消防器材放在明显的便于取用的地方，周围不得堆放杂物，严禁把消防器材移作他用，工作人员应会使用器材。

6. 对易燃、易爆、剧毒、放射性及其他危险物品，必须按物品性质进行严格管理，做到存放地点、位置安全可靠，数据清楚，并指定专人负责。

7. 认真做好水、电、门、窗设施管理，做到经常检查，经常维修。工作人员离开实验室必须及时关闭电源及水源，每个实验室必须有专人管理。

8. 节假日必须有安全保卫措施，各实验室要排出节假日值班人员名单，把安全保卫工作落实到人。

（五）实验室废弃物处理与管理办法

1. 由专人负责实验室废弃物的收集和处理，在各室配套污物收集桶。

2. 对生化室的废酸、废碱等废液采用中和法、稀释法后，pH 为中性时直接排入下水道；细胞室的培养基，菌种等固体废弃物经高压、高温灭活后，倒入医疗专用垃圾袋；废棉球、废纱布送焚烧炉焚毁，废注射针头等经强碱浸泡后捣毁，倒入医疗专用垃圾袋。

3. 凡有利用价值的物品、药品，应尽可能利用化学或物理方法回收利用；实验中的废气，直接经排气扇排出室外。

4. 凡剧毒废弃物和性质不明的药品，实行严格登记制度，两人以上负责处理，不能在实验室内处理的，封装后统一按环保规定处理。

5. 实验后的动物不得食用、抛弃，其尸体、脏器统一交送市环卫部门，按照规定焚烧炉火化。

（六）易燃、易爆、有毒、危险化学品管理制度

1. 危险物品指有毒品、麻醉品、易燃、易爆等危险物品。

2. 危险物品必须指定工作认真，并具有一定保管知识的专人加强管理。

3. 危险物品的采购和提运应严格按照公安部门和交通运输部门的有关规定办理。

4. 危险物品的申领（购）数量要根据需要严格限量审批。剧毒、麻醉品只能通过实验设备处到政府指定单位采购。

5. 剧毒、麻醉品应有专人专柜分类双锁存放，必须两人以上方能开锁存取，应备有精确的专用存取量具工具，存放地点要保密，注意存放安全。其所在仓库应确保门、窗、锁符合防盗要求。

6. 对于剧毒、麻醉品，必须两人同取，每次领用量仅限当次使用，不得提前领取下次实验需要量和超量领取当次使用最大量，并对其领、用、剩、废的数量和用途详细记录。剩余部分及时退库存入专柜，不得在实验室过夜。无条件保管的单位应委托有条件的单位保管。

7. 使用有毒物品应严格遵守操作规程和安全要求，用后认真清理、清洗实验场地和器皿，避免发生事故。

8. 使用后的废液和有形废弃物（含空容器）应严格按学院实验废弃物处理规定办理。

9. 不得同室存放易燃易爆和助燃物品，不得存放两种化学性质相抵触或灭火方法不同的化学物品，

10. 低温保存或隔氧保存等特殊物品必须严格按其条件存放。

11. 易燃、易爆化学品仓库严禁烟火，不得使用电器，照明应安装防爆灯，开关必须安装在室外，要经常保持通风。

12. 高压容器应放置在容器架上，不得将可燃和助燃容器并放，明火和高压容器应保持规定间距。

13. 危险品及其仓库必须重点加强管理，严加防范，定期检查，严格执行有关规定，确保人身和物品安全。

十二、原始记录管理制度

为规范实验记录本的使用以及加强对原始记录的客观性、真实性和可靠性的管理，特制定此制度。本制度适用于学校或医院药学、临床药学、药剂学系所有原始记录相关事项。

（一）原始实验记录内容

1. 原始实验记录具体内容　原始实验记录的统一标准格式，要求原始记录必须有下列主要内容：项目（课题）名称、实验目的、研究内容、实验日期、实验条件、参考文献、实验材料、实验设计原理和方法、实验过程、实验结果、实验讨论及记录者签名。

2. 实验过程内容

（1）封面填写：要求写明本项目或课题的全名、编号、项目或课题负责人、实验记录人、实验起止时间。实验记录超过一本时，须按实验时间顺序编册。

（2）原始实验记录题头填写：须注明实验日期、空气温 / 湿度、实验参与人、实验题目等。

（3）原始实验记录的详细内容应包括下列主要内容：本次实验所需的实验条件及实验材料、实验具体研究内容及所要解决的问题，本次实验设计原理及研究方法等。

（4）实验研究方法应根据实验设计的方法详细记录本次实验所要采取的具体实验设计，技术路线、实验方法、工艺流程等内容。

（5）任一实验都应详细记录本次实验最适需温度、湿度，动物实验应注明动物实验室的级别、合格证书及发证单位。

（6）任一实验应将其实验材料的来源、样品的取样时间、原料特性等内容进行记录。其实验设备、仪器的记录应包括仪器及设备的名称、厂家、生产批号、规格型号等信息。其原料药的记录应包括原料药的厂家、生产批号、批文、规格等信息。

（7）实验过程：详细记录本次实验过程中所出现的具体情况及所观察到的反应过程。

（8）实验结果：详细记录实验所获得的各种实验数据及反应现象，并做简要分析。不得在实验记录本上随意涂改实验结果，如确需修改应征得项目或课题负责人签字同意。修改内容不得覆盖其原内容并注明修改时间和原因。

（9）如有参考其他文献应详细记录文献资料文题、作者、刊物（出版社）、页码、发表时间及期号（卷）等。如有要求应保留参考文献的复印件。

（10）当天实验结束时，所有参加实验的研究人员、记录员均应签名，并于当天交项目或课题负责人审核。

（二）原始实验记录的书写规范要求

1. 原始实验记录是指在实验室中进行科学研究过程中，应用实验、观察、调查或资料分析等方法，根据实际情况直接记录或统计形成的各种数据、文字、图表、图片、照片、声像等原始资料，是进行科学实验过程中对所获得的原始资料的直接记录，可作为不同时期深入进行该课题研究的基础资料。

2. 实验记录必须用统一格式带有页码编号的专用实验记录本记录。

3. 实验记录本或记录纸应保持完整，不得缺页或挖补；如有缺、漏页，应详细说明原因；每次实验必须按年月日顺序记录实验日期和时间。

4. 实验记录必须做到及时、真实、准确、完整，防止漏记和随意涂改。严禁伪造和编造数据。

5. 实验记录应用字规范，字迹工整，统一用黑色字迹的钢笔或签字笔书写。不得使用铅笔或其他易褪色的书写工具书写；实验记录应使用规范的专业术语，计量单位应采用国际标准计量单位，有效数字的取舍应符合实验要求；常用的外文缩写（包括实验试剂的外文缩写）应符合规范，首次出现时必须用中文加以注释；属外文译文的应注明其外文全名称。

6. 文字记录应以中文工整书写，不得使用中英文外的字体书写。避免因使用外文出现文理不畅等问题导致今后的技术或法律纠纷。

7. 计算机、自动记录器等打印的图谱和数据资料应按顺序粘贴在实验记录本或记录纸相应位置上，并在相应处注明实验日期和时间；不宜粘贴的，可另行整理装订成册并加以编号，同时在记录本相应处注明，以便查对；实验图片、照片应粘贴在实验记录的相应位置上，底片、磁盘、声像资料等特殊记录媒体应装在统一制作的资料袋内，编号后另行保存；用热敏纸打印的实验记录，须保留其复印件。

8. 同一项目或研究课题应使用一本专用的实验记录本，不同项目或研究课题的实验不得混合记录。

9. 在项目或研究课题结束后，原始实验记录本必须按归档要求整理归档，研究个人不得带走。如研究个人有需要，可复制其需要部分共个人使用。

（三）实验原始记录的存档管理

1. 实验原始记录本统一由学校或医院印发，统一页码编号。各项目或课题组按项目领实验记录本。

2. 实验原始记录是科技档案的主要文件，项目（课题）结束或结题时应及时收、交实验记录本，并与其他科技档案文件一起统一编目、装订、归档，交项目负责人统一保管。科研结果未公开前，经项目或课题负责人同意，本项目或课题组成员可以借阅，其余按本章“科研档案管理制度”执行。

3. 电脑记录和原始图片等可以保存在磁盘内，另需将磁盘按序编号并在实验记录本上标明磁盘的编号、文件名、路径等。

第十三章 医院药学信息化管理

为提高药学服务的高效性、精准性和协同性，医疗机构应积极推进药学信息化建设。药学信息化建设应遵循安全保密原则，药学信息系统统一纳入医疗机构信息安全系统管理，保护患者隐私。总药师应联合信息、医疗质量管理、护理等部门共同抓好医疗机构药学信息化建设。根据《关于加强药事管理转变药学服务模式的通知》（国卫办医发〔2017〕26号）等文件要求，本章重点介绍药品院内流通与管理信息化、医院药学自动化建设、药品使用监管信息化、药学服务信息化等工作制度，为医疗机构总药师熟悉药学信息化管理工作各重点环节提供借鉴和参考。

第一节　药品院内流通与管理信息化

一、药品管理信息化制度

1. 医疗机构必须利用信息化手段建立药品字典。

2. 药品字典信息至少包括药品通用名、规格、产地、基药属性、医保类别属性、特殊药品分类、抗菌药级别、药品限定日剂量（DDD）、批准文号、药品本位码等信息。

3. 药品字典应提供医疗机构内部用来识别药品的唯一编码，便于不同系统对于药品的准确识别。

4. 药品字典信息发生变更时不得随意覆盖原有记录，应在系统中留有变更痕迹。

5. 医疗机构须建立药品管理信息系统，并与医院信息系统（HIS）或医院运营管理系统（HRP）对接。

6. 系统提供药品的采购、验收、入库、出库、调拨、退库、退货、盘点、调价、损益管理等基本功能，能够提供药品有关财务报表、统计数据；能够对各级库房、药房存储的药品的库存、批号和效期进行管理，对于库存不足及近效期药品可以进行预警。

二、药品采购信息化制度

1. 药品采购过程需全部在信息化系统上完成。

2. 各级药房组长根据实际需求制订采购计划通过采购信息系统上报中心药库采购人员，采购人员经省级集中采购平台发送采购计划，不得进行线下采购。

3. 药品采购系统应与集中采购平台和供应商进行对接。

三、药品验收、入库信息化制度

1. 药品验收时从系统中直接调取应收货品种、规格、数量、批号、效期等信息。

2. 验收时根据获取的信息与实物进行比对，确认信息与实物相符后检查药品包装、运送条件等情况，确认无误后完成验收过程。

3. 鼓励有条件的医疗机构应采用物联网技术使用手持设备进行药品验收。

4. 药品完成验收后，系统自动进行入库，更新中心药库库存，同时与 HIS 或 HRP 系统进行同步。

5. 将药品按照系统中的货位信息进行上架，鼓励医疗机构采用扫码、射频识别（RFID）等技术实现自动匹配货位，保证商品上架准确性。

四、药品出库、调拨、退库及退货信息化管理制度

1. 各级药房根据实际使用情况通过信息系统向中心药库发送请领申请。

2. 中心药库操作人员根据各级药房的请领申请办理出库业务，出库单据经审核后实时更新中心药库和相应库房的库存，同时与 HIS 或 HRP 进行同步，出库单据至少由中心药库、请领部门和财务部门各保存一份。

3. 中心药库药品管理员根据出库单发放药品给各级药房，鼓励在拣药时采用扫码、RFID 等自动识别技术。

4. 各级药房领取药品后将药品在本部门进行上架操作，上架时鼓励在拣药时采用扫码、RFID 等自动识别技术保证药品位置准确。

5. 各级药房之间可以进行调拨，调拨可以由调出或调入部门发起，在系统中提交调拨申请单，接收部门收到信息后审核确认。

6. 发起方持调拨申请单到接收方送 / 领药品。

7. 接收方确认药品与调拨申请单一致后，确认调拨，系统调整库存，并与 HIS 或 HRP 系统同步。

8. 因为各种原因需要退库或者退货时，由相应的药房或药库在系统中填写退库申请，经药库管理员审核后，携带药品至药库进行退库。

9. 药库药品管理员核对药品无误后，确认退库操作，系统更新库存，并与 HIS 或 HRP 系统同步，如果药品是退回配送公司，系统需与财务系统对接进行核算，由配送公司进行冲差开票，保证财务报表准确性。

五、药品盘点及损益信息化管理制度

1. 药品盘点时应在系统中停止不影响诊疗业务的中心药库等部门的业务工作，生成盘点表。

2. 对于库存动态变化的门诊药房等部门应将生成盘点表时刻后的处方、领药单等单独存放。

3. 对库存药品实物进行清点与盘点表进行比对，记录数量差异，对于库存动态变化的门诊药房等部门的实物数量还应将生成盘点表后发出的药品计算入内。

4. 盘点完成后，由指定人员在系统中进行库存调整，生成损益报表，同时更新各级药库和药房库存。

5. 盘点表、损益表应在系统中留存备查。

六、药品调价信息化管理制度

1. 调价操作需要由指定人员进行，在系统药品价格表中操作，药品价格调整后实时与HIS或HRP系统进行同步。

2. 调价前应在信息部门的配合下暂时停止与药品有关的业务活动，待价格调整完毕后再行恢复。

3. 调价前应锁定各药库和药房库存信息，调价结束后依据调价前库存生成损益表，报财务部门纳入相应报表。

4. 药品价格调整后要及时更新相关业务系统及价格公示系统，保证医师、护士和患者能够及时了解。

七、药品养护管理信息化管理制度

1. 药品养护管理应实现信息化管理，以便监管。

2. 药品在各级药库和药房的保存条件，包括温度、湿度等信息应实现自动监控与记录，相应记录应在系统中保存备查。

3. 药品保存条件超过允许范围一定时间后，系统应通过信息系统通知药品管理员和该部门的负责人，对药品质量进行评估并采取应急处理措施。

4. 系统应对药品的有效期进行管理，对于近效期的药品应在系统中进行预警，对于过期药品应进行自动锁定，限制其流转。

八、门诊调剂信息化管理制度

1. 鼓励医疗机构建设智慧药房，促进药品调剂的信息化。

2. 门诊处方应经过审方系统和审方药师审核后方能进入缴费和调剂环节。

3. 处方经过审核、缴费后系统传送至门诊药房，药房调剂人员根据处方信息进行调剂，有条件的医疗机构应配备自动化调剂设备以提高调剂效率和调剂准确性。

4. 患者在缴费的同时得到取药窗口信息，按照指示到窗口等待取药。

5. 发药人员根据系统提示呼叫相应患者进行取药，发药人员核对药品和患者信息后发出药品。

6. 发药结束后系统消减药品库存。

九、住院药房调剂信息化管理制度

1. 鼓励医疗机构在住院药房调剂过程中配备自动化设备。

2. 临床科室依据医嘱信息生成领药单，通过信息系统传至住院药房。

3. 住院药房调剂人员根据领药单信息进行摆药，摆药过程中应尽量做到通过物联网技术对药品进行定位和识别。

4. 摆药完成后，系统消减药品库存，并与HIS或HRP系统同步。

5. 鼓励医疗机构对从住院药房发出的药品物流信息进行全程追踪，即药品到达病区、患者用药前均进行扫描并在系统中进行记录。

6. 口服药品应建立单剂量摆药信息支持，根据医嘱信息按患者每次服药剂量进行摆药。

十、静脉用药调配中心信息化管理制度

1. PIVAS应建立静脉用药调配中心工作信息系统，系统需要与HIS系统进行对接。

2. 系统自动从HIS系统中接收医嘱并进行审核，如果存在配伍禁忌或者显著剂量错误应进行预警，审方药师可以通过系统与开嘱医师进行沟通，确认医嘱或修改医嘱。

3. 系统根据医嘱信息对患者用药进行批次配置，审方药师进行审核。

4. 系统打印摆药汇总单和输液标签，输液标签至少包括患者所在病区、床号、姓名、性别、住院号、医嘱信息、药品配制人员、药品使用药师建议等，还应有用于识别的条码信息。

5. 系统可以通过条码扫描对摆药及成品情况进行检查、核对。

6. 系统可以记录药品配制的时间。

7. 系统能够通过扫描条码对成品进行分拣，鼓励应用自动分拣设备提高工作效率。

8. PIVAS发出的药品物流信息进行全程追踪，即药品离开PIVAS到达病区、患者用药前均进行扫描并在系统中进行记录。

9. 信息系统可以对不合理医嘱等信息进行统计分析。

十一、医院药学自动化建设管理制度

1. 医疗机构应该充分利用自动化技术提高医院药学的工作效率。

2. 医院药学自动化建设应由总药师组织药学、信息、后勤等部门共同进行。

3. 门、急诊药房应建设自动化发药调剂系统，以保证调剂的准确高效并减少药学人员的劳动强度；有条件的医疗机构可以配备图像识别系统，对调剂药品进行比对，防止调剂差错。

4. 住院药房应配备单剂量摆药系统，以满足住院患者单剂量给药的需求。

5. 静配中心应配备自动化针剂摆药设备，自动化分拣系统，有条件的医疗机构可以配备物流机器人对成品输液进行配送。

6. 药库应建立自动化温湿度监控系统，对药品库房和各级药房的温湿度实现自动化监控和预警；有条件的机构可以建立仓储、物流自动化系统，实现药品库房的药品自动上架、出库、配送等功能。

第二节　药品使用监管信息化

一、处方审核信息化管理制度

1. 医疗机构应建立处方审核系统，保证所有处方在进入交费、调剂环节之前全部经药师审核。

2. 系统应内置药品说明书、相关的指南、共识和合理用药专业数据库等知识库。

3. 医疗机构可以根据自己的专科特点自定义个性化的用药知识库和审核规则。

4. 医师开具处方后，系统自动根据规则进行预判，对于完全符合审核规则的处方系统直接通过，对于不符合审核规则的处方，进入人工审核程序，如果药师判断符合要求则通过审核，如果不符合要求，通过系统与医师沟通进行修改直至符合规定或者医师执行双签字确认。在此之前处方不能进行交费和调剂。

5. 住院医嘱的审核流程与门诊相似，但是系统应该与医院的 HIS、实验室信息管理系统（LIS）、影像存储与通讯系统（PACS）、电子病历（EMR）等系统连通，审核过程中系统需要允许审核人员查看患者的临床检查、检验结果以及患者的电子病历，以便准确评估药品使用的合理性。

二、临床用药支持信息化管理制度

1. 医疗结构应逐步建立从初级到高级的临床用药信息化支持系统，系统满足从初级的说明书查看、用药剂量计算、特殊人群药物剂量调整支持等一直到依据患者临床症状、体征和检查检验结果等为医师诊断、药品筛选及药品使用支持等高级支持要求。

2. 医师在开具处方时系统根据临床诊断向医师推荐适应证相符的药品，并在处方时对剂量用法等给予提示。

3. 临床用药支持系统还应能发现医师处方时可能存在的错误，比如剂量错误、无适应证等，并向医师发出修改建议。

4. 临床用药系统须具有一定的自我学习能力，依据医院数据的积累和人工智能技术不断更新知识库和算法，达到高级临床用药决策支持的标准。

三、药品使用监控信息化管理制度

1. 为满足医疗机构对药品使用情况的监管要求，必须建立信息化管理制度，采用信息化手段对药品使用情况进行监控。

2. 系统能够对使用该系统的人员进行权限控制，确保系统安全。

3. 系统可以实时监控医院药品使用的宏观信息，包括药物费用占比、所有药品销量排名情况、辅助用药使用情况、国家带量采购药品使用情况、抗菌药使用的主要指标等。

4. 系统对于同比或者环比使用量出现异常变化的品种能够进行预警，方便药事管理组织和合理用药监控部门进行追踪和管理。

5. 对于医院绩效考核的核心指标能够进行实时跟踪、分析和判断，给管理者管理建议。

6. 对于触发医疗机构管控药品规则的药品，系统可以进行限制销售、定量销售、暂停采购和销售等处理，并与 HIS 或 HRP 系统对接。

四、重点监控药品使用监管信息化管理制度

1. 为满足医疗机构对重点监控药品使用监管的要求，应建立信息化管理制度。

2. 系统支持重点监控品种的遴选，可以根据医疗机构设定的条件自动筛选重点监控产品的建议目录。

3. 对于纳入重点监控范围的药品需要实时监控其用量信息和合理使用信息，比如主要在哪个科室进行使用，主要针对的疾病与说明书中对适应证的描述是否一致等。

4. 在得到授权后系统可以追踪到使用该产品的具体人员，为进一步管理提供信息化支持。

五、抗菌药使用管理信息化管理制度

1. 为加强医疗机构抗菌药管理，落实医疗机构抗菌药分级管理制度，须建立抗菌药使用管理信息系统。

2. 系统能够方便地管理抗菌药分级管理目录，并对不同级别的抗菌药可以分别设置使用权限。

3. 系统与 HIS 或 HRP 系统对接，能够取得处方医师的资质信息并与管理规则进行对比。

4. 对于没有权限的医师应限制其开具相应级别的抗菌药，特殊情况下允许其越级使用一次，且系统应能够进行记录。

5. 对于特殊使用级的抗菌药必须按照国家要求进行会诊，相关信息须在系统中进行记录，如未完成会诊该医嘱不允许执行。

6. 系统还应对抗菌药使用的宏观指标进行监管，包括 I 类切口预防使用抗菌药情况、抗菌药使用强度、门诊和住院患者使用抗菌药比例、微生物送检率等。

7. 系统能够与抗菌药合理应用监测网对接，主要指标实现自动监控与上报。

六、特殊药品使用管理信息化制度

1. 为加强医疗机构特殊药品管理，落实医疗机构有关管理制度，须建立特殊药品使用管理信息系统。

2. 系统能够方便地管理特殊药品的管理目录，并对不同类别药物可以分别设置使用权限。

3. 系统根据不同类别药品监管要求，采用不同的信息化手段进行监管，比如对于终止妊娠与促排卵药物，系统应能够每日生成符合行政主管部门要求的使用汇总表，方便管理部门进行监督检查。

4. 对于需要对使用权限进行控制的药品，系统需要与 HIS 或 HRP 系统对接，能够获取医师权限并比对。

5. 系统应与相应的国家检测网进行对接，国家监控的主要指标实现自动获取与上传，比如抗肿瘤药使用情况就应该与国家抗肿瘤药物临床应用监测网对接。

七、药物不良反应监测与上报信息化制度

1. 不良反应上报工作有利于发现临床罕见药品不良反应，增进合理用药与安全用药，为了提高及时性和便利性，须建立信息化管理系统。

2. 系统应与 HIS 或医院 OA 系统对接，方便医师、护士、药师发现和上报药品不良反应。

3. 鼓励医疗机构建立人工智能技术，从病历中自动挖掘药品不良反应信息，并实现与国家药品不良反应监测中心的对接和自动上报。

4. 系统对于不良反应上报情况能够进行统计分析，相关数据可以被用于药学科研等目的。

第三节　药学服务信息化

一、药师远程审核处方信息化制度

按照 2012 年国务院印发《国家药品安全“十二五”规划》的要求，利用网络设备，药师集中审方，使多个医疗机构共享药学资源，为患者提供高品质的药学服务，最大程度保障患者安全合理用药。远程审方能够有效解决目前高层次药学技术人员缺乏瓶颈。

二、移动药师信息化制度

1. 移动药师系统需要强大的知识库支持，知识库应具有扩展功能。

2. 系统应与 HIS、LIS、PACS 及 EMR 等系统对接，方便药师全面掌握患者的检查诊断及用药情况。

3. 具有临床药历书写工具，可以与 EMR 系统对接。

4. 具有临床药学计算工具及安全评估工具，结合患者的临床信息提供个性化给药建议。

5. 具有临床药学查房分析工具，分析患者用药反应，提供用药指南或建议。

6. 具有安全认真工具，可以对药师什么进行认证，保护患者隐私。

三、远程药学会诊信息化制度

远程药学会诊是远程医疗服务中的一部分，药师运用信息化手段，通过网络的方式为患者提供药学服务，即通过视讯终端与医师、患者远程交流、会诊。该模式的运用可促进优质医疗资源共享，为区域百姓提供优质、便捷、高效的药学服务。

四、远程药学教育信息化制度

远程药学教育显著特征是便捷、灵活，不受时间、地域、授课对象的限制，使优质的药学

教育资源得到最大化的利用。远程药学教育提倡主动学习，教学管理平台可对学习情况进行系统的记录和分析，方便评估教学效果，为药学教育提供有效的途径。

第四节　新兴技术

一、互联网＋药学实践

云技术基于云计算商业模式应用的网络技术、信息技术、整合技术、管理平台技术、应用技术等的总称，可以组成资源池，按需所用，灵活便利。新媒体是以数字技术为基础，以网络为载体进行信息传播的媒介。随着科学技术的发展，新媒体的创新成果与社会各领域深度融合，药学服务的模式也在快速地裂变和重组。

伴随互联网行业的高度发展和应用，未来药学实践过程中有可能存在特殊的识别标志，不同程度级别的数据需要传输到后台系统进行逻辑分级处理，云技术的应用可为药学实践数据提供强大的信息系统后盾支撑。基于云技术和新媒体，可以推动真实世界研究、医疗数据挖掘、临床诊疗标准凝练、药源性疾病预警提示、患者用药教育、用药自动提醒等。医疗机构在此应早布局、早行动。

二、医疗大数据与药学实践信息化建设

信息爆炸的时代，医疗数据也是呈现几何级数的上涨态势。医疗大数据挖掘和应用，通过回顾性归纳和分析，寻找有价值的循证医学证据，制订更科学合理的临床常见疾病的药物治疗标准和方案，利用大数据技术形成的临床用药决策支持系统，对临床处方做到事前提醒、事中审方和事后点评，促进临床药师和临床医师间的协作，助力实现临床精准用药决策，提高医院药事管理效率，推动药学服务转型。通过医疗大数据挖掘发现药物新的适应证和最佳配伍治疗原则。

三、药学科研信息化制度

1. 药学科研必须建立信息化管理制度。

2. 药学研究信息系统与 HIS 系统对接，挖掘临床用药存在的问题，为提出研究问题提供信息支持。

3. 系统能方便地获得研究数据。

4. 系统能够充分保护患者隐私。

5. 系统对药学科研过程进行监管，保证数据的准确和可溯源，防止学术腐败问题的发生。

附录

陕西省总药师试点案例分享

案 例 1

试点时间：2018 年 11 月—2019 年 12 月

试点单位：宝鸡市眉县人民医院　　总药师：×××

帮扶单位：陕西省肿瘤医院　　帮扶总负责人：×××

工作内容：

一、工作难点

1. 缺乏有效的合理用药监管机制。
2. 临床药师的配备和业务能力不能满足临床需求。
3. 信息化建设落后。

二、工作策略

1. 重视总药师职责，明确其权限，发挥总药师的监管和督导职能，推动医院合理用药水平。医院合理用药水平及加大成本管控力度是医院发展的动力。可成立总药师咨询指导组专家组，制定适合我院的药事管理制度和实施方案，狠抓制度落实，加强医院合理用药的监督管理力度。

明确药事管理与药物治疗学委员会职责，对药事管理与药物治疗学委员会（以下简称“药事会”）组成人员进行合理调整，按要求每季度召开一次药事会会议，审核医院现行药品目录；评价新老药物的临床疗效，提出购进、淘汰品种意见；分析上季度合理用药存在问题并提出改进措施。

2. 制定《眉县人民医院处方点评制度和实施细则》《眉县人民医院处方管理办法实施细则》和《眉县人民医院重点监控药品目录》，建立有效的合理用药监管机制。

为促进医院临床合理用药，保障医疗安全，在新一届医院药事会领导下，成立由医务科、药剂科、临床药学、临床微生物学等多学科的处方点评专家组，加大全院处方点评力度，尤其是重点监控药品，明确科室主任是合理用药的第一责任人，对用药不合理处方或医嘱进行全院通报并给予相应的处罚，对每月不合理用药排名前 20 位的重点监控药品全院通报、限量采购；将不合理用药纳入科室、医师绩效考核管理。通过对不合理用药的点评、处罚，临床药师下科室会诊、宣教、指导，形成有效的合理用药监管机制。

同时总药师协同医务科每季度邀请院外或本院临床科室专家或教授对全县卫生系统医护人员进行“合理用药、眉县在行动”学术讲座，有效提升基层医务人员合理用药水平。

3. 提高临床药师的配备 积极培养药学人员参加临床药师培训，提高药师临床服务专业知识及技能，进一步推进医院合理用药水平，提升药学服务能力。建立明确可行的培训计划，逐步提高临床药师的配备和业务能力。

4. 利用信息化手段，实现安全、有效、经济、合理用药

为了推行总药师试点工作，我院启用了自动化药房。智能化发药机和自动分包机的上线，提高了药师的发药速度、效率和准确度；优化了发药流程，由药房直配变成“预配模式”，发药由“人等药”转变为“药等人”，药师将节省出来的时间对患者进行用药指导，提升了药师的服务效率和患者的满意度。同时，药师从“药品保管员”角色转变为“患者合理用药指导者”。改善群众看病就医感受，提升医院服务质量。

三、工作成效

通过总药师加大监管力度，我院各项合理用药指标明显改善，药事管理工作逐步迈入科学化、规范化轨道（附录表 1）。

附录表 1 工作成效

指标	试点前	试点后
基本药物配备比例	47.2%	52.7%
门诊处方不合格率	8%	5%
门诊抗菌药物使用率	21.1%	15.7%
住院患者抗菌药物使用率	67.5%	51.0%
住院患者抗菌药物使用强度	55.0DDD	35.2DDD
Ⅰ类切口围术期预防用抗菌药物使用比例	33.6%	24.0%
重点监控药品占总药费比例	14.3%	13.1%

案 例 2

试点时间：2018 年 11 月—2019 年 12 月

试点单位：宝鸡市中医医院 总药师：×××

帮扶单位：陕西省中医院 帮扶总责任人：×××

工作内容：

一、工作难点

院领导不够重视医院药事管理和药学服务工作，且上级卫生行政部门督导作用有限，不

利于总药师开展工作。

由于我院药剂科长期被托管，药剂人员整体素质偏低，临床药学室人员的配备不足，药剂科作为医技科室长期不受医院重视，几乎不开展药事管理和药学服务工作。此外，医院药事管理与药物治疗学委员会及医疗质量管理委员会形同虚设，没有工作制度和工作章程，也未按要求定期召开，有时甚至一年都不召开，对药品遴选、引进、淘汰等事项没有规范的操作流程，而且总药师也并不是医院药事管理与药物治疗学委员会及医疗质量管理委员会委员，对医院药事管理工作更没有话语权，药事管理工作甚至直接由院领导下发医院正式文件，临床科室直接执行，总药师未起到任何作用。

二、工作策略

1. 规范医院药事管理与药物治疗学委员会组织结构和工作章程　为了尽快将我院药学部门从医技科室转为职能科室，发挥总药师作用，陕西省中医医院根据陕西省卫健委的工作部署要求，对我院开展一对一帮扶工作。在陕西省中医医院考主任的指导下，我院院领导班子召开 2 次座谈会，重新审视总药师岗位，根据陕西省卫健委的工作要求，赋予总药师负责医院药事管理工作的职能，要求各临床科室全力配合，并下发红头文件任命总药师为药事会副主任委员，设置或更新药事管理工作小组：处方管理与合理用药管理小组、抗菌药物管理小组、ADR 及药害事件监测与报告小组、麻精药品管理小组，任命总药师为组长或副组长，负责具体的日常工作。按要求定期召开会议，向院长或分管院长汇报工作进展情况及遇到的困难，并提出改进措施，由院领导最终决策，下发正式文件全院执行。

此外，任命总药师为医疗质量管理委员会成员。明确委员会和各部门职责，定期召开会议向院领导汇报工作进展。

2. 制定药事会工作制度，总药师狠抓落实　首先规范医院药事管理各项规章制度。重新制定医院药品遴选制度、药品引进制度、药品限销和淘汰制度，对临床科室提出的申请，由总药师严格把关，组织临床药师查找临床循证医学证据，或咨询陕西省中医医院考主任团队，综合考虑临床科室的实际需求，对“非基药”“高价药”“重点监控药品”“中药注射剂”“药理作用相同或组成成分类似的中成药”，从严审核，如非临床针对性治疗必须用药，则不予引进，不盲目引进新药。对我院供应目录内正在使用的，由总药师分析临床使用情况，经院领导审批后采取限销或淘汰，同类药有国家基本药物时，替换为国家基本药物。总药师致力从源头上狠抓药事管理工作，优化医院药品供应目录。通过院领导和总药师的共同努力，我院目前已停止采购国家重点监控药品和中药注射剂，西药药占比也有了明显下降。

其次，开展合理用药科室行活动。在陕西省中医医院临床药学团队的支持下，我院开展了由总药师牵头的“合理用药科室行”活动，总药师带领临床药师面对面的对临床科室用药中存在的问题、专科业务知识培训、专科用药规范等轮流与各临床科室医师进行交流，通过不断地反馈、沟通，逐渐增强临床医师合理用药的意识。通过“合理用药科室行”活动，药剂科逐步开展了处方点评、重点监控药品专项点评、抗菌药物管理、药品使用监测及预警等常规工作，总药师定期组织开展处方点评工作组会议，评估临床科室药物使用情况，就科室不合理用药现象、用药建议以及涉及的用药信息与临床科室沟通，提出具体的整改意见。

最后，加强常规处方点评。总药师组织制定了本院处方管理办法和点评实施细则，要求临床药学室每月5日前负责完成专项处方点评工作，点评内容主要包括抗菌药物、质子泵抑制剂、中成药和中药饮片等处方。点评结果以院内邮件形式点对点通知给各临床科室主任，针对有疑问医嘱，给医师留有充足的时间翻阅处方、病例等，每月10日之前各科医师可进行申诉，与临床药学室、医务科沟通后再根据具体情况进行处理；如无疑问，临床药学室督促医师或科室进行整改。总药师负责定期检查科室或医师的整改结果，并向医务科或分管院长汇报科室整改或改进情况。

此外，总药师参与院领导行政查房，重点对临床科室销售量和销售金额分别前三位的药品进行分析，如有异常使用情况，临床科室必须要有备案说明，否则视为不合理使用，由总药师向上汇报后限制其使用。总药师还定期对全院药占比、抗菌药物使用率、使用强度、不良反应上报率等指标进行全院公示，提高全院医务人员的用药意识。同时，与陕西省中医院药学部保持密切联系和交流，提高我院药师技能，有助于总药师工作的开展。

三、工作成效

实行总药师制度以来，在医院领导、总药师和医院相关科室共同努力下，以及陕西省中医院药学团队的指导下，我院合理用药相关指标均已达标（附录表2）。

附录表2　工作成效

合理用药相关指标	试点前	试点后
门诊处方不合格率	9.8%	2.6%
中草药处方不合理率*	5.7%	15.1%
中成药处方不合理率*	11.0%	18.2%
重点监控药物使用占总药费比例	17.5%	8.5%
PPI药物使用占总药费比例	1.8%	1.0%
Ⅰ类切口围术期抗菌药物预防使用率	24.3%	17.7%

*注：推行总药师试点后，经过陕西省中医院药学团队的指导，以及双方药学技能知识的交流，我院临床药学室的整体业务水平有所提升，对中草药、中成药处方点评的标准也相应有所提高，因此合理率较试点前下降。

案　例　3

试点时间：2018年10月—2019年12月

试点单位：凤翔县医院　　　　总药师：×××

帮扶单位：西安交通大学第二附属医院　　　　帮扶总责任人：×××

工作内容：

一、工作难点

处方点评中不合理用药问题的整改难落实，临床科室执行不到位。药事管理委员会职能弱化，总药师职责分工不明确，无法履行相应职责。不合理用药点评结果无奖惩实施细则，缺乏有效的监管机制。

二、工作策略

1. 强化药事管理委员职能，落实临床合理用药的监管职责　医疗机构总药师试点工作开展前，我院药事管理委员会无明确职责分工；总药师未担任副主任委员，无法履行合理用药监管职责；药事会相关重大决策主任委员缺席等。开展总药师试点后，在西安交通大学第二附属医院药学团队的帮扶下，我院根据《医疗机构药事管理规定》《药品管理法》和《处方管理办法》等相关法律法规，重新修订我院药事管理委员会章程，通过医院办公会决议，以红头文件形式下发全院遵照执行。明确院长为药物治疗学委员会主任委员，总药师为副主任委员，负责医院药事管理和合理用药等日常事务。总药师负责组织制定医疗机构合理用药管理办法、处方点评制度及实施细则、基本药物管理制度、重点监控药物管理制度、抗菌药物管理制度、特殊药品管理制度、高警示药品管理制度、不良反应监测制度、新药引进与遴选制度及药品限销淘汰制度等，做到有理有据，有法可依。强化药事管理委员职能，严格落实国家合理用药相关法律法规。

2. 完善的奖惩和追责制度，严格落实不合理用药反馈整改措施　我院门诊处方不合格比例高；抗菌药物监管各项指标不达标；药品消耗结构不合理，重点监控药物金额占比高；单病种人均药费高，不合理用药问题整改落实不到位。造成上述问题的主要原因是全院上下思想不重视，缺乏完善的奖惩和追责制度。在总药师专家组的指导下，我院总药师通过构建“药师”“医师”和“管理者”三位一体的临床合理用药监管责任共同体，明确责任分工，落实责任到人。例如：总药师负责组织协调药师团队，每月检查各临床科室及门急诊医师用药情况，上报和反馈不合理用药问题，不合理用药“双十公示”；每月组织重点科室下科巡讲，每月说清楚用药存在问题并提出改进措施，做不到以上几点就追究药师团队的责任。医院管理者对重大医保用药决策应上院办公会决议；组织制定合理用药考评标准；参加医院药事会会议并决策；组织参加不合理用药医师或科室诫勉谈话；组织参加合理用药现场办公会；做不到以上几点就追管理者责任。临床医师应每月根据反馈材料纠正不合理用药问题；科室组织凝练本科室常见疾病治疗标准；处理“双十公示”涉及的医师及药品；参加全院处方权培训与考核等。若做不到以上几点追究临床医师的责任。医院通过制定完善《合理用药控费考核标准》对管理者、临床医师、药师进行考评，严格落实奖惩制度，形成人人头上有任务，个个肩上有担子的全员参与、齐抓共管的合理用药监管新局面。经过管控我院不合理用药反馈问题全部得到整改，不合理用药现象明显降低，门诊处方合格率提高到98%；抗菌药物使用强度和使用率符合国家要求。

3. 开展合理用药培训，提高临床合理用药水平　在省市卫健委和院领导的支持下，总药师组织协调开展“合理用药促进月”系列活动。邀请省内三甲医院或帮扶单位的著名药学和医学专家，从不同角度对全院医务人员进行合理用药培训，提高业务水平。组织全院医师处方权培训与考核，考核合格后才能获得我处方权。经考核全院98%医师均通过考试，对考核不合格的医师暂停处方权3个月，待培训考核合格后重新授予处方权。开展由医、药、护人员广泛参与的合理用药知识竞赛、审方技能大赛、临床案例分析等。经过开展合理用药系列活动，极大地提高了全院医务人员参与合理用药工作的积极性与主动性。

三、工作成效

总药师试点工作开展以来，我院合理用药相关指标有了明显改善（附录表 3）。

附录表 3　工作成效

合理用药相关指标	试点前	试点后
门诊处方不合格率	9%	2%
门诊处方抗菌药物使用率	26%	15.4%
住院抗菌药物使用率	63%	58%
住院患者抗菌药物使用强度	48DDD	39DDD
Ⅰ类切口抗菌药物预防使用率	36.4%	11.7%
我院重点监控药品药占比	45%	32%
我院重点监控药品临床使用合理率	75%	94%

案　例　4

试点时间：2018 年 11 月—2019 年 12 月

试点单位：岐山县医院　　总药师：×××

帮扶单位：空军军医大学第一附属医院（西京医院）　　帮扶总负责人：×××

工作内容：

一、工作难点

总药师职责不明确，合理用药监管机制不完善，临床药师发挥作用有限。

总药师上岗以来，工作重点仍以药品供应保障为主，药事管理和药学服务等工作的开展流于形式，未起到实际监管效果。如每月总药师参与院领导带队大查房一次，之后总药师未再组织临床药师查房，临床医师对临床药师的信任度不足，几乎很少邀请临床药师会诊，临床医师用药存在尝试化、经验化。此外，总药师每季度将不合理用药情况汇总后直接分发给各临床科室主任，医院没有具体的监管机制或奖惩措施，因此，没有科室主任或医师重视，不合理用药现象仍然反复存在，从而导致门急诊处方合格率始终不达标，围术期抗菌药物预防使用率长期居高不下。

二、工作策略

1. 针对问题制定总药师试点工作方案　由陕西省和宝鸡市卫健委组织带队，西京医院药学部主任带队到我院进行座谈交流，针对我院合理用药存在的问题进行现场调研、讨论，结合我院实际情况，指导总药师制定了具体可行的工作方案，主要包括 2 个方面：制定或完善合理用药相关监管制度，以及明确总药师职责和科室主任合理用药管理责任，强抓落实。

2. 明确总药师职责，完善合理用药相关监管制度 首先规范我院药事管理与药物治疗管理委员会的组织机构和工作章程，将总药师纳入药事会委员，明确由总药师对医院药事管理和药学服务工作全权负责落实，定期向院长汇报进展情况，全院临床科室主任予以配合执行。其次总药师组织制定了我院《合理用药奖惩办法》《重点药品监控管理办法》《抗菌药物专档管理办法》《加强碳青霉烯类抗菌药物以及替加环素的使用管理》，并更新我院《处方管理办法》，经院办公会讨论同意后，以院办红头文件下发所有临床科室执行。

根据我院合理用药相关监管制度，总药师组织临床药师加大处方、医嘱点评力度，点评结果按季度出刊药讯，全院公布，通过药事会、质控例会等通报不合理用药情况及相关指标数据，对不合理用药的问题根据严重程度采取分级处理，严格按照我院《合理用药奖惩办法》，通过全院通报、诫勉谈话、经济处罚等处罚措施对不合理用药的科室或医师进行追责。处罚措施分级处理如下：①第一级，总药师将点评结果上报医务科审批后，在全院公示，通报批评；②第二级，全院通报批评后仍存在不合理用药的科室或医师，院领导组织对涉事医师或科室主任进行诫勉谈话；③第三级，由总药师上报医务科审批后，根据《合理用药奖惩办法》，对责任医师进行相应的经济处罚；④第四级，对重点监控药品及不合理使用现象严重的品种采取限量采购，并设置医师用药处方权限。

3. 总药师与各临床科室主任签订责任状 针对围术期抗菌药物预防使用不合理、门急诊处方合格率不达标等问题，总药师与各临床科室主任分别签订合理用药责任状和抗菌药物临床合理使用责任状，根据国家合理用药相关指标，对不达标科室开展专项点评，加大处方点评和督查力度。如对急诊科的注射用兰索拉唑和醒脑静注射液开展专项点评 2 次，骨科围术期抗菌药物预防使用、复方氨基酸 -18a 注射液、转化糖电解质注射液专项点评 3 次，点评的问题形成督导单 35 份，由院长批签后，直接下发相关科室由科室主任签字负责整改，整改结果与科室绩效挂钩。

4. 提升临床药师业务能力积极开展临床药学服务工作 针对临床药师临床参与度低等问题，我院制定了以下干预措施：①总药师与西京医院王主任沟通协商后，选派了 2 名专业临床药师来我院现场指导临床医师用药，并带领我院临床药师开展药学服务工作。首先协助总药师组织我院临床药师分析各临床科室用药特点，并制定相关临床路径，对不合理用药问题逐一开展培训。其次我院亦派遣 2 名临床药师前往西京医院药学部学习交流，提升业务能力。通过双向交流模式，快速提升我院临床药师的业务能力。②临床药师下病房。经与我院呼吸科沟通协商，指派呼吸专科临床药师加入其治疗团队，提供用药宣教、患者药物重整、药历撰写、合理用药咨询指导等。③总药师组织临床药师开展常规药学查房工作，积极开展药学会诊，与临床科室和临床医师建立紧密联系。④根据我院关注的问题，总药师不定期组织邀请陕西省三甲医院药学专家来我院开展相关用药知识培训，如细菌真菌感染诊治理论培训、精麻药品管理及癌痛规范化管理培训等。⑤加强药学人才队伍建设，充实药学后备力量。总药师试点工作开展以来，我院陆续招录了 5 名药学本科生，培养了 3 名临床药师。⑥积极开展信息化服务，确保药学服务质量。我院安装了“合理用药软件系统”，辅助临床药师顺利开展药学服务工作，快速指导临床医师合理用药。

在院领导和西京医院药学团队的支持下，我院总药师工作得以顺利进行，临床药学服务工作从无到有，得到了临床科室的认可，对指导临床医师合理用药起到了显著的效果。尤其是骨科围术期预防使用抗菌药物在品种选择和使用疗程合理率方面显著提升，非针对性治疗用药、中药注射剂、质子泵抑制剂预防使用量也明显下降。

三、工作成效

通过一年多的努力，我院药物不合理用药现象得到遏制，突出问题明显好转（附录表4）。

附录表4 工作成效

合理用药相关指标	试点前	试点后
门诊处方不合格率	14.3%	3.1%
门急诊抗菌药物使用率	38.6%	11.2%
Ⅰ类切口围术期预防用抗菌药物使用率	34.5%	29.2%
Ⅰ类切口围术期预防用抗菌药物使用合理率	56.0%	89.5%
我院重点监控药物占总药费比例	14.4%	11.8%
PPI药物使用占总药费比例	6.6%	3.1%

案 例 5

试点时间：2018年12月—2019年12月

试点地点：扶风县人民医院　　总药师：×××

帮扶单位：空军军医大学第一附属医院（西京医院）　　帮扶总负责人：×××

工作内容：

一、工作难点

1. Ⅰ类切口围术期抗菌药物预防使用率不达标，抗菌药物不合理使用率高，特别是新生儿科、儿科。

2. Ⅰ类切口围术期抗菌药物使用时机、品种选择不规范。

3. 门诊抗菌药物使用率高。

4. 抗菌药物消耗结构不合理，药品供应目录有待优化。

二、工作策略

1. 总药师工作开展以来，针对合理用药存在的重点问题，进行整理汇总，并与西京医院药学专家进行现场沟通，针对我院存在问题制定具体实施方案与策略。

2. 针对工作难点，总药师针对不同科室的具体用药情况，下沉科室与医师面对面交流沟通，详细讲解用药原则，先后制定普外科和骨科围术期及科室常用抗菌药物推荐剂量，提供了相关建设性用药指导意见。还制定抗菌药物使用剂量指导，供全院医护人员学习。同时制定各科室抗菌药物使用指标，并与各科室签订临床合理用药责任状，与科室、医师绩效考核挂钩。

3. 召开药事会优化我院药品供应目录，并成立临床合理用药监控小组，限制抗菌药物使用权限。与此同时，总药师还利用医院每月的医师“月例会”，组织临床药师将每月处方医嘱和点评工作进行讲解，督促不合理用药及时整改。

三、工作成效

依托陕西省“总药师帮扶工作”，我院抗菌药物管控能力有了很大提高，提升了医师合理使用抗菌药物的水平。其中推行总药师试点工作后，Ⅰ类切口抗菌药物预防使用率首次达到国家要求的30%。全院用药结构趋于合理化（附录表5）。

附录表5　工作成效

相关指标	试点前	试点后
门诊处方不合格率	15%	8%
Ⅰ类切口预防用抗菌药物使用率	52%	30%
Ⅰ类切口预防用抗菌药物使用合理率	49%	70%
住院抗菌药物使用率	51.4%	49.1%
住院抗菌药物使用强度	40.9DDD	36.1DDD
我院重点监控药物占总药费比例	20%	13%
腹腔镜胆囊切除术人均药费	2 635元	2 176元
甲状腺疾病手术人均药费	1 186元	480元

案　例　6

试点时间：2018年11月—2019年12月

试点地点：宝鸡市金台医院　　　　总药师：×××

帮扶单位：西安交通大学第一附属医院　　　　帮扶总负责人：×××

工作内容：

一、工作难点

医院药品供应目录结构不够合理，中药注射液等重点监控药品配备比例较高，且临床重点监控药品使用比例过高，是临床药品使用中的突出问题。

二、工作策略

1. 完善医院药品供应目录，优化其结构　根据国家要求，为进一步优化医院药品供应目录，降低中药注射液等重点监控药品的占比，充分发挥总药师的作用，严格执行院内临床合理用药监管相关制度，对临床不合理使用突出的药品采取相应措施。我院先后对质子泵抑制剂、中药注射液、肠外营养液注射剂型等进行专项点评，依据点评结果先后对注射用兰索拉唑、盘龙七片、注射用血塞通、骨瓜提取物、注射用骨肽、注射用二丁酰环磷腺苷钙等药品停止采购；对丹参川芎嗪注射液、注射用参芎葡萄糖、注射用五水头孢唑林钠、注射用美洛西林舒巴坦钠限量采购；对注射用丙氨酰谷氨酰胺、碳酸钙 D_3 颗粒、健胃消食口服液、银杏叶提取物注射液等药品限制使用。

总药师组织对全院医务人员开展合理用药培训 8 次，致力提升药学人员的药学服务能力及医师的合理用药水平，同时组织临床药师深入临床一线，协助医师解决用药中面临的实际问题。针对科室医师不合理使用药品的情况，每月在医院《药学简讯》中予以全院通报，对屡教不改者采取经济处罚等措施。

2. 完善合理用药监管机制，明确总药师职责　完善了医院药事管理与药物治疗学委员会的工作制度和工作章程，明确总药师在医院药事管理中的职责，制定了一系列药事管理制度：重点监控药品管理制度、国家基本药物管理制度、临床合理用药管理办法等，并更新新药引进制度，明确"基药优先、低价药优先"，对一些非临床必需，易造成临床不合理使用的品种，坚决不予引进。

针对我院住院患者次均药品费用增长明显等问题，在院领导的支持以及总药师的推动下，经我院办公会讨论决定，对临床科室住院患者次均药品费用与药占比进行双重考核，与科室绩效挂钩。自开展考核以来，住院患者次均药品费用有了明显的下降，较试点前最高下降约 500 元，降低了医院运行成本。

三、工作成效

总药师试点运行后，我院合理用药相关指标有了明显改善（附录表 6）。

附录表 6　工作成效

指标	试点前	试点后
门诊处方不合格率	11.5%	8.4%
Ⅰ类切口围术期抗菌药物预防使用比例	38.0%	30.4%
全院药占比	30.3%	25.0%
住院药占比	38.8%	38.6%
门诊药占比	39.5%	21.6%
重点监控药品占总药费比例	33.7%	27.0%
出院患者年次均药品费用	1 605.6 元	1 209.8 元

案　例　7

试点时间：2018 年 11 月—2019 年 12 月

试点地点：宝鸡市陈仓医院　　总药师：×××

帮扶单位：陕西省人民医院　　帮扶总负责人：×××

工作内容：

一、工作难点

处方点评工作实施和监管落实不到位。我院处方点评专家组和处方点评工作小组职能分工不明；处方点评工作小组成员缺乏丰富的临床用药经验和合理用药知识；缺乏具体可操作的处方点评实施细则与监管措施；缺乏重点监控药品专项点评制度；缺乏合理用药信息化技术支撑。

二、工作策略

1. 成立处方点评专家组和处方点评工作小组并完善其职能分工　根据《医院处方点评管理规范（试行）》，在医院药事委员会领导下成立由医院药学、临床医学、临床微生物学、医疗管理等多学科专家组成的处方点评专家组，为处方点评工作提供专业技术咨询，选拔具有较丰富临床用药经验和合理用药知识，具有中级以上药学专业技术职务任职资格的药师，组成医院处方点评工作小组，负责处方点评的具体工作，完善处方点评专家组和处方点评工作小组职能分工，同时医院正式下发相关通知及制度文件。

2. 建立处方点评工作小组成员培训考核制度　在一对一帮扶单位陕西省人民医院专家组前期的讲授培训、调研评估、反馈指导、座谈研讨及现场指导下，对我院处方点评专家组和处方点评工作小组成员进行临床合理用药及处方点评知识技能培训，选派1~2名处方点评工作小组成员前往陕西省人民医院药学部进行实践学习，建立本院处方点评工作小组成员定期培训考核及奖惩制度，保障处方点评工作管理需求。

3. 制定具体可操作的处方点评实施细则及监管措施　依据《医疗机构药事管理规定》《药品管理法》《处方管理办法》《医院处方点评管理规范（试行）》等药事法律法规，制定本院《处方管理办法实施细则》《处方点评制度和实施细则》、相关监管措施及奖惩管理办法等制度，严格落实各项制度，定期规范开展处方点评工作。在陕西省人民医院药学团队的悉心指导下，我院处方点评、Ⅰ类切口围术期预防使用抗菌药物点评等工作从无到有逐步开展起来，每月详细汇总整理处方点评结果和各项合理用药考核指标完成情况，并以《合理用药及抗菌药物临床应用监测通报》形式下发到临床科室，将合理用药考核指标纳入科室、医师绩效考核，对不合理用药现象进行全院通报或惩处，并具体到科室和医师，使处方点评工作迈入常态化标准化规范化轨道。

4. 制定重点监控药品专项点评制度　随着《国家第一批重点监控合理用药药品目录》以及《陕西省第一批重点监控合理用药药品目录》相继出台，结合本院实际，制定了《重点监控药品目录》及《重点监控药品专项点评实施细则》。明确科室主任是合理用药的第一责任人，医师临床用药必须根据患者病情，按照安全、有效、经济的原则，合理选择药物，在同等条件下，优先选择使用国家基本药物。对使用量异常增长、无指征、超剂量用药等问题，加强预警，做好专项点评工作，对每月不合理用药排名前20位的重点监控药品限量采购，对不合理用药排名前20位的科室、医师进行全院通报。

5. 利用信息化技术提升用药的安全、有效、经济　我院启用新的门诊楼后，安装了合理用药管理软件，并在各临床科室医师工作站正式运行，临床医师开具处方时，系统对处方药品实时审核，对不合理用药问题从适应证、给药途径、重复用药、配伍禁忌、相互作用、不良反应等不同方位警示，提供给医师可随时查阅的药品说明书和相对精确的匹配。临床药师可以根据实际需要，通过对用药知识库的调整，对临床用药进行实时干预和管理，使处方情况及用药情况得到更及时有效的管控，从而提升临床用药的安全、有效、经济。

此外，我院的自动化药房也试运行。智能发药机的上线，提高了药师的发药速度、效率和准确度，优化了发药流程，由药房直配变成“预配模式”，发药由“人等药”转变为“药等人”，药师将节省出来的时间对患者进行用药指导，药师从“药品保管员”转变为患者合理用药指导者，提升医院服务质量。

三、工作成效

总药师试点运行一年来，我院处方点评工作实施和监管力度逐步加强，合理用药的各项指标均有明显改善，国家基本药物配备率和使用率也大幅度提高，同时单病种药费也得到了明显管控（附录表7）。但和上级医院相比药事管理水平和药学服务能力差距还是很大，今后的工作中，我院将继续加强药师队伍建设，提高药师服务水平，为患者提供更好地药学服务。

附录表7　工作成效

指标	试点前	试点后
门诊处方不合格率	16.0%	6.8%
Ⅰ类切口预防用抗菌药物使用比例	38.7%	19.9%
Ⅰ类切口预防用抗菌药物使用合理率	53.1%	81.6%
国家基本药物配备比例	40.3%	46.5%
重点监控药物占总药费比例	35%	28%
腹腔镜胆囊切除术人均药费	2 400 元	1 440 元
腹股沟疝修补术人均药费	2 600 元	1 150 元
胫骨平台骨折手术人均药费	2 322 元	1 265 元

案　例　8

试点时间：2018 年 10 月—2019 年 12 月

试点地点：宝鸡市人民医院　　　　总药师：×××

帮扶单位：陕西省人民医院　　　　帮扶总负责人：×××

试点内容：

一、工作难点

1. 重点监控药品的管控缺少具体可操作的工作流程，重点监控药物销售金额占比高，不合理使用比例高。药事委员会新药引进流程不规范，如临床科室新药申请缺乏集体讨论程序，缺乏药事会会前讨论程序，临时采购药品金额过高且次数过多。

2. 单病种人均药费过高。部分病例存在不合理用药现象。如乳腺疾病、甲状腺疾病和腹股沟疝等存在选药不当，超疗程用药等。

二、工作策略

1. 充分发挥药事委员会和总药师职能，规范新药引进流程

（1）临床科室申请新药时，增加临床科室医师集体讨论程序，科主任签字同意后，临床

药师根据循证医学证据级别判定新药引进的必要性。结果为推荐使用的经药事委员会主任或总药师审批后，可根据临时采购程序按单一患者使用量少量购进。待临时采购满5次后等待上药事管理委员会讨论。

（2）制定新药遴选打分标准，设置合理的淘汰率。加入"国家基本药物""医保分类""仿制药一致性评价""急救、妇儿类""质量层次"等打分标准，基础分50分，上会审议时专家选票比例占50分，每次讨论设定10%的淘汰率。

（3）严格控制"非基药""非医保""超一品双规""中成药"等口服药的申请，临床药师初审认为循证医学证据不足的上药事委员会讨论审议是否采购。

2. 加强与总药师帮扶专家沟通学习，紧抓重点监控药品制度落实　经省、市级卫健委协调，陕西省总药师咨询指导组专家与我院形成了良好的交流学习机制，在专家指导下，我院制订了具体的工作计划（附录图1），预计在40天内完成，分两个阶段，6步走，促进我院重点监控药品专项点评工作的有效开展，逐步完善了重点监控药品管理的流程，确定了我院首批重点监控药品，细化了点评标准，将不合理用药按严重程度分级处理，病历点评基本达到全覆盖。

总药师组织临床药师定期抽查全院病例进行专项点评，抽查比例高达44.4%。对点评过程中发现的问题分别通过药事委员会、院周会、各相关临床科室面对面培训等形式分层次培训；定期给院领导、医务科、质控科、临床相关科主任及开方医师反馈；通过设置临床科室申诉期等形式，加强与临床医师的沟通交流，有效促进临床合理用药。

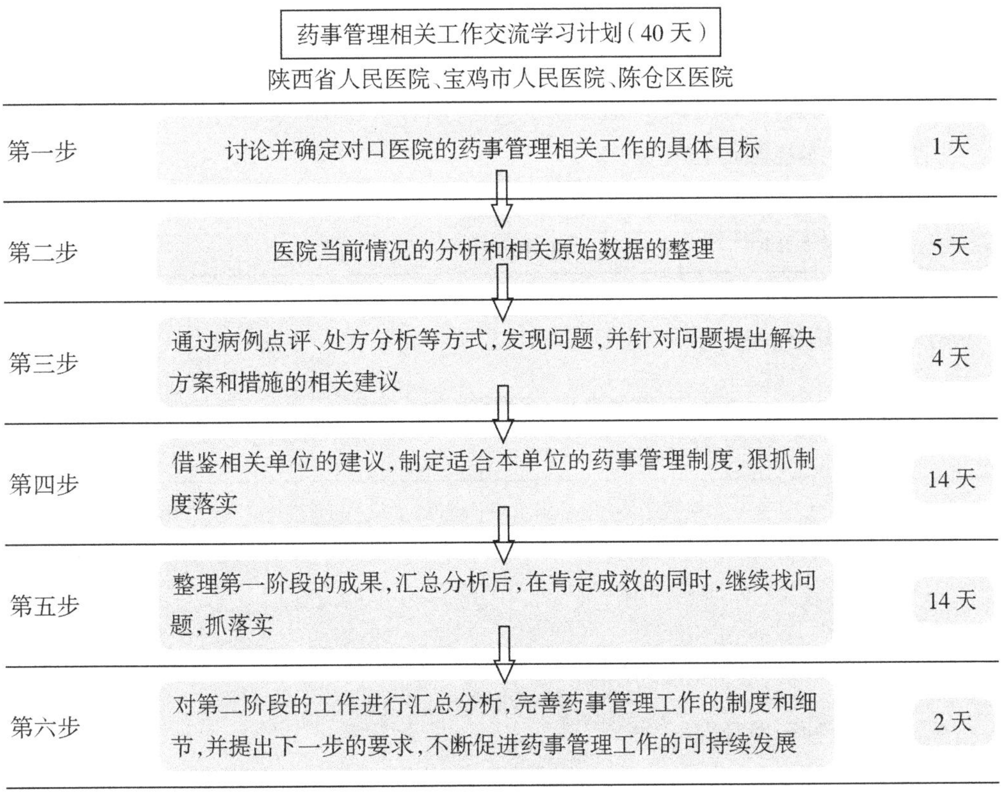

药事管理相关工作交流学习计划（40天）

陕西省人民医院、宝鸡市人民医院、陈仓区医院

第一步	讨论并确定对口医院的药事管理相关工作的具体目标	1天
第二步	医院当前情况的分析和相关原始数据的整理	5天
第三步	通过病例点评、处方分析等方式，发现问题，并针对问题提出解决方案和措施的相关建议	4天
第四步	借鉴相关单位的建议，制定适合本单位的药事管理制度，狠抓制度落实	14天
第五步	整理第一阶段的成果，汇总分析后，在肯定成效的同时，继续找问题，抓落实	14天
第六步	对第二阶段的工作进行汇总分析，完善药事管理工作的制度和细节，并提出下一步的要求，不断促进药事管理工作的可持续发展	2天

附录图1　工作计划

点评结果最终经药事委员会审议后，对重点监控药品金额占比控制不佳的品种，采取 50% 的限量采购。此外，结合国家下发的首批重点监控药品目录，确定我院第二批重点监控药品目录并实行动态调整，延续首次点评的模式进行第二批重点监控药品的管控，通过停止采购、连续一个季度限量 50% 采购等强有力措施，引导、促进临床合理用药。

3. 单病种药费过高，药品消耗不合理

（1）结合医保付费方式改革，临床药师参与临床路经单病种用药质控工作。

（2）对儿科支气管肺炎、良性前列腺增生经尿道前列腺电切术等进行了临床路经用药质控。

（3）根据宝鸡市医保局反馈，对 41 份使用骨瓜提取物的病例进行专项点评。

（4）对使用量较大的人血白蛋白专项点评病例 85 份病历用药进行评价。

通过持续点评对科室用药是否合理进行明确界定，对医师不合理、不规范的用药习惯进行纠正，确保患者用药安全。

三、工作成效

指标一：重点监控药品成本管控（附录表 8）

附录表 8　重点监控药品成本管控

重点监控药品指标	试点前	试点后
我院首批重点监控药品临床用药合理率	30.8%	50.4%
我院首批重点监控药品排行前 20 金额占比	78.8%	42.6%
我院首批重点监控药品销售金额占比	31.4%	14.8%
国家重点监控药品销售金额占比	7.9%	2.2%
我院第二批重点监控药品目录销售金额占比	14.5%	8.2%

指标二：合理用药相关指标（附录表 9）

附录表 9　合理用药相关指标

合理用药相关指标	试点前	试点后
国家基本药物销售金额占比	20.8%	35.5%
国家基本药物采购品种数占比	34.5%	38.0%
门诊患者基本药物处方占比	43.6%	53.5%
门诊处方不合格率	8.4%	3.3%

指标三：单病种药费管控

总药师试点工作推行后，单病种人均药费下降明显，其中人均药费环比下降最明显的是乳腺疾病手术患者，人均减少 757 元，降幅达到 53.80%（附录表 10）。

附录表 10　单病种药费管控

单病种	试点前	试点后	人均下降	环比降幅
乳腺疾病手术人均药费（元）	1 407	650	757	53.8%
甲状腺疾病手术人均药费（元）	2 482	1 488	994	40.1%
腹股沟疝修补术人均药费（元）	1 831	1 427	404	22.1%

案　例　9

试点时间：2018 年 10 月—2019 年 12 月

试点地点：西安医学院附属宝鸡医院　　总药师：×××

帮扶单位：空军军医大学第二附属医院（唐都医院）　　帮扶总负责人：×××

工作内容：

一、工作难点

临床药师药物治疗实践参与度较低。我院临床药师人员数量不足，临床药师实践能力不足，临床合理用药参与度低，不能满足临床合理用药需求，临床科室各项合理用药指标控制不达标。

二、工作策略

1. 充分发挥总药师作用，加强临床药学队伍建设　依据《中国总药师制度专家共识（2018）》和《医疗机构药事管理规定》，在陕西省公立医院总药师专家咨询指导组的帮扶和指导下，明确总药师岗位的重要性，提高总药师的执行力，发挥总药师的作用，通过人才招聘、引进等方式组建不少于 3 名的临床药师团队，建立临床药师岗位职责和绩效考评等制度，积极开展以临床合理用药为核心的临床药学服务工作。

2. 加强临床药师实践技能培训学习　临床药师应具有高等学校临床药学专业或药学专业本科以上学历，经过临床药师规范化培训，获得临床药师资质证书后，方可从事临床药物治疗工作，参与查房会诊、病例讨论、危重疑难病例救治、个体化用药方案制定、药学监护、药物咨询、患者用药教育等药学专业技术服务，这对临床药师的职业道德和业务素质提出较高要求。总药师试点工作推行以来，我院逐步建立临床药师培训考核制度，定期组织临床药师培训学习、继续教育及考核评价，不断提升临床药师实践技能水平，促进临床合理用药。

3. 提升临床药师药物治疗实践参与度　建立临床药师工作管理制度和要求，临床药师平均每年参加临床实践工作的时间不得少于 40 周，平均每周参与临床用药相关工作的实践时间不得少于 80%，保证临床药师参与临床药学实践工作的时间，依靠药学专业知识和实践技能，与医师、护士建立专业互学互补的团队合作关系，发现、解决、预防潜在的或实际存在的用药问题，提升临床药师药物治疗实践参与度。

4. 改善临床合理用药指标　我院逐步开展了特殊诊疗操作、Ⅱ类切口手术抗菌药物的使用监测工作，新开展了抗肿瘤药物、激素类药物的合理使用评价分析，每月进行抗菌药物各项指标的监测以及Ⅰ类切口围术期预防用抗菌药物的专项点评，每月进行重点监控药品的临床应用评价分析，每季度召开院级医疗质量分析会，通报临床用药情况及存在的问题，提出整改方案，对不合理用药的科室或医师，进行针对性培训宣讲，并跟踪检查，此举措不仅降低了人均药费和药占比，也促进了医院的合理用药水平。

此外，对全院医务人员进行了“抗菌药物合理使用”“中药注射剂的临床合理应用”“药品不良反应监测知识”等培训，提高了全院医务人员合理用药水平。

三、工作成效

总药师试点工作运行以来，在总药师专家咨询指导组的帮扶和指导下，总药师和临床药师的积极参与下，我院临床合理用药指标有明显改善，初步取得一定成效（附录表 11）。

附录表 11　工作成效

合理用药指标	试点前	试点后
门诊处方不合格率	6%	2%
门诊处方抗菌药物使用比例	13.3%	12.0%
住院患者抗菌药物使用率	44.3%	34.5%
Ⅰ类切口预防用抗菌药物使用率	16.4%	11.7%
住院患者抗菌药物使用强度	37.2DDD	33.9DDD
重点监控药物占总药费比例	32.3%	29.8%
甲状腺疾病手术人均药费	1 483.39 元	956.86 元
乳腺疾病手术人均药费	416.4 元	86.92 元

案　例　10

试点时间：2018 年 11 月—2019 年 12 月

试点地点：宝鸡市妇幼保健院　　　　总药师：×××

帮扶单位：西北妇幼医院　　　　帮扶总负责人：×××

工作内容：

一、工作难点

1. 住院药占比、人均药费控制进入平台期，下降较为缓慢。

2. 抗菌药物使用中，Ⅰ类切口围术期预防用药抗菌药物使用率控制不理想，妇科抗菌药物使用强度过高。

二、工作策略

1. 奖惩兑现，实施综合考核。在院领导的支持下，总药师制定下发我院《重点监控药品管理与合理用药活动实施方案》，要求全院做好重点监控药品的管理，提高合理用药水平，降低药占比。

2. 加强合理用药在绩效考核中的力度，在新的绩效考核方案中明确合理用药考核指标内容，每月由总药师、总会计师审核，优秀的予以奖励，超标的给予经济处罚。在试运行的绩效考核方案中，由总药师负责运用平衡计分卡对各科室的合理用药、抗菌药物使用、处方合格率、医嘱点评等进行综合考核，累计奖励27科次，处罚57科次。

3. 全程参与规范抗菌药物合理使用。①总药师每周参加全院业务大查房，检查医院用药情况，及时通报、协调解决临床用药方面存在的问题。②根据我院下发的《宝鸡市妇幼保健院抗菌药物科学化管理（AMS）制度（试行）》，指导全院规范科学化管理、合理使用抗菌药物。总药师定期对临床科室逐个进行有针对性的知识培训，对存在的问题给予纠正。③积极开展业务协作。总药师组织邀请陕西省总药师咨询指导组专家多次来院进行指导和培训，并安排人员到对应的陕西省妇幼保健医院进修学习。同时，还邀请西京医院、陕西省人民医院药学专家对全院进行抗菌药物使用培训。

三、工作成效

通过总药师制度工作模式，我院合理用药指标有了明显改善（附录表12）。

附录表12　工作成效

合理用药相关指标	试点前	试点后	环比降幅
Ⅰ类切口围术期抗菌药物预防使用率	23.7%	9.6%	59.2%
妇科抗菌药物使用强度	59.7DDD	28.0DDD	53.0%
全院药占比（不含中药饮片）	21.8%	16.9%	22.3%
住院患者次均药费（元）	1 082.1	898.5	17.0%

参考文献

[1] 国家卫生健康委员会医政医管局. 关于持续做好抗菌药物临床应用管理工作的通知（国卫办医发〔2019〕12号）. [2019-3-29]. http://www.nhc.gov.cn/yzygj/s7659/201903/1d487eb7b7c74abc9fcb104f8b0905f2.shtml.

[2] 国家卫生健康委员会医政医管局. 2019年深入落实进一步改善医疗服务行动计划重点工作方案（国卫办医函〔2019〕265号）. [2019-3-8]. http://www.nhc.gov.cn/yzygj/s3593g/201903/b9dc4d2c8d2044e585fb4f93ee4bcd60.shtml.

[3] 上海交通大学. 上海交通大学研究生工作手册（2019修订本）. [2019-4-2]. https://www.gs.sjtu.edu.cn/info/1131/7371.htm.

[4] 浙江大学. 浙江大学研究生导师管理办法（浙大发研〔2019〕65号）[2019-4-2]. http://grs.zju.edu.cn/attachments/2019-06/p1ddktou371j271jhe1gba6ucifb4.pdf.

[5] 国家卫生健康委员会医政医管局. 关于加快药学服务高质量发展的意见（国卫医发〔2018〕45号）. [2018-11-26]. http://www.nhc.gov.cn/yzygj/s7659/201811/ac342952cc114bd094fec1be086d2245.shtml.

[6] 国家卫生健康委员会医政医管局. 进一步改善医疗服务行动计划（2018—2020年）考核指标（国卫办医函〔2018〕894号）. [2018-10-31]. http://www.nhc.gov.cn/yzygj/s3594q/201810/1ba10172ba8c4a719f812997ec4209ff.shtml.

[7] 国家卫生健康委员会规划与信息司. 关于印发国家健康医疗大数据标准、安全和服务管理办法（试行）的通知（国卫规划发〔2018〕23号）. [2018-9-14]. http://www.nhc.gov.cn/guihuaxxs/s10741/201809/758ec2f510c74683b9c4ab4ffbe46557.shtml.

[8] 全国人民代表大会常务委员会. 中华人民共和国药品管理法（主席令第三十一号）. [2019-8-26]. http://lawdb.cncourt.org/show.php?fid=152096.

[9] 国务院办公厅. 关于促进"互联网+医疗健康"发展的意见（国办发〔2018〕26号）. [2018-4-28]. http://www.gov.cn/zhengce/content/2018-04/28/content_5286645.htm.

[10] 国家卫生健康委员会规划与信息司. 全国医院信息化建设标准与规范（试行）（国卫办规划发〔2018〕4号）. [2018-4-2]. http://www.nhc.gov.cn/guihuaxxs/s10741/201804/5711872560ad4866a8f500814dcd7ddd.shtml.

[11] 国务院. 关于全面深化新时代教师队伍建设改革的意见. [2018-1-20]. http://www.gov.cn/zhengce/2018-01/31/content_5262659.htm.

[12] 教育部. 关于全面落实研究生导师立德树人职责的意见（教研〔2018〕1号）. [2018-1-18]. http://www.moe.gov.cn/srcsite/A22/s7065/201802/t20180209_327164.html.

[13] 蒋萌，王慧萍. 药物临床试验机构管理实践. 北京：科学出版社，2018.

[14] 国家卫生和计划生育委员会规划与信息司. 医院信息化建设应用技术指引(2017 年版,试行)(国卫办规划函〔2017〕1232 号). [2017-12-13]. http://www.nhc.gov.cn/guihuaxxs/s10741/201712/aed4d45c8f75467fb208b4707cceb0ad.shtml.

[15] 国家食品药品监督管理总局. 互联网药品信息服务管理办法(局令第 37 号). [2017-11-21]. http://www.nmpa.gov.cn/WS04/CL2077/300700.html.

[16] 国务院. 关于深化审评审批制度改革鼓励药品医疗器械创新的意见. [2017-10-8]. http://www.gov.cn/zhengce/2017-10/08/content_5230105.htm.

[17] 国家卫生和计划生育委员会医政医管局. 关于加强药事管理转变药学服务模式的通知(国卫办医发〔2017〕26 号). [2017-7-5]. http://www.nhc.gov.cn/yzygj/s7659/201707/b44339ebef924f038003e1b7dca492f2.shtml.

[18] 国家卫生和计划生育委员会医政医管局. 国家卫生计生委办公厅关于进一步加强抗菌药物临床应用管理遏制细菌耐药的通知(国卫办医发〔2017〕10 号). [2017-3-3]. http://www.nhc.gov.cn/yzygj/s7659/201703/d2f580480cef4ab1b976542b550f36cf.shtml.

[19] 国家食品药品监督管理总局. 药物临床试验的一般考虑指导原则的通告(2017 年第 11 号). [2017-1-18]. http://samr.cfda.gov.cn/WS01/CL0087/168752.html.

[20] 阚全程,马金昌,等. 全国临床药师规范化培训系列教材. 北京:人民卫生出版社. 2017.

[21] 北京大学. 北京大学教师教学工作管理办法(校发〔2017〕167 号). [2019-4-5]. http://www.dean.pku.edu.cn/web/rules_info.php?id=44.

[22] 全国人民代表大会常务委员会. 中华人民共和国中医药法(主席令第五十九号). [2016-12-25]. http://www.gov.cn/xinwen/2016-12/26/content_5152773.htm.

[23] 国家卫生和计划生育委员会妇幼健康司. 国家卫生计生委办公厅关于印发三级和二级妇幼保健院评审标准实施细则(2016 年版)的通知(国卫办妇幼发〔2016〕36 号). [2016-9-19]. http://www.nhc.gov.cn/fys/s3581/201609/0846109576ae4ebe9b176ccd57e9cd1e.shtml

[24] 教育部. 高等学校预防与处理学术不端行为办法(教育部令第 40 号). [2016-7-18]. http://www.moe.gov.cn/srcsite/A02/s5911/moe_621/201607/t20160718_272156.html.

[25] 国家食品药品监督管理总局. 药物临床试验机构资格认定服务指南. [2016-6-1]. http://samr.cfda.gov.cn/WS01/CL1772/173648.html.

[26] 国务院. 中华人民共和国药品管理法实施条例(2016 修订). [2016-2-6]. http://www.nhc.gov.cn/fzs/s3576/201808/fd5a817ca26c47d5a8b4a7aa4006cbe5.shtml.

[27] 国务院. 国务院关于改革药品医疗器械审评审批制度的意见(国发〔2015〕44 号). [2015-8-18]. http://www.gov.cn/zhengce/content/2015-08/18/content_10101.htm.

[28] 人力资源和社会保障部. 专业技术人员继续教育规定(人力资源社会保障部令第 25 号). [2015-8-13]. http://www.mohrss.gov.cn/gkml/zcfg/gfxwj/201508/t20150821_218604.html.

[29] 中国药师协会. 执业药师继续教育管理试行办法(国药协发〔2015〕8 号). [2015-8-12]. http://www.clponline.cn/info_show.asp?infoid=402.

[30] 国家卫生和计划生育委员会医政医管局. 医疗卫生机构开展临床研究项目管理办法(国卫医发〔2014〕80 号). [2014-10-28]. http://www.nhc.gov.cn/yzygj/s3593g/201410/9bd03858c3aa41ed8aed17467645fb68.shtml.

[31] 湖南省物价局. 湖南省医疗机构制剂价格管理办法(湘价医〔2013〕149 号). [2014-1-15]. http://www.hunan.gov.cn/hnszf/szf/hnzb_18/2014_18/2014nd11q_18/szfbmwj_98216_18/201406/t20140626_4700930.html.

[32] 熊宁宁,李昱,王思成,等. 伦理委员会制度与操作规程. 北京:科学出版社,2014.

[33] 蔡婷婷,单荣芳,赵娜萍,等. 药物临床试验质量控制中发现的问题及改进措施. 实用药物与临床,2014,17(9):1210-1213.

[34] 国家卫生和计划生育委员会医政医管局. 关于进一步开展全国抗菌药物临床应用专项整治活动的通知(卫办医政发〔2013〕37 号). [2013-5-6]. http://www.nhc.gov.cn/yzygj/s3585u/201305/823b9d131ff4416ab7b41b2c4e1f0e83.shtml.

[35] 教育部. 学位论文作假行为处理办法(教育部令第 34 号). [2012-11-13]. http://www.moe.gov.cn/srcsite/A02/s5911/moe_621/201211/t20121113_170437.html.

[36] 卫生部. 关于加强卫生信息化建设的指导意见(卫办发〔2012〕38 号). [2012-6-15]. http://www.nhc.gov.cn/wjw/gfxwj/201304/e1b9fd5596ce4a5e8123337552358b38.shtml.

[37] 国家卫生和计划生育委员会. 二级综合医院评审标准(2012 年版)实施细则(卫办医管发〔2012〕57 号). [2012-5-11]. http://www.nhc.gov.cn/yzygj/s3586q/201205/ce868aee8fa2467f9eee167169842132.shtml.

[38] 卫生部. 抗菌药物临床应用管理办法(卫生部令第 84 号),[2012-4-24]. http://www.nhc.gov.cn/fzs/s3576/201808/f5d983fb5b6e4f1ebdf0b7c32c37a368.shtml.

[39] 田少雷,邵庆翔. 药物临床试验与 GCP 实用指南. 2 版. 北京:北京大学医学出版社,2012.

[40] 高荣,李见明. 我国药物临床试验机构的发展、定位和职责探讨. 中国临床药理学杂志,2012,28(9):714-717.

[41] 卫生部. 三级综合医院评审标准实施细则(2011 年版)(卫办医管发〔2011〕148 号). [2011-12-23]. http://www.nhc.gov.cn/yzygj/s3585u/201112/06f754a213d8413787904e9e6439d88b.shtml.

[42] 卫生部. 二、三级综合医院药学部门基本标准(试行)(卫医政发〔2010〕99 号). [2011-3-7]. http://www.nhc.gov.cn/yzygj/s3577/201103/ab90366a02fa4869953ad8c129f1f88d.shtml.

[43] 卫生部. 医疗机构药事管理规定(卫医政发〔2011〕11 号). [2011-1-30]. http://www.nhc.gov.cn/wjw/gfxwj/201304/0149ba1f66bd483995bb0ea51a354de1.shtml.

[44] 李斌,张坚,李家兰,等. 医院药物临床试验工作指南. 北京:人民军医出版社出版. 2011.

[45] 广东省物价局. 关于医疗机构制剂价格的管理办法(粤价〔2010〕295 号). [2010-12-23]. http://www.gd.gov.cn/zwgk/lsgb/content/post_153543.html.

[46] 国家中医药管理局. 关于加强医疗机构中药制剂管理的意见(国中医药医政发〔2010〕39 号). [2010-8-31]. http://www.satcm.gov.cn/yizhengsi/gongzuodongtai/2018-03-24/3064.html.

[47] 夏培元,修清玉,马金昌. 药物临床试验实施与质量管理. 北京:人民军医出版社,2009.

[48] 国家药品监督管理局. 医疗机构制剂注册管理办法(试行)(局令第 20 号). [2005-6-22]. http://samr.cfda.gov.cn/WS01/CL0053/24518.html.

[49] 国家药品监督管理局. 医疗机构制剂配制监督管理办法(试行)(局令第 18 号). [2005-4-14]. http://samr.cfda.gov.cn/WS01/CL0053/24515_1.html.

[50] 国家药品监督管理局. 医疗机构制剂配制质量管理规范(试行)(局令第 27 号). [2001-3-13]. http://www.gov.cn/gongbao/content/2002/content_61934.htm.